XV Congrès International de Médecine

Lisbonne — 19-26 Avril 1906

Section XI

Ophthalmologie

1.er FASCICULE

LISBONNE
IMPRIMERIE ADOLPHO DE MENDONÇA
1906

XV Congrès International de Médecine

LISBONNE, 19-26 AVRIL 1906

XI

XV Congrès International de Médecine

LISBONNE, 19-26 AVRIL 1906

Section XI

Ophthalmologie

LISBONNE

IMPRIMERIE ADOLPHO DE MENDONÇA

1906

Organisation de la section

Présidents d'honneur

MM.

Marc Dufour, médecin de l'Hôpital ophthalmique de Lausanne.

Hilario de Gouveia, professeur d'ophthalmologie à la Faculté de médecine de Rio de Janeiro.

Emile de Grósz, professeur d'ophthalmologie à l'Université royale hongroise, Budapest.

Walter H. Jessop, M. B., F. R. C. S., professeur d'ophthalmologie, Londres.

F. de Lapersonne, professeur de clinique ophthalmologique à la Faculté de médecine de Paris.

N. Manolescu, professeur d'ophthalmologie à la Faculté de médecine de Bucarest.

Charles A. Oliver, professeur d'ophthalmologie, Philadelphia.

Claudio Gama Pinto, directeur de l'Institut ophthalmologique de Lisbonne.

Hubert Sattler, Geh. Med.-Rat, professeur d'ophthalmologie, Leipzig.

Bolesl. Wicherkiewicz, professeur d'ophthalmologie à l'Université de Cracovie.

Comité d'organisation de la section

Président .... † M. Sousa Refoios.
Vice-Président .... M. Friedrich Meyer.
Secrétaire responsable .... M. Xavier da Costa.
Secrétaire adjoint .... M. Borges de Souza.
Membres .... MM. Correia de Barros et Ramos Magalhães

Rapports officiels

1. — La myopie et ses traitements.

Rapporteurs : MM. C. Hess, Wurzbourg ; Mello Vianna, Lisbonne ; W.G.H.Uhthoff, Breslau ; H. Sattler, Leipzig.

2. — Tuberculose oculaire.

Rapporteurs : MM. F. de Lapersonne, Paris ; Edward Treacher Collins, Londres.

3. — Blépharoplastie.

Rapporteurs : MM. Oskar Eversbusch, Munich ; Giuseppe Cirincione, Palerme.

4. — Sérothérapie en ophthalmologie.

Rapporteurs : MM. Th. Axenfeld, Fribourg e/B. ; Valude, Paris.

5. — Sur la cataracte secondaire ; causes et interventions.

Rapporteur : MM. M. Manolescu, Bucarest.

6. — Les manifestations morbides de nature générale sur des yeux opérés de la cataracte, les précautions à prendre pour les prévenir et leur traitement.

Rapporteur : M. Bolesl. Wicherkiewicz, Cracovie.

XV CONGRÈS INTERNATIONAL DE MÉDECINE

LISBONNE — AVRIL 1906

SECTION D'OPHTHALMOLOGIE

Rapports officiels

THÈME [illegible] — SUR LA CATARACTE SECONDAIRE ; CAUSES ET INTERVENTIONS

Par M. le Prof. N. MANOLESCU (Bucarest)

Directeur général du Service de santé

PRÉFACE

On ne peut pas faire un rapport sur la cataracte secondaire, au point de vue des causes et interventions, sans parler de son anatomo-pathologie et du sens dans lequel ces interventions se sont développées, c'est-à-dire des procédés opératoires proposés et de leurs résultats, y compris les complications possibles.

Quelques mots sur les mesures préventives sont aussi indiqués.

Aussi les questions traitées dans ce rapport sont :

a) Causes de la cataracte secondaire.

b) Différents états anatomo-pathologiques de la cataracte secondaire et considérations générales sur les interventions chirurgicales qui peuvent être indiquées.

c) L'opération de la cataracte secondaire est-elle sérieuse ?

d) Complications notées par les différents opérateurs à la suite des interventions chirurgicales contre la cataracte secondaire.

e) Aperçu général sur les interventions chirurgicales proposées contre la cataracte secondaire.

f) Procédés opératoires.

g) Ce que tous les opérateurs désirent éviter dans les interventions contre la cataracte secondaire.

h) Mesures préventives contre la cataracte secondaire.

i) Conclusions.

Les causes de la cataracte secondaire

Le processus primitif de la cataracte secondaire est l'irritation, dont les causes sont multiples.

L'irritation provoque un mouvement leucocytaire dans les tissus voisins de l'appareil cristallinien. Ce mouvement s'oppose d'un côté à la dissolution des parties lenticulaires qui seraient restées dans l'œil après l'extraction de la cataracte, et d'un autre côté il détermine des néoformations prenant part à la constitution de la cataracte secondaire sous toutes ses formes.

Sans une irritation tenace, la cataracte secondaire n'aurait pas lieu.

Les causes du processus d'irritation, donnant naissance à la cataracte secondaire, sont multiples.

a) Des restes cristalliniens plus ou moins emprisonnés entre la capsule postérieure et des parties de l'antérieure dilacérées. Restés dans l'œil et adossés à la capsule postérieure, ces restes jouent le rôle d'un corps étranger provoquant un mouvement leucocytaire dans les tissus voisins de l'appareil cristallinien, et par suite l'opacification de la partie centrale de la capsule postérieure. En effet on constate très souvent l'état anatomo-pathologique suivant:

Un sac capsulaire circulaire dans lequel sont retenus des restes cristalliniens; les parois du sac sont opaques et l'opacification a gagné aussi la partie centrale de la capsule postérieure qui dans l'opération de l'extraction était restée intacte. La quantité des restes cristalliniens est d'autant plus grande que la cataracte a été moins mûre, que l'ouverture de la capsule antérieure a été plus petite et que l'on a insisté moins sur l'évacuation des parties de la lentille ayant tendance à rester adossées au sac capsulaire.

L'irritation que les restes cristalliniens peuvent provoquer, exerce son influence sur la circulation sanguine ou lymphatique de l'iris et de la région ciliaire.

De ces régions les leucocytes émigrent dans le grand courant lymphatique du voisinage, qui est celui de l'humeur aqueuse; les leucocytes viennent en contact avec ce qui reste dans l'œil de l'appareil cristallinien et y forment des opacités, par le tissu conjonctif dont ils sont l'origine et qui se présente sous forme de brides fibreuses, de corpuscules à plusieurs prolongements périphériques, de plis, de poussière, etc., néoformations qui font perdre à la capsule sa transparence.

J'ai eu souvent l'occasion d'opérer pour la cataracte secondaire les clients de confrères qui enlevaient la cataracte par l'extraction simple et n'attaquaient la capsule antérieure que par une simple incision au kystitome.

Dans ces cas la cause de la cataracte secondaire n'était évidemment que l'irritation par les restes cristalliniens. Parmi mes opérés j'ai vu très rarement la cataracte secondaire et je l'attribue à ma technique: extraction combinée quelquefois avec l'iridectomie et *généralement avec l'iritomie*, avec enlèvement d'un large lambeau de la capsule antérieure, ce qui permet la sortie facile des masses lenticulaires ou leur large exposition à l'influence dissolvente de l'humeur aqueuse.

D'ailleurs, personne ne conteste la vérité que les restes cristalliniens ne produisent la cataracte secondaire, surtout si l'ouverture a été une simple fente, ce qui ne permet pas l'exposition de ces restes à une large influence dissolvante de l'humeur aqueuse.

Étant donnée la multiplicité des cataractes secondaires accusées dans le présent, faut-il incriminer l'extraction simple? La majorité des auteurs sont de cet avis. Panas seul proteste; M. de Wecker et nous sommes complètement de cet avis: l'extraction simple peut conduire fréquemment à la cataracte secondaire quand on n'enlève pas un lambeau capsulaire et que la kystitomie se borne à une simple incision de la capsule, ce qui n'est suffisant ni pour une expulsion facile des masses cristalliniennes, ni pour exposer ces masses à l'action dissolvante de l'humeur aqueuse.

b) *L'infection* aiguë ou chronique est le plus sûr agent du mouvement leucocytaire, et par conséquent la cause la plus sûre de la cataracte secondaire dont les caractères anatomo-pathologiques sont déterminés par les conditions de l'infection. On trouvera des variétés de cataractes secondaires d'après l'agent infectieux, d'après les conditions biologiques de cet agent, d'après des conditions individuelles, et d'après des conditions qui ne nous sont pas connues.

Il y a des infections dont la nature est connue et dont le traitement est efficace, comme l'est l'infection syphilitique, mais il y a des infections dont la nature est inconnue et le traitement peu ou pas du tout efficace, p. ex.: l'infection lépreuse, tuberculeuse, pneumococcique, streptococcique, etc.

Il y a des infections dont la nature est en discussion comme le rhumatisme, la goutte et contre lesquelles il n'y a presque pas de traitement causal. L'origine de l'infection peut être exogène ou endogène, ou exogène et endogène en même temps. Les infections endogènes, qui peuvent se réveiller sous l'influence du traumatisme opératoire, sont les infections sympathiques, syphilitiques, rhumatismales, etc. Les cataractes secondaires dues à un mouvement leucocytaire, provoquées par une infection aiguë ou chronique, sont celles qui revêtent les caractères des formations fibreuses plus ou moins luxuriantes, ayant des adhérences plus ou moins étendues avec les restes de la capsule antérieure dilacérée, avec l'iris, et, dans les cas de perte du vitré, avec le vitré même.

c) *Des irritations* dues à des causes mal définies et connues sous le nom vague de diathèses: goutteuse, arthritique, herpétique, albuminurique, etc.

Ces cataractes débutent lorsque l'état irritatif se manifeste. Le commencement et la durée de ces cataractes secondaires sont en rapport avec le commencement et l'intensité de l'irritation diathésique. Comme ces irritations ont une action lente, l'opacification de la capsule postérieure due à de pareilles causes présente le même caractère de lenteur: à peine au bout de plusieurs années la cataracte secondaire est constituée. Ces causes président à la formation des cataractes secondaires dont le caractère anatomo-pathologique est celui d'une fine membranule, translucide, des formations plus ou moins nombreuses, simulant des plis, des corpuscules, de la poussière fine, etc.

* * *

Une forte irritation, comme celle due à une infection de l'iris ou des membranes avoisinantes, est capable de provoquer un mouvement leucocytaire pouvant conduire à la formation d'une épaisse membrane fibreuse, doublant l'iris, contractant avec celui-ci des adhérences épaisses et le tiraillant jusqu'à l'oblitération complète de la pupille.

Le tiraillement de l'iris a lieu dans le sens du plus grand mouvement leucocytaire, qui se fait du côté de la plaie cornéenne dans les iritis après l'extraction combinée. Dans une telle cataracte secondaire la pupille est attirée du côté de la plaie cornéenne et quand la pupille n'est pas complètement recouverte par l'iris, on distingue dans le restant de la pupille des parties épaisses fibreuses.

Sous l'influence de l'irritation de nature infectieuse la cataracte secondaire se forme en général rapidement dans 15-30 jours; elle est toujours épaisse et avec des adhérences étendues.

En cas d'une faible irritation, la cataracte secondaire est formée d'une pellicule dérivée de la cristalloïde postérieure. Sur la surface de celle-ci prennent naissance des formations tellement fines qu'elles simulent des plis capsulaires et même une fine poussière.

Les cataractes secondaires provoquées par une pareille irritation se forment très lentement, mettent quelquefois plusieurs années à se former.

Dans certains cas le début remonte à l'extraction de la cataracte, dans d'autres il est beaucoup plus tardif.

Différents états anatomo-pathologiques de la cataracte secondaire et considérations générales sur les interventions chirurgicales qui peuvent être indiquées

L'anatomie pathologique de la cataracte secondaire est assez complexe et sa connaissance est nécessaire pour pouvoir opérer celle-ci, car ce n'est que de l'anatomie pathologique qu'on tire le plus grand nombre des indications des interventions chirurgicales. Comme il est impossible de saisir dans une description toutes les possibilités anatomo-pathologiques, je passerai seulement en revue les types les plus fréquents.

Etat anatomo-pathologique n.° I. — Supposons un cas d'extraction combinée à l'iridectomie ou à l'iritomie faite à la partie supérieure et dans lequel la capsule postérieure seule, plus ou moins trouble, forme la cataracte secondaire. A la lumière focale celle-ci se présente comme une membranule fine, libre d'adhérences avec l'iris, de couleur blanchâtre, et à sa surface l'on remarque des formations simulant des plis dirigés dans différents sens, mais le nombre le plus développé de ces plis commence au bord de la plaie et se continue verticalement.

Dans certaines parties de la surface capsulaire on remarque des formations ayant l'aspect de corpuscules, de fine poussière, etc.

Que sont ces formations sur la surface capsulaire?

Je ne peux pas admettre parmi elles des plis de la capsule, passant, après l'extraction de la lentille, de la forme de membrane courbe à concavité antérieure à celle de membrane verticale, pour les raisons suivantes:

a) Si ces formations étaient des plis capsulaires elles auraient dû nécessairement avoir la direction circulaire, car ce n'est que de cette façon qu'une membrane courbe prend la forme d'une membrane plane,

b) Les formations désignées sous le nom de plis, au lieu d'avoir la direction courbe, ont au contraire des directions dans différents sens, et le sens dans lequel ces formations sont en général le plus développées est celui du côté de la plaie, ce qui s'explique par un courant leucocytaire plus grand dans cette direction.

c) Les membranes formant la cataracte secondaire ne présentent sous le microscope que des plis artificiels de préparation.

d) La structure microscopique des membrannles se compose des amas de tissu conjonctif dans des stades variables d'évolution, des masses du tissu hyalin sous forme de globules et de fascicules enchevêtrés produisant au point de vue optique l'effet d'une substance opaque.

Ces amas hyalins ont, à n'en pas douter, leur origine dans les éléments figurés, les leucocytes. D'ailleurs l'origine de toutes les formations décrites plus haut s'explique d'une manière satisfaisante.

En effet, sous l'influence d'une irritation quelconque, peut-être souvent de nature diathésique, il se produit dans le tissu avoisinant la capsule postérieure un très grand mouvement leucocytaire.

De ce mouvement leucocytaire le grand courant lymphatique (le courant d'humeur aqueuse) reçoit anormalement des leucocytes, dont un certain nombre s'arrête sur la capsule postérieure, où ils produisent les formations désignées sous le nom de plis, de points, de poussière, etc.

La direction dans différents sens de ces formations s'explique par l'existence de courants secondaires et tertiaires fonctionnant à l'état physiologique dans le grand courant lymphatique (le courant de l'humeur aqueuse). L'existence des courants secondaires et tertiaires dans le grand courant de l'humeur aqueuse nous est prouvée par les exsudats fibreux ayant des formations déterminées et que l'on constate dans beaucoup de cas d'iritis chronique.

Cet état anatomo-pathologique de la cataracte secondaire se présente à la lumière transmise comme une surface ayant des parties noires de forme linéaire et ponctuée avec ou sans prolongement périphérique et des parties plus ou moins rouges.

Dans cet état anatomo-pathologique la cataracte secondaire conserve encore beaucoup d'élasticité et peut être attaquée avec succès par les procédés opératoires les plus simples. L'état que nous venons de décrire se déclare, dans beaucoup de cas, longtemps après l'extraction et se forme pendant des mois et des années.

Etat anatomo-pathologique n.° 2. — Il s'agit d'un cas d'extraction combinée avec iridectomie supérieure. La cataracte secondaire est constituée d'une membrane fibreuse d'aspect blanc mat, le tissu fibreux est disposé en fascicules et amas d'étendue et d'épaisseur différentes, relié à la plaie cornéenne par un gros pédicule. Sur certaines parties de la face capsulaire le tissu fibreux présente des tourbillons fasciculaires visibles à l'éclairage oblique; puis on voit des masses pigmentaires détachées de l'iris et charriées dans le courant d'exsudats. Ces masses pigmentaires en partie conservent des adhérences avec l'iris plus ou moins étendues. Un pareil état a son origine dans une iritis plastique post-opératoire et ne demande pour se former que plusieurs semaines (4-8).

Les phénomènes inflammatoires se dissipent en général après ce temps, mais on n'est pas autorisé à opérer à ce moment, l'infection pouvant se réveiller. En présence d'une telle cataracte secondaire on fait acte de prudence si l'on retarde l'opération de 6-10 mois.

Un procédé opératoire qui sectionnerait seulement la partie fibreuse de cette cataracte secondaire, ne peut avoir pour résultat qu'une ouverture pupillaire insuffisante, mais si l'on incise en même temps une bonne partie du bord pupillaire on peut avoir une ouverture suffisante, grâce à l'élasticité des fibres radiées de l'iris. L'extraction est un procédé rationnel dans un tel cas, mais il ne faut pas perdre de vue la présence des parties plus épaisses formant des pédicules fibreux se prolongeant jusqu'à l'insertion de l'iris au bord de la plaie d'extraction et pouvant exercer de violentes tractions, si on ne les avait pas incisées auparavant.

Quelques opérateurs conseillent de les inciser au ras de la plaie cornéenne après la sortie du reste de la cataracte, ce qui est possible. Je préfère pour ma part les inciser en même temps que la cataracte, opération pas toujours difficile — au moins d'après mon procédé. Avant de faire la contre-ponction de la cornée, on passe la pointe du couteau derrière les pédicules fibreux, en ponctionnant la cataracte secondaire et en sortant la pointe du couteau au delà d'eux.

Quand on peut faire cela, on exerce, je n'en doute pas, moins de traction dans l'intérieur de l'œil que lorsque l'on excise ces pédicules après la sortie du restant de la cataracte secondaire.

Dans quelques cas il est possible qu'avec la section seule de ce pédicule l'on ait gagné une pupille suffisante; le cas m'est arrivé plusieurs fois. Je conserve le souvenir d'un cas, où j'ai obtenu un succès remarquable, rien que par l'incision du pédicule, le restant de la cataracte s'étant disloqué. Par mon procédé *cum sectione a posteriori*, je réussis d'une façon certaine à obtenir une pupille satisfaisante si la cataracte secondaire possède encore quelque élasticité qui agrandirait encore l'incision de la cataracte ou si l'iris adhérant à cette cataracte n'est pas absolument atrophié, ou en état de rigidité. Pour profiter de la puissance rétractile de l'iris j'ai soin de ponctionner l'iris et de sortir la pointe du couteau toujours dans l'iris du côté opposé. La section terminée, l'ouverture pupillaire est définitivement établie et elle a la forme que lui donne la traction exercée par l'élasticité des fibres de l'iris.

Etat anatomo-pathologique n.º 3. Du côté de la plaie d'extraction, un point blanchâtre constitué par un tissu fibreux, occupe ce qui est resté de la pupille normale non couverte par l'iris; tout l'iris est attiré en ce point; la partie cornéenne avoisinante présente une dépression manifeste due à la traction du tissu fibreux très abondant du côté de la plaie; l'iris plus ou moins décoloré présente en général des traînées d'atrophie fibrillaire. Dans certaines parties sa surface présente des dépressions dues à la traction exercée par les exsudats fibreux qui doublent sa face postérieure, dans d'autres, des proéminences constituées par des propulsions kystiques. Quelquefois le cercle total péricornéen a subi un retrait, suite d'une puissante traction par les exsudats. Au milieu de ces exsudats se trouvent aussi, en général, des restes cristalliniens. Le corps vitré peut avoir souffert sous l'influence de l'inflammation si violente et si proche de ces couches antérieures, mais le corps vitré ne participe en général au processus que lorsque la capsule postérieure a été déchirée pendant l'extraction ou dans le cas de cataracte traumatique. Je me rappelle un cas dans lequel l'intérieur de l'œil était presque inéclairable malgré l'extraction d'une grosse plaque fibreuse qui constituait en apparence toute la cataracte secondaire.

Dans un pareil état anatomo-pathologique tout le monde est d'accord que les aiguilles, les crochets, etc., ne peuvent qu'irriter l'œil. L'accord général des ophthalmologues a établi qu'il faut dans de pareils cas circonscrire d'abord un lambeau dans cette cataracte secondaire complexe et puis en faire l'extraction. M. de Wecker conçut le premier l'idée d'un instrument — les pinces-ciseaux —

qui se trouve entre les mains de tous les opérateurs. Il a affirmé par la construction de cet instrument la nécessité de circonscrire un lambeau plus ou moins triangulaire dans une pareille cataracte secondaire, ce qui permet d'éviter le tiraillement dans l'intérieur de l'œil. Un mode de circonscription par des incisions d'un lambeau dans la cataracte secondaire se trouve dans le procédé de M. Abadie: procédé à double incision dans la cornée, dont l'exécution n'est pas difficile et qui arrive souvent à son but. Mon expérience me fait proposer qu'avant de pratiquer ce procédé il est prudent d'inciser la cataracte secondaire dans le sens perpendiculaire aux fibres de l'iris les mieux conservées. Pour ma part j'essaye d'abord mon procédé m'efforçant de couper à travers le plus grand nombre des fibres de l'iris les mieux conservées, car je me suis convaincu que beaucoup de fois il est possible, grâce à la mise en action du restant de l'élasticité des fibres de l'iris, d'obtenir une pupille assez satisfaisante. Avec mon procédé, le traumatisme opératoire est réduit au minimum et même il est possible que la chambre antérieure ne se vide pas. Dans le cas où mon procédé n'a pas obtenu une ouverture suffisante pour les rayons lumineux, je me décide pour les procédés qui circonscrivent un lambeau dans cette complexe membrane constituant la cataracte secondaire et je donne alors la préférence à mon second procédé exécuté au moyen du couteau linéaire double. Ce procédé m'a réussi dans des cas où d'autres auraient certainement échoué.

Un autre état anatomo-pathologique rare est le suivant (N.° 4): La membrane constituant la cataracte secondaire, composée de la capsule antérieure emprisonnant des restes cristalliniens et des exsudats établissant adhérence entre l'iris et le restant de l'appareil cristallinien, est tellement épaisse qu'elle remplit presque la chambre antérieure. Dans un pareil état les difficultés opératoires sont de toutes sortes; adhérences multiples et solides, tissu conjonctif épaissi, absence d'espace dans la chambre antérieure, même pour la section de la cornée. Dans un pareil cas, en ce qui me concerne, j'ai recours à mon procédé par le couteau linéaire double.

État anatomo-pathologique n.° 5. Une cataracte secondaire constituée par une plaque opaque dérivant de la capsule postérieure ayant ou non des concrétions, les parties périphériques étant moins épaisses que les parties centrales, sans rapport adhésif avec l'iris ou s'ils existent, ils sont rares et faibles, ce que l'on apprécie par l'action des mydriatiques. Dans un pareil cas l'extraction me paraît le procédé de choix.

Etat anatomo-pathologique n.º 6.—Cataracte secondaire après l'extraction simple. La pupille est occupée par une membranule qui ne présente pas d'adhérences avec l'iris. Cette cataracte secondaire peut facilement être opérée avec succès au moyen des aiguilles à discission, serpette, couteau linéaire, pince kystitome, comme le propose M. de Wecker.

Etat anatomo-pathologique n.º 7.—Toujours extraction simple. La cataracte secondaire est représentée par une pellicule fibreuse à l'épaisseur différente dans son étendue, ce dont on s'aperçoit par les masses du tissu conjonctif du champ pupillaire adhérant à l'iris de façon que les mydriatiques ne peuvent pas dilater la pupille. L'iris par sa couleur changée, par son aspect tomenteux, par sa surface légèrement irrégulière, dénonce l'état inflammatoire passé et pour le présent l'existence d'exsudats fibreux derrière l'iris et même dans la trame de cette membrane. Dans un pareil cas la simple dilacération ne peut pas conduire à une ouverture optique suffisante. Au contraire, une incision intéressant aussi l'iris des deux côtés opposés de la pupille oblitérée, dans une étendue d'au moins 2-3 mm., en général réussit à créer une ouverture pupillaire satisfaisante. L'incision de l'iris met en action l'élasticité des fibres radiées de l'iris.

L'opération de la cataracte secondaire est-elle sérieuse?

De l'aveu de tous les opérateurs réputés, cette opération est sérieuse.

Elle est susceptible de complications fréquentes et graves et son exécution est souvent difficile. Rien ne prouve mieux la difficulté de cette opération que la multiplicité des procédés opératoires. Dans mon travail j'ai mentionné pas moins de 34 procédés, ce qui signifie qu'un seul ne peut s'appliquer à tous les états anatomo-pathologiques. Des praticiens éminents, MM. de Wecker et Gayet sont de cet avis.

A mon avis il ne faut pas considérer comme une opération de cataracte secondaire la dilacération de la capsule postérieure trois à quatre semaines après l'extraction. Cette opération est seulement préventive de cataracte secondaire et elle se fait dans des conditions tout autres que l'opération de la cataracte secondaire proprement dite, c'est-à-dire de celle qui est le résultat d'un processus irritatif.

Dans ce dernier cas on opère sur un œil qui a passé par un processus d'irritation généralement de nature infectieuse, seulement en apparence éteint et capable de se réveiller sous l'influence du traumatisme opératoire. La différence est évidente si l'on compare cette opération avec la simple dilacération d'une capsule postérieure gardant sa finesse et son élasticité physiologique et à la surface de laquelle sont collés quelques restes cristalliniens. La gravité de la cataracte secondaire proprement dite oblige à ne se résoudre à son opération qu'après mûre réflexion. La réflexion doit se référer à l'acuité visuelle, par rapport à l'occupation du patient à la date de l'extraction de la cataracte; à la nature du processus d'irritation qui a présidé à la production de la cataracte secondaire, à l'état anatomo-pathologique de la cataracte secondaire et aux conditions dyscrasiques du patient. Si le patient possède une acuité visuelle suffisante pour son occupation principale je crois que d'une façon générale il ne faut pas opérer. En ce qui concerne les autres circonstances il faut les peser cliniquement à leur réelle valeur; attendre pour opérer ne peut que prévenir les complications irritatives; se rendre un compte exact de l'état anatomo-pathologique de la cataracte pour choisir le procédé opératoire ne peut être qu'une bonne mesure pour prévenir les échecs; traiter avant l'état dyscrasique du patient fait office de nettoyage intérieur et cela ne peut que profiter à la simplicité de la guérison.

Complications notées par les différents opérateurs à la suite des interventions chirurgicales contre les cataractes secondaires

Je ne crois pas sans intérêt d'énumérer ces complications, d'autant plus que la possibilité de leur production lors d'une opération de cataracte secondaire ne doit pas être perdue de vue un seul instant.

a) Infection plus ou moins grave de la plaie cornéenne, de l'iris, des procès ciliaires, de la choroïde, avec leurs suites: suppuration de la plaie cornéenne, cataracte tertiaire, panophthalmie.

b) Astigmatisme cornéen.

c) Décollement de la rétine, hémorrhagies, glaucome.

d) Ophthalmie sympathique.

Il faut chercher les causes de ces complications dans la possibilité de l'infection au moment de l'opération, dans l'explosion, sous l'influence du traumatisme opératoire, d'une infection latente du pôle antérieur de l'œil, dans une localisation sur l'œil d'une infection d'un organe voisin ou éloigné, dans un traumatisme opératoire trop grand agissant surtout du côté de la région ciliaire, dans un état athéromateux des vaisseaux sanguins, dans l'infiltration des tissus par des produits de dégénérescence morbide ou sénile, dans un état dyscrasique des tissus, etc.

Toutes les causes peuvent agir séparément ou en association.

Aperçu général sur les interventions chirurgicales proposées contre la cataracte secondaire

Avant l'extraction de la cataracte il y a eu une longue série de travaux sur la cataracte secondaire.

Après la découverte de l'extraction de la cataracte les travaux sur la cataracte secondaire sont devenus rares.

Vers l'an 1844 régnaient les principes chirurgicaux suivants:

a) On exigeait d'ouvrir aussi largement que possible l'hémisphère antérieur de la capsule cristallinienne.

b) Étant reconnues plusieurs espèces de cataracte secondaire, on croyait devoir recourir à plusieurs modes de traitement:

1) Expectative en attendant la résorption des restes lenticulaires.

2) Extraction quand il s'agissait d'une partie capsulaire.

3) Incision des membranes au couteau ou aux ciseaux, après quoi elles étaient tirées au dehors par le crochet de Beer.

4) On considérait les incisions peu dangereuses. A cette époque on avait aussi proposé la dilacération de la capsule postérieure comme mesure préventive.

Cette dilacération était pratiquée au moyen du kystitome qu'on faisait parvenir sur la capsule postérieure par sa face postérieure.

C'étaient les pensées dominantes à cette époque reculée lorsque les cataractes secondaires abondaient, grâce aux vicissitudes opératoires.

Sur les mêmes principes sont basées les différentes interventions qui ont été proposées, surtout dans les vingt dernières années.

Le nombre plus grand des interventions contre la cataracte

secondaire s'explique, d'un côté par le désir des opérateurs de rendre plus parfait le résultat de l'extraction simple, d'un autre côté par le fait que les cataractes secondaires sont devenues plus fréquentes depuis que l'extraction simple a pris le dessus sur l'extraction combinée.

L'idée de la dilacération de la cataracte secondaire lorsque celle-ci se présente comme une membranule fine s'est perpétuée jusqu'aujourd'hui et elle est adoptée par la majorité des auteurs. Mais s'il y a accord quant à l'intervention, le désaccord commence au point de vue des instruments à employer. A mon avis le désaccord est causé par l'état anatomo-pathologique de la membranule, dite fine. En effet ce qualificatif est tout relatif, car cette membranule peut être plus ou moins fine selon que le mouvement leucocytaire a été plus ou moins grand, donnant naissance à du tissu conjonctif sous forme de corpuscules, de poussière, ou simulant des plis.

L'épaisseur de la membranule étant variable, un seul et même instrument, comme par exemple l'aiguille à discission, ne suffit pas. On s'est servi alors de bien d'autres instruments: le petit couteau de Sichel, le kystitome (Prouff), le crochet-kystitome de M. Landolt, le couteau de M. Galezowsky, la pique triangulaire, la petite aiguille ou faucille formant harpon de M. Gillet de Grandmont, les aiguilles de M. Kuhnt, couteau linéaire, pince kystitome de M. de Wecker, etc.

Vient-il s'ajouter du tissu conjonctif de manière que la membranule fine soit devenue plus épaisse et qu'elle ait contracté des adhérences avec l'iris, on s'est alors adressé aux crochets, aux pincettes de Desmarres, en association avec des instruments incisants comme le couteau linéaire et triangulaire.

Y a-t-il des cas où la cataracte secondaire est représentée par une membrane épaisse avec beaucoup de restes cristalliniens et adhérente de tous les côtés à l'iris qui couvre la pupille plus ou moins complètement, les opérateurs ont recours à des instruments incisants pour l'incision de la cornée (couteau linéaire ou triangulaire) et de la cataracte secondaire (pince-ciseaux), couteaux linéaire, triangulaire, associés aux instruments à extraction (pince à iridectomie). C'est dans cet ordre d'idées que les interventions chirurgicales de la cataracte secondaire ont été imaginées. Leur multiplicité démontre une fois de plus la complexité de l'état anatomo-pathologique de la cataracte secondaire.

L'on a quelquefois beaucoup de peine d'en venir à bout

dans l'état actuel de nos connaissances, tant au point de vue opératoire, que pour combattre les infections qui constituent les causes les plus redoutables de la formation des cataractes secondaires et même tertiaires.

Procédés opératoires

C. R. Agnew (Société d'ophthalmologie de Heidelberg, 1865, Annales d'oculistique, 1867). Deux incisions au couteau à arrêt: une de la cornée et de la cataracte secondaire, l'autre au point opposé de la cornée; par celle-ci un crochet introduit attire la membrane obturatrice, que le couteau à arrêt de la première incision tient fixée.

Henry de Noyer (Annales d'oculistique, 1868, p. 157). Deux incisions dans deux points opposés de la cornée faites du même coup par le couteau linéaire et une incision dans l'iris avant de retirer le couteau. Par chaque incision cornéenne un crochet introduit dans la chambre antérieure s'engage dans l'incision de la cataracte secondaire et tire en sens opposé.

M. Motais (Société française d'ophthalmologie, 1888). Repousse l'arrachement et la dilacération comme traumatisants et la ponction comme insuffisante. Il croit que l'incision est la méthode la plus facile et suffisante dans presque tous les cas de cataractes secondaires, à condition de recourir avant l'opération aux mydriaques.

L'instrument est le couteau linéaire. Dans les cas d'atrésie pupillaire complète, ou à peu près, l'auteur recommande l'iritomie par le procédé de M. de Wecker.

J. R. Prouff (Société française d'ophtalmologie, 1888). Préfère le kystitome aux aiguilles de Bowman.

M. Dufour, de Lausanne (Rapport à la Société française d'ophthalmologie, 1888).

La partie technique du rapport:

a) Lorsque la cataracte secondaire est représentée par une membranule plus ou moins épaisse et sans adhérences à l'iris, l'intervention est la discission, par l'aiguille ordinaire à arrêt.

b) Lorsque dans la cataracte secondaire participe l'iris, il préfère le couteau linéaire aux deux aiguilles de Bowman, qu'il passe jusqu'au côté opposé du bord pupillaire et avec lequel, en le retirant, il coupe d'avant en arrière (le tranchant étant dirigé en arrière).

c) Dans les cas de cataracte secondaire nodulaire obstruant complètement la pupille avec une épaisse membrane on ne peut s'adresser qu'au couteau de Graefe et de préférence aux pinces-ciseaux de M. de Wecker employées d'après son procédé.

Discussion:

Panas préconise l'extraction, lorsque la cataracte secondaire est libre d'adhérences; dans les cas de cataracte secondaire plastique confondue avec le sac capsulaire, il pratique l'irido-capsulotomie, procédé de M. de Wecker modifié par Green; le coup des pinces-ciseaux est perpendiculaire.

Lorsque cette incision ne suffit pas, on pratique l'excision d'un lambeau triangulaire (procédé de M. de Wecker).

M. Suarez de Mendoza. En cas de cataracte secondaire membraneuse il fait avec le couteau linéaire deux incisions opposées dans la cornée. Par une incision il coupe — avec les pinces-ciseaux — l'iris horizontalement. Si le résultat n'est pas suffisant, si le malade n'a pas trop souffert et pas trop de corps vitré, il introduit les pinces-ciseaux par chacune des incisions cornéennes pour délimiter un lambeau triangulaire qu'il extrait après.

M. Galezowsky. La certelle de Desmarres permet quelquefois l'extraction de la cataracte secondaire par de très petites plaies. Il se sert d'une petite aiguille à discission ayant la forme d'un petit couteau long d'un centimètre au bout d'une aiguille.

M. G. Martin. Lorsque les lèvres de la cataracte secondaire incisée ont tendance au rapprochement, les jours suivants il fait une ou plusieurs paracentèses.

Rogman, de Gand (Annales d'oculistique, 1889). Incision ou excision selon M. de Wecker.

M. de Wecker (Bulletins et mémoires de la Société française d'ophthalmologie, 1891, pag. 284). Vu que la discission n'est pas sûre dans ses résultats, conseille de revenir aux anciennes opérations de Sichel et de Desmarres, mais sans se servir de la certelle et sans tenter une véritable extraction, mais se bornant simplement à fenêtrer la cataracte secondaire et recommande le procédé suivant destiné à remplacer la discission: Par une plaie de 4 mm., M. de Wecker introduit des pinces-kystotomes sur lesquelles, l'humeur aqueuse s'écoulant, la cataracte secondaire se jette; l'instrument saisit alors de la cataracte secondaire une étendue aussi large que le permet l'écartement de ses branches. En cas que la capsule entière obéisse à la traction, l'assistant excise au ras de la plaie cornéenne la cataracte secondaire. On fait emploi d'énergiques mydriatiques. Ce procédé réalise une petite plaie et évite la dilacération du corps vitré.

Discussion:

Panas. Toutes les fois que la cataracte secondaire est libre d'adhérences, l'extraction est le procédé de choix. Il se sert de la pince articulée de Liebreich.

En cas que la cataracte secondaire tiendrait beaucoup à l'iris on l'excise. Dans les cas de cataracte secondaire épaisse trop adhérente, confondue avec le sac capsulaire, l'irido-capsulotomie est le procédé de choix (procédé de M. de Wecker qui en est le procédé classique).

Mayer. Introduit un crochet par une petite incision et il enroule autour du crochet la cataracte secondaire qu'il extrait en partie ou en totalité.

Ferdinand Suarez de Mendoza fait une incision à chaque extrémité du diamètre transversal de la cornée; introduit un crochet par l'incision s'opposant à la partie moins adhérente de la cataracte secondaire et il en essaye l'extraction. En cas que la résistance soit forte, il introduit par l'autre incision un autre crochet par lequel il tire dans le sens opposé, évitant de cette manière les tiraillements envers la région ciliaire.

M. Gillet de Grandmont. Se sert d'une aiguille ou faucille formant un harpon, montée sur une tige conique qui fait éviter l'écoulement de l'humeur aqueuse. L'instrument entre facilement dans la chambre antérieure, accroche aisément la fausse membrane et l'entraîne au dehors en partie ou en totalité, et dans ce dernier cas on en fait l'abrasion au ras de la plaie cornéenne.

M. Vignes (Recueil d'ophthalmologie, février 1891). — Préconise une pince-ciseaux dont la branche profonde reste immobile pendant le resserrement des lames; l'instrument n'a donc aucune tendance à s'enfoncer dans le corps vitré.

M. Hebert Berham (Medical record, 23 avril 1892). — L'auteur emploie la discission avec une ou deux aiguilles et la discission de la capsule d'après le procédé de M. de Wecker.

Wicherkiewicz (Société française d'ophthalmologie, 1895). Dans la cataracte secondaire, représentée par une membranule, l'auteur fait la discission avec le petit couteau de Knapp. Lorsque la cataracte secondaire a des adhérences, il pratique d'abord l'iridectomie et après l'extraction de la cataracte secondaire. Lorsque les adhérences ne sont pas très étendues, il essaye l'extraction; si les adhérences résistent, il excise ce qu'il a pu faire sortir. Il ne croit pas nécessaire d'extraire toute la cataracte secondaire, il suffit que la pupille soit restée libre. On doit exciser l'iris du corps vitré prolabé. Il tient au scléronyxis en vue d'éviter l'infection.

En discussion :

M. Galezowsky. Se déclare très satisfait des résultats qu'il obtient avec la serpette à discission.

M. Abadie. En cas de simples débris capsulaires il en fait l'extraction, et dans les cas de cataracte secondaire épaisse et adhérente il recommande son procédé : Deux sections de la cornée — avec deux couteaux lancéolaires — une des incisions intéresse aussi la cataracte secondaire. Par une incision on donne deux coups de pince-ciseaux dans la cataracte secondaire pour délimiter un lambeau et par l'autre on tire au dehors ce lambeau qu'on excise. Ce procédé évite les tiraillements.

M. Elsberg (Annales d'oculistique, tom. 1, pag. 141). L'auteur préconise l'incision de la cataracte secondaire au moyen des pince-ciseaux pour éviter le tiraillement.

M. Galezowsky (Congrès de la Société française d'ophthalmologie [Ann. d'ocul. 1896, p. 447]). L'auteur propose deux aiguilles coupantes dont l'une passe en arrière de l'iris et l'autre pénètre dans cette membrane d'avant en arrière ; ce procédé supprime l'emploi des pinces-ciseaux.

M. Galezowsky (Société française d'ophthalmologie, 1896). Propose la section de la cataracte secondaire d'arrière en avant et non d'avant en arrière.

M. da Gama Pinto (Annales d'oculistique, 1887, pag. 22). L'auteur a abandonné la serpette pour le couteau de Graefe qu'il enfonce dans la cornée à 2 mm. du limbe et dont il dirige la pointe vers le bord opposé de la pupille dans lequel il l'enfonce et puis à l'aide des mouvements de scie il sectionne la cataracte secondaire.

L'auteur place la section dans la direction perpendiculaire à la tension la plus forte de la cataracte secondaire.

Dans les cas où l'ouverture pupillaire est insuffisante, on a recours à la discission avec deux aiguilles, etc.

Lorqu'on opère sur des yeux saillants l'auteur conseille de ponctionner à 6-8 mm. du bord cornéen, passer le couteau dans le corps ciliaire et couper la cataracte secondaire d'arrière en avant. Pour les cas d'yeux enfoncés, M. da Gama Pinto construit un couteau dont la longueur du tranchant a seulement 12 mm. et celle de la tige 20 mm. et dont la pointe, sur une longueur de 6 mm. à double tranchant. L'épaisseur de la tige est calculée pour qu'elle puisse obstruer l'incision sclérale pendant l'opération.

C'est la discission postérieure.

M. Kuhnt (Annales d'oculistique, 1899). Dans le cas où la cataracte secondaire est une simple membranule, l'auteur emploie son couteau qui est constitué d'une lame fine montée sur une tige sur laquelle elle est coudée de 30. Si la cataracte secondaire, molle et flottante, s'écarte mal après la section, M. Kuhnt exécute des sections en forme de T.

La cataracte secondaire est-elle un peu épaisse, on la divise se servant de deux couteaux pareils maniés comme les aiguilles de Bowman.

Lorsque la cataracte secondaire est très épaisse, M. Kuhnt conseille son déplacement au moyen d'une aiguille qui l'entraîne dans le fond du corps vitré ou la résection après l'avoir tirée dans une incision au moyen du crochet de Tyrrel.

La cataracte secondaire est-elle très épaisse et très adhérente à l'iris, le sac capsulaire y étant confondu aussi, l'auteur conseille l'iridotomie qu'il exécute avec son couteau coudé. Si le résultat pupillaire n'est pas satisfaisant, M. Kuhnt essaye, après, la résection d'un fragment central du diaphragme opaque; le couteau taille, en même temps avec le lambeau cornéen, un lambeau irido-capsulaire de même forme qu'on tire après au dehors pour en exciser un morceau en V.

M. Kuhnt conseille de faire ponction ou incision en dehors du limbre cornéen, dans le but d'éviter l'infection.

M. G. Levinsohn (Annales d'oculistique 1900, p. 227). Exécute l'opération avec des pinces-ciseaux à branches de 8-9 mm. et pointues, de sorte que fermées elles représentent une aiguille qui peut pénétrer la cornée. On laisse les branches s'ouvrir et on coupe la cataracte secondaire.

M. Stilling (Annales d'oculistique, 1900, p. 228). L'auteur discise avec deux aiguilles fines terminées en harpon et tranchantes sur leurs deux bords. On dilacère la cataracte secondaire en retirant de chaque côté les aiguilles qui par le crochet du harpon entraînent la membranule.

M. Lougnon. (Congrès international de médecine, avril 1900). —Il se sert d'une aiguille serpette peu courbe et d'une aiguille à discission de Bowman sur laquelle il a fait faire une fine cannelure de 3-4 mm. de longueur jusqu'au milieu du plat de la petite lance. L'œil est fixé avec une pince qu'il confie à un aide.

De la main gauche il ponctionne la cornée à 2 mm. du limbe avec cette aiguille cannelée qu'il pousse dans la chambre antérieure et va embrocher avec elle les opacités pupillaires dans le point où l'on veut créer une brèche. Puis, maintenant cette aiguille immobile — la cannelure tournée en avant —, de la main droite il ponctionne la cornée dans un point symétrique avec une aiguille serpette dont il conduit la pointe vers l'aiguille cannelée. A ce moment il abaisse un peu le manche de l'aiguille cannelée de manière à tendre légèrement les petites masses chargées sur elle, et en introduisant la pointe de la serpette dans la cannelure il divise les opacités facilement et avec une grande précision.

M. Terrien. Soutient la supériorité de l'extraction totale de la cataracte secondaire sur toutes les autres interventions chirurgicales: discission, extraction partielle, etc.

M. Pflüger (Berne), à la Société d'ophthalmologie de Paris, 1902. (Annales d'oculistique, 1902, p. 461). Pour les cataractes secondaires moyennes les aiguilles serpettes, harpons à courseurs protecteurs introduits à travers la sclérotique. Pour les épaisses, pinces-ciseaux perfectionnées (de Levinsohn). L'auteur craint les tiraillements, *la retenue des fils ténus de corps vitré dans la cornéenne*, ce qu'on peut éviter en empêchant l'écoulement de l'humeur aqueuse. Du corps vitré retenu dans la plaie cornéenne favorise l'infection du sac conjonctival.

M. Kuhnt (Annales d'oculistique, 1904). En cas de cataracte secondaire où il existe une forte occlusion pupillaire suite d'une lente irido-cyclite, préconise le procédé suivant:

1er temps. Introduire un couteau de Graefe à 1 mm. du bord ciliaire à l'union du tiers inférieur et moyen de la cornée. Pénétrer dans l'iris (capsule), comme si l'on voulait atteindre de la pointe le centre du bulbe. La pointe rendue à 1 $^1/_2$ mm. derrière la membrane, ramener le manche du couteau en arrière et faire sortir la pointe à 2 mm. du bord opposé de la cornée, au niveau de la ponction, après l'avoir fait cheminer derrière le diaphragme irido-capsulaire. Perforer la capsule d'arrière en avant, puis relever la pointe de la lame de façon à sectionner de bas en haut le diaphragme sur une longueur de 5-6 mm. La pointe rendue en haut, faire la contreponction dans le pli scléro-cornéen.

2me temps. Sans agrandir la contreponction, pousser à fond la lame et, en la retirant doucement, appuyer le talon de façon à tailler toujours dans le bord de la cornée une ouverture longue de 5-6 mm., si possible. A ce moment seulement doit s'écouler l'humeur aqueuse.

3me temps. Ramener obliquement en avant et un peu en haut le tranchant du couteau et par quelques mouvements de scie sectionner la membrane irido-capsulaire, ce qu'on peut faire sans entamer profondément la cornée. Si le lambeau ainsi taillé ne tombe pas en bas, appuyer légèrement dessus à l'aide de la pointe, en retirant le couteau pour le repousser en bas et en arrière.

Le diaphragme est-il épais et résistant, on peut faire la contre-ponction cornéenne au niveau de la ponction et par des mouvements de scie inciser de bas en haut les deux bords opposés de la cornée en même temps que la capsule.

M. Valude (Société d'ophthalmologie de Paris. Annales d'oculistique, 1901, pag. 51). L'auteur préfère la section des cataractes secondaires moyennes par les pinces-ciseaux; avec cet instrument il est sûr du résultat. L'extraction, il la considère dangereuse et applicable seulement à un petit nombre de membranules. La dilacération avec deux aiguilles ou avec le kystitome et la section de la cataracte secondaire avec un instrument tranchant, quel qu'il soit, sont des interventions à résultat incertain.

M. Manolescu (Annales d'oculistique, 1904, p. 197). M. Manolescu emploie trois procédés pour la cataracte secondaire, chacun correspondant à un état anatomo-pathologique différent de cette cataracte.

1) Le procédé cum sectione a posteriore (1). Ce procédé s'applique dans tous les cas d'occlusion pupillaire dans lesquels l'iris possède de l'élasticité et encore dans les cas où la capsule postérieure épaissie forme seule la cataracte secondaire. Il pratique ce procédé de la manière suivante (soit l'œil gauche): le couteau est introduit, son tranchant regardant en bas, du côté temporal, dans le limbe cornéen à 3-4 mm. au-dessus du méridien transversal de la cornée. La pointe du couteau est conduite horizontalement dans la chambre antérieure jusqu'au méridien vertical.

Arrivé en ce point on redresse le manche du couteau vers la ligne médiane du corps et l'on pousse sa pointe dans la cataracte secondaire de manière à la traverser. La cataracte secondaire une fois traversée d'avant en arrière, le tranchant est dirigé un peu en avant.

On relève alors le manche du couteau légèrement vers le front et la pointe est poussée de haut en bas derrière la cataracte

---

(1) Communiqué au Congrès international de médecine à Rome, 1894.

secondaire jusqu'au point où l'on désire établir le bord inférieur de la pupille.

Ici la pointe du couteau traverse d'arrière en avant la cataracte secondaire et lorsqu'elle apparaît dans la chambre antérieure on fait deux choses: on porte autant qu'il est possible le manche du couteau en haut et en dedans, la pointe se dirigeant en bas et en dehors, et l'on pousse le couteau vers la cornée. Alors, en ce qui concerne la cataracte secondaire, il arrive la chose suivante: généralement, avant que la pointe du couteau ne pénètre dans la cornée, elle est fendue par le tranchant du couteau contre lequel elle est appuyée d'avant en arrière. Il résulte une ouverture optique suffisante presque toujours telle qu'on la désire. Moins fréquemment il arrive qu'il soit nécessaire non seulement que la pointe du couteau pénètre dans la cornée, mais encore que le tranchant sectionne cette dernière.

Naturellement la cataracte secondaire est transfixée en même temps et il faut observer que la transfixion de la cornée, lorsqu'on ne peut l'éviter, est en dehors du champ pupillaire, de façon à ce que la cicatrice linéaire résultante ne puisse être un obstacle au passage des rayons lumineux.

Le traumatisme opératoire est, avec cette méthode, beaucoup moins grand que dans les autres procédés recommandés.

L'exécution est des plus faciles et l'instrumentation est réduite à un couteau linéaire coupant bien et dont la lame ne soit pas trop large; la plus étroite est préférable.

II) L'extraction de la cataracte secondaire. Cette intervention est indiquée dans les cas où la cataracte secondaire consiste en une membrane opaque d'origine capsulaire, épaissie dans les parties centrales et mince à la périphérie. Un pareil état anatomo-pathologique donne de la ténacité à la partie centrale saisissable par la pincette et diminue la résistance des parties périphériques qui se déchirent ou se détachent facilement de la région ciliaire.

III) L'extraction d'une portion de la cataracte secondaire après section double et horizontale comprenant en même temps cornée et cataracte secondaire. Ce procédé est exécuté dans les cas de cataracte secondaire nodulaire, épaisse, et chambre antérieure réduite. On a fait cette section dans trois cas avec un double couteau dont les lames étaient écartées de 4 $^{1}/_{2}$ mm. La section finie et comprenant la cornée et la cataracte secondaire d'une extrémité à l'autre, la portion de cataracte secondaire à extraire se présente comme une bande transversale sous une bande transversale cornéenne.

On saisit par son milieu avec une pince à l'iridectomie la bande de cataracte secondaire, on la tire à travers l'une des plaies transversales et on l'excise.

Ce que tous les opérateurs désirent éviter dans les interventions contre la cataracte secondaire

a) *L'infection.* — Ce désir est général et il peut être bien réalisé en ce qui concerne l'infection exogène.

Il y a différents procédés suivis par les différents opérateurs.

L'auteur de ce travail suit le procédé suivant :

L'œil, après avoir été partout bien lavé avec une solution de sublimé, 1/2000, est maintenu continuellement sous un bandage occlusif pendant 24-48h.

En cas qu'il apparaisse la moindre sécrétion conjonctivale, les conjonctives sont touchées avec une solution de 1-2 % de nitrate d'argent 2-3-5 jours, tout en continuant le maintien de l'œil sous le bandeau occlusif.

Les instruments passés à l'étuve sont, pendant l'opération, plongés dans une solution de collyre astringent lutheum dilué de moitié d'eau.

De cette manière on croit écarter en général la possibilité d'une infection exogène.

En ce qui concerne l'infection endogène la prophylaxie est plus difficile. Elle ne devient facile que dans les cas où cette infection est justiciable d'un traitement spécifique et reconnue comme telle, p. ex : la syphilitique, la malarique.

Dans les cas où il n'en est pas ainsi, l'évitation de l'infection est incertaine. Heureusement que bon nombre de pareilles infections n'ont pas une vie indéfinie : après un laps de temps plus ou moins long, la plupart s'éteignent spontanément : 1-2-3 mois suffisent en général pour qu'une de ces infections s'éteigne.

Sur la connaissance de ces faits est basée la recommandation de tous les opérateurs de retarder beaucoup l'opération de la cataracte secondaire.

Ce retard n'est fixé que pour la discission de la capsule postérieure après l'extraction de la cataracte, ce qui ne doit pas être considéré comme cataracte secondaire proprement dite, car il s'agit d'une membrane normale qui peut s'opacifier comme elle peut aussi se présenter indéfiniment en état de membrane absolument transparente.

Dans ces cas la dissipation après 15-25 jours de tout phénomène d'irritation (comme le croit M. Knap), existant après l'extraction, assure la pureté intérieure de l'œil de toute infection et en ces cas l'on peut être presque sûr qu'on n'aura pas une inflammation infectieuse ressuscitée par le traumatisme de l'opération de la cataracte secondaire.

Le délai de l'intervention chirurgicale dans la cataracte secondaire proprement dite doit être très long ; dans aucun cas moins de 3-4 mois et encore après ce délai n'est-il permis à mon avis d'intervenir que dans les cas où l'on a toutes les apparences que l'infection n'est pas parmi celles qui sont entretenues par un terrain considéré comme arthritique, goutteux, albuminurique, en un mot, diathésique.

Dans ces cas le délai de 6-12 mois n'est pas trop long, durant lequel on devrait suivre un traitement approprié.

Le délai de 6-12 mois doit être considéré comme insuffisant dans les cas où l'infection est d'origine sympathique ou dans les cas qu'il se manifeste des réveils inflammatoires de temps en temps à l'occasion de différents troubles éprouvés par l'organisme.

Une infection endogène peut avoir été rencontrée dans certaines parties de l'œil même et c'est le cas le plus fréquent ; mais une pareille infection peut aussi venir des autres organes de l'organisme même lointains.

Autour de l'orbite il y a tant de foyers d'infection d'où l'on peut être exposé au danger de celle-ci ; mais un foyer d'infection particulièrement dangereux pour l'œil à opérer de cataracte secondaire est celui qui peut se trouver dans l'autre œil.

Dans ce cas il est possible qu'un foyer d'infection dormant dans cet œil soit réveillé sympathiquement par le traumatisme opératoire de la cataracte secondaire et que ce foyer une fois réveillé envoie après, toujours sympathiquement, des agents pathologiques ou leurs toxines dans l'œil opéré de cataracte secondaire.

J'ai dans mes notes un cas remarquable, que je considère comme tel.

b) *Le moins possible de traumatisme opératoire.* — L'instrument qui répond le mieux à ce désir est le couteau linéaire, mais malheureusement lui seul ne peut pas satisfaire l'intervention opératoire dans tous les cas de cataracte secondaire.

Cet instrument, d'après mon expérience, sert bien le but opératoire toutes les fois que la cataracte secondaire se présente sans adhérences à l'iris et jouit d'élasticité et toutes les fois que l'iris, après une incision intéressant cette membrane et la capsule postérieure plus ou moins adhérente, est en état de forcer à s'ouvrir suffisamment l'incision faite.

La possibilité d'une pareille incision au moyen du couteau linéaire est très facile comme je l'ai indiqué dans la description du procédé opératoire que je pratique avec grande confiance et facilité depuis plus de 12 ans. Mais au moyen de ce couteau seul, un résultat opératoire comme le demande l'entrée des rayons lumineux n'est pas possible dans les cas où la cataracte secondaire, constituée par des amas de tissu fibreux, par des restes emprisonnés et formant avec la capsule postérieure et avec des parties de l'antérieure une membrane dépourvue de la moindre élasticité, et dans les cas où l'iris adossé à une pareille membrane par suite d'atrophie a perdu aussi toute puissance élastique de ses fibres.

Pour ces cas mon recours est au couteau linéaire double dont l'emploi est décrit dans mon procédé opératoire n.º 2.

Un instrument qui après le couteau linéaire produit le moins de traumatisme opératoire est l'aiguille à discission.

Ce qu'on reproche à cet instrument comme traumatisme opératoire est la contusion qu'il exerce à l'endroit de sa pénétration dans la cornée lors des manœuvres à exécuter pour aboutir à la dilacération de la cataracte secondaire.

Ce reproche à mon avis est basé, car la *contusion* diminue la résistance cornéenne à l'infection.

Le traumatisme est encore plus sérieux dans le cas où l'on agit avec deux aiguilles.

Un autre reproche qu'on fait aux aiguilles de discission, en dehors d'un mouvement difficile, surtout quand on manie deux aiguilles en même temps, est la dilacération des couches antérieures du corps vitré, la sortie du corps vitré en filaments et de petites portions capsulaires dans le trou qu'ils laissent après leur sortie de la cornée, ce qui est encore une condition favorable à l'infection.

Le crochet. — Le traumatisme opératoire de cet instrument est celui de l'aiguille à discission augmenté du traumatisme de l'instrument qui lui ouvre chemin dans la cornée et la cataracte secondaire.

Cette sorte de traumatisme en général ne serait pas trop

grand, évidemment, si un seul crochet suffisait. — Mais comme un seul crochet ne peut suffire pour dilacérer la cataracte secondaire que dans les cas rares — cas dans lesquels la cataracte secondaire ne consiste qu'en une membrannie très élastique — on est forcé de recourir à deux crochets pour lesquels on fait deux ouvertures dans la cornée. Mais le traumatisme sérieux que le crochet peut exercer, c'est le tiraillement dans l'intérieur de l'œil.

Un traumatisme opératoire toujours plus ou moins grand que celui qui déterminent le crochet ou les crochets aura lieu aussi lorsqu'on fera usage des instruments comme les aiguilles de M. Stilling en forme de harpon, l'instrument de M. Moulin pour l'extraction de la cataracte secondaire, la serpette et le petit couteau de Sichel dont se sert M. Galezowsky, le couteau de M. Galezowsky, le kystitome, le crochet-kystitome de M. Landolt, la cerfelle de Desmarres, la faucille formant un harpon de M. Gillet de Grandmont et l'aiguille de M. Kuhnt, etc.

La pince à extraction. — On ne peut pas faire reproche de traumatisme contusif à cet instrument qui dans beaucoup de cas peut rendre de grands services. La pincette exerce plutôt un tiraillement envers la région ciliaire qui peut exposer à des complications toutes les fois que la cataracte secondaire a des adhérences plus ou moins fortes avec l'iris et la région ciliaire.

Les pinces-ciseaux de M. de Wecker, de Panas, de M. Levinsohn, qui sont une modification de celles de M. de Wecker, permettent des incisions nettes avec peu de traumatisme dans la membrane qui forme cette variété de cataracte secondaire épaisse et le désir des opérateurs serait complètement satisfait, si elles ne demandaient pas une large ouverture dans la cornée nécessaire à leurs manœuvres et qui, lorsqu'il est possible de l'avoir, occasionne perte de corps vitré, ce qui est un inconvénient signalé par beaucoup d'opérateurs comme capable de favoriser l'immigration dans l'œil de l'infection se trouvant dans le sac conjonctival.

Certes, le traumatisme opératoire dans les procédés dont l'exécution nécessite l'emploi des pinces-ciseaux est sérieux et encore l'exécution de ces procédés exige-t-elle une grande habileté opératoire.

Cependant, dans beaucoup de cas extrêmement graves l'espérance ne peut se diriger que du côté des procédés qui permettent des incisions nettes, circonscrivant un lambeau dans la cataracte secondaire épaisse et parmi ces procédés il y en a qui ne peuvent s'exécuter sans les pinces-ciseaux de M. de Wecker. La pincette à emporte-pièce de Arlt est un instrument qui ne permet pas une incision nette dans la cataracte secondaire et exerce un traumatisme sérieux dans l'œil.

Le couteau linéaire double fait des sections nettes et son traumatisme à mon avis n'est pas très grand et il permet une exécution assez facile.

J'ai fait cette digression envisageant le traumatisme opératoire inhérent à l'emploi de chaque instrument proposé pour l'opération de la cataracte secondaire, car l'instrument est un élément essentiel dans l'exécution de cette opération et la critique de ce point de vue peut contribuer à mon avis au perfectionnement des interventions chirurgicales contre la cataracte secondaire.

Certainement l'habileté de l'opérateur peut amoindrir le traumatisme opératoire d'un instrument quelconque et l'habitude d'opérer avec un instrument peut conduire au même résultat, pourtant il y a une part traumatisante de chaque instrument, invariable quelles que soient l'habilité et l'habitude opératoires d'un opérateur.

De cette critique, la conclusion à laquelle je viens, au point de vue de la préférence instrumentale dans la cataracte secondaire, est la suivante: Se forcer à attaquer la cataracte secondaire par l'instrument seul le plus simple, *le couteau linéaire*, et dans les cas où lui seul ne suffirait pas, recourir à l'association d'un second couteau linéaire (double couteau linéaire). Ce couteau fait des sections nettes et les fait avec le moins possible de traumatisme. Le maniement du couteau linéaire seul ou double est décrit dans mes procédés dont la description a précédé.

Parmi les procédés dans lesquels on obtient des incisions nettes, nécessaires surtout lorsqu'il s'agit de cataracte secondaire inodulaire, mais qui, je crois, s'exécutent avec plus de difficultés que mon procédé à double couteau linéaire, sont ceux de MM. de Wecker et Abadie.

Toutes les fois qu'on ne pourra pas ou qu'on n'aura pas voulu recourir dans cette sorte de cataracte secondaire à l'emploi du couteau linéaire seul ou double, on ne devra donner la préférence qu'au couteau linéaire en association avec les pinces-ciseaux de M. de Wecker et circonscrire au moyen de ces instruments un lambeau dans la cataracte secondaire dont on fera ensuite l'extraction au moyen d'une pincette à iridectomie.

Mesures préventives contre la cataracte secondaire

Ces mesures sont indiquées par les causes de la cataracte secondaire; elles sont:

a) L'extraction la plus complète possible de la lentille cataractée, et pour obtenir ce résultat il faut opérer les cataractes mûres ou bien mûries et frayer un large chemin pour la sortie de la lentille.

b) L'enlèvement d'un grand lambeau de la capsule antérieure est une des plus précieuses précautions pour la prévention de la cataracte secondaire.

Tous les opérateurs sont de cet avis [1].

c) Faire l'application, avant l'opération, des moyens jugés les plus appropriés contre l'infection, surtout contre l'infection de la région iridienne et ciliaire.

d) Inciser la capsule postérieure après la disparition complète de toute irritation post-opératoire, en cas qu'on aurait des raisons de s'attendre à une cataracte secondaire.

e) Dans les cas où il a été impossible de nettoyer complètement l'œil des restes cristalliniens, la continuation des mydriatiques, jusqu'à leur disparition, est une bonne mesure.

f) Faire suivre aux individus à diathèses des traitements appropriés.

CONCLUSIONS

1) Les causes de la cataracte secondaire sont les causes de l'irritation qui excite un mouvement leucocytaire dans les tissus avoisinant la capsule postérieure restée intacte après l'extraction de la lentille; *les restes cristalliniens dans le sac capsulaire, les infections et les produits diathésiques.*

2) Le mouvement leucocytaire qui charge de leucocytes le courant de l'humeur aqueuse est cause du tissu conjonctif qui, sous différentes formes, constitue les formations opaques désignées sous le nom de cataracte secondaire.

3) L'état anatomo-pathologique de la cataracte secondaire se présente sous une multitude de formes, parmi lesquelles, comme types les plus fréquents, on peut considérer sept.

---

(1) L'auteur de ce travail fait, depuis 12 ans, *l'extraction combinée à l'iridotomie* et avec l'enlèvement d'un grand lambeau de la capsule antérieure, au moyen d'une pincette à iridectomie spéciale, quant à ses branches horizontales, et toujours il a constaté une très grande rareté des cataractes secondaires attribuées à l'incomplète expulsion de la lentille.

Ce nombre, absolument d'appréciation personnelle, ne donne qu'une simple idée qui pourrait guider dans le choix des interventions chirurgicales.

4) L'opération de la cataracte secondaire est en général une opération sérieuse, par les difficultés techniques que l'on peut rencontrer dans son état anatomo-pathologique complexe et par la possibilité de s'infecter surtout par l'infection endogène de l'organe, qui peut se réveiller sous l'influence du traumatisme opératoire.

5) Le procédé opératoire est indiqué par l'état anatomo-pathologique que l'opérateur doit étudier même avant de se décider à intervenir.

6) Les complications de l'opération de la cataracte secondaire sont multiples.

7) Il ne faut se décider, en général, à l'opération que lorsque le patient a perdu l'acuité visuelle pour son occupation principale et lorsque l'œil ne manifeste plus le moindre signe d'irritation. Il vaut mieux faire excès d'attente que d'opérer avant que l'œil se soit complètement et définitivement refroidi.

8) Le désir général des opérateurs est:

a) d'éviter l'infection. Dans ce but ils doivent donner application à toutes les mesures reconnues antiseptiques, contre l'infection endogène, exogène et de voisinage;

b) d'opérer en produisant le moins possible de traumatisme et ce résultat s'obtient seulement par les instruments qui peuvent donner des sections nettes, sans disposer aux tiraillements, aux pressions, aux ruptures et, parmi les instruments, ceux qui jouissent le plus de cette propriété sont le couteau linéaire et les pinces-ciseaux.

L'emploi du couteau linéaire seul est tout ce qu'on peut imaginer en fait d'instrument produisant le moins possible de traumatisme opératoire.

J'ai à faire la même observation en ce qui concerne le couteau linéaire double (v. procédé Manolescu) applicable dans des cas spéciaux de cataracte secondaire.

9) Le procédé classique de M. de Wecker est encore l'espoir des opérateurs habiles dans beaucoup de cas de cataracte secondaire.

10) Les mydriatiques sont d'un grand secours, tant pour apprécier bien l'état anatomo-pathologique, que pour lutter contre une irritation iridienne ou ciliaire qui se serait manifestée après l'opération de la cataracte secondaire.

THÈME I — TUBERCULOSE OCULAIRE

(Intra-ocular tuberculosis)

Par M. le Dr. EDWARD TREACHER COLLINS (London)

Preface

In this report written as an introduction to the discussion on the subject of intra-ocular tuberculosis by the xv International Congress of Medicine, the writer has thought it desirable, whilst giving a general account of the present state of our knowledge concerning it, to indicate at the same time those matters which still remain unknown or uncertain. By so doing he hopes that members attending the Congress may be stimulated to bring forward fresh evidence on doubtful points, or to be prepared to thrash out by debate those concerning which there has been previous controversy.

He has written a description of the affection based on his own clinical and pathological experience with quotations from the writings of others where these have been imperfect or incomplete.

He has collected 18 cases in which an eye was excised for intra-ocular tuberculosis, the specimens of which were preserved in the laboratory at the Royal London Ophthalmic Hospital; for the permission to make use of these he is indebted to several of his colleagues. The clinical and pathological details of the cases are set out in tabular form at the conclusion of the report and frequent reference, direct and indirect, is made to them throughout.

Those matters, which in his study of the subject, the writer has regarded as requiring further investigation or discussion he has indicated by notes.

Historical

Affections of the eye which we now know to be tubercular were during the first part of last century included under the heading of *fungoid growths of a non-malignant character.*

As far back as 1711 Maître Jean [1] recorded a growth of

---

[1] *Traité des maladies d'œil.* (Troyes).

this description, starting from the iris, implicating the cornea and projecting between the lids; after treatment with caustics it permanently shrivelled and cicatrised.

In the posthumous work of J. C. Saunders (1), published in 1811, two cases of a similar character are described. W. Lawrence (2) in 1833, and C. G. Lincke (3) in 1834, wrote excellent accounts of the disease.

It will be well here to quote that given by Lawrence, as it pictures stages in tuberculosis of the eye which now, owing to early enucleation, are not very frequently seen, he says:

> Sometimes innocent fungous excrescences arise from inflammation affecting the anterior part of the globe. After severe external ophtalmia, with considerable redness, and often violent pain in the organ, a fleshly vascular substance may spring up from the surface of the sclerotic coat, from the orbiculus ciliaris, or from the cornea; or such a production may proceed from the iris, and cause ulceration of the cornea. Vascular or fungous growths, arising in this way, may assume a formidable appearance for some time and then gradually subside, the eye going into a state of atrophy. After the existence of severe inflammation a bluish prominence may arise in the seat of the orbiculus ciliaris, apparently proceeding from within outwards, so as to induce the suspicion that it may be a fungus arising from the interior of the globe. This swelling may become yellow, break and discharge matter; after which the globe shrinks, without further injury to the patient.

Lincke introduced the term «granuloma of the iris» which was afterward employed by von Graefe, De Wecker, Hirschberg and Steinheim (4), and many others. It is now generally accepted that cases so spoken of are really tubercular.

Mackenzie (5) in 1854 mentions a non-malignant solid tumour of the iris «which appears to be in general a scrofulous tubercle», and the same affection as that described by Delarne (6) under the head: *Des Excroissances charnues de l'iris*. In this affection he says:

> The iris generally becomes first of all whitish at some particular part of its extent, and then rises into a tumour, which assumes a yellowish colour, with red vessels ramifying over it. Sometimes such a tumour suppurates, and bursts through the sclerotica after which the eye becomes atrophic.

---

(1) *Treatise on some Practical Points relating to Diseases of the Eye* (London).
(2) *A Treatise on Disease of the Eye* (London).
(3) *De fungo medullari oculi*, (Leipzig.)
(4) *Archives of Ophthalmology*. Vol. I. 1870, p. 647.
(5) *Treatise on Diseases of the Eye*. 4th Ed. London, p. 705.
(6) *Cours Complet des Maladies des Yeux*, p. 206. Paris 1820.

He further mentions that:

The posterior part of the choroid is sometimes the seat of a tumour, which is probably of the nature of scrofulous tubercle, or a fibro-plastic tumour. It separates the membrane into two laminæ, between which it is deposited. Much more frequently have non-malignant growths been observed in the anterior part of the choroid.

The first description of tubercle of the choroid appears to have been given by G. de Mussy in 1837, he noted little yellow granules on the choroid at a post mortem on a young girl who died of phthisis.

Jaeger recognized tubercle ophthalmoscopically in the living eye in 1855 and the diagnosis was verified some years subsequently by post-mortem examination.

Manz [1] was however the first to make a microspical examination of tubercle of the choroid in 1858.

The first microscopical examination of tubercle of the iris was in a case published by Gradenigo [2] in 1869. The patient died of general miliary tuberculosis and the histological examination of the iris tumour was made by Dr. Richetti. Berthold [3] followed in 1871 with the description of the histological appearances of the eye of a child aged two who had what was termed clinically «granuloma of the iris». It was enucleated and microscopical examination revealed the tuberculous character of the affection. Having given the names of these pioneers it is needless to refer to the many who have followed in their steps.

The inoculability of rabbits with tubercular material injected subcutaneously having been demonstrated by Villemin in 1865, it occurred to Cohnheim in 1877 to introduce it into the anterior chamber of the eye, and by so doing he found he was able to set up a tuberculosis of the iris.

The experimental tuberculosis was shortly afterwards carefully investigated by Hänsell [4], Samelsohn [5], Baumgarten [6], Leber and others.

In 1882 Koch demonstrated that a specific organism could

---

(1) *Archiv. für. Ophth.* IV. 2. p. 120.
(2) *Annales d'oculistique.* LXIV. p. 177.
(3) *Annales d'oculistique.* LXVI. p. 88.
(4) *Archiv. für Ophth.* XXV. 1879. 4. p. 1.
(5) *Berl. klin. Woch.* 1879.
(6) *Archiv. für Ophth.* XXIV. 1878. 3. p. 183.

be separated from tuberculous tissue and cultivated outside the body, which would reproduce tuberculosis when inoculated.

The first observer to detect the bacillus tuberculosis in the tissues of the eye was Haab ([1]) in 1884. He was followed by Reissman ([2]), Wadsworth ([3]), and Lawford ([4]).

Tests for tuberculosis of the eye

The foregoing brief historical note serves to show that we have three tests which can be applied for determining the tubercular character of a growth in the eye. (1) The histological test, (2) The experimental test, and (3) The bacteriological test. The respective value of each of these tests will now be discussed.

1) The histological test.—The essential histological features of tubercles has formed a fertile subject of discussion since the days of Laennec.

There is now, however, a consensus of opinion that the reaction of the tissues to the tubercle bacillus consists in an aggregation of cells consisting of a central giant cell of the type first described by Langhans and now known by his name, epitheloid cells and marginal lymphocytes. Central degeneration, called caseation due to anaemic or toxic necrosis is a common termination of such aggregations; they may, however, undergo a fibrosis and become converted into a mass of cicatricial tissue.

A new growth in the eye showing histologically the aggregations of cells above mentioned, the so-called «giant cell systems», and also areas of caseation may almost certainly be pronounced tubercular apart from any other evidence.

The presence of caseation alone, of giant cells alone, or even of giant cell systems, is not however sufficient proof.

The tissues may react to other stimuli, besides that of the tubercle bacilli, so as to produce these appearances.

As is well known the injection of lycopodium spores or cinnabar granules into rabbits excites the formation around them of giant cells with epitheloid cells and lymphocytes.

Around foreign bodies implanted in the eye such as a piece of an eyelash, or a caterpillar's hair in the affection termed oph

---

([1]) *Klin. Monatsh. für Augenh.* XXII. 1884, p. 391.
([2]) *Archiv für Ophth.* XXX. 1884, 3. p. 151.
([3]) *Tr. Am. Ophth. Soc.* III. p. 474.
([4]) *Tr. Ophth. Soc. of U. K.* VI. 1886 p. 348.

thalmia nodosa, accumulations of cells take place similar in appearance to the giant cellsystems of tubercle.

The giant cells, moreover, may be of the so-called Langhans' type i. e. having their nuclei arranged peripherally.

The writer has also met with giant cells of this type, epitheloid cells and lymphocytes surrounding pieces of lens capsule which have become entangled in the wound after extraction of cataract.

At the Ophthalmological Society at Heidelberg in 1897, Axenfeld showed specimens from eyes suffering from a uveitis which had caused sympathetic ophthalmitis, in which areas with epitheloid cells and giant cells like those met with in tuberculosis were present in the choroid. There was no caseation and bacilli were not present and in spite of the histological appearance Axenfeld did not regard them as tubercular. He argued that, if they were, tuberculosis would be oftener met with in cases of sympathetic ophthalmitis. As Axenfeld says, in order to decide the question it is desirable that pieces of the choroid from the freshly excised eye should be transplanted into the peritoneum of the guinea pig.

The writer has also met with the histological appearances of giant cell systems in the choroid of an eye which excited sympathetic ophthalmitis. The case was remarkable in another way, for three months after the injury the eyelashes and eyebrows of both eyes commenced to turn white, and ultimately became quite white. The clinical details of the case, on this account, were recorded by Tay in the Transactions of the Ophthalmological Society of the United Kingdom in 1892, Vol. XII.

Note. — Any fresh evidence as to the simulation of the histological appearances of tubercle by other intraocular affections would be of considerable interest.

2) *The experimental test.* — Inoculation of tubercular material has been made into various parts of the eyes of rabbits and guinea pigs. Into the cornea by Haensell (¹), Panas & Wassaux (²), into the vitreous humour by Deutschmann, and by numerous observers

(¹) *Archiv für Ophth.* Vol. XXVII. 3, 1881 p. 93
(²) *Archives d'Ophth.* V, 1885, p. 193

into the anterior chamber. The latter is the most suitable situation for these experiments, the aqueous humour forming an excellent medium for the growth of the tubercle bacillus.

Tubercular material from different structures of the body, from its various organs, and from their secretions have been inoculated with positive results.

From eyes affected with tubercle, pieces of the iris, of the choroid and the aqueous humour have been inoculated. It is essential that the inoculated material should be free from pyogenic organisms, otherwise a severe iridocyclitis and sometimes panophthalmitis is set up.

So uniform are the results of the inoculation of tubercular material into the anterior chamber that the experimental test must be regarded as the most certain we possess. Examples of failures where the other evidence of tubercle of the eye was fairly conclusive have however been recorded by Samuelsohn, Haensell and Leber.

The immediate reaction after the implantation of a piece of tubercular material into the anterior chamber is very slight. By the 5th to the 8th day the piece of implanted tissue becomes absorbed and the eye looks normal. After an incubation period of about 20 days in the rabbit or 12 days in the guinea pig the iris becomes inflamed and at the seat of the inoculated tissue some little grey nodules appear. Later nodules of a similar character are seen scattered about all over the iris. They increase in size, become confluent often filling the anterior chamber and invading the cornea. Sometimes they cause perforation, undergo caseous degeneration and then subside. General infection from which the animal usually succumbs follows after about 2 to 3 months.

3) *Bacteriological test.*—Tuberculosis is well defined as «an infective disease due to the growth in the tissues of a parasitic micro-organism, the tubercle bacillus» (Watson Cheyne).

The demonstration of the bacillus in the tissue is therefore the most conclusive proof of its tubercular character. Failure to find the bacillus even after skilled and prolonged search cannot, however, by itself be taken as disproving the tubercular nature of a growth.

Failure to find the bacilli in what was undoubted tuberculosis of the eye has been a common experience of a large number of excellent observers and skilled microscopists. The bacilli in some cases especially chronic ones are very limited in number and they might easily escape detection in sections, unless one of them happened to have included a bacillus cut across in its long axis. It is also probable that some of the hardening reagents used for the eye may interfere with the staining properties of the bacilli.

Haab (1) detected the bacillus in a number of specimens though they were seven years old and had been immersed in Müller's fluid during that time.

Wadsworth (2) also discovered bacilli in a specimen of tubercle of the iris which had been hardened in Müller's fluid.

Lawford (3) found bacilli in only two out of six cases of tubercle of the choroid though he examined many sections of each specimen and employed for each three different methods of staining, viz. those of Weigert, Ehrlich, Gram and Ziehl. In one case, though the bacilli could be easily discovered and were plentiful in preparations of the meninges, none could be discovered in the nodule in the choroid, though it presented every other characteristic of tubercular growth.

Hill Griffith (4) says that out of ten cases of tubercle of the iris in which bacilli were looked for by different observers they were only demonstrated in four.

Lagrange (5) states that in three cases of tubercle of the iris he easily found the bacillus and in one case of the inflammatory type they were in great abundance.

Note. — The best methods of hardening the tissues of the eye, and of staining, for the demonstration of the tubercle bacilli in them have yet to be determined.

Mode of origin of intra-ocular tuberculosis

Several cases of exogenous infection of the conjunctiva with tubercle as the result of wounds have been recorded.

---

(1) *Klinisch. Monatsbl. für Augenheilk.*, XXII. 1884. p. 391.
(2) *Trans. Am. Ophth. Soc.* III. 1883. p. 474.
(3) *Trans. Ophth. Soc. of U. K.* VI. 1886. p. 348.
(4) *Trans. Ophth. Soc. of U. K.* X. 1890. p. 84.
(5) *Tumeurs de l'œil.* 1901. Vol. I p. 586.

Greeff has described a case of auto-infection of the cornea with the finger nail by a patient suffering from tuberculosis.

Fuchs in his Text book on Ophthalmology mentions that he has seen a case of tuberculosis of the iris develop in consequence of a perforating wound and the following case of a similar sort is recorded by Louis Dor (1):

A little boy, aged 4 years, lived in the same house as two phthisical persons. These persons were in the habit of spitting on the floor of the shop where the child played. One day he fell and struck his eye against the ear of a wooden horse which he had been dragging about the floor of the shop. A month later when Dor first saw the child, the eye was quite blind. In the cornea at the seat of injury there was a thickened, yellow, non-vascular scar with a prolongation uniting it to the bound down iris. An iridectomy was with difficulty performed 3 days later; as the consequent exudation became absorbed, some small yellowish elevations were noticed. These were taken to be tubercular and one was excised and inoculated into a guinea pig. The nodules in the patient's eye then increased in number and the whole iris became involved. The child developed a cough and began to fall off in its general condition. Ultimately the eye was excised. Both ciliary body and choroid were, besides the iris, found to be invaded by tubercles. The guinea pig which was inoculated also developed tuberculosis.

It might have been thought that the dense fibrous tissue of the cornea and sclerotic would offer an insurmountable barrier to the infection of the interior of the eye by tubercle bacilli from the conjunctival sac. It has, however, been suggested (2) that tubercle of the iris may result by local inoculation in a healthy subject by way of an abrasion of the conjunctiva, or that the initial lesion may be a tuberculous ulcer of the conjunctiva. Milvalsky of Prague suggests that if the respiratory mucous membrane can be infected by the tubercle bacillus after a simple catarrh and a mere *dérangement* of epithelium, so may the conjunctiva though it had not previously suffered a loss of substance.

The following is a case recorded by Dr. Allen T. Haight (3): A girl aged 4 years had a contused wound of the outer canthus and upper lid, perfect recovery was made. Fourteen months after-

---

(1) *Revue Gen. d'ophthalmol.* XXII 1903, p. 212.
(2) *A., Pechin, Gaz. hebdom. de Med. et de Chir.* Jan. 28. 1900.
(3) *American Medicine* Feb. 8th. 1902.

wards the vision in the eye of the same side failed and several whitish tumours were seen in the choroid involving the macular region. Tubercle of the choroid was diagnosed and the eye enucleated. Four months later iritis developed in the other eye and shortly afterwards the child died of tuberculous meningitis.

In this case it may have been that tubercle bacilli were inoculated at the outer canthus at the time of injury, that they were carried to the choroid of the eye on the side injured, and 14 months later developed the tubercular deposits there, which gave rise to a general infection before the eye was removed.

On the other hand it must be admitted that 14 months is a long interval to have elapsed between the receipt of the injury and the manifestation of the primary lesion, and that there is no proof that there were not some foci of tubercle in a lymphatic gland which may have been a common origin of the disease in the eye and meninges.

Endogenous infection of the eye with tubercle in acute disseminated tuberculosis was first pointed out as occurring in the choroid by Cohnheim; it also occurs though less frequently in the iris. In association with chronic tubercle, intra-ocular tubercle is also met with and numerous cases are recorded of eye affection secondary to a tubercular lesion situated in a bone, a joint, a lymphatic gland or the skin.

Besides these cases, however, there are others in which tuberculosis appears in the eye without any previous sign of the disease being detected in any other part of the body. In some of theses cases tubercular lesions have later made their appearance elsewhere, but so far as can be made out from clinical examination there has been nothing to show that the patient was suffering from tuberculosis previous to the affection of the eye.

It will be well here to quote a classification of recorded cases given by Deming (1):

(1) 38 cases in which there was no tuberculosis before, and in which the patients were otherwise absolutely healthy at the time of the ocular affection.

(2) 14 cases with a tubercular history, but healthy before and during the attack.

(3) 3 cases with earlier signs of tubercle, healthy at the time of the attack.

(1) *Archiv. f. Augenheilk.* XXXI, 1895, p. 359.

(4) 17 cases of ocular tuberculosis coinciding with tuberculosis in other organs.

(5) 9 cases which succumbed to general infection.

(6) 10 cases in wich the patients remained healthy after the disappearance of the ocular affection.

In the cases where no other tubercular lesion is discoverable previous to the eye affection, many writers have described the disease in the eye as primary. Fuchs, Leber and De Wecker have, however, dissented from this view holding that a primary tuberculous focus (e.g. caseous bronchial glands) although not demonstrable clinically must be assumed to exist.

The fact that in more than one half of all autopsies made upon children evidences of tuberculous adenitis are to be found, shows that tuberculous lesions of which there is no evidence clinically are often present.

In connection with this matter case 5 recorded at the end of this report is of some importance. The child aged 9 years came with well marked tubercular nodules in the iris of the right eye. No other evidence of any tubercular affection could be detected in any other part of the body after the most careful clinical examination. The case was treated with injections of Koch's tuberculin. In the course of one month 10 injections were made after each of which there was reaction with rise of temperature. Notwithstanding the injections the affection in the eye progressed and it was ultimately excised. Five days after the excision an experimental injection of Koch's tuberculin was made. A reaction was produced the temperature rising to 101.5,—18 hours after it. This seemed to show that, though the eye had been removed and no other tubercular lesion could be detected clinically, some tuberculous foci was still present. Five years after the removal of the eye a tubercular gland was removed from the child's neck.

Except through a perforating lesion bacilli could only gain entrance to the eye by being conveyed there in the lymphatic or blood streams.

Deutschmann demonstrated how, after the meninges had been inoculated with tubercle, the optic nerve sheath became involved, not by direct spread of infection, but by metastasis. The bacilli carried along in the lymph stream were arrested in their progress and gave rise to nodules of growth. At the lamina cribrosa, where their arrest was especially likely to occur, nodules were frequently met with.

Lagrange [1] produced infection of the eye with tubercle in rabbits by injecting into the carotid a virulent bouillon-culture of the bacillus.

It has been shown that tubercle bacilli may gain entrance to the blood stream of the fœtus from that of the mother through the placenta.

Baumgarten holds, and his view is supported by some clinical and experimental evidence, that tubercle bacilli may lie latent in an organ until something happens which renders the surrounding structures less resistent, when they produce active changes constituting tuberculosis.

It is possible, therefore, that tubercle bacilli having gained entrance to the blood stream of the fœtus through the placenta may be carried to the eye, lodge there and remain for a time latent. When subsequently aroused into activity by some change in their surroundings they would give rise to a tuberculosis which would be primarily of the eye. Such an origin of intraocular tuberculosis must, however, be regarded as of exceedingly rare occurrence.

There is no definite evidence of the possibility of tubercle bacilli entering the blood stream, apart from direct inoculation, in any other way than by the involvement of the blood vessel in some nodule of the disease. So that involvement of the eye through the blood stream is probably nearly always secondary to some foci of tuberculosis elsewhere.

There is a good deal of evidence to show that tubercle bacilli may pass through the mucous membrane of the respiratory tract or alimentary canal and be taken up by the lymphatics without leaving any trace or lesion behind them. Their further progress then becomes arrested by the lymphatic glands which they infect.

It would seem unlikely that bacilli can pass through a mucous membrane into the lymphatic stream and be carried by it to the eye without any involvement of the lymphatic glands.

Note. — On the whole subject of the manner of infections of the eye with tubercle there is much debatable matter. It is one moreover of considerable practical importance, as the

---

(1) *Tumeurs de l'œil*, 1901. Vol. I, p. 770.

treatment to be adopted may be largely influenced by the view taken as to the primary or secondary origin of the affection in the eye.

The predisposing causes of intra-ocular tuberculosis

In discussing the predisposing causes of intra-ocular tuberculosis there are three sets of influences which it is necessary to differentiate.

(1) Those which predispose the individual to the disease.
(2) Those which predispose to the localization of the disease in the eye.
(3) Those which predispose certain parts of the eye to be the starting points of the affection.

(1) Of the causes which predispose the individual to tuberculosis it is not necessary to enter much here in dealing with the disease as it affects a particular organ. It will suffice to point out that when tubercle affects the eye, as when it affects other parts, there is frequently a history of tuberculosis in the family. This is well brought out in the table of cases at the end of this paper in which it will be seen that there is some family history of tubercle recorded in nearly every case in which details were obtained.

A family history of tubercle may imply one or both of two things: (a) a want of resistance power on the part of the individual to the specific organism or (b) increased risk of exposure to infection.

(2) In considering the predisposing causes to the localization of the disease in the eye, it may be pointed out that, as in other forms of what is often spoken of as «surgical tuberculosis», the intra-ocular form of the disease is most frequently met with in childhood, though all periods of life are liable to it.

Wojtasiewicz [1] says: «Ocular tuberculosis is most common in the first half of life. It has, however, been met with at all ages in very young infants, in adults and in the aged (case of Costa-Pruneda in a child of 38 weeks; Ulrich, 10 months; Leber, 15 months; Herter, 39 years; Manfredi and Coller, 43 years; Cohnheim, 42 to 58 years; Weiss, 51 years; Hock, 62 years). Nevertheless it is most

[1] These pour le Doctorat en Médecine. Paris, 188.

frequent after 2 years and above all between 10 and 25 years. We have notes however of several cases between 30 and 34 years (Leber, Nettleship, Poncet, Gérin-Roye, Haal, Ulrich)».

Hill Griffith [1] found in 32 collected cases of tubercle of the iris the average age of the patient was 12 years, the youngest being 4 months and the oldest 52 years.

Pechin [2] states that tubercle of the iris is most frequently met with between the ages of 5 and 25 years.

Of the 18 cases recorded at the end of this paper the youngest was 8 months and the oldest 56 years:

2 were under 1 year.
4 between 1 and 2 years
3 » 2 » 3 »
1 » 3 » 4 »
1 » 4 » 5 »
1 » 5 » 6 »
1 » 8 » 9 »
2 » 9 » 10 »
1 aged 14
1 » 18
1 » 56

So that 15 of the 18 cases were under what Hill Griffith gives as the average age and only 3 over.

With regard to the influence of sex in connection with tuberculosis of the eye [3], Wojtasiewicz says speaking of all classes of cases that «Sex apparently has no influence in the etiology, the two are equally liable, there being if anything a slight predominance in favour of the female sex.» He mentions that out of 20 cases of tuberculosis of the conjunctiva 13 occurred in females.

Bossis [4] in reference to tuberculosis of the iris says: «The sex has not a great influence from the etiological point of view, it is, however, slightly more frequent in the female sex».

Of the 18 cases of intra-ocular tuberculosis recorded in this paper the greater tendency of the female sex is shown by 12 having been females and 6 males.

---

(1) *Trans. Ophth. Soc. of U. K.* X. [illegible], p. 85.
(2) *Gaz. hebdomad. de Méd. et de Chir.*, Jan. [illegible].
(3) Thèse pour le Doctorat en Médecine, Paris, [illegible].
(4) *La Tuberculose de l'iris*, Paris, 1893.

Hill Griffith (1) in an analysis of a series of cases of tubercle of the iris found the disease was confined to one eye in 20 cases and that in three both eyes were affected. Of the 20 cases in which one eye was involved the left was affected 14 times and the right 6 times.

In the writer's 18 cases of intra-ocular tuberculosis, the preponderance in favour of the left side, found by Hill Griffith, is not borne out. In one case both eyes were affected, in 11 the right eye and in 6 the left.

Localization of tubercular disease in a bone or joint frequently seems to be determined by some slight injury or blow, it being probable that the delayed or obstructed circulation resulting from the injury has allowed of the lodgment of bacilli in the locality.

It might reasonably be expected that some injury to the eye would often be the precursor of intra-ocular tuberculosis and it was so in the cases quoted below. It must, however, be admitted that in cases of intra-ocular tuberculosis a history of local injury has not often been recorded, possibly it might have been more frequently elicited if special inquiry had been made.

In a case of tubercle of the iris in a boy aged 8 recorded by Wolfe (2) in 1881, there was a history of the affected eye having been struck and subsequently swollen a month previous to a white swelling being noted on the iris. The eye was excised and examined by Hirschberg who pronounced the disease to be tubercular.

Dr. (now Sir) W. J. Collins (3) in 1889 recorded the case of a boy aged 9 who a week after being struck on his left eye by his brother developed several small pinkish-grey nodules on the iris. He had been seen the day after the injury and there was no perforating wound. Apart from deafness, dating from birth, his health was in other respects good.

Dr. Allan T. Haight (4) of Chicago, who is a strong believer in the influence of injuries of the eye as a cause of tuberculosis, recorded in 1902 the case already referred to, in which there had been a contused wound at the outer canthus preceding tubercle of the choroid; and also the two following. It will be seen that the

(1) *Loc. cit.*
(2) *British Med. Journal*, 1881, I, p. 991.
(3) *Trans. Ophth. Soc. of U. K.* IX, 1889 p. 120.
(4) *American Medicine*, Feb. 8, 1902.

interval in all these three cases between the receipt of injury and the appearance of the disease in the eye is considerably longer than in Wolfe and Sir W. J. Collins' cases. His first case is that of a girl aged 8, who had tubercle of the iris the diagnosis being confirmed by microscopical examination and the finding of bacilli after the eye had been removed. Two years previous to the commencement of the affection the eye had been struck with a rattan whip, there was considerable ecchymosis and swelling which took several weeks to subside.

The other case was that of a boy aged 14 who in his left eye had optic neuritis, and 8 or 10 circular nodules, yellowish white in the centre, situated in the choroid around the disc which were diagnosed as tubercular. A year previously he had been struck between the eyes by a stone, the septum of his nose being broken and the eyes bloodshot and inflamed.

The eye was enucleated and 8 months later there had been no other manifestations of tubercle.

Case 15 recorded in the table at the end of this paper: a child aged 2 years and 9 months with tuberculosis of the iris and ciliary body. 18 months previous to the appearance of the affection was struck on the eye by a cricket ball which caused considerable subsequent discoloration.

Note. — Further evidence as to the frequency with which an injury precedes the appearance of tuberculosis in an eye is required, before it can be accepted as a predisposing cause, as is suggested by the above cases.

(3) There can be little doubt that the most frequent way in which the eye becomes infected with tubercle is by the blood stream. Tubercle bacilli carried by the blood would most likely be arrested and so capable of starting foci of disease in the eye, where anastomosis of vessels occur, where its capillary plexuses are finest, and where abrupt bends take place in the vessels.

Hence it is not surprising to find that in tubercle of the iris the nodules characteristic of the disease generally appear first near its pupillary or ciliary margins, i. e. in the regions of the anastomosis of its blood vessels known as the larger and lesser circle of the iris.

In the ciliary body the copious vascular plexus of the ciliary processes situated between their epithelial covering and the ciliary muscle is the site at which the affection most frequently starts. In the choroid the close capillary plexus forming its inner layer is the usual seat of primary election.

Intra-ocular tubercle commencing in the retina is of rare occurrence, but when it is met with the starting point is generally in the nerve head just inside the lamina cribrosa, where the retinal vessels make an abrupt bend in passing into the interior of the eye.

The frequency of intra-ocular tuberculosis

As to the frequency with which intra-ocular tuberculosis occurs there is much diversity of opinion. Most writers speak of it as a very rare disease. Michel has strongly urged that tuberculosis is a much commoner etiological factor in eye affections than is generally supposed and Ludwig Bach [1] asserts that tuberculosis of the eye is by no means a rare affection.

There can be no doubt that of recent years the number of cases of affections of the eye recognised as due to tuberculosis has largely increased.

All writers agree that the uveal tract is the intra-ocular structure most frequently involved, and that of the three divisions of the uveal tract the choroid is more often affected than the ciliary body or iris.

All writers further seem to be agreed that it is in acute miliary tuberculosis that the choroid mostly becomes attacked. As to what percentage of cases of acute miliary tuberculosis have tubercle of the choroid, and as to whether choroidal tubercle is more frequently met with in general tuberculosis without meningitis, or where meningitis is present, we find widely different statements.

Cohnheim laid it down that choroidal tubercle is more commonly met with in cases of general tuberculosis than in tubercular meningitis. Gowers [2] agrees with this statement, quoting Heinzel who never saw tubercle of the choroid in 4 cases of tubercular meningitis which he examined with the ophthalmoscope, and Garlick who at the Hospital for Sick Children found tubercle

(1) *Archives of Ophth.* XXIV, p. 43.
(2) *Medical Ophthalmoscopy*, 4th Ed. p. 68.

in the choroid in only one case out of 26 which he repeatedly examined.

De Wecker on the other hand says: «If in miliary tuberculosis the meninges are attacked there will generally be a corresponding deposition in the choroid».

A discussion on this subject arose at the Ophthalmological Society of the United Kingdom in 1883, at which Dr. Coupland [1] said: «I should prefer to say that there is no necessary connection between the choroidal and meningeal condition, either may be present (or absent) as part of the general infection and their association in any case is purely accidental».

Sir Thomas Barlow summed up the matter very excellently as follows.

(1) Cohnheim's generalisation that tubercle of the choroid exists more commonly in cases of general tuberculosis than in tubercular meningitis, ought not to be taken as final, for (a) tubercular meningitis is often only a part of general tuberculosis, and the distinction therefore is not a good one, and (b) of the cases which I have given, in 13 out of 16 tubercle of the choroid co-existed with tubercular meningitis.

(2) No statistics on the absence of choroidal tubercle in cases of tubercular meningitis should be accepted without a post-mortem examination of the backs of the eyes, because (a) of the general difficulty of accurate ophthalmoscopy in such patients, and (b) the special difficulty of excluding very minute tubercular dust of Barthez and Rilliet, and which certainly sometimes co-exist with unquestionable choroidal tubercular nodules.

(3) That in the choroid we ought to be prepared for considerable variety of tubercles, viz. (a) minute nodules in which we may see changes from day to day, (b) semi-confluent nodules, (c) diffuse massive deposits caseating in the centre, quite comparable with scrofulous tumours of the brain, and perhaps comparable with a and b in the same way as some caseous lobular pneumonia is with miliary tubercles of the lung.

M. Bouchut [2] found tubercles of the choroid 10 times in 100 cases of tubercular meningitis.

Messrs. Carpenter and Stephenson [3] say that out of 42 un-

---

(1) *Trans. Ophth. Soc. of U. K.* III. 1883 p. [illegible].
(2) *Gaz. des Hôp.* [illegible].
(3) *Report of the Soc. for the Study of Dis. of Children*, I.

selected cases of acute miliary tuberculosis and tuberculous meningitis which they examined with the ophthalmoscope, they found 21 with tubercles of the choroid or exactly 50 per cent. In 13 of these cases tubercle was recognised in one eye only and in both eyes in the remaining 8 cases. This gives a total of 29 eyes (13 single and 8 bilateral) in which the changes of tuberculosis were detected. In 18 of the eyes the lesion was solitary in the sense that it consisted of a single tuberculous deposit. In the remaining 11 eyes the number of separate lesions ranged from as few as two to as many as 12.

In contrast with this high percentage of cases in which choroidal tubercle was met with we have the statement of Jessop (1), who having examined large number of cases of acute miliary tuberculosis and tubercular meningitis ophthalmoscopically, speaking roughly says he has only met with choroidal tubercle in about 2 to 5 per cent, and then only a few hours or days before death.

In determining the frequency with which tubercle of the choroid occurs in association with chronic tubercular lesions, or in cases where other manifestations of tubercle cannot be detected clinically, we encounter the difficulty which there is in determining from ophthalmoscopic examination alone whether an inflammatory affection of the choroid is really tubercular. And further there is some uncertainty as to what are the ophthalmoscopic appearances left by a tubercular lesion of the choroid after the active changes have subsided.

Until there is uniformity of opinion on these points it must be expected that widely different estimates as to the frequency of the occurrence of the affection will be arrived at.

Denig (2) examined for ocular metastasis 60 cases of tuberculosis of the lung, 90 of the bones, 20 of the lymphatic glands and 20 of various other organs; in only 5 of these did he find tubercular disease in the eyes.

The observations of Maurice Perrin and of König are in keeping with those of Denig.

Messrs. Carpenter and Stephenson (3) state that they have examined with the ophthalmoscope 119 cases of chronic tuberculosis in children whose ages ranged from 8 months to 16 years.

---

(1) *Trans. Ophth. Soc. of U. K.* XXIII, p. 58.
(2) *Arch. für Augenheil.* XXXI. 1895, p. 359.
(3) *Loc. cit.*

They suffered from such various affections as tuberculous joints, chronic tubercular adenitis, spinal caries, chronic tuberculous cerebral tumour (2 cases) and lupus. Amongst these they found choroidal changes in no fewer than 11 or 9,24 per cent, of which three were verified post-mortem.

These choroidal changes were not those described in text books as typical of tubercle of that membrane, nor such are generally accepted as of tubercular origin. There were mostly solitary, fairly large, more or less circular patches of atrophy with pigmentation around them, situated in the central part of the fundus. Messrs. Carpenter and Stephenson regarded them, however, as cases of obsolescent tuberculosis of the choroid.

Jessop says that he has only observed two cases of choroidal change of a tubercular nature in cases other than acute miliary tubercle or tubercular meningitis.

Tubercle of the choroid forming a large conglomerate mass which leads to enucleation or destruction of the eyeball is apparently rarer than conglomerate tubercle of the iris and ciliary body of a similar character. The number of such cases on record is comparatively small, out of the 18 cases of intraocular tuberculosis which necessitated excision of eye recorded in this report, 11 commenced in the iris or ciliary body, and 6 in the choroid; in one case all parts of the uveal tract were equally involved so that it was impossible to say which was first attacked.

Horner estimated tubercle of the iris to occur once in 4000 patients and Hirschberg as 6 times in 60,000 patients. Pechin regards these figures as underestimating its frequency.

At the Royal London Ophthalmic Hospital during 6 years the writer was pathologist 1523 eyes were removed and only 1 of these for intra-ocular tuberculosis, 6 of the iris and ciliary body, 1 of the choroid.

Note. The frequency with which tubercle of the choroid occurs in acute miliary tuberculosis and in tubercular meningitis ought to be easily determinable by systematic post-mortem examination of the eyes in series of such cases; and yet from the foregoing it will be seen that statements differing considerably have been made concerning it.

To determine the frequency with which intraocular tubercle occurs in connection with chronic tubercle, or without other clinical manifestations of tubercle, it is necessary to decide what lesions of the choroid are to be regard as of tubercular origin.

Intra-ocular tuberculosis as it affects different structures of the eye

It will be convenient in discussing the different appearances presented by intraocular tuberculosis to speak of the clinical characters and pathological changes produced by it in each of the different anatomical divisions of the eye, separately. As a matter of fact, however, tuberculosis occurring in the eye has not much regard for anatomical divisions. When it starts in one part it frequently involves others.

The uveal tract being the part most frequently affected, the appearances presented by tuberculosis in each of its three divisions, iris, ciliary body and choroid will first be dealt with.

Tubercule of the iris

Most writers divide cases of tuberculosis of the iris into two classes:

(*a*) Cases in which there are miliary disseminated nodules.

(*b*) Cases where there is a circumscribed mass made up of conglomerate or confluent nodules.

To these (1) Woijtasiewicz adds a third class consisting of:

(*c*) Cases where there is a tubercular iritis, microscopycally showing considerable thickening of the iris with inflammatory cells in the middle of which are ill-defined tubercular nodules, which later, however, undergo caseous degeneration.

Besides these three divisions, reference will also be made here to iritis occurring where some other part of the eye is affected with tubercle, and where, though there is cellular exudation

---

(1) Essai sur les rapports de la tuberculose oculaire avec la tuberculose générale. [illegible].

and a formation of posterior synechiæ, none of the typical histological changes of tubercle are found in the iris.

It may at once be pointed out that these different classes often merge into one another. Thus, in cases beginning with disseminated nodules a conglomerate mass sometimes results as the affection progresses. A case which when first seen has one large mass springing from the iris often subsequently develops several small satellites around it. An iritis of variable amount is frequently met with in association with miliary disseminated nodules or a conglomerate mass.

(a) The miliary disseminated nodules appear first usually, as previously stated, at the ciliary margin of the iris and extreme periphery of the anterior chamber, or at its pupillary border. It has been pointed out that the lower part of the iris is more often involved than the upper, this is borne out by the cases recorded in this report. In five of these the starting point of the affection is noted in the iris, in four it was in the lower half and in one in the upper.

The nodules measure usually from 2-3 mm. in diameter. They are of a greyish colour and semitransparent or of a yellowish hue and more opaque. The yellowness and opacity is probably accounted for by necrotic change commencing in the nodule. Some difference in the appearance of the nodules may also be due to difference of depth in the iris at which they are situated. In microscopical sections of an affected iris nodules are sometimes seen situated right at its anterior surface and projecting some considerable distance forwards into the anterior chamber, the deep layers of the iris including the pigment epithelium passing beneath them and showing scarcely any sign of disturbance. In other cases the nodules are met with deep in the stroma of the iris, often breaking up and destroying the pigment epithelium on its posterior surface, so that no continuous line of pigment can any longer be traced and only scattered particles of pigment are seen. Evidence of the depth of a nodule in the iris tissue is sometimes afforded clinically, apart from its colour, by the presence of blood vessels on its anterior surface.

In association with the nodules in the iris there is usually some, not very intense, ciliary infection, but very little photophobia or pain. Very frequently deposits of a grey colour are seen on the back of the cornea, these may be of various sizes, some of them large and constituting what has been termed the «mutton fat» variety of «keratitis punctata». Microscopical examination of these deposits show them to consist of collections of polynuclear and mononuclear leucocytes on the inner surface of the endothelium of Descemets' membrane.

Disseminated miliary tubercular nodules may be met with in the iris without marked signs of iritis and with the formation of few if any posterior synechiæ. Microscopically the lines of demarcation of the nodules may be seen to be very sharply defined with but little cell infiltration of the surrounding tissue.

The mode of termination of a case of disseminated miliary tuberculosis of the iris varies. The nodules may disappear and leave but little permanent damage behind them, constituting what Leber has termed attenuated tubercle. The disease may spread backwards involving the ciliary body, and by destroying the source of supply of the intraocular fluid before it subsides, bring about an atrophic or shrunken condition of the globe. The miliary nodules may run into one another, form a conglomerate mass which invades the cornea and terminate in the way to be described later under the heading of conglomerate tubercle of the iris.

In some cases the affection remains localized in one eye, in others both become affected. A general diffusion of tubercle nodules throughout the body may precede or succeed a miliary tuberculosis of the iris.

These different modes of termination may be accounted for by the varying powers of attack on the part of the invading organisms or by the varying powers of resistance of the host. On the one hand, the attacking organisms may vary in number or in the virulence of their type, on the other, invaded individuals may vary in their phagocytic power or in their capability of generating anti-toxins.

Note.—The histological and the clinical appearances of the iris after the absorption of tubercular nodules in attenuated tubercle of the iris have not been very adequately described.

(b) A circumscribed conglomerate mass of tubercle in the iris presents the appearances of a yellowish neoplasm of that membrane, often commencing without any sign of iritis. The mass continues to enlarge, secondary nodules sometimes forming around it, until the anterior chamber becomes partly or completely filled by the growth.

The cornea usually becomes first invaded in the region of the ligamentum pectinatum, for it is there that the protuberant mass most frequently first comes into contact with it. As destruction of the fibrous tissue of the cornea takes place, the tubercular mass with the iris from which it springs protrudes forward into the gap left and a staphylomatous condition is seen clinically in that situation. Perforation then follows and a fungating, ulcerated vascular mass forms, which ultimately undergoing caseation disappears, leaving a shrunken globe, as described in the passage quoted from Sir William Lawrence at the commencement of this report.

(c) As already stated, the amount of iritis occurring in connection with tubercle of the iris is of variable amount and may in cases of circumscribed conglomerate tubercle be absent altogether. In some cases, however, it may be the most conspicuous feature of the affection. It is questionable whether it is desirable to form a distinct class for such cases which can usually be well grouped under one of the other two. The cases referred to by Lagrange (1) as belonging to this class are those recorded by Edmunds and Brailey, Costa-Pruneda, Knaggs, and Kalt.

The accounts given of them are briefly as follows: Brailey and Edmunds (2) case was that of a child aged 3, the early stages of the affection in whose eye are not recorded. The description given is that at the time of excision the eye was in a state of atrophy from suppurative panophthalmitis. Scarcely any iris tissue could be recognised previous to excision or with the microscope afterwards. Costa-Pruneda's (3) case, a child, age 39 weeks, is said to have had purulent iridocyclitis and a peripheral ectasia of the cornea. Shortly after enucleation it died of tubercular meningitis.

Knagg's (4) case was that of a boy aged 9 months in whose right eye the aqueous was turbid, the iris cloudy and discoloured being of a greyish pink tint, whilst projecting from its anterior surface were from 14 to 20 white nodules as big as pins heads.

(1) *Tumeurs de l'œil*. Vol. I. 1901, p. 785.
(2) *Trans. Ophth. Soc. of U. K.* II, 1882, p. 169.
(3) *Arch. für Ophth.* XXVI, 1880, 3, p. 171.
(4) *Trans. Ophth. Soc. of U. K.* XII, 1892, p. 79.

Microscopically the iris was found to have numerous tubercular nodules in it and one large caseating mass. The pupil was filled by a false membrane adherent to the lens capsule. The fibrous tissue at the sclerocorneal margin was invaded and also the ciliary body and there were tubercular masses in the circumlental space.

Kalt's (1) case was that of a girl aged 12 years who 15 months previous to the eye affection had disease of the right hip joint with periarticular abscesses.

The eye affection came on rapidly with failure of vision and pain, the latter only lasting three days.

When seen on the 10th day the iris presented a greenish yellow colour and had scattered over its surface a number of little whitish points the size of a pins head. Some of them were becoming confluent, whilst between them was a network of capillaries looking like hæmorrhages. The pupil was blocked and there was a violet colour prominence in the ciliary region up and in. Perforation of sclera occurred in this position and the eye was enucleated. Microscopically the iris and ciliary body were found to be diffusely infiltrated with lymphoid cells. Accumulations of epithelial cells with giant cells in their center were also seen, no bacilli were found. There was no caseation. Inoculation of a portion of the subconjunctival mass into the anterior chamber of a rabbit did not produce any tuberculosis in the animal.

In case 7, in the table at the end of this report, clinically the appearances were those of iritis, with secondary glaucoma and cataract. The patient was 56 years of age and a large iridectomy and extraction of cataract was performed, the coloboma rapidly became filled with dense lymph and the other eye also developed iritis. It was not until a histological examination was made after excision of the eye that the case was recognised to be one of tuberculosis. The choroid, ciliary body and iris were all much thickened and numerous typical giant cell systems were found scattered throughout those structures.

Note.—The reason why tubercle of the iris is sometimes accompanied by marked inflammation of that

---

(1) *Société de Biologie*, V, 1893, p. 233.

structure and at other times hardly any requires explanation.

Three of the cases recorded by the writer in this report with conglomerate tubercle of the choroid had also iritis resulting in the formation of posterior synechiæ and a pupillary membrane, but in none of the eyes examined were there any tubercle nodules in the iris. Cases of a similar character have been observed by others. The probable explanation is that toxines were generated by the bacilli in the tubercular tissue at the posterior part of the globe and passed forwards to the iris exciting a simple, non-specific, inflammation of that structure. It has, however, been asserted that in these cases small nodules are really always present in the iris but are overlooked in clinical examination; or microscopically when only some sections of an eye are examined. In a case recently recorded of the nerve head by George Coats iritis was present, and the eye was examined in serial sections but no tubercular nodules were found in the iris.

Note. — These cases of simple iritis, presumably excited by toxines from a tubercular growth in the posterior part of the eye, raise the interesting question, as to whether iritis may not be also excited by toxines, generated in an extra-ocular tubercular growth.

Tubercle of the ciliary body.

Tubercle involving the ciliary body begins most frequently in the ciliary processes on the inner surface of the ciliary muscle where its capillary plexus of blood vessels is finest. It may, however, also occur in the lymphatic spaces external to the ciliary muscle between the structure and the sclerotic.

The affection appears to have started in this position in cases 8 and 9 recorded in this report. In a specimen where the iris and ciliary body are both involved it is often very difficult to determine which was primarily the seat of the affection. In both the above mentioned cases, however, the lymph spaces external to the ciliary muscle were extensively affected, the growth having extended outwards into the sclerotic and produced episcleral nodules which were seen clinically. It is not usual for tubercle of the iris to spread back through the ligamentum pectinatum to the lymph spaces external to the ciliary muscle. If it affects the ligamentum pectinatum it generally spreads forwards into the cornea. If it spreads to the ciliary body it usually invades the ciliary processes.

In case 8 a failure of sight preceded the onset of inflammation in the affected eye, which can be accounted for by interference with the ciliary muscle.

Tubercle involving the tissue of the inner surface of the ciliary muscle may be in the form of small scattered miliary nodules or of a large conglomerate mass. The latter rapidly spread inwards destroying the pigment epithelium and filling up completely the circumlental space in their vicinity. There seems a much greater tendency for tubercular growth starting in this position to extend forwards and inwards than backwards. It is remarkable how completely the space bounded by the back of the iris, side of the lens and anterior hyaloid of the vitreous, will be found filled with tubercular tissue, the fibres of the suspensory ligament being entirely destroyed, without the vitreous being involved, its anterior limiting membrane remaining quite intact.

Where the ciliary body is affected with tubercle, the vitreous generally contains fibrinous exudate and excess of cells, but is not invaded by the tubercular nodules. If, however, in association with tubercle of the ciliary body there is much cyclitis, as is sometimes the case, there will be a more plastic exudate into the vitreous humour which goes on to the formation of fibrous tissue.

In conglomerate tubercle of the choroid, the ciliary body, like the iris, may be affected by plastic inflammation without being the seat of tubercular nodules, in which case the vitreous generally becomes shrunken and fibrous.

Note.—That the lymph spaces external to the ciliary muscle may be the starting point of intra-ocular tuberculosis suggested by the cases referred to above requires confirmation.

Tubercle of the choroid.

There are two forms which tubercle of the choroid is definitely known to assume:

(a) Scattered miliary nodules which are seen ophthalmoscopically as grey patches.

(b) A conglomerate mass which gives rise to symptoms of an intra-ocular tumour.

(a) The scattered miliary nodules are met with in cases of acute miliary tuberculosis, and as they generally develop shortly before death, frequent opportunities are afforded of comparing the ophthalmoscopic appearances with the histological alterations in the acute stage of the affection.

The patches are mostly met with in the posterior part of the globe in the vicinity of the optic disc and yellow spot. They are circular and vary in size, seldom exceeding that of 1/3rd of the optic disc. Their actual measurement has been estimated at 0.5 to 2.5 mm. They have a greyish or greyish-yellow colour with a soft ill-defined edge which shades off gradually into the surrounding fundus. There is no pigmentation about them; a slight arching forwards of the overlying retinal vessels show the larger ones to be raised a little above the level of the surrounding choroid.

Many writers have commented on the rapidity with which the patches may make their appearance. Carpenter and Stephenson (1) have made the definite statement that they saw three small tubercles near the optic disc in an eye in which nine days previously they had not detected any changes.

Histologically the patches are seen to be composed of one or more typical giant cell systems situated in the vascular layers; in an early stage or when small, not extending into the lamina suprachoroidea or up to the sclerotic. The effusion, however, nearly always reaches up to the lamina vitrea which is usually arched slightly inwards together with the pigment epithelium lining it.

In the largest patches, in which necrotic changes are seen, the lamina vitrea will sometimes be found to have disappeared, the pigment epithelium cells to have been destroyed and the granules of pigment widely scattered.

---

(1) *Report of the Society for the Study of Disease in Children*. I, 1901, p. 109.

Note.—Cases in which these typical scattered miliary nodules of tubercle occur generally end fatally. The record of any case which recovered and the description of the ophthalmoscopical appearances after the nodules had become absorbed would be of considerable interest.

(b) In a conglomerate mass of tubercle of the choroid a large area, if not the whole of that membrane, is involved in the affection. The confluence of the nodules causes it to become considerably thickened, large caseating patches forming in the centre of it. The membrane of Bruch with the pigment epithelium lining it soon becomes destroyed. The retina becomes detached. Sometimes owing to invasion of the retine with tuberculous tissue where the nerve fibres and retinal vessels enter the eye, that structure undergoes extensive necrosis so that hardly any of its elements can be recognized in sections microscopically. Where the retina is detached the sub-retinal fluid is of an opaque grumous consistency and is seen microscopically to contain a quantity of fatty globules in suspension.

Secondary foci of the disease may appear in the anterior portion of the uveal tract, more frequently a plastic iridocyclitis is excited by the toxines liberated from the disease in the choroid. Often the root of the iris is found in contact with the periphery of the cornea, a glaucoma having been set up. As the choroid becomes thickened the sclerotic is invaded, later becoming perforated.

The symptoms which a conglomerate mass of tubercle in the choroid gives rise to are very similar to those of a gliomatous growth of the retina. The detached retina with the tuberculous mass behind gives rise to a light coloured reflex seen behind the lens by focal illumination with the retinal vessels on its surface. The tension of the eye is frequently increased. Posterior synechiæ are often present, sometimes small satellitic nodules may be detected in a part of the choroid where the retina is not displaced, or in the iris.

Besides the two above well defined classes of tubercle of the choroid, there are other cases, where patches of choroiditis are seen ophthalmoscopically in the acute stage, or where the atrophic changes resulting from such patches are met with, in which no other constitutional cause to which the affection can be attributed, other than tubercle, can be detected. Whether or not the changes seen in these cases are really due to tubercle, as has been suggested by some writers, is as yet uncertain.

In his text book on *Diseases of the Eye* Nettleship says:

It is also probable that certain cases of localised choroidal exudation, not accompanied by serious general symptoms or by inflammatory symptoms in the eye may be of tubercular nature.

And in another place in discussing anomalous forms of choroidal disease, he says:

Single large patches of atrophy, with pigmentation, and not located in any particular part are occasionally met with. Probably some of these have followed the absorption of tubercular growths in the choroid.

It is not often that the late stages of choroidal effusion in which there is definite evidences that it was due to tubercle are seen ophthalmoscopically; the following case recorded by Jessop [1] is therefore of considerable interest. It was that of a girl aged 9 who had tubercular lymphatic glands and tubercular bone disease. In her right eye a yellowish-white swelling formed adherent to the lower and outer part of the sclerotic beneath the ocular conjunctiva. An attempt was made to dissect this mass as a whole from the sclerotic, but it was only removed down to it, that structure being much thinned but not perforated. The central portion of the mass consisted of thick caseating yellowish pus. A guinea-pig was inoculated with the caseating material and an abscess formed at the seat of inoculation which contained tubercle bacilli. The neighbouring glands became caseous and also contained tubercle bacilli.

An ophthalmoscopic examination of the affected eye showed at first two separate, non vascular, spherical, steep detachments of the retina. The one on the temporal side of a darkish grey colour covered the optic disc. That on the nasal side was shallower and of a greyish white colour.

The course of these swellings seen in the fundus was watched

---

(1) *Trans. Ophth. Soc. of the U. K.* XXIII, 1903, p. 58.

and the changes in them noted over a period of 18 months. The masses became of a lighter colour, some yellowish (lichen coloured) spots making their appearance on the nasal one. They seemed to sink down and move towards the periphery of the fundus so that the optic disc, which was at one time hidden from view, became visible. Some whitish effusion was seen around the optic disc which at first increased on the temporal side and became less on the nasal. It gradually absorbed leaving soft small patches with some cholesterin. Around the choroidal atrophy which ultimately resulted there was very little pigmentation. At no time was there any vitreous opacities.

In another case which Jessop watched over a course of three years and which in all probability was tubercular, there was a similar absence of pathological pigmentation and vitreous opacities. On these two points together with the absence of new vessels to be seen ophthalmoscopically Mr. Jessop lays considerable emphasis as characteristics of tubercular choroiditis.

Messrs. Carpenter and Stephenson in their estimation of the frequency of tubercular choroiditis in connection with chronic tubercle accepted as what they termed «obsolescent tuberculosis» choroidal lesions which as a rule were solitary, fairly large and situated in the central part of the fundus. They were for the most part circular containing one or more pigment rings and very seldom indeed were associated with outlying patches of peripheral choroiditis.

Note. — The whole subject of the ophtalmoscopic appearances of chronic tubercle of the choroid in its various stages is one requiring further elucidation and discussion. It is of considerable practical importance to know how far the position of a patch of choroidal effusion, the absence of pigmentation around it and the absence of vitreous opacities, can be relied upon as an indication of its tubercular character.

Tubercle of the cornea.

Tuberculosis of the cornea has been produced experimentally by inoculation in rabbits and guinea pigs by Haensell (1) in 1879, and by Panas and Vassaux (2) in 1885.

The latter found a nodule to form at the seat of inoculation on the 8th day, which was at first surrounded by an area of opalescent haze. Some other small white nodules afterwards appeared around the first one, these nodules became confluent, and an irregular cratiform ulcer formed which became vascular and healed by the 76th day, a small nebula being all that was ultimately left.

The cornea does not, however, appear to be a very good culture media for the tubercle bacillus. Parsons (3) failed to get any result in rabbits from the inoculation with virulent culture unless the anterior chamber was opened.

A case has been recorded by Greef of auto-inoculation of the cornea with the finger nail by a patient suffering from tuberculosis. A vascular ulcer formed which showed very little tendency to heal.

The evidence as to the possibility of endogenous tuberculosis of the eye starting in the cornea is not very conclusive. Bach (4) writing on this point says:

> As to whether tuberculosis of the cornea may be an independent disease or is always secondary to a similar affection of the uveal tract (including of course the ligamentum pectinatum) my answer, made upon the basis of my own observation, is that tubercular disease of the cornea is usually secondary to similar disease in the ligamentum pectinatum, but that the marginal zone of the cornea may be primarily the seat of tuberculous nodules, which later on make their appearance in the cornea itself.

When the uveal tract is the seat of tuberculosis, the cornea may be affected in two different ways:

(*a*) It may be invaded by typical tubercular nodules.

(*b*) It may be the seat of a diffuse inflammatory infiltration, interstitial or parenchymatous keratitis.

---

(1) *Archiv. für Ophth.* XXV, 4, p. 1.
(2) *Archives d'Ophth.* V, 1885, p. 101.
(3) *The Pathology of the Eye*, vol. I, p. 109.
(4) *Archives of Ophth.*, vol. XXIV, p. 49.

(*a*) Wechsberg showed that in tubercle of the lung destruction of the elastic fibres very readily occurs, whether due to the action of the tubercle bacilli or to other factors is as yet undetermined. In tubercle of the eye a marked capacity of the disease for the destruction of the elastic membranes is also to be observed. When in tubercle of the iris the protuberant mass of growth comes into contact with the membrane of Descemet, or the fibres of the ligamentum pectinatum, those structures seem to melt away before it. When a gap is formed in the elastic membrane of Descemet in this way, the substantia propria rapidly becomes invaded by the tuberculous tissue, typical giant cell systems form in it. The invasion proceeds until perforation takes place and the tuberculous mass fungates out through the opening, ultimately breaking down and undergoing caseous degeneration.

As one of the commonest starting points of tubercle of the iris is its extreme periphery and as this is the part of the iris in closest proximity to the posterior surface of the cornea, the position in which invasion of it most frequently occurs is the region of the ligamentum pectinatum. When the ligamentum pectinatum becomes involved, the tuberculous growth extends straight outwards towards the surface of the eye.

(*b*) It has been already pointed out, that there is a good deal of evidence to show that simple iritis may be excited by toxines generated by a tubercular mass situated at the posterior part of the globe. Likewise it seems probable that a simple interstitial or parenchymatous keratitis may be caused by toxines generated in tubercular nodules of the iris diffusing into the cornea.

In sections from several eyes examined by the writer, in which a portion of the cornea has been invaded by tuberculous growth from the iris, he has found the uninvaded parts, at a considerable distance from the seat of perforation, swollen with its lymph spaces filled with inflammatory cells as in parenchymatous keratitis.

In cases also where the ligamentum pectinatum has been alone involved in a tubercular nodule starting from the iris, he has found all the characteristic histological appearances of parenchymatous keratitis. There has been a distention of lymph spaces, an invasion of them by leucocytes, and a new formation of blood vessels. In some cases the cell infiltration has been very marked immediately beneath the anterior limiting membrane.

The writer has not met with any specimen showing parenchymatous keratitis in which the ligamentum pectinatum was not affected or in which a perforation of Descemet's membrane had not occurred.

Note. The exact conditions under which parenchymatous keratitis due to tubercular toxines may arise still remains to be determined.

The endogenous affection of the cornea with tubercle apart from tubercle of the uveal tract can hardly be accepted as proved without further evidence.

Tubercle of the sclerotic.

The sclerotic not unfrequently becomes invaded by tubercle of the uveal tract, it is doubtful if it is ever the starting point of tubercle of the eye.

Wojtasiewicz (¹) says: «Tuberculosis entirely limited to the sclerotic has not been observed, in the eye the fibrous tissue is an unfavourable soil for tubercle».

In tubercle of the choroid, when nodules become confluent and form a conglomerate mass, it extends into the lymph spaces constituting the boundary between the choroid and sclerotic and invades the latter. The sclerotic then bulges outwards and presents a dull grey appearance externally, instead of its usual whiteness, this was so in case 3. Gradually it becomes more infiltrated and thinned until ultimately perforation takes place and there is an extension of the tuberculous tissue into Tenon's capsule, which gives rise to symptoms clinically of orbital cellulitis, as in case 17.

As has been already mentioned, some cases of tubercle of the ciliary body seem to start in the lymph spaces external to the ciliary muscle; when this takes place as in cases 8 and 9 there is early involvement of the sclerotic. A nodule on the external surface of the eye in the ciliary region simulating a patch of episcleritis is an early clinical feature in such cases. A tubercular nodule situated in this locality may undergo caseation and ulceration. The case

---

(¹) *Loc. cit.*

of Jessop's already referred to is an example of a caseating tubercular mass in the sclerotic.

Tubercle of the iris which invades the ligamentum pectinatum, when it extends forwards and leads to perforation of the eye, makes its appearance on the surface in the sclerotic just outside the corneal margin.

Changes in the lens in intra-ocular tuberculosis.

An evascular structure enclosed in capsule like the crystaline lens cannot be the primary seat of an intra-ocular tuberculosis, it may, however, become affected in intra-ocular tuberculosis arising in other parts, resulting in opacity of it to a greater or less extent.

In tuberculosis of the ciliary body the masses of tuberculous tissue which sometimes fill the circumlental space, come into contact whith the elastic capsule and may cause destruction of it. A gap having been formed in the capsule the lens substance becomes invaded with inflammatory cells and becomes absorbed.

In tuberculosis of the iris the mass may press on the anterior capsule and in that locality an area of shrunken lens fibres and proliferated capsule cells make their appearance without any perforation of the capsule.

In extensive tuberculosis of the choroid with detachment of the retina and shrinking of the vitreous humour an alteration in the shape of the lens sometimes occurs. It becomes flattened laterally and lengthened antero-posteriorly, a sort of lenticonus posterior being produced.

Tubercle of the retina.

Intraocular tuberculosis starting in the retina is of exceedingly rare occurrence and there are but few cases on record in which the retina was the only part of the eye involved.

Secondary implication of the retina in tubercle of the choroid is more frequent, but even that is rare. When the retina is affected the optic nerve head is the commonest seat of the disease.

The first case of this sort which was seen ophthalmoscopically and where the diagnosis of tubercle was confirmed subsequently by microscopical examination is recorded by O'Sullivan and Story [1].

The appearances seen in this case were those of an extensive brilliant white swelling in the region of the optic disc, with tortuous and distended retinal vessels, and some small white spots in the macular region. The amount of swelling and whiteness was more intense than is seen in any simple case of papillitis. Pathological examination showed that the tuberculous tissue entirely confined to the nerve head and retina. A very similar case to this has been described by Arnold Knapp [2], in which the retina was completely detached, the solid white growth lying at its apex posteriorly. The condition was taken to be glioma clinically, microscopically its tubercular character was demonstrated and tubercle bacilli were found. In a case recorded by Spalding [3] a yellowish tumour, found to be tubercular, sprang from the optic papilla and filled one-third of the vitreous chamber. The symptoms it gave rise to were inflammation of the eye, yellow reflex from the fundus, loss of sight and considerable general disturbance with increase of temperature. After excision of the eye the health of the child rapidly improved.

In a case recently recorded by George Coats of tubercle of the nerve head, the tuberculous tissue extended backwards a little way into the optic nerve, and laterally for a short distance into the surrounding choroid.

Brailey [4] had previously described a case of tubercle of the nerve head forcing back the lamina cribrosa in which there was similar mass in the adjacent choroid. Ophthalmoscopically a greyish vessel bearing layer could be seen made up apparently of two folds separated by a horizontal crease.

Emanuel [5] and Weiss [6] have described cases of tubercle of the retina secondary to the disease in the uveal tract; Sattler [7] a case secondary to tubercle of the optic nerve; and Perls and Manfredi cases of disseminated tuberculous nodules in the retina associated with tuberculous growths in almost all the structures of the eye.

---

(1) *Trans. Royal Acad. of Med. Ireland*, XXVII, 1909, p. 381.
(2) *Archives of Ophth.* XXXII, 1903, p. 23.
(3) *Trans. American Ophth. Soc.*, X, 1, 1903, p. 141.
(4) *Trans. Ophth. Soc. of U.K.* III, 1883, p. 129.
(5) *Klin. Monatsbl. für Augenheilk.*, XL, 2, 1902, p. 210.
(6) *Arch. für Ophth.* XXIII, 1877, p. 4, 140.
(7) *Arch. für Ophth.* XXIV, 1878, p. 3, 127.

W. I. Hancock [1] has recorded a case in which a yellowish white patch was seen ophthalmoscopically on the temporal side of the optic disc, the sides of which were equal in length to the diameter of about two discs, and which was estimated to be raised 1 ½ mm. The history of the case and the histological examination of the patch, which was found to be entirely retinal, were in favour of its being tubercular, but no bacilli were demonstrated.

In cases 4 and 13 recorded in this paper of tubercle of the choroid the retina was involved. In case 4 the retina was completely detached and it was the posterior part which was thickened with tuberculous growth. In case 13 there was a large tuberculous mass of the choroid in the vicinity of the entrance of the optic nerve and the optic nerve head was involved.

In cases 12 and 17 of extensive conglomerate tubercle of the choroid the retina was exceedingly necrotic, the position it occupied could only with difficulty be made out, the nuclei of its cells staining so faintly with the hæmatoxylin. The probable reason of this necrotic condition of the retina is the plugging of its vessels through invasion of its tissue in the vicinity of the optic nerve where they enter. The terminal character of the retinal vessels would prevent its nutrition being carried on by collateral circulation after they had become plugged.

Tubercle of the optic nerve.

Tubercle of the optic nerve most frequently starts in its pial sheath as scattered nodules, these may become confluent so that the nerve becomes completely ensheathed in tuberculous growth (Bach). Tubercle may also extend into the nerve itself destroying the nerve fibres and forming conglomerate masses.

The sheath of the nerve may become affected in association with tubercular meningitis or independently of meningitis. Extension of growth into the nerve may take place from tubercle of the sheath or from intra-ocular tubercle involving the choroid and retina.

Optic neuritis (choked disc) may occur without any tuberculosis of the nerve but in association with an intracranial tuberculous mass, in the same way as it occurs in association with other intra-cranial tumours.

---

(1) *R. Ophth. Hosp. Rep.* XVI, 1905, p. 150.

All parts of the optic nerve and the chiasma may be the seat of tubercle. In Sattler's (1) case the whole nerve and its sheaths from the chiasma to its intra-ocular expansion were found to be involved in the tuberculous disease.

Cruveilhier (2) described a tubercular nodule in the intra-cranial portion of the optic nerve in association with tubercular basilar meningitis. Tubercle of the chiasma has been described by Hjort (3) and in association with affection of the orbital portion of the nerve by Bach. (4) A case of tubercle of the orbital portion of the nerve is also recorded by Cirincione. Tubercle of the optic nerve as an extension from tubercle of the choroid is described by Wageman (5) and from the retina by Coats.

In two of the cases of conglomerate tubercle of the choroid included in the table in this report the optic nerve was found invaded. In case 3 the nerve for some little distance behind the globe was enlarged and on section presented a greyish necrotic appearance especially in its central parts. It was here that microscopically caseating areas and typical giant cells were found, though the nerve throughout was much infiltrated with leucocytes.

Tubercle of the optic nerve may give rise to the symptoms of choked disc and proptosis. In Sattler's case there was proptosis distention of the eyelids, restricted ocular movements and chemosis together with the appearance of a white mass projecting into the vitreous with enlarged and tortuous retinal vessels on it. At the autopsy besides the extensive affection of the nerve already alluded to deposits were found in the orbital tissue. The patient died of tubercular meningitis and Sattler locates the primary lesion in a bronchial gland.

In Bach's case there were symptoms of choked disc on both sides followed by atrophic discolouration of the optic papillæ, there was slight exophthalmos on one side. The primary seat of the disease was in the right temporal bone.

Diagnosis.

The diagnosis of intra-ocular tuberculosis may be, and not unfrequently is, beset with difficulties. There are a variety of

---

(1) *Arch. für Ophth.* XXIV, 1878, 3, p. 127.
(2) *Traité d'anat. path. gén.* IV, 1862, p. [illegible].
(3) *Kl. Monatsbl. für Augenheilk.* V, 1867, p. [illegible].
(4) *Arch. of Ophth.* vol. XXIV, 1895, p. 53.
(5) *Arch. für Ophth.* XXXIV, 1888, 4, p. 178.

conditions due to other causes which clinically give rise to symptoms closely simulating those produced by tuberculosis. Not unfrequently eyes have been removed for what was taken to be a malignant growth, which subsequent microscopical examination proved to be a tuberculous mass.

The injection of tuberculin by the reaction which it excites has in several doubtful cases afforded considerable assistance in diagnosis.

There is, however, the risk in employing it that some fresh dissemination of the disease may result.

In case 5 the injection of 1 milligram of Koch's tuberculine sufficed to produce a rise of temperature but no alteration in the appearance of the nodules in the iris. After an injection of 2 milligrams, besides the rise of temperature, the nodules seemed to enlarge slightly and tend to become more confluent.

Though a positive result as regards reaction from the injection of tuberculin is of definite value in the diagnosis of intraocular tubercle, a negative result cannot be considered as certainly excluding its presence [1].

Bongartz has recorded a case in which he injected tuberculin three times and in which no reaction followed. After the eye had been removed the typical histological appearances of tubercle were found, together with the tubercle bacillus.

Note.—The precise value of injections of tuberculin and of tuberculin T. R. for the purposes of diagnosis in cases of intraocular tuberculosis is one well suited for further discussion and consideration.

The utilisation of the aqueous humour, obtained by a paracentesis of the anterior chamber, for inoculation into rabbits' eyes in doubtful cases of intraocular tuberculosis was suggested by Gourfein [2].

He has recorded two cases of tubercle of the iris in which he obtained definite results by this method. The rabbits developed a

---

(1) *Inaug. Dissert. Würzburg.* 1900.
(2) *Rev. Méd. de la Suisse Romande*, XXIII, 1903, p. 323.

granular iritis in which tubercle bacilli were found. The employment of this test has been recommended in doubtful cases of tubercle of the iris, the percentage of such cases in which a positive result is obtained would probably, however, be much smaller.

The length of time which might have to elapse before any certainty could be arrived at by this procedure would seem to considerably detract from its practical utility. Three weeks is the usual time after inoculation that tubercular nodules first show themselves in the rabbit, but their appearance may be delayed considerably longer.

NOTE. — Further evidence as to the value of this test determining the presence of intraocular tubercle is much to be desired.

Tubercle of the iris is liable to be mistaken for other forms of non pigmented growth arising in that structure such as — simple granuloma; syphilitic nodules; the nodules of ophthalmia nodosa; the tubers of leprosy; or sarcoma.

A simple granuloma of the iris may be distinguished from a tubercular nodule by its originating from a prolapse of the iris through a perforation in the cornea, either traumatic or the result of ulceration, also by its subsequent progress, it tending quickly to develop into fibrous tissue without any disintegration or caseation.

The nodules which appear in the iris in connection with secondary syphilis, and the true gummata which appear in the later stages of that disease, are both liable to be mistaken for tubercle and the latter solitary conglomerate tubercle. The history or the presence of other symptoms of either tubercle or syphilis often serves to differentiate between the two conditions. If the patient is under 20 years of age the affection is most likely to be tubercular, if over 20 it is most likely syphilitic. The nodules met with in the iris in secondary syphilis are, like the miliary nodules of tubercle, generally situated at its pupillary or ciliary margin, the syphilitic nodules have usually however a distinctive rusty hue. A syphilitic gumma differs from a tubercular mass in being more vascular. If any doubt exists in deciding between the syphilitic or tubercular character of an iridic swelling, the rapidity with which it disappears under antisyphilitic treatment will serve to settle the diagnosis.

A case of ophthalmia nodosa with nodules in the conjunctiva, episcleral tissue, and iris, might be mistaken for one of disseminated tubercle, both from the clinical appearence and histological characters of the new growths. Microscopically giant cells of the Langhans type and epithelioid cells as in tubercle are met with, the distinguishing feature is the presence of the caterpillar's hair in the centre of the nodule. The history of contact with a caterpillar likely to excite the affection would be obtained in ophthalmia nodosa and the affection would have started in one of the three months (August, September or October) in which those caterpillars exist.

The granulomatous masses which appear in the iris or ciliary body in connection with leprosy present much the same clinical appearances as a tubercular growth, and are often associated with iritis. The age of the patient and the presence or absence of other symptoms of leprosy are usually sufficient to establish the diagnosis. Leprosy never starts as a primary affection of the intraocular structures.

A leucosarcoma of the iris though a rare affection might be mistaken for a solitary mass of tubercle. The points which help to differentiate the two affections are: — The position of the growth, tubercle being generally located at the ciliary or pupillary margin, a sarcoma starting in any part; the number of blood vessels, a tubercular mass is devoid of blood vessels, though those around may be enlarged in a sarcoma they are fairly numerous; the age of the patient, tubercle being usually an affection of youth and sarcoma of later life; the presence or absence of other evidence of tubercle.

Tubercle of the ciliary body, especially when it arises in the lymph spaces external to the ciliary muscle, may involve the sclerotic and give rise to a raised patch in the ciliary region covered by injected blood vessels which present a dusky violet hue. Such a patch when seen by itself might very probably be regarded as one due to simple episcleritis. When due to tubercle other nodules shortly make their appearance in other parts of the uveal tract and serve to clear up the diagnosis.

The diagnosis of disseminated miliary patches of tubercle in the choroid when associated with general tuberculosis or with meningitis present no difficulties.

The diagnosis of the tubercular or non-tubercular character of patches of effusion into the choroid, when there is no evidence of tubercle, and where no history of syphilis is to be obtained, is, as has been already stated, attended by much uncertainty.

The situation of such a patch near the periphery of the fundus and the presence around it of much pigmentation are generally regarded as characteristics which are in favour of a syphilitic origin. Not uncommonly large solitary patches are met with in the vicinity of the optic disc or yellow spot in which the diagnosis of tubercle seems probable, but in which no confirmatory evidence is obtained. They are not attended by much disturbance of pigment and at first not associated with vitreous opacities, though later some floating strands may be seen and dots of keratitis punctata, due probably to the extension of the disease to the retina and exudate from its surface.

A conglomerate mass of tubercle of the choroid may give rise to symptoms closely simulating those of an intraocular malignant growth either a glioma of the retina or a sarcoma of the choroid. Indeed in some cases from the clinical appearances alone it is impossible to differentiate between the two affections.

Some difficulty in diagnosis may also arise between conglomerate tubercle of the choroid and those other conditions which simulate glioma of the retina and to which the term pseudo-glioma has been applied, viz., a plastic cyclitis with detachment of the retina, or a persistence of the central hyaloid artery of the vitreous, which continuing to carry blood terminates in a mass of fibrous tissue, or atypically developed vitreous, at the back of the lens.

In all these conditions a light coloured reflex is obtained from a mass behind the lens with blood vessels in it or on its surface. In the last named condition the reflex from behind the lens is of a greyish colour and densest in the centre becoming fainter towards the margins; in the extreme periphery by reflected light the red reflex of the fundus can often be seen in all directions. There are, moreover, usually present other congenital defects, such as a microphthalmic condition of the eye, or persistent tags of pupillary membrane, which help to differentiate it for conglomerate tubercle of the choroid.

If the light-coloured reflex is due to detachment of the retina with a mass of conglomerate tubercle or a malignant growth behind it, the blood vessels seen will be the retinal vessels. The big trunks will be in the centre and they will branch and become smaller as they proceed outwards.

If the light-coloured reflex is due to a cyclitic membrane the result of plastic cyclitis the blood vessels seen in it will come from those of the ciliary body, the largest ones will be external and they will divide and become smaller as they approach the posterior pole of the lens.

Posterior synechiæ or a pupillary membrane the result of iritis are frequently met with in connection with conglomerate tubercle of the choroid. They were present in cases 3, 4 and 17 in this report; they also occur in association with plastic cyclitis, but are rare, or if they occur at all, do so only in the late stages of intraocular malignant growths.

In plastic cyclitis where the exudation has undergone organisation and contraction, the root of the iris is usually retracted and the angle of the anterior chamber deepened. In intraocular malignant growths and conglomerate tubercle of the choroid the lens and iris get pressed forwards as the mass in the posterior part of the globe increases in size, so that the anterior chamber becomes shallow, its angle becomes closed, and the tension of the eye increased.

Increase of tension in cases of conglomerate tubercle of the choroid has been recorded by Lubonsky (1) and Posey (2) and was present in cases 3, 4 and 13, included in this report.

It is said that due to the necrotic changes which take place in a tubercular mass in the choroid the tension of the eye may be decreased. In some cases of glioma of the retina the eyeball shrinks and the tension becomes minus. So it will be seen that the state of the tension of the globe is of little value in distinguishing between these two diseases.

The age of the patient seldom affords any very material assistance in diagnosis. Zur Nedden (3) found the age of patients suffering from tubercular tumours of the choroid to vary between 1 ½ and 62 years. One occurring in early life is liable to be mistaken for glioma of the retina and in late life for sarcoma of the choroid. Dupuy-Dutemps (4) considers that between 6 and

---

(1) *Arch. of Ophth.* XXIX 1900, p. 278.
(2) *Tr. Am. Oph. Soc.* X, 3 1905, p. 344.
(3) *Klin. Monatsbl. für Augenheilk.* XII 1. 1905, p. 791.
(4) *Archiv. d'Ophtal.* XXIV. 1904, p. 569.

20 years of age the probability would be in favour of the affection being tubercular, it being too late for glioma, and too early for sarcoma. The latest age at which glioma of the retina manifested itself in a series of 60 cases collected by the writer was 7 years, and the earliest age at which he met with sarcoma of the choroid which in a series of 103 cases was 15 years.

The rapidity with which the sclerotic becomes involved and perforated, as pointed out by Zur Nedden, forms one of the most striking characteristics of conglomerate tubercular growths of the choroid; and is often of the greatest diagnostic importance. Dupuy-Dutemps found in several cases scleral perforation noted as early as 3 weeks to 4 months, sometimes, however, specially in adults, it is much slower.

Of the cases of conglomerate tubercle of the choroid recorded in this report, perforation of the sclerotic had occurred in case 17, a child aged one year, in whom the affection of the eye had only been noted 3 months. In case 3, a child of 2 years, the sclerotic was extensively invaded and staphylomatous and the eye affection had been noted only 10 weeks. In case 12, a child of 2 years, the sclerotic was invaded posteriorly but not perforated, though the affection had been noted 8 ½ months.

As in tubercle of the iris the presence or absence of tubercular lesions in other parts of the body often affords valuable assistance in arriving at a diagnosis.

Tubercle of the retina occurring in the nerve-head might in the early stages be mistaken for optic neuritis or in the later stages for a malignant intraocular growth.

The amount of the swelling of the nerve-head and its intense whiteness generally serve to distinguish tubercular disease from a simple inflammatory or œdematous condition of it. In case 10, in this report, in which one eye was removed for tubercle of the iris, what was described as intense optic neuritis was seen in the other eye with some hemorrhages in the retina, it subsequently completely subsided and full vision was obtained. There is some doubt as to whether this patient had a tubercular growth in his nerve-head or only a simple optic neuritis, he was very ill at the time the eye was removed but his health improved shortly after and remained good.

To distinguish tubercle of the nerve-head from a malignant growth much which has already been said as to the diagnosis of such growths from conglomerate tubercle of the choroid applies.

How strikingly similar the appearances presented ophthalmoscopically by a sarcoma of the choroid and a tubercular mass involving the nerve-head may be, was well exemplified by two cases shown at the Ophthalmological Society of the United Kingdom last session, coloured illustrations of which appear in its Transactions.

The one case was reported by Simeon Snell, it was that of a man aged 27, in whom a swelling 2 1/2 disc diameter in size, and irregularly circular in form was seen overlying and completely obscuring the optic disc. The most prominent part of this swelling was seen with + 11 D. lens. Blood vessels coursed over its surface and there were hæmorrhages and yellowish white dots to be seen on it. The eye was excised and examined pathologically by the writer, who found a spindle celled sarcoma arising from the choroid around the optic disc and extending with a knob-like protuberance 5 mm. inwards towards the centre of the globe. The retina was adherent to the apex of the growth and had hæmorrhages in it.

The other case was a girl aged 15 shown by R. E. Bickerton, in whom a large white globular swelling with woolly margins, below and on the outer side, was seen in the situation of the optic disc. It had numerous bloodvessels on its surface. The highest point of the swelling measured 10 dioptres. The vision of the eye was reduced to $\frac{1}{60}$. After 6 months the swelling had almost entirely disappeared, some irregularly shaped white areas and dots over which the retinal vessels coursed being however left behind. The vision had improved and was = $\frac{1}{6}$. There was no absolutely definite proof that the swelling in this case was tubercular, but there was nothing in the history of the case to suggest it was syphilitic and the way in which it disappeared showed clearly it was not a malignant growth.

TREATMENT

Remedial

It has already been pointed out that some cases of intra-ocular tuberculosis proceed to caseation, perforation and disintegration of the eyeball; whilst in others the nodules of the disease absorb, become replaced by fibrous tissue and the sight of the eye, though usually impaired, is not lost. Presuming that the favourable termination of the latter cases is due, at any rate to some extent, to a superior power of resistance on the part of the individual attacked, remedial treatment, especially in early cases, should do all that is possible to aid and increase these natural protective forces.

The natural protective power of an individual may be promoted:

(a) By increasing the number of white corpuscles in the blood.

(b) By increasing the amount of what Ehrlich has termed the «tuberculotropic substances» in the serum. These act either by increasing its agglutinative power which brings about immobilization and conglomeration of the bacilli; or by rendering the bacilli more liable to be attacked by the leucocytes, the so-called «opsonic power» of Wright.

(a) An increase in the number of leucocytes in the blood is promoted by a liberal allowance of food, especially proteid, and an abundance of fresh air and sunshine, all of which, as in other forms of tuberculosis, should form essential elements in the treatment of patients with intra-ocular tuberculosis.

Abadie [1] writing recently on the treatment of tubercular iritis lays considerable stress on the importance of inunctions of cod-liver oil and guaiacol, together with the feeding of the patient on raw meat, or a muscular extract «Carnine Lefrancq». He records two cases of recovery which were in addition treated internally with «iodogenol», an organic compound of iodine.

(b) The agglutinative power of the blood has been shown by Koch and Wright to be increased by injections of tuberculin.

Wright's test for opsonic power consists in the incubation in a capillary tube of a mixture of the patient's serum, leucocytes and tubercle bacilli, and estimating after 15 minutes the degree of phagocytosis which has taken place.

Wright has shown that the amount of «opsonins» in the blood of tubercular patients is generally low and that it can be increased by the injection of tuberculin at properly spaced intervals.

The tuberculin introduced by Koch in 1890, consisting of a glycerine extract of old cultures of tubercle bacilli filtered free from germs, has been used experimentally in tubercle of the eye in rabbits and in the treatment of some cases of the disease in man. Unfortunately the experiments have produced very different results in the hands of different observers. This is shown from the following passage taken from Bossis' work on «Tuberculosis of the Iris.»

As experiments always precede the application of methods Elvidio Gasparrini and Ferruccio Mercanti, in May 1891, made known the results of their experiences on this subject. They selected albino rabbits, their tissue being more suitable for microscopical examination owing to the absence of pigment, and made three series of experiments.

In the first series: injections into the anterior chamber of healthy rabbits of Koch's lymph, 2 rabbits;

---

(1) *Archives d'Ophtalmol.* XXIV, 1904, p. 769.

In the second series: the same experiment in rabbits previously inoculated with ocular tuberculosis, 25 rabbits;

In the third series: the same experiment in rabbits which were at the same time inoculated with tuberculosis, 8 rabbits.

In the rabbits of the first series there was opacity of the cornea after 45 minutes, the epithelium in places became detached. The next day it reformed and a fibrinous mass appeared in the anterior chamber. Three days later the eye became normal in appearance.

In the rabbits of the second series, damage to the cornea and conjunctiva, iris and ciliary body extensively altered.

In the rabbits of the third series, in which it cannot be objected that the treatment was commenced too late, infection directly followed. Eleven days after the inoculation the first symptoms of tuberculosis of the iris appeared. The results were therefore nil.

The conclusions that the authors draw from their experiments on ocular tuberculosis are the following:

1. Tuberculin introduced into the conjunctival sac or injected into the anterior chamber acts as an irritant substance.

2. It has no action on experimental tuberculosis or on the bacilli. On the contrary it gave rise to inflammatory reaction, exudation, and infiltration of leucocytes into the tissue surrounding the tubercles, reaction which aggravated the condition of the eye.

3. It has no action on the development of tuberculosis even at its commencement.

Numerous observers have made the same experiments and have arrived at different results. We can only quote their conclusions. For more ample details reference should be made to the very interesting work published by Dr. Kostenitsch in the «Archives of Experimental Medicine» of M. Charcot.

Donitz has arrived at the following results:—1st. Tuberculin is a sure and certain cure against the tuberculosis produced in the eye of a rabbit.

2nd. Tuberculin makes its influence apparent only when tubercle can be found microscopically in the eye.

3rd. The first effect of the tuberculin is an intense transitory inflammation of the eye.

4th. Later under the influence of the tuberculin the inflammation of the eye subsides.

5th. If before the commencement of the treatment the eye presents no grave lesions, it is possible to preserve sight. If the opposite is the case the eye becomes atrophic.

6th. Tuberculin should be used in increasing doses sufficient to always produce a decided reaction.

The best initial dose according to Donitz is 0 gr. 003, repeating every third day an increased injection rising to 0 gr. 04.

The results of Pfuhl, of Sattler, of Baumgarten are less brilliant. Alexander, Popoff, Weiss, Czaplewski and Roloff obtained no result; likewise Wiesmann. Kostenitsch ends his excellent work thus:

"Tuberculin whatsoever be the dose large or small however administered never cures or lessens the local tuberculosis excited in rabbits by the dead tubercle bacilli. Administered in strong doses it produces injurious suppuration and does not lead to the encystment of the tubercle bacilli, hence the conclusion that its administration as an antitubercular remedy in man ought to be abandoned..

Case 5 included in this report came under the care of my colleague Mr. Tay in January 1891, shortly after the introduction of Koch's tuberculin and just at that time when such high hopes were entertained respecting it.

In the course of a month 10 injections were made beginning with a dose of 1 milligram and gradually increasing to 7 milligrams. The total amount injected being .028 grammes. The whole course of the disease in the eye was most carefully watched. At first there were four distinct nodules at the pupillary border of the iris, these during the treatment gradually became confluent, the mass resulting increasing in size, ultimately before excision it involved the whole iris, filled the anterior chamber and invaded the cornea.

In 1897 Koch introduced the substance known as «tuberculin R» which contains dead bacilli ground up and suspended in the fluid in the proportion of 10 milligrammes of solid substance in each cubic centimetre. It sets up a weaker reaction than the original tuberculin and its use is therefore not attended with the same risk of causing a generalisation of the disease.

This tuberculin R has been used experimentally in rabbits and for the treatment of tuberculosis of the iris in man by Schieck (1). The results of his experiments in rabbits he sums up as follows:

1° T. R. tuberculin has no immunising effect.

2° It is not able in every case of experimentally induced tuberculous disease of cornea and iris to bring about healing.

3° At all events the course of the disease ist not unfavourably affected.

4° Recovery may occur without the use of tuberculin especially if the pupil has become excluded and occluded; this leads to alteration in the nutrition of the anterior parts of the eye, and the tubercle bacillus no longer thrives.

He obtained better results when he employed it in tubercle of the iris in man than in rabbits; this he attributes to the fewness of the bacilli present in the former which permits of their becoming more readily surrounded by scar tissue and encysted.

---

(1) [illegible]

He has used tuberculin in 5 cases. With tuberculin T. R. he began with a dose of 0,002 milligrammes and increased it alternate days by 0,001 mg. Improvement set in some cases immediately the injections were begun, in others there was at first an increase in the intensity of the symptoms which was followed by subsidence and recovery.

NOTE. — Further investigation is required into the subject of the treatment of intraocular tubercle with tuberculin, especially in the light of the recent researches of Wright on the opsonic power of the blood, the employment of the test for which would seem to afford some definite indication as to the time at which injections are likely to prove beneficial.

Another possible method of treating tuberculosis with remedial agents, besides increasing the natural resistive power of the individual, is to make an attack directly on the bacilli themselves by means of antiseptics. The obvious difficulty of this method in dealing with intraocular tuberculosis is the introduction of a sufficiently powerful antiseptic into sufficiently close proximity to the bacilli to kill them without disorganising the eye.

The remarkable tolerance which the eye has for iodoform introduced into the anterior chamber was shown as the result of an accidental occurrence during a cataract extraction by Berry (1) in 1892, and as the result of experiments on rabbits by Ostwalt (2) in 1897.

In the same year Ammann (3) described a case of irido-ciliary tuberculosis of one eye which he treated first with sub-conjunctival injections of an iodoform-vaseline salve 1:5 and afterwards, the tubercular process having advanced, with sterilized iodoform powder introduced into the anterior chamber. A decrease in the size of the tubercles of the iris was then noticed. A second intro-

(1) *Trans. Ophth. Soc. of U. K.* XIII, 1893, p. 122.
(2) *Arch. f. Augenheilk.* XXXV, 1897, p. 308.
(3) *Klin. Monats. für Augenheilk.* XXXV, 1897, p. 135.

duction of iodoform was made but in spite of this the disease advanced and the eye was enucleated. The histological appearances of tubercle were found on microscopical examination but no bacilli.

The amelioration of the affection, though of only limited duration, produced in this case by the iodoform led Weill (1) to make a series of experiments. In rabbits whose eyes had been infected with tubercle he introduced iodoform sterilized in the following way:—Place the iodoform in a 3 % solution of carbolic acid for forty-eight hours. Pour the acid off. Plug the receptacle with sterilized cotton, put it in an oven with a constant temperature of 40° C. to dry and free it from the remnants of carbolic acid.

The iodoform thus prepared was introduced into the anterior chamber through a puncture in the cornea by means of canula and blunt trocar. The results of his experiments he summarizes as follows:

> 1. Sterilized iodoform is slowly taken up from the anterior chamber even if the boundaries of the latter are diseased.
>
> 2. It undoubtedly exercises a mitigating influence not only in an eye in which tuberculous material is simultaneously introduced, but also in those eye-balls in which the iris had previously been tuberculous.
>
> 3. It is probable that the tuberculous process in the bulbi already tuberculous would have been less intense if the inoculation could have been made more thorough and kept free from unexpected deleterious complications.
>
> 4. Iodoform inoculation may bring about at least a temporary retardation of the tubercular invasion, and afford sufficient time to build up the general system enough to resist the invading bacillus. It is not incompatible with other remedies, but on the contrary needs them as adjuncts.
>
> 5. It is applicable in acute as well as in chronic cases.

He points out that owing to the extraordinary predisposition which it is known that rabbits possess for tubercular affections, it is probable that more beneficial results would be obtained in the human subject.

In a later article (2) Weill has recorded a case of a man aged 21 who presented the clinical symptoms of tubercular iritis and whose condition seems to have been considerable benefited by the introduction of iodoform into the anterior chambre.

The insertion of the iodoform into the eye is considerably

---

(1) *Archives of Ophth.*, XXVIII, [illegible], p. [illegible].
(2) *American Journal of Ophthalm.*, XX, [illegible], p. [illegible].

facilitated by the method employed by Haal of mixing it with sterilized gelatine into the form of small rods or flat discs.

Note. — Further evidence is required as to the value of the treatment of tubercular iritis by the insertion of iodoform into the eye.

Operative treatment of intraocular tuberculosis

If in any case it could be definitely determined that an intraocular affection was a primary tuberculosis, it would seem a most reasonable procedure to advise removal of the eye for the prevention of any general infection.

Though many observers write as though they were confident that when tubercle occurs in the eye it is not unfrequently the primary seat of the disease, there are probably few, if any, who would recommend excision of an eye so affected, if it retained useful vision, which did not seem likely to become permanently impaired.

Nearly all, however, would probably agree in the advisability of excising an eye which had become disorganised by tuberculosis, whether primarily or secondarily affected by the disease. It is difficult to see how, if the globe has not been perforated and the disease has not extended into the optic nerve, anything but good can result from the removal of an entire focus of it encapsuled in such a structure as the sclerotic.

Rogman [1] in a recent paper points out the danger, when the sclerotic is ruptured or staphylomatous, of during excision laying open a tuberculous focus and disseminating the bacilli in the field of operation. He reports nine instances where the tuberculous process, which had been without general manifestations prior to the removal of the eye, seemed to be stimulated by it and, assuming an active form, occasioned death from meningitis.

When perforation of the sclerotic has taken place, or the optic nerve becomes extensively invaded, it is probably best as

---

(1) *Société Belge d'Ophthalmologie*, Ap. 1905.

recommended by Moissonnier[1], not to rest content with excision of the eyeball, but to exenterate the orbit.

In case 17 recorded in this report, the sclerotic was perforated and the orbital tissues involved; after excision tuberculous growths continued to form in the orbit. The case ended fatally, the child dying in convulsions a month after the operation.

Note. — An account of the after history of cases where the orbit has been exenterate for intraocular tuberculosis which has perforated the sclerotic are required, in order that value of this procedure may be determined.

Hill Griffith[2] who made an analysis of 32 recorded cases of tuberculosis of the iris says:

Of three cases in which no operation was done two died of general miliary tuberculosis, 3 months and 5 weeks respectively after the onset of the eye affection, the third with symptoms of tubercular meningitis, nine weeks after the beginning of the eye disease. Two cases, in spite of enucleation, died with symptoms of brain disease, one six months and the other nine months after removal of the eye. These two were the only deaths out of 27 cases in which enucleation of the bulb was performed. Several cases, however, developed manifestations of tubercle after the operation; for example one showed a tumour on the upper jaw which proved to be a lymph gland undergoing degeneration, in another caseous ulcers developed on the legs and a third showed hemiplegia and epileptiform spasms three months after enucleation, along with the presence of a granular mass at the operation wound. Information in regard to the state of health some years after operation was mostly wanting, it was noted however that one case was well six years after enucleation. Hill Griffith states that he is of opinion that it has been shown that in many cases lives have been saved by the operation. He adds, however, that he would only urge enucleation where the eye was lost, or there was danger of sympathetic disease or where the tuberculosis was

(1) *Archives d'Ophtal.* XXIV, 1904, p. [illegible].
(2) *Trans. Ophth. Soc. of U. K.*, X, [illegible], p. [illegible].

markedly progressive in character. «Considering» he says «how difficult, if not impossible, it must often be to determine that the disease is primary, I hold that in the present state of our knowledge, we are not justified in extirpating every bulb affected by tuberculosis with the object of preventing general infection.»

Of the 18 cases of intraocular tuberculosis accorded in this report, in all of which enucleation of the eye was performed, the after history is unknown in 4. One case in which the sclerotic was perforated and the orbital tissues involved, above referred to, ended fatally. In 4 others the after history so far as it has been ascertained extends only for a few weeks after the operation, but the health of each patient during that time showed marked improvement.

In the remaining nine cases the after results have been ascertained for a much longer period.

Case 10 was alive 11 years after operation
„ 12 „ „ 10 „ „ „
„ 5 „ „ 7 „ „ „
„ 8, 15 & 16 were „ between 4 & 5 „ „ „
„ 1 was „ 3 „ „ „
„ 18 „ „ 4 „ „ „ and
„ 11 is said to have "grown up„ well.

Cases 1, 8, 11, 16, and 18 so far as could be ascertained developed no other symptoms of tuberculosis after enucleation of the eye.

Case 5 had an enlarged gland removed from the neck.

Case 10, lupus of the face and a tubercular ulcer of the conjunctiva. Case 12 is said to have showed signs of phthisis, and case 15 had enlarged glands in the neck.

The above cases go to prove that the prognosis as regards life after excision of an eye for intra-ocular tuberculosis when no perforation has occurred is very favourable. That this favourable result is really to some extent due to the removal of the eye is shown by the marked improvement in the health of the patients immediately after the operation. Several of the children were losing flesh or generally ill previous to the excision of the eye and rapidly picked up afterwards.

It must be borne in mind, however, when the eye is not removed, a fatal termination does not always occur. This we know by reference to the accounts of cases published by older writers, before the practice of excising such eyes was so generally adopted.

Note.— Statistics showing the percentage of cases which terminate fatally when the eye is retained, to compare with those when it is excised, would be of considerable interest.

In tuberculosis of the iris a removal of the diseased part by the operation of iridectomy has frequently been tried; on this subject Hill Griffith writes as follows:

In contrast with the good results obtained by enucleation we find that in the eight cases where attempts had been made to remove the growth by iridectomy enucleation had later on to be performed in every case. The position of the growth at the ciliary border of the iris, the early implication of the ciliary body, and the rapid multiplication of foci prevent the probability of any good attending iridectomy. Trefel, however, records a case of cure from iridectomy, but only after the operation had been thrice performed, on the second occasion for recurrence, and the third time for increased tension; and his case was, as pointed out, exceptional in regard to the portion of iris affected.

A second successful case treated by iridectomy is recorded by Schueller [1] and a third more recently by Terson [2] *père*; it was the case of a child in which both the iris and a portion of the ciliary body were involved. The tubercular mass was removed with loss of a small amount of vitreous. A cataract afterwards formed and was extracted. Fifteen years after the operation there had been no return of the disease in the eye and the patient could distinguish large objects with it.

In the two cases included in this report (Nos. 2 and 7) in which an iridectomy had been performed, a microscopical examination of the seat of the incision after enucleation showed invasion of the wound by tuberculous growth.

It is only in a very limited number of cases of tubercle of the iris that an iridectomy would have a possible chance of success. So frequently the root of the iris at its junction with the ciliary body and in the region of the ligamentum pectinatum is involved; when this is the case, the entire removal of the affected part becomes impracticable without enucleating the whole eyeball. A few cases are met with where the affection commences at the

(1) Ueber einen Fall von geheilter Iristuberculose. Halle, 1888.
(2) *Annales d'oculistique*, CXXI, pag. 8-15.

pupillary border, if there was only one nodule so situated, or if more than one they were lying close together, the whole area involved might be excised with a piece of the iris. Even then the grasping of the nodule with the forceps and the withdrawal of it through the wound would be liable to set free some bacilli, and cause infection of the freshly incised surface. After such a procedure it would, therefore, probably be a wise precaution to introduce some iodoform into the anterior chamber.

TABLES

[illegible]	[illegible]	[illegible]	[illegible]	[illegible]	[illegible]	[illegible]	[illegible]	[illegible]
[illegible]	[illegible]	[illegible]	[illegible]	[illegible]	[illegible]	[illegible]	[illegible]	[illegible]
[illegible]	[illegible]	[illegible]	[illegible]	[illegible]	[illegible]	[illegible]	[illegible]	[illegible]
[illegible]	[illegible]	[illegible]	[illegible]	[illegible]	[illegible]	[illegible]	[illegible]	[illegible]
[illegible]	[illegible]	[illegible]	[illegible]	[illegible]	[illegible]	[illegible]	[illegible]	[illegible]

No.	Date and Name of Surgeon	Name of patient and age	Eye	[illegible]	[illegible]	History of the eye	[illegible]	Family history	Subsequent history
5	[illegible] Jan. 1891	Edith E. [illegible] yrs.	R.	[illegible]	[illegible]	Two months previous to [illegible] a "speck" noticed [illegible] which was [illegible]. Three weeks later [illegible] [illegible] [illegible] [illegible]	Patient well developed [illegible] appearance, no definite tubercular glands detected. Lungs healthy, no [illegible] tion.	Father's history that of syphilis. One of 6 children. Two besides patient alive & well, one died of [illegible] in [illegible].	[illegible] after excision of eye an experimental injection of Koch's tuberculin made. Reaction [illegible] temperature rising to [illegible] [illegible] hours later. No evidence of local reaction could be found anywhere. About [illegible] yrs. after removal of eye patient had enlarged glands removed from the neck. [illegible] years after removal of eye alive and in good health.
6	[illegible] Feb. 1891	[illegible] [illegible] yrs.	R.	[illegible]	[illegible]	[illegible]	[illegible]	No history of tubercle in mother's family, but possible history of [illegible] in father's.	[illegible]
[illegible]	[illegible] 1891	[illegible]	[illegible]	[illegible]	[illegible]	[illegible]	[illegible]	[illegible]	[illegible]

[illegible]	[illegible]	[illegible]	[illegible]	[illegible]	[illegible]	[illegible]	[illegible]	[illegible]	[illegible]
[illegible]	[illegible]	[illegible]	[illegible]	[illegible]	[illegible]	[illegible]	[illegible]	[illegible]	[illegible]
[illegible]	[illegible]	[illegible]	[illegible]	[illegible]	[illegible]	[illegible]	[illegible]	[illegible]	[illegible]

No.	[illegible]	[illegible]	[illegible]	[illegible]	[illegible]	[illegible]	[illegible]	[illegible]	[illegible]
10	[illegible]	[illegible]	[illegible]	Iris. [illegible] Typical [illegible]	[illegible]	[illegible]	[illegible]	[illegible]	[illegible]
11	[illegible]	[illegible]	[illegible]	[illegible]	[illegible]	[illegible]	[illegible]		[illegible]

No.	Date and source of record	Name of patient and age	Eye	Appearance during period of [illegible]	Other symptoms [illegible]	[illegible]	Constitutional state of patient	Family history	Subsequent history
12	Recorded by Marshall Trans. Ophth. Soc. 1890 XI p. 182	George M. 2 yrs.	L.	Probably choroid [illegible]	[illegible]	Eye had been [illegible] 6 weeks [illegible]	Patient had always had a weak chest and a cough, but no other illness.	Patient was the [illegible] child of a family of [illegible]	Patient seen [illegible] after removal of the eye, he was said to have enjoyed good health [illegible]
13	[illegible] July 1893	Mary G. [illegible] yrs.	L.	Choroid at posterior pole [illegible]	[illegible]	[illegible]	Patient had been under treatment for 2 months for [illegible] tuberculosis. She still had a cough, looked pale and was losing flesh.	Father died of consumption. [illegible] uncle suffering from consumption.	
14	Recorded by [illegible]	Nellie [illegible]	L.	[illegible]	[illegible]	[illegible]	Always good health [illegible]	Mother healthy [illegible]	Child's health [illegible]
15	Treacher Collins December 1893	Hattie [illegible] yrs.	R.	The whole iris [illegible]	[illegible]	[illegible]		One of father's brothers died of consumption. Father was suffering from consumption [illegible]	Patient seen [illegible]

No.	[illegible]	Name of patient and age	Sex	Appearance [illegible]	[illegible]	History of [illegible]	General health of patient	Family history	Subsequent history
16	Tay, Feb. 1901.	Maria ?, 8 yrs.	F.	The whole iris much thickened by new growth containing giant cell systems & caseating areas.	Ciliary processes involved by the [illegible] growth; a large mass [illegible] the [illegible] space on one side [illegible] by the opposite [illegible] Ligamentum pectinatum invaded. Cell infiltration & new blood vessels in cornea; [illegible] keratitis.	Eye affected [illegible] months previously. When first seen appeared to have iritis with hypopyon. Blood vessels appeared in cornea later.	No sign of tubercle could be discovered in patient elsewhere.		Stated to be in good health & not to have had any illness for 4 years after removal of the eyeball.
17	Fisher, May 1902.	Daisy D., 1 yr.	F.	The Choroid which was extensively thickened & contained large caseating areas & giant cell systems.	Sclerotic much invaded by tubercle [illegible] At the lower part it has perforated [illegible] [illegible] in this locality much [illegible] & adherent to it. Retina [illegible] & scarcely distinguishable. Optic nerve [illegible]	Eye red for 5 months previous to excision. 3 months later a lump formed on the inner side of the globe & burst.	Two tuberculous nodules on the outer side of the thigh.		Patient died about 4 month after removal of the eyeball from [illegible]. There was apparently some recurrence of tubercular growth in the orbit.
18	Lawson, Sept. 1902.	Arthur F., 4 yrs.	M.	[illegible]	[illegible] The [illegible] portion [illegible] Accumulation of cells have been [illegible] on the back of the cornea.	[illegible] When first seen [illegible] [illegible] with [illegible] nodules [illegible] to pupil. Keratitis punctata [illegible]	[illegible] previous [illegible]	[illegible]	[illegible]

THÈME I — LA MYOPIE ET SES TRAITEMENTS

(Ueber die Behandlung der intraocularen Complicationen bei Myopie, speciell der Netzhautablösung)

Par M. le Prof. W. UHTHOFF (Breslau)

M. H. Das mir zugefallene Referat bezieht sich auf die Behandlung der intraocularen Complicationen bei der Myopie. Diejenige Affection, welche hier an erster Stelle Berücksichtigung finden soll, ist die *spontane Netzhautablösung*, die in über der Hälfte der Fälle Myopie als Ursache aufweist und somit verdient, hier zuerst berücksichtigt zu werden. In den folgenden Ausführungen werde ich vor allem ein eigenes Beobachtungsmaterial von über 500 Fällen von Netzhautablösung zu Grunde legen und meinen auf Grund dieser Erfahrungen gewonnenen Anschauungen Ausdruck verleihen. Man mag es mir zu Gute halten, wenn ich bei meinem Referat in erster Linie meine eigenen Beobachtungen berücksichtige, aber ich bin von jeher bemüht gewesen, mein gesamtes Beobachtungsmaterial in Bezug auf Heilung und Wiederanlegung der Netzhautablösung zusammenhängend zu verarbeiten und kann im Verlauf meiner langjährigen ophthalmologischen Tätigkeit auf manche Wandlungen der Anschauungen und Versuche inbetreff der Behandlung der Netzhautablösung zurücksehen. Ich erinnere hier an die früheren einschlägigen Mitteilungen in dieser Hinsicht, die sich auf mein Beobachtungsmaterial beziehen: Zuerst auf meine eigene erste Mitteilung in dem Jahresbericht der Schoelerschen Klinik 1879: *Uhthoff, Casuistischer Beitrag zur Prognose der Netzhautablösung*, wo ich eine Reihe einschlägiger Fälle von Wiederanlegung der abgelösten Netzhaut auch bei hochgradiger Myopie beschrieb und auf die charakteristischen klinischen und ophthalmoskopischen Veränderungen bei diesen Vorgängen hinwies.

Sodann die Arbeiten von *Th. Möglich: Ueber Spontanheilung der Netzhautablösung*. Inaug. Diss. Marburg 1891. *H. Spamer: Ueber Netzhautablösung mit besonderer Berücksichtigung der Wiederanlegung derselben*. Inaug. Dissert. Breslau 1904. *Uhthoff: Zur Wiederanlegung der Netzhautablösung*. Bericht der 31. Versamml. der ophthalmolog. Ges. Heidelberg 1903, und ferner noch eine Arbeit von *Wernicke*, jetzigem Assistenten von mir, die im Druck begriffen ist und die sich hauptsächlich mit einer experimentellen Prüfung am Tier verschiedener für die Heilung der Netzhautablösung vorgeschlagener Verfahren beschäftigt. Auch hatte ich noch Gelegenheit in meiner Assistentenzeit die Arbeiten und Experimente Schoeler's über Behandlung der Netzhautablösung mit zu beobachten und zu verfolgen und aus denselben zu lernen. Ferner war es mir möglich, einschlägiges anatomisches Material über Wiederanlegung bei Netzhautablösung zu erlangen, welches z. Tl. von mir und z. Tl. von Müglich verarbeitet worden ist. Wenn ich trotzdem nicht in der Lage sein werde, ein bestimmtes Behandlungsverfahren der Netzhautablösung als das allein *richtige* am Schlusse meines Referates zu empfehlen, ja nicht einmal in der Lage war alle bisherigen Verfahren selbst in Anwendung zu ziehen, so mag man daraus entnehmen, wie weit wir auch jetzt noch von einer befriedigenden Lösung der Aufgabe entfernt sind. Immerhin darf ich wohl annehmen, dass meine Ausführungen bei der Grösse des Materials und bei dem aufrichtigen Streben, mir selbst eine Anschauung von dem Wert der verschiedenen Behandlungsmethoden zu bilden, nicht ganz ohne Interesse für Sie, m. H., sein dürfte. Die Behandlung der spontanen Netzhautablösung bei Myopie und derjenigen bei anderen Refractionszuständen fällt unter dieselben Gesichtspunkte. Die Behandlung gewisser anderer Formen der Netzhautablösung (der traumatischen, der bei retinitis albuminurica, bei entzündlichen Orbitalprocessen u. s. w.) will zum Teil anders beurteilt werden und wird, als nicht streng zum Thema gehörig, nur gelegentlich gestreift werden. Ebenso kommt die Lehre von der Pathogenese der Netzhautablösung hier nicht eingehend zur Erörterung, sondern nur so weit, als es das Thema erfordert.

Von einer Heilung, resp. Wiederanlegung der abgelösten Netzhaut wird gesprochen, wenn eine solche in vollem Umfange und mindestens für längere Zeit erfolgt, ohne Rücksicht auf die Höhe des restierenden Sehvermögens. Also auch ein blindes Auge kann gelegentlich eine Heilung von Netzhautablösung aufweisen. Auf den Begriff der «Besserung» wird bei vorstehenden Ausführungen weniger Rücksicht genommen, sobald eben eine völlige Wiederanlegung nicht erfolgte. Der Begriff der «Besserung» ohne völlige Wiederanlegung ist ein zu dehnbarer und nur geeignet bei einem derartigen Ueberblick, den Tatbestand zu verschleiern und das Urteil über die Behandlungsmethoden zu erschweren. Wir müssen hierbei schon an der Forderung der vollständigen Wiederanlegung festhalten. Ich verkenne dabei in keiner Weise das Recht des Arztes, seinen Kranken gegenüber mit dem Begriff der Besserung zu rechnen und von einem Erfolg zu sprechen, wenn eben Sehschärfe und Gesichtsfeld besser geworden, und wenn die Netzhaut sich teilweise wieder angelegt hat.

I. DIE BEHANDLUNG DER NETZHAUTABLÖSUNG BEI MYOPIE

Bevor ich auf das specielle Thema der Behandlung der myopischen, spontanen Netzhautablösungen eingehe, sollen einige statistische Angaben hier Platz finden, wie *Spamer* dieselben in einer sorgfältigen Arbeit an einem grossen Teil meines Beobachtungsmaterials gewonnen hat.

Bei 61 % meiner Fälle von spontaner Netzhautablösung bestand Myopie, und bei diesen myopischen Fällen handelte es sich um Myopie über 10 D. in 59 %, um Myopie (5-10 D.) in 22,3, um Myopie 0-5 D in 18 %. Hyperopie fand sich in 10 % der Fälle, Emmetropie in 8 %, unbekannt war die Refraktion in 20 %. Es erhellt hieraus schon der enorme praedisponierende Einfluss der Myopie und besonders der hochgradigen auf die Entstehung der Netzhautablösung. Bei hochgradiger Myopie über 10 D trat in fast 10 % aller zur Beobachtung gekommenen Fälle Netzhautablösung ein. In Wirklichkeit ist die Zahl natürlich niedriger, da ja in erster Linie die hochgradigen Myopien mit Komplicationen sich in der Augenklinik vorstellen. Andere Statistiken über das Herkommen der Myopie bei Amotio retinae ergeben ähnliche Verhältnisse. Ich verweise hier auf die jüngsten von *Sattler* gemachten Zusammenstellungen (*Behandlung der Netzhautablösung*, Deutsche medic. Wochenschr. 1905, N. 1 u. 2) an der Hand von Statistiken verschiedener Autoren (*Sammelforschung der Société franc. d'ophthalmologie*, Walter, Nordenson, Hirschberg, Pagenstecher, Gros), welche bei der spontanen Netzhautablösung rund 60 % Myopie ergeben. Die Zahl würde noch etwas höher ausgefallen sein, wenn nicht einzelne Autoren alle Netzhautablösungen (und nicht nur die spontan entstandenen) herangezogen und andere nur die Fälle hochgradiger Myopie zu Grunde gelegt hätten. Hertel fand in 69,6 % Myopie bei spontaner Netzhautablösung.

Nach meinem Material zeigte sich bei Myopie

Graden von	0-5 D. in 1,2 %	spontane	Netzhautablösung	
„ „	5-10 D. „ 2,8 %	„	„	
„ „	über 10 D. „ 9,6 %	„	„	(v. Hippel in 6,7 %)

Im Durchschnitt kam somit in ca 4,5 % aller Myopiefälle Netzhautablösung vor. Eine Zahl, die natürlich bei einem nicht in der Augenklinik gesammelten Material, wo gerade die Complicationen so häufig den Patienten hinführen, erheblich geringer ausfallen muss, wie z. B. bei Schuluntersuchten, Rekruten u. s. w., wo ja überdies noch die Jugend der Untersuchten sehr vermindernd auf den Prozentsatz der Netzhautablösung bei Myopie einwirkt.

Doppelseitig war die myopische Netzhautablösung in 6,7 %. Das rechte war in 54 % befallen, das linke in 46. Beim männlichen Geschlecht trat die Affektion in 55 % auf, beim weiblichen in 45 %.

Die meisten spontanen myopischen Netzhautablösungen kommen im 4., dann im 5. und 6. Decennium vor.

Die Geheilten waren 83,6 % Myopen, also ungefähr dasselbe Verhältnis, wie das Vorkommen der Myopie bei Netzhautablösung überhaupt. Es zeigt dies jedenfalls, dass die Heilung der spontanen Netzhautablösung bei Myopie ungefähr dieselben Chancen bietet, wie bei anderen Refractionszuständen. Von 26 Geheilten Deutschmanns waren 18 Myopen (69 %). Der verschiedene Grad der Myopie schien keinen gar zu grossen Einfluss auf die Chancen des Heilungsvorganges auszuüben, bei Myopie geringer als 10 D ergaben sich 10,3 % Heilungen, bei solcher über 10 D. 6,3 %, immerhin Zahlen, welche die etwas ungünstigeren Aussichten in Bezug auf Wiedererlangung bei den hochgradigen Myopen illustrieren.

Diese statistischen Angaben inbetreff unseres Materials mögen genügen, sie erscheinen mir aber wünschenswert in Bezug auf die folgenden Ausführungen.

Es kann nicht meine Aufgabe sein, hier jedes Behandlungsverfahren der Netzhautablösung und speciell der myopischen, von Anfang an in historischer Hinsicht und in seinem Werdegange zu verfolgen; denn dieses Thema ist oft erörtert worden und wiederholt der Gegenstand eingehender Referate gewesen. Ich will es mir angelegen sein lassen, an der Hand der bis jetzt vorliegenden Erfahrungen und besonders noch an der Hand meines eigenen Beobachtungs-Materials einen kurzen Ueberblick zu geben und darzulegen, wie weit nach meiner Ansicht die einzelnen Faktoren der Behandlungsweise ihre Berechtigung haben, was sie zu leisten im Stande sind und wie weit und aus welchen Gründen sie event. zu eliminieren sein werden.

Die Behandlung der Netzhautablösung besteht bekanntlich in *nicht operativen resp. medikamentösen* Massnahmen und in solchen *operativer* Natur. Zu den operativen Eingriffen sollen auch die subconjunctivalen und intracapsulären Injektionen gerechnet werden. Häufig genug handelt es sich um eine Combination beider Formen der Therapie, es wird sich jedoch empfehlen für das vorliegende Referat die beiden Behandlungsweisen gesondert zu besprechen.

DIE FRIEDLICHEN THERAPEUTISCHEN MASSNAMEN

Zu den friedlichen therapeutischen Massnahmen bei der Behandlung der spontanen Netzhautablösung gehört der *Druckverband, Ruhelage*, die *Diaphorese* (Pilocarpin Injektionen, Natr. salicylicum u. s. w.). Die Anwendung von *Resorbentien* (Iodkalium oder Iodnatrium), *Quecksilberkuren*, subcutaner oder innerlicher Gebrauch von Organpraeparaten, z. B. Oculin, einem Extract aus dem Ciliarkörper und dem Glaskörper des Ochsen Abführkuren, Blutentziehungen (Heurteloup), Sinapismen, Cantharden, Fussbäder, Einträufelungen in den Conjunctivalsack (J. K. Dionin).

Zu den Faktoren der friedlichen Behandlung, welche sich auch heute noch einen Platz in der Therapie der Netzhautablösung bewahrt haben, gehört der *Druckverband*. Nachdem Samelsohn im Jahre 1875 (*Medic. Centralbl.* 1875 p. 833) denselben zuerst in eindringlichster und methodischer Weise empfohlen in Verbindung mit Ruhelage, ist er fast Allgemeingut geworden und auch bis heute geblieben. Samelsohns Empfehlung ging vor allen Dingen von der Erwägung aus, dass es sich bei der Netzhautablösung in erster Linie um eine intraoculare Druckverminderung handele, und dass das Leiden aus einem Missverhältnis zwischen dem Sekretionsdruck und der Elasticität der Bulbuskapsel hervorgehe. So erkläre sich auch vor allem die häufige Entstehung der Netzhautablösung im myopischen Auge, dessen Sclera abnorm gedehnt und dadurch unelastisch werde. Der Druckverband sei nun im Stande durch Andrücken des Bulbus an den Orbital-Inhalt einer solchen intraocularen Druckherabsetzung entgegen zu wirken, die Circulations- und Sekretionsverhältnisse im Auge zu regulieren und so zur Anlegung der Netzhautablösung beizutragen. Samelsohns Resultate waren ermutigend und im Anfang sehr günstig, doch ergiebt sich aus späteren Mitteilungen des Autors 1887: *Die Behandlung der Netzhautablösung durch den Druckverband* (*Centralbl.*

f. A. 1887 Novemb., offener Brief an Dr. Gloscht, dass die günstigen Resultate der ersten Zeit später keine konstanten waren und sich verschlechterten. Immerhin tritt S. auch um diese Zeit noch für den Druckverband nebst Ruhelage als bestes Verfahren ein, nachdem er nebenher auch noch die damals vorgeschlagenen verschiedenen operativen Behandlungsmethoden versucht hatte; auch an seiner Erklärungsweise hielt er fest. S. erzielte mit dem Verfahren verschiedene Dauerheilungen, das Procentverhältnis ist aus den Mitteilungen nicht zu ersehen, er beurteilt aber die Resultate 1887 viel weniger optimistisch als zu Anfang, wo er gleich zuerst 2 Dauerheilungen erzielt hatte. Bemerkenswert ist auch noch der Ratschlag S's in seiner letzten Mitteilung, zunächst die Behandlung nur 4-5 Tage zu versuchen und erst, wenn sich hierbei wirklich eine Besserung (teilweise Wiederanlegung, Besserung von Sehschärfe und Gesichtsfeld) nachweisen lasse, die Behandlung fortzusetzen, sonst aber dieselbe als nutzlos aufzugeben. In dieser einschränkenden Massnahme liegt in der Tat ein beherzigenswerter Vorschlag und jedenfalls ist es nicht richtig, wie wohl gelegentlich geschehen, wochenlang die Behandlung durchzuführen ohne kontrollierende Untersuchungen des Auges auf eventuelle Veränderungen resp. Besserung. Bei kontinuierlicher Verschlechterung muss die Behandlung, die für den Patienten immerhin ein grosses Opfer bedeutet, abgebrochen werden.

Für die Anwendung des Druckverbandes in Verbindung mit Ruhelage haben sich im Laufe der Zeit bis auf unsere Tage eine ganze Reihe von Autoren ausgesprochen und über günstige Resultate berichtet. Adamük hat hiermit in 31 % Heilungen erzielt, die länger als ein Jahr beobachtet wurden. *Lasinski* (1878) berichtet über mehrere günstige Erfolge und denkt ebenfalls an eine intraoculare Drucksteigerung durch Andrücken des Bulbus an den Orbital-Inhalt. *Ulrich* (1889) erzielte 4 Heilungen durch Druckverband in Verbindung mit Diaphorese (grosse Dosen Natr. salicyl.), der Verband nur während der Bettruhe zu wechseln, bei angelegtem Verbande event. Gestattung mässiger Bewegung in und ausser dem Hause. Zu den warmen Befürwortern des Druckverbandes ohne operatives Eingreifen gehören Heuse, Horstmann, Schmidt-Rimpler, Asmus u. A. Letzterer warnt im Sinne Foersters besonders vor einem zu festen Anlegen des Verbandes, was zu intraocularen Ernährungsstörungen führen könnte, er erzielte 3 Heilungen durch Anlegung einer leichten Binde in Verbindung mit Rückenlage, Diaphorese, subconjunctivalen Kochsalz-Injektionen. Um dem Patienten die Behandlung mit dem Druckverband erträglicher zu machen, befürworten Heuse, Ulrich u. A. intermittierende Verbände mit leichten Binden, sei es nur des Nachts oder auch noch zeitweise am Tage.

Beachtenswert ist noch eine Mitteilung aus der neuesten Zeit von *Wessely* (1905), wenn dieselbe auch nur eine vereinzelte Beobachtung betrifft, in der schliesslich Heilung nach mehrfachen Recidiven erfolgte. Die Recidive traten mehrmals wieder ein, wenn der festgelegte Druckverband fortgelassen wurde, bis schliesslich bei konsequenter Durchführung Heilung erfolgte.

Für die Anwendung des Druckverbandes in Verbindung mit Diaphorese sprach sich auch ein Votum der französischen ophthalmologischen Gesellschaft aus als die zur Zeit noch beste Methode ohne eigentliche sonstige operative Massnahmen.

Man darf wohl sagen, dass der Druckverband auch heute noch von fast allen Autoren in Anwendung gezogen wird, wenn auch durchweg in Verbindung mit anderen therapeutischen friedlichen und operativen Massnahmen. Eine absolute Verurteilung eines, wenn auch nur leichten Verbandes liegt eigentlich nur vereinzelt vor (Schiller) und ist auch wohl kaum gerechtfertigt. Sattler erklärt sich in seiner jüngsten Mitteilung auch gegen den Druckverband. Ebenso Hirschberg.

Auf gewisse Uebelstände des Druckverbandes ist natürlich von jeher von den verschiedensten Seiten hingewiesen worden. Dieselben können das dauernde oder zeitweise Fortlassen des Verbandes erfordern (eintretende Reizerscheinungen, starke Hypotonie, Faltungserscheinungen und Trübungen der Hornhaut, Schmerzen u. s. w.).

Die oben angeführte Erklärung Samelsohns für die Wirkungsweise des Druckverbandes, die vor allem in der Annahme eines Missverhältnisses des intraocularen Druckes (Hypotonie) und verminderter Continuität der Bulbus-Kapsel wurzelte, ist nicht von allen Autoren acceptiert worden und zwar mit Recht. Schon von Kries (1877) widerspricht dieser Auffassung, da die Retina durchlässig für die von der Chorioidea kommende Flüssigkeit sei, auch müsse die Ablösung gleich eine totale sein, ferner müsse dieselbe fast regelmässig bei der starken Herabsetzung des intraocularen Druckes nach Eröffnung der Bulbuskapsel besonders mit Glaskörperverlust eintreten.

Wessely (1905) hat bei uneröffnetem Bulbus durch experimentelle Compression des hinteren Bulbus-Abschnittes bei Tieren eine länger dauernde (3-5 Tage), intraoculare Druckherabsetzung erzeugt durch Auspressung von Glaskörper bei normal tief bleibender vorderer Kammer und nie Netzhautablösung entstehen sehen. Auch konnte er bei diesen Augen seine circumscripten Heisswasserdampf-Netzhautablösungen hervorrufen, die keinen grösseren Umfang annahmen, wie am Kontrollauge und ebenso durch Resorption heilten. Er kommt zu dem Schluss, dass man vom theoretischen Standpunkte aus den Druckverband nicht ohne weiteres verwerfen könne, wenn derselbe auch gelegentlich intraoculare Druckherabsetzung herbeiführe.

Von anderen Autoren wird dem Druckverbande bei Netzhautablösung eine günstige Wirkung auf die Resorption der subretinalen Flüssigkeit zugeschrieben ähnlich wie dem Kompressiv-Verband bei der Hydrocele, eine Auffassung, welche *Sattler* mit Recht zurückweist. Derselbe hebt hervor, dass bei der Netzhautabhebung nicht ein Plus von Flüssigkeit in einem gegebenen Raume vorliege, sondern in den meisten Fällen nur ein Ortswechsel der vorhandenen Flüssigkeit. Was nützt es, falls eine Resorption subretinaler Flüssigkeit unter Weichwerden des Bulbus zustande kommt, wenn wir nicht die Sicherheit haben, dass die zur Wiederherstellung der normalen Spannung abgesonderte Flüssigkeit nicht ausschliesslich praeretinal vom Ciliarkörper, sondern auch von der Aderhaut subretinal geliefert wird, oder wenn bei Vorhandensein eines Einrisses in der Netzhaut, falls dieser inzwischen nicht verklebt ist, das praeretinale Fluidum sich wieder hinter die Netzhaut ergiessen kann.

Dass hochgradige intraoculare Druckherabsetzung nicht zur Netzhautablösung zu führen braucht, zeigen uns Erfahrungen auf dem pathologischen Gebiete der Ophthalmomalacie (essentielle, bei Coma diabeticum u. s. w.). Auch ist bekannt, dass die Netzhautablösung durchaus nicht immer mit einer intraocularen Druckherabsetzung eintritt.

Was meine persönliche Ansicht betrifft, so halte ich den Druckverband auf Grundlage meiner Erfahrungen für ein wertvolles Hilfsmittel bei der Behandlung der Netzhautablösung durchweg in Verbindung mit Ruhelage, jedoch nicht fortwährend mit Rückenlage im Bett. Auch das aufrechte Sitzen im Stuhl oder im Bett erscheint mir statthaft, zumal mir eine aufrechte Haltung des Kranken für die Lagerung der subretinalen Flüssigkeit durchaus nicht ungünstiger zu sein scheint als die horizontale, welche eher zu einer Ausbreitung derselben in der Gegend des hinteren Augenpoles und somit der Gegend der macula lutea führen kann als die aufrechte Haltung mit der Neigung der subretinalen Flüssigkeit, sich mehr im unteren Teil des Bulbus zu sammeln.

Jedenfalls halte ich es nicht für gerechtfertigt, den Kranken wochenlang zur Rückenlage zu verdammen, ich sehe nur in der ruhigen Körperhaltung des Kranken überhaupt und möglichster Ruhestellung der Augen in erster Linie das nützliche Moment.

Ich habe mich auch durchweg nicht zu einem längeren doppelseitigen Verband bei einseitiger Erkrankung als zu quälend für den Kranken und mit dem Nutzen in nicht hinreichendem Einklang stehend entschliessen können. Ebenso vermeide ich absolute Dunkelkur.

Der Verband ist spätestens alle 2 Tage, event. auch täglich bei absolut ruhigem Verhalten des Kranken zu wechseln. Als Verbandmaterial ist eine leichte Binde anzuwenden, nach sorgfältiger Auflegung einer Gazekompresse und eines Wattebausches. Die Binde darf nicht zu fest angezogen werden. Heftpflasterverbände mit Aluminiumkapsel u. s. w. scheinen mir nicht so angebracht, weil sich die gleichmässige Druckwirkung nicht so gut kontrollieren lässt, als bei der Binde.

Bei eintretenden entzündlichen Erscheinungen, pericornealer Injektion, iritischer Reizung, starker Hypotonie, Faltungserscheinungen oder Trübungen der Hornhaut, abnormer Tiefe der vorderen Kammer, Schmerzen wird der Verband fortgelassen und durch einen losen kleinen klappenartigen Verband ersetzt.

Durchweg wird ausser dem Druckverband die sonstige medikamentöse oder operative Behandlung in Anwendung gezogen. Bei frischen Fällen von Netzhautablösung kommt der Verband mit Ruhelage und friedlichen therapeutischen Massnahmen zunächst in Anwendung, denen dann event. operative Eingriffe folgen.

An 2. Stelle ist bei der friedlichen Behandlung der Netzhautablösung die *Diaphorese* in Betracht zu ziehen. Es kommen hier hauptsächlich die Pilocarpin-Injektionen, Syrupus Jaborandi, Natr. salicyl. schweisstreibende Getränke etc. zur Verwendung, empfehlenswert ist ferner auch die Diaphorese vermittelst des Heissluftapparates.

Die *Pilocarpin-Injektionen* haben auf diesem therapeutischen Gebiete namentlich in früherer Zeit eine sehr ausgedehnte Anwendung gefunden (*Diavour* 1881, *Du traitement du décollement de la rétine par les injections sous-cutanées de nitrate de Pilocarpine. Arch. d'Ophthalm.* 1881), Fraenkel 1895.

Besonders hervorzuheben sind hier die Mitteilungen von *Grósz* aus der Budapester Klinik, 1890, wo gerade dieses Mittel eine sehr ausgedehnte Anwendung fand; es wurde bei 67 Fällen mit Netzhautablösung der stationären Klinik 25 mal die Behandlung mit Pilocarpininjektionen eingeschlagen und zwar davon 16 mal allein mit Pilocarpin und 9 mal in Verbindung mit Punctio sclerae. In der Schlussstatistik erwähnt v. Grósz, dass mit dieser Pilocarpin-Behandlung in Form von subcutanen Injektionen in 33 % der behandelten Fälle Besserung erzielt worden sei. Der Autor leitet aus diesem Resultat den Satz ab, dass Behandlung der Netzhautablösung zuerst mit Pilocarpin-Injektionen versucht werden solle, bevor man zu einer operativen Behandlung übergehe. Auch andere Autoren, wie *Herschel* (1904) haben von den Pilocarpin-Injektionen in Verbindung mit Druckverband und Ruhelage, einen sehr ausgedehnten Gebrauch gemacht und relativ günstige Resultate damit erzielt (9 Heilungen bei 23 Misserfolgen). Es sind dieses wohl die günstigsten Urteile über den Erfolg der Pilocarpin-Injektionen bei spontaner Netzhautablösung, welche in der Literatur vorliegen. Zahlreiche andere Autoren wissen nicht so Günstiges von der Pilocarpin-Behandlung zu berichten und ein Teil (Sattler u. a.) von ihnen glaubt die subcutane Pilocarpin-Behandlung als für den Patienten zu angreifend zurückweisen zu müssen, ein Standpunkt, der auch meiner persönlichen Ueberzeugung entspricht. Bezeichnend ist auch für den Wandel der Anschauung in dieser Hinsicht an derselben Klinik, dass *Gabler* (1900) ebenfalls auf Grund des späteren stationären Materials der Budapester Klinik die medicamentöse Behandlung mit Pilocarpin, Jod und Hydrarg. als weniger wirksam zurückweist und zur Operation, Punktion der Sclera und Iridectomie in erster Linie rät.

Eine weitgehende Verwendung des innerlichen Gebrauchs von *Natr. salicyl.* hat s. Zt. namentlich *Ulrich* (1889, *Klin. Bl. f. Augenh.* 1889) gegen Netzhautablösung in Verbindung mit Bettruhe und Druckverband empfohlen und erzielte damit 14 Heilungen. Neben der diaphoretischen Wirkung verspricht er sich davon eine specielle günstige Beeinflussung des Uvealtractus, dessen chronische Entzündung er in vielen Fällen als die Ursache der Netzhautablösung ansieht. Er verordnet 4·5 Gr. Natr. salicyl. täglich und nach 3tägigem Gebrauch 1 Tag Pause. Nach Verbrauch von 50 gr. ist die Tagesdosis zu vermindern, und sind längere Pausen einzuschieben. Schon bei den Prodromen der Netzhautablösung, von denen bei hochgradigen Myopen die Zunahme des Glaskörpertrübungen die wichtigste ist, soll nach Ulrich mit der Behandlung begonnen werden. Diese Vorschläge in Bezug auf Anwendung des Natr. salicyl. sind entschieden die weitgehendsten in der Literatur und sind auch nicht ohne Widerspruch geblieben. Die möglichen schädlichen Nebenwirkungen des Natr. salicyl. stehen mit dem unsichern Erfolg nicht hinreichend im Einklang; wir können wohl lediglich die diaphoretische Wirkung des Mittels als wirksam veranschlagen und sind nicht berechtigt, eine specifisch günstige Wirkung durch direkte Beeinflussung des Uvealtractus anzunehmen *Emerson (A contribution to the study of the treatment of retine detachment, New-York med. Journ.* 21 Mars 1891), wandte beide Mittel (Pilocarpin und Natr. salicyl.) angeblich mit gutem Erfolge an. Die Verwendung des später wohl gelegentlich statt des Natr. salicyl. vorgeschlagenen Aspirins dürfte wohl ähnlich zu beurteilen sein, wenn seine schädlichen Nebenwirkungen auch nicht in demselben Masse zu fürchten sind. Jedenfalls hat sich die Behandlung der Netzhautablösung mit Salicyl-Praeparaten nicht einzubürgern vermocht und zwar auch nach meiner Ansicht mit Recht. Die sonst gebräuchlichen schweisstreibenden Massnahmen, wie Trinken von verschiedenen *Theesorten, heisser Citronenlimonade, Syrupus Jaborandi, Einwickelungen*, etc. sind auch hier vielfach angewendet worden und jedenfalls als unschädliche für das Allgemeinbefinden zu betrachten.

Ein gewisser günstiger Einfluss der Diaphorese bei der Behandlung der Netzhautablösung kann meines Erachtens nicht in Abrede gestellt werden, wenngleich auch hier *Sattler* mit Recht hervorhebt, dass man nicht einen so unmittelbaren Einfluss des Verfahrens auf die subretinale Flüssigkeit resp. einen supponierten chorioiditischen Process annehmen dürfe, wie bei chronischen Exsudaten und Flüssigkeitsansammlungen an anderen Körperstellen.

In erster Linie unter der Annahme eines chorioiditischen Processes als Ursache der Netzhautablösung — eine Voraussetzung, die sicher oft nicht zutreffend ist, — hat sich die medicamentöse Therapie dieser Erkrankung namentlich in der ersten Zeit oft in der Richtung einer Behandlung intraocularer entzündlicher Processe bewegt: es wurde die Anwendung von Iodkalium resp. Iodnatrium, Quecksilber in Form von Inunctions- und Injektionskuren, sowie innerlicher Gebrauch vielfach empfohlen. Es erübrigt hier, die einzelnen Autoren namhaft zu machen. Mit der Aenderung der Anschauungen über die Pathogenese der spontanen Netzhautablösung und namentlich mit dem Ausbau und der Begründung der Leber-Nordensonschen Theorie inbetreff einer primären Glaskörperdegeneration und Schrumpfung als Vorstufe der Netzhautablösung ist diese Therapie mehr und mehr in den Hintergrund getreten und dürfte tatsächlich nur noch eine geringe Bedeutung haben. Die Frage einer syphilitischen Netzhautabhebung, welche eine regelrechte antisyphilitische Behandlung mit Quecksilber und Jodkalium rechtfertigen würde, kommt sicherlich nur ausserordentlich selten in Betracht. Immerhin sind eine Anzahl derartiger Heilungen angeblich syphilitischer Netzhautablösungen durch antisyphilitische Behandlung in der Literatur berichtet (*Galezowski, Hirschberg, Prout, Gillet de Grandmont* u. a.).

Zum Teil waren diese Fälle mit starken anderweitigen intraocularen Veränderungen (Glaskörpertrübungen, Netzhauthämorrhagien, Netzhautherden, Iritis) kompliciert, so dass die gelegentliche Entstehung einer Netzhautablösung auf Grundlage eines intraocularen syphilitischen Processes zugegeben werden muss, und somit auch die gelegentliche Berechtigung, ja die Notwendigkeit einer antisyphilitischen Behandlung bei Netzhautablösung. Im Ganzen ist dies aber sehr selten der Fall, ich selbst erinnere mich aus eigener Erfahrung keines sicheren Falles, wo ich eine sogen. Netzhautablösung unter dem gewöhnlichen Bilde auf Syphilis hätte zurückführen mögen. Die einschlägigen, oben erwähnten Fälle sind fast alle schon älteren Datums, die jüngste Literatur bringt fast gar nichts mehr von syphilitischer Netzhautablösung. Dass ein langdauernder intraocularer syphilitischer Process des Uvealtractus, der Netzhaut und des Glaskörpers schliesslich auch zu einer Netzhautablösung führen kann, soll nicht in Abrede gestellt werden, doch handelt es sich dann gewöhnlich um Augen, wo durchweg eine Behandlung wegen starker organisierter und schrumpfender intraocularer Veränderungen nicht mehr in Betracht kommt. Bei frischeren intraocularen syphilitischen Processen mit noch leidlichem Sehvermögen aber gehört die Netzhautablösung nicht zu den begleitenden Erscheinungen, und umgekehrt glaube ich, dass eine sog. spontane buckelförmige oder flottierende Netzhautablösung ohne wesentliche sonstige intraoculare Veränderungen niemals als syphilitischen Ursprungs anzusehen ist; das hindert natürlich nicht, dass wir gelegentlich bei Patienten mit spontaner Netzhautablösung Syphilis in der Anamnese finden. Deshalb dürfte aber auch in diesen Fällen noch nicht die antisyphilitische Behandlung die geeignetste gegen die Netzhautablösung sein.

Die Anwendung des Quecksilbers (Innunctionen, subcutan und innerlich) ist somit, wie ich glaube, bis auf ganz seltene Fälle mit syphilitischer Anamnese und schweren sonstigen entzündlichen intraocularen und chorioiditischen Veränderungen aus unserer Therapie der Amotio zu streichen, während der innerliche oder subcutane Gebrauch von Hg-Praeparaten zuweilen von Nutzen sein kann.

Die Anwendung sog. *antiphlogistischer Massnahmen*, wie Blutegel, künstliche Blutentziehung vermittelst des Heurteloup, Ableitungen durch Fussbäder, Canthariden, Sinapismen, Haarseil u. a. sind gelegentlich empfohlen worden (*Alfred Graefe*, *Sushkin* u. A.), die künstlichen Blutentziehungen besonders in der Annahme einer günstigen regulierenden Wirkung auf die Circulations- und Sekretionsvorgänge in dem erkrankten Auge. Ein wesentlicher Nutzen ist von ihrer Anwendung nicht zu verzeichnen.

Drastische Abführkuren, welche besonders in der ersten Zeit von einigen Autoren bei Netzhautablösungen in Anwendung gezogen wurden, dürften als zu angreifend für den Kranken und zu unsicher in ihrer Wirkung kaum in Betracht kommen.

Die innerliche Anwendung von Organpraeparaten, wie z. B. des «Oculin» (Extract aus dem Ciliarkörper und Glaskörper des Ochsen), welches von *Lagrange* in Verbindung mit anderen Massnahmen empfohlen wurde, hat bisher keine Bedeutung.

Versuche durch Einträufelungen in den Conjunctivalsack (Jodkali-Lösung, Dionin u. s. w.) die Netzhautablösung günstig zu beeinflussen, sind gelegentlich gemacht aber ohne wesentlichen Erfolg.

Grandclément will einmal Heilung nach Eserin-Einträufelung gesehen haben.

B) DIE OPERATIVE BEHANDLUNG DER NETZHAUTABLÖSUNG BEI MYOPIE.

1) *Die Punktion oder die Durchschneidung der abgelösten Netzhaut.* — Mit dem Vorschlage *A. v. Graefe's*, 1857, mit Hülfe einer Durchschneidung der abgelösten Netzhaut eine Communikation zwischen subretinalem und praetinalem Raum herzustellen und durch den Uebertritt der subretinalen Flüssigkeit in den praeretinalen Raum die Anlegung der abgelösten Retina zu fördern, beginnt im eigentlichen Sinne die *operative* Behandlung der Netzhautablösung.

In historischer Hinsicht ist inbetreff dieses Punktes noch ein Zeugnis de Wecker's als Schüler Sichel's von Interesse, der 1899 ausdrücklich versichert, dass Sichel's zeitlich früher vorgenommene Scleralpunction nicht im eigentlichen Sinne eine Behandlung der Netzhautablösung bezweckte, sondern dazu bestimmt war, nach Art der hinteren Sclerotomie (nach dem Vorgange von Mackenzie) schmerzhafte glaucomatöse Zustände infolge von Iridochorioiditis bei alten Netzhautablösungen zu bekämpfen. A. v. Graefe führte zielbewusst eine Durchschneidung der abgelösten Netzhaut von vornher durch den Glaskörper mit einer Discisionsnadel aus, indem er eine Durchstossung von hinten her aus dem abgelösten Terrain widerriet, da hierdurch event. mechanisch eine weitere Ablösung durch den Eingriff gefördert werden könne. Die Beobachtung von Fällen mit Rupturen der abgelösten Netzhaut mit nachfolgender Wiederanlegung (cf. Liebreichs *Abbild. operat. Behandl.* 17 im ophthalmoscopischen Atlas) waren mit ein Ausgangspunkt für den v. Graefe'schen Vorschlag der Punctio retinae gewesen. Es war seine Absicht, eine freie Communication zwischen subretinalem Raum und Glaskörper zu schaffen, somit der subretinalen Flüssigkeit einen Abfluss in den praeretinalen Raum zu ermöglichen und die Retina wieder zur Anlegung zu bringen. Auch sollte bei Fortbestehen einer Absonderung von subretinaler Flüssigkeit durch die Chorioidea ein Abfluss in den Glaskörper sicher gestellt werden und damit ein Fortschreiten der Netzhautablösung verhindert werden. v. Graefe hat den Eingriff mehr als 50 mal ausgeführt und unmittelbare Besserung in mehr als der Hälfte der Fälle erzielt, exquisite dauernde Besserungen jedoch nur in 4 Fällen und, wie es scheint, dauernde Wiederanlegung in keinem Falle. Aehnlich berichtet auch *Bowman* über Besserungen in einigen Fällen nach Zerreissung der abgelösten Netzhaut von vorn her mit 2 Nadeln. *Pagenstecher* (1866) sah gleichfalls einige Male Besserung, berichtet aber auch in 3 Fällen über heftigere entzündliche Erscheinungen nach dem Eingriff (Iritis, Cyclitis, Glaskörpertrübungen).

Unter den weiteren Mitteilungen lauten die Angaben einzelner Autoren über das Verfahren z. Tl. direkt ungünstig (*Hasner, de Wecker, Hansen* u. a.). Andere berichten über einzelne gute Erfolge (*Secondi, Arlt, Lavagna, Landsberg*), jedoch gelegentlich auch mit gleichzeitiger Anführung einzelner ungünstiger Ereignisse (*Arlt, Landsberg*), die dem Verfahren zur Last zu legen waren. Es fehlt auch nicht an berechtigten theoretischen Bedenken gegenüber dem Verfahren und den Voraussetzungen, auf welche es gegründet war (v. *Kries*, *Schweigger*), wie z. B. das Fehlen eines gesteigerten Druckes in der subretinalen Flüssigkeit, da die abgelöste Retina häufig flottiere, Faltenbildung zeige u. s. w., dem häufigeren Vorkommen einer Spontanperforation der Netzhaut, ohne dass eine Neigung zur Anlegung der Netzhaut konstatiert werden könne; auch die notwendige Glaskörperverletzung sei ein Nachteil u. s. w. Und so ist eigentlich in den 80er Jahren des vorigen Jahrhunderts das Verfahren schon verlassen, wenn auch einzelne Mitteilungen im günstigen Sinne noch vorliegen. Um so mehr musste es zurücktreten, als sich immermehr die relative Häufigkeit einer schon von vornherein bestehenden Retinalruptur herausstellte, die wir auf mindestens die Hälfte der Fälle von spontaner Netzhautablösung veranschlagen dürfen (*Leber*, *Nordenson*, *Sattler*, *Gonin* u. s. w.) und welche nicht immer ophthalmoskopisch zu diagnostizieren sind, hier würde der Eingriff also mindestens überflüssig sein, ja direkt schädigen können. Indem ich mich den besonders von *Kries* erhobenen Einwänden anschliesse, habe ich mich des Verfahrens der isolierten Netzhautdurchschneidung ohne Punktion der Sclera im Bereiche der Netzhautablösung enthalten. Liegt es in der Absicht, durch Ablassen des subretinalen Exsudates die Netzhautablösung zu heilen, so kann das Vorhandensein einer Ruptur eher von Nachteil sein, wenngleich mich die Erfahrung gelehrt hat, dass auch unter diesen Umständen (d. h. bei Bestehen einer Retinalruptur) eine Anlegung der Retina nach operativem Ablassen der subretinalen Flüssigkeit im Bereich der Möglichkeit liegt; freilich habe ich mich auch gelegentlich überzeugen können, dass das Recidiv in solchen Fällen direkt an der Rupturstelle der Netzhaut begann. Ich glaube, dass das Vorhandensein einer grösseren Netzhautruptur für uns ein Fingerzeig sein muss, zunächst mit einer friedlichen Behandlung der Netzhautablösung zu beginnen und gerade einer meiner Fälle heilte bei bestehender grosser Ruptur unter friedlicher Behandlung (Druckverband, Rückenlage, Diaphorese) vollkommen und dauernd, trotz hochgradiger Myopie. Bei einer operativen Entfernung aber der subretinalen Flüssigkeit dürften die Verhältnisse für eine Wiederanlegung günstiger liegen, wenn eine Netzhautruptur fehlt.

2) In zweiter Linie richtete sich das operative Verfahren bei Netzhautablösung direkt gegen die subretinale Flüssigkeit und zwar zunächst in Form der *Scleralpunktion* im Bereiche der Ablösung. A. v. Graefe hatte seine Bedenken gegen ein derartiges Verfahren,

weil durch die Punktion der Sclera und Entleerung der subretinalen Flüssigkeit der intraoculare Druck herabgesetzt und dadurch die Tendenz zu vermehrter Transsudation subretinaler Flüssigkeit gegeben sei. Wenn wir von den schon oben erwähnten Sichel'schen Scleralpunktionen und ihrer Tendenz absehen, so erscheint zuerst Kittel (1866) das Verfahren in einem Falle von Netzhautablösung angewandt zu haben; von *Arlt* konnte später über einige günstige Resultate berichten. Auch *de Wecker* empfiehlt die Scleralpunktion im Bereiche der Ablösung mit gleichzeitiger Perforation der Netzhaut und erreichte einzelne günstige Resultate in Bezug auf Wiederanlegung. Der Vorschlag von A. Weber, mit einem Doppelröhrchen (das kürzere bis in den subretinalen Raum, das längere bis in den Glaskörper reichend) zu punktieren, um so auf der einen Seite die subretinale Flüssigkeit nach aussen zu entleeren und dafür Flüssigkeit durch das längere Röhrchen in den Glaskörper zu injicieren, sei hier nur erwähnt, da Berichte über erzielte Resultate nicht vorliegen.

Systematisch wurde die Scleralpunction als Heilverfahren gegen Netzhautablösung hauptsächlich von *Alfred Graefe* geübt, worüber *v. Kries*, 1877 (*v. Graefe's Arch. f. Ophth.* XXIII) berichtet. Alfr. Graefe machte in den ersten Fällen eine Punction und Contrapunction der Sclera im subretinalen Raum mit Ablassen der subretinalen Flüssigkeit. Nachdem er gelegentlich eine heftigere entzündliche Reaktion bekommen hatte, begnügte er sich mit der Anwendung der einfachen Punktion im Bereiche der Ablösung und nachfolgendem Druckverband. Die primär erzielten Resultate waren in Bezug auf Wiederanlegung meistens günstig, doch folgten Recidive. Immerhin glaubte *Alfred Graefe*, das Verfahren noch als das rationellste der bis dahin bekannten Behandlungsmethoden bezeichnen zu können und hebt mindestens seine Gefahrlosigkeit hervor. Den von v. Graefe erhobenen Einwänden gegenüber der Scleralpunktion (vermehrte Tendenz zur Transsudation von subretinaler Flüssigkeit nach Herabsetzung des intraocularen Druckes) verhält Autor sich nicht abweisend, glaubt aber durch anfangs festeren, später sich lockernden Druckverband, Ruhelage und Heurteloup'sche Blutentziehungen diesem Uebelstande begegnen zu können.

Wenn somit auch in Bezug auf Dauerheilungen die Erfolge der Scleralpunction noch keine günstigen genannt werden durften, so hat das Verfahren doch eine weitgehende Berücksichtigung gefunden und es liegt auf der Hand, dass hierbei die Einfachheit des Eingriffs, die relative Unschädlichkeit und die Möglichkeit, doch unmittelbar eine Verminderung des subretinalen Exsudates bewirken zu können, die leitenden Gesichtspunkte für die einzelnen Autoren waren. Fast jeder beschäftigte Ophthalmologe hat wohl schliesslich wenigstens temporär dieses Verfahren in Anwendung gezogen, aber er hat auch die Erfahrung gemacht, dass fast stets nach vorübergehenden Besserungen und Wiederanlegungen der Netzhaut, die Recidive nicht ausbleiben. Auch Sattler befürwortet in seiner letzten Mitteilung die Anwendung der Scleralpunction bei nicht zu alten Fällen und nur partiellen Ablösungen.

Immerhin sind einige Mitteilungen sehr beachtenswert, so die von *Gutmann* auf dem internat. Ophthalmologen-Congress zu Utrecht, 1899, Bericht p. 423, der 4 dauernde Heilungen mit dem Verfahren und allerdings sehr langer klinischer stationärer Nachbehandlung, Druckverband, Rückenlage, erzielen konnte (Brailey, 1884, 3 Heilungen). Im übrigen ist es schwer, sich über eine Statistik der Dauererfolge bei diesem Verfahren nach den bisherigen Mitteilungen einen Ueberblick zu verschaffen. *Crumheim* (Klinik von H. Cohn) sah eine dauernde Heilung auf 21 Fälle. Es würde das ungefähr einem Prozentsatz 5 entsprechen. Aehnlich sind auch meine Erfahrungen, auf die ich später im Zusammenhang zurückkomme. Die schon oben erwähnte Statistik von v. Grósz (Szemészet 1890) lautet für die Punktion der Sklera ziemlich ungünstig (65 % ohne Erfolg). Für das klinische stationäre Material der Budapester Klinik nur in 20 % Besserung bei Scleralpunction allein, und 33 % Besserung bei Skleralpunction in Verbindung mit Pilocarpinbehandlung. Da nicht zu entnehmen ist, wie weit unter diesen Besserungen Dauerheilungen in Betracht kommen, so hat diese Uebersicht für die Frage der wirklich erzielten dauernden Wiederanlegungen keine massgebende Bedeutung, da, wie auch v. Grósz selbst hervorhebt, der Begriff der Besserung ein zu relativer ist.

Auch verschiedene Modificationen der Skleralpunktion haben die Resultate nicht wesentlich günstiger zu gestalten vermocht, so die multiplen perforierenden Stichelungen durch Sclera, Aderhaut und Netzhaut hindurch im Bereiche der Ablösung, wie sie Pagenstecher vorgeschlagen hat. Die Modification des Verfahrens nach *Hirschberg*, mit der Pincette die Conjunctiva über der Punktionsstelle zu fassen und durch zartes Anheben gleichsam ein Ansaugen der subretinalen Flüssigkeit zu bewirken. Der Vorschlag *Wolfe's* (1881), statt der einfachen Punktion mit dem schmalen

Messer eine wirkliche *Skleralincision* von 8-12 mm anzulegen, ebenso Robertsons (1885), die *caustiche Punction der Sclera* nach *de Wecker*, die *doppelte Punction* (Punction und Contrapunction) mit dem Ophthalmotom von Galezowski u. a., *Trepanation der Sklera*, mit nachfolgender Punktion der Chorioidea und Retina, schlugen *Parinaud* (1887) und *Higgens* (1879) vor.

3) Auch die Verfahren, durch *Dauerdrainage* ein continuierliches Abfliessen der subretinalen Flüssigkeit nach aussen zu ermöglichen (de Wecker's Filtrationsschlinge aus Golddraht), Galesowskis Catgutschlinge, Martins 2 Silberdrähte, Evers Pferdehaar (1896) sind als abgetan anzusehen. Von der Idee, die Netzhaut, durch Einklemmung in perforierende Skleralöffnungen, oder gar durch Annähen mit Suturen zur Anlegung zu bringen, ist lieber ganz zu schweigen.

Zur Entfernung der subretinalen Flüssigkeit empfiehlt *Mooren* (1882) die Pravaz'sche Spritze und berichtet Günstiges über das Verfahren. Besonderen Vorteil dürfte dieser Modus des Vorgehens gegenüber der Skleralpunktion jedoch nicht bieten, und ist jedenfalls als etwas eingreifender anzusehen.

4) Die *Electrolyse* in der Behandlung der Netzhautablösung ist von einer Reihe von Autoren versucht worden: *Schöler*, *Terson*, *Gillet de Grandmont*, *Snell*, *Simi*, *de Wecker*. *Terson* (1895) giebt eine genauere Anleitung zur Anwendung dieses Verfahrens; der positive Pol (Platin-Iridium) wird im Bereiche der Netzhautablösung durch eine kleine Oeffnung eingeführt. Es wird ein Strom in Stärke von 5 m-A. ca 1 Minute lang angewendet. Auf experimentellem Wege glaubt Terson sich überzeugt zu haben, dass dadurch keine Schädigung des Auges eintritt; er berichtet über günstige Resultate beim Menschen. *Snell* sah gleichfalls Günstiges von der Behandlung. *De Wecker*, *Simi* u. a. hatten keine Erfolge. *Simi* hält das Verfahren für nicht ungefährlich. Die Idee des Verfahrens ist, direkt auf die Resorption der subretinalen Flüssigkeit einzuwirken; in 2ter Linie dann eine entzündliche Reaktion von Seite der Aderhaut anzuregen, im Sinne einer für die Anlegung günstig wirkenden adhäsiven Chorioretinitis. Die Literatur weist eigentliche Dauerheilungen nach diesem Verfahren nicht auf. Allerdings ist es auch selten geübt worden. Bisher hat es sich jedenfalls keinen sicheren Platz in unserer Therapie der Netzhautablösung erobern können.

5) Die *Iridectomie* wurde nach ihrer Empfehlung (1876) durch *Galezowski* von einer Reihe von Autoren, *Bettrémieux, Castorani, Boucheron, Dransart, v. Grósz, Gabler* u. a. angewendet und zum Teil auch günstig beurteilt. Doch hat das Verfahren eine allgemeine Anerkennung sich nicht verschaffen können, zumal eine Erklärung für eine ev. günstige Einwirkung auf den Prozess der Netzhautablösung aussteht, wenn wir uns nicht etwa mit der ganz allgemeinen Annahme einer Besserung der Cirkulationsverhältnisse und deren günstiger Rückwirkung auf die Wiederanlegung der Netzhautablösung genügen lassen wollen. Von *Grósz* empfiehlt die Iridectomie als ersten Eingriff, dem sich dann event. weitere Massnahmen zur Ableitung der subretinalen Flüssigkeit anzuschliessen hätten. Wie aus den Mitteilungen von v. Grósz und Gabler hervorgeht, hat die Iridectomie in der Budapester Klinik lange Jahre hindurch eine ziemlich ausgedehnte Anwendung gefunden und wurde als ziemlich gleichberechtigt mit anderen Heilverfahren (Skleralpunktionen, Pilocarpininjektion u. s. w.) angesehen.

6) In ein neues Stadium trat die Behandlung der Netzhautablösung mit dem Plan, zu einer dauernden Wiederanlegung der Retina an die Chorioidea dadurch beizutragen, dass man einen *entzündlichen Prozess der Aderhaut* im Bereiche der Netzhautablösung hervorrief durch *Einbringung von entzündungserregenden Substanzen* in den subretinalen Raum. Schon 1872 hatte *Galezowski* den Vorschlag gemacht, durch Einspritzung einer geringen Menge von Jodlösung diesen Zweck zu erreichen. Doch blieb der Erfolg aus. Die Beobachtung, dass im Bereich einer früheren, später wieder angelegten Netzhautablösung sich ausgedehnte atrophische Chorioidalveränderungen wie nach einer Chorioiditis entwickeln, ferner die Beobachtungen, dass bei einer entstehenden Amotio retinae die Netzhaut gerade an den Stellen mit alten chorioiditischen Veränderungen besonders fest haftet, ja dass mitunter an solchen Stellen eine Herausreissung eines Stückes Netzhaut, welches an dem chorioiditischen Herde haften bleibt, eintritt, legten den Gedanken nahe, durch Erregung einer artificiellen Entzündung der Chorioidea eine solche festere und dauernde Verklebung zwischen Netzhaut und Aderhaut herbeizuführen. In diesem Sinne war schon Galezowski's oben erwähnter Vorschlag aufzufassen und in diesem Sinne ist auch namentlich die Einführung des Schoeler-schen Operationsverfahrens anzusehen. Anfangs ging Schoeler allerdings auf dem Boden der Leber-Nordenson'schen Theorie

von der primären Glaskörperdegeneration und Schrumpfung und dem sekundären Eintreten der Netzhautablösung stehend, darauf aus, einige Tropfen Iod oder Lugolscher Lösung praeretinal in den Glaskörperraum zu injicieren, um so zu einer Resorption der in Rückbildung angenommenen praeretinalen Glaskörperstränge, welche geeignet seien, durch Zug die Netzhaut abzulösen und ihre Wiederanlegung zu verhindern, beizutragen. Gleichzeitig betonte er aber auch die Entstehung entzündlicher chorioiditischer Erscheinungen im Bereiche der Ablösung, die geeignet seien, dauernde Verklebung zwischen Netzhaut und Aderhaut herbeizuführen. Später hat Schoeler auch hauptsächlich die Application der Lösung in den subretinalen und nicht in den praeretinalen Raum betont, um diesen Zweck zu erreichen. Die ersten 5 von Schoeler operierten Fälle verliefen tatsächlich sehr günstig; besonders zeigten sich auch ausgedehnte chorioiditische Veränderungen mit Pigmentveränderungen im Bereiche der wiederangelegten Netzhautablösung. Bei der weiteren Anwendung des Verfahrens verschlechterte sich die Statistik (5malige dauernde Wiederanlegung von 2-10 monatlicher und 3mal 18monatlicher Dauer bei 26 operierten Fällen), doch waren die Resultate immer noch relativ gute zu nennen.

Immerhin trat bei diesen 26 Fällen 3mal die Complication mit Glaskörperblutungen ein, auch weist *Schoeler* auf die eventuelle Gefahr der Cataractbildung hin. Relativ günstig lauten auch die Berichte *Dubarry's*, Klinik von Abadie, nach Injektionen mit Iodtinktur oder Lugolscher Lösung (5 g. Iodtinctur, 5 g. aq. dest. und 0,5 g. Iodkali) höchstens 1/2 bis 2/3 einer Pravaz'schen Spritze. *Dubarry* giebt zu, dass gelegentlich starke Reaktionen, ja sogar Iridochorioiditis mit Atrophia bulbi entstehen. Auch betont er das häufige Auftreten von Kapselcataract. Relativ günstig sprechen sich noch *Dufour, Moorea, Coffee, Liebrecht* aus. Dagegen fehlt es bald nicht an stetig sich vermehrendem Widerspruch gegen das Verfahren (Bull, Schweigger, Gelpke, Webster, Baduel, Scheffels, v. Grosz) teils wegen der Unsicherheit teils wegen der damit verbundenen Gefahren. Baduel sah auch experimentell beim Kaninchen nach Injektion von 2-4 Tropfen Jodtinktur in den Glaskörper schwere intraoculare Veränderungen, hämorrhagische Cyclitis, Glaskörperentzündung, Netzhautablösung eintreten, die sogar zur Schrumpfung des Augapfels führten.

Besonders ist noch eine experimentelle Arbeit *W. Wolff's* aus der Kuhnt'schen Klinik hervorzuheben (*v. Graef, Arch. f. Ophth.*

XII 2 p 63, *Eine experimentelle Studie zu Schoelers operativer Behandlung der Netzhautablösung)* welcher die Wirkung von 3-6 Tropfen Iodtinctur in den Glaskörper von Hundeaugen studiert. Es entstand hierbei häufig Netzhautablösung, 2mal sogar mit Retinalruptur, in 8 Fällen war hierbei die Amotio retinae durch Retraction des Glaskörpers bedingt, einmal durch subretinale Blutung und einmal durch Aderhautexsudat. Bei 3 der operierten Tiere kam es zu starken äusserlichen entzündlichen Erkrankungen und 2mal zur Trübung der hinteren Linsenschichten nach Art des Chorioidalstars, der indessen in wenigen Tagen wieder verschwand.

Anatomisch bildete sich zwischen Aderhaut und Netzhaut an der Einstichstelle eine bindegewebige Fixation, die erzeugte Entzündung der Uvea reichte nach vorn meist nicht weiter als bis zur ora serrata. Die Retina wurde stark atrophisch. Der Glaskörper antwortete mit geringerer oder ausgedehnterer Schrumpfung und Verflüssigung. Es ist diese Arbeit hier etwas eingehender erwähnt, weil sie in der Tat sehr wichtige Aufschlüsse über die durch Iodtinctur-Injektion in den Glaskörper gesetzten Veränderungen bringt, die in jeder Richtung zur Vorsicht mahnen. Ich möchte glauben, dass wir auf Grund dieser Untersuchungen uns jeder Injection chemisch differenten Substanzen in den Glaskörper zu enthalten haben, da die resultierenden Glaskörperveränderungen zu intensive und nicht zu dosierende werden können. Dagegen glaube ich brauchen wir trotz dieser experimentellen Untersuchungsergebnisse das Bemühen noch nicht aufzugeben, event. doch noch ein geeignetes Mittel zu finden, welches bei Einbringung in den subretinalen Raum eine nützliche, nicht zu stark entzündliche Reaktion der Aderhaut auslöst, um so durch einen adhäsiven plastischen Prozess günstig für eine dauernde Verklebung der nach punctio sclerae wieder angelegten Netzhaut zu wirken. (Vielleicht empfiehlt sich eine geringere Concentration der Lugol'schen Lösung oder ähnliches). Dass eine günstige Beeinflussung der Wiederanlegung und dauernden Verklebung der abgelösten Netzhaut auf diesem Wege möglich ist, das glaube ich, haben uns die ersten günstigen Fälle Schoeler's, die ich selbst noch aus eigener Beobachtung kenne, gelehrt. Auf das Eindringen des event. Mittels aber in den subretinalen Raum und nicht in den Glaskörper ist dabei meiner Ueberzeugung nach in allererster Linie Gewicht zu legen.

7) Im Jahre 1896 (*Klin. M. Bl. f. Augenh.* XXXIV) kommt

Schoeler unter Aufgabe direkter Eingriffe in dem Glaskörper zu dem Vorschlage, die Erregung einer reaktiven Chorioretinitis plastica im Bereiche der Ablösung in der Weise zu bewerkstelligen, dass man nach multiplen feinen, perforierenden Punktionen in der Sclera und Chorioidea durch Aufbringung chemisch differenter Mittel, wie Iodtinctur-Bepinselung der Bulbusoberfläche an den betreffenden Stellen, versucht, in schonender Weise ganz allmählich eine entzündliche Reaktion im Bereich der Netzhautablösung hervorzurufen. Jedenfalls muss eine derartige Anwendung eines Mittels von aussen her durch ganz feine Perforationsöffnungen der Sclera hindurch, im Bereiche der Ablösung als viel vorsichtiger bezeichnet werden und geeigneter, eine nicht zu heftige entzündliche Reaktion von Seiten der Chorioidea und der Retina hervorzurufen.

8) *Die punktförmigen Kauterisationen der Sclera im Bereiche der Netzhautablösung mit dem Paquelin oder dem Galvanokauter* sind zweifellos geeignet, in der der Sclera anliegenden Chorioidea gewisse entzündliche Reaktionen hervorzurufen. Man kann sich hiervon beim Tierexperiment, z. B. beim Kaninchen überzeugen, wie mit dem Augenspiegel in der Gegend der Cauterisation der Sclera, deutliche Veränderungen im Sinne einer grauweisslichen Trübung von Aderhaut und Netzhaut durch entzündliche Exsudatbildung sichtbar werden, ja wie durch eine solche Cauterisation der Sclera von aussen her durch Ausscheidung eines Exsudates circumscripte Netzhautablösungen entstehen (auch *Scheffels*, 1898, konnte experimentell das Auftreten von Netzhautablösung durch Glühhitze beim Kaninchen konstatieren), die bald wieder zurückgehen.

Der Augenspiegel weist nach Ablauf dieser ersten entzündlichen Erscheinungen der Cauterisation in den späteren Stadien oft sehr ausgesprochene atrophische, circumscripte chorioretinitische Veränderungen auf, in deren Bereich die Retina mit der Aderhaut fast verwächst. Herr Dr. *Wernicke* wird demnächst über seine Versuche in dieser Hinsicht und die anatomischen Veränderungen dabei genauer berichten. Jedenfalls zeigt sich, dass es auf diese Weise möglich ist, umschriebene entzündliche Chorioidalveränderungen im Bereiche der Netzhautablösung hervorzurufen, welche die Möglichkeit einer Verwachsung zwischen Aderhaut und Netzhaut an dieser Stelle bieten.

Die richtige Dosierung derartiger Cauterisationen der Sclera hat allerdings eine gewisse Schwierigkeit, da eine direkte Perforation der Sclera als zu eingreifend zu vermeiden ist.

In dieser Hinsicht sind in erster Linie die Vorschläge von *Dor, Chevallereau, Vacher, Bourgeois* u. a. zu erwähnen, die über günstige Resultate berichten.

De Wecker machte schon 1882 den Vorschlag, an der Ablösungsstelle die Sclera mit der glühenden Platinschlinge zu punctieren. Am konsequentesten hat bekanntlich *Dor* das Verfahren der Cauterisation der Sclera bei Netzhautablösung durchgeführt und dabei sehr günstige Resultate erzielt (14 dauernde Heilungen auf 21 Fälle). Dor hat übrigens das Verfahren mit anderen Massnahmen (Bettruhe, Heurteloup und schliesslich in einem Teile der Fälle mit Injektionen von sehr stark procentigen (25-30 %igen Kochsalzlösungen) unter die Bindehaut und in den Tenon'schen Raum kombiniert. Die Kochsalzlösung soll nach Dor die Resorption des subretinalen Exsudates vor allem durch die starke wasserentziehende Wirkung auf die umgebenden Gewebe fördern. Vor allem aber soll durch die künstlich caustisch gesetzte partielle Verdünnung der Sclera ein solcher Flüssigkeitsaustausch erleichtert und sodann durch Bildung entzündlicher Herde in der Chorioidea eine Verwachsung zwischen Retina und Aderhaut gefördert werden, während gleichzeitig die Anwendung des Heurteloup die Circulationsverhältnisse im Auge günstig beeinflusst.

Es ist jedenfalls nötig, bei dem Verfahren der Cauterisation der Sclera gleichzeitig auf das Verschwinden der subretinalen Flüssigkeit noch besonders einzuwirken.

Wie Dor, so hat auch *Stoelting* die Kombination von Kaustik mit hoch-procentigen subconjunctivalen Kochsalzlösungen gewählt und nach dem Verfahren günstige Erfolge erzielt. Wie Gallus aus der Stoelting'schen Klinik mitteilt, trat eine Dauerheilung bei 8 behandelten Fällen ein, in 5 andern dieser Fälle Recidiv, nach 6 u. 10 Monaten, sodass also die unmittelbaren Resultate der Methode auch in Stöltings Händen sehr Gutes leisteten; spätere Recidive blieben aber auch bei diesen anfangs sehr günstig verlaufenden Fällen fast niemals aus, wie Stölting mir brieflich noch in jüngster Zeit mitteilte. Auch ist Stoelting zuletzt auf niedriger procentische Kochsalzlösungen (10 %) zurückgekommen, da die Schmerzhaftigkeit des Verfahrens bei Verwendung von 20-30 % Lösungen als sehr gross bezeichnet werden muss. *Vacher* kombinierte die punktförmige Cauterisation der Sclera mit Aspiration der subretinalen Flüssigkeit vermittelst der Pravaz'schen Spritze.

Auch *Mazel* (1900) erzielte mit dem Dor'schen Verfahren eine Dauerheilung.

Ich werde später noch auf meine Stellung zu diesem Verfahren zurückkommen.

Deutschmann (1895) berichtet noch, dass er dreimal Paquelinsche Perforationen der Sclera ausführte, aber ohne günstigen Erfolg und deshalb diesen Behandlungsmodus zu Gunsten seines Verfahrens aufgab.

Majano (1893) kombinierte die Incision der Sclera mit Galvanokaustik.

9) Einen breiten Raum nehmen in den letzten Decennien bei der Therapie der Netzhautablösung die *subconjunctivalen Injektionen* und besonders die *subconjunctivalen Kochsalzinjektionen* ein. Nachdem *Rothmund* zunächst (1866) die subkonjunctivale Kochsalzinjektion zur Aufhellung von Hornhauttrübungen nach Keratitis parenchymatosa empfohlen, verging noch geraume Zeit bis diese Behandlungsmethode Eingang fand. Erst im Jahre 1887 scheint *de Wecker* zum ersten Male in Berücksichtigung der Raehlmann'schen Anschauungen über die Entstehung der Netzhautablösung die subconjunctivale Injektion von Kochsalzlösungen in den Tenon'schen Raum bei diesem Leiden in Anwendung gebracht zu haben, ohne jedoch einen wesentlichen Erfolg dabei zu erzielen. Diese neue Therapie auf dem Gebiete verschiedener innerer und äusserer Erkrankungen des Auges und auch später auf dem Gebiete der Netzhautablösung wurde populärer besonders durch die Arbeiten von *Reymond*, *Secondi*, *Gallenga* u. a., welche geneigt waren, eine Communication zwischen den subconjunctivalen und perichorioidalen Lymphräumen im Sinne *Schwalbes* und *Waldeyers* anzunehmen. Auch schienen die experimentellen Untersuchungsergebnisse mit subconjunctival eingespritzten Farblösungen und Emulsionen von Seiten verschiedener Autoren (*Pflüger*, *Mellinger*, *Bossalino*, *Deutschmann*) für diese Annahme zu sprechen, da die Farbstoffe in den chorioidalen und retinalen Lymphräumen nachgewiesen werden konnten. Besonders sind die Bemühungen *Dariers* um die Einführung der subconjunctivalen Sublimat-Therapie in die Augenheilkunde hervorzuheben, denen vielfach von anderen Autoren im günstigen Sinne zugestimmt wurde.

Aber auch an ungünstigen Urteilen über das Behandlungsverfahren fehlt es im Laufe der Zeit nicht. So wurde von *Bach*, *Gürber* u. *Addario* bestritten, dass Quecksilber bei dieser Behandlungsmethode in dass Innere des Auges übergehe, wie das *Sgrosso* und *Scalinci* glaubten nachgewiesen zu haben.

Goering widerspricht aber später wieder den Untersuchungsresultaten von Gürber und Bach. Die wichtigen Untersuchungen von *Wessely* über die Wirkung der subconjunctivalen Injektionen ergeben bei Anwendung sehr stark konzentrierter Kochsalzlösung (z. B. 20 %) eine ganz geringe Vermehrung des Kochsalzgehaltes des Vorderkammerwassers, während im Glaskörper nichts davon nachweisbar ist. Das Eindringen von Sublimat ins Auge bei subconjunctivalen Injektionen, hält W. von vornherein für aussichtslos, da es eine eiweissfällende Wirkung übt. Er sieht die Wirkung der subconjunctivalen Injektionen in einer [illegible]wirkung auf die Absonderung des humor aqueus derart, dass derselbe — sonst fast eiweissfrei — nun Eiweiss in verschieden grosser Menge bis zu 1 % und mehr enthält. So lässt sich auch eine vermehrte Ueberführung von Schutzstoffen aus dem Blute in die vordere Kammer des erkrankten Auges unter dem Einfluss subconjunctivaler Injektionen erklären.

Auch über unangenehme Begleiterscheinungen, wie starke Schmerzhaftigkeit, länger dauernde entzündliche Reizzustände, partielle Gewebsnekrose, Verwachsungen der Conjunctiva mit der darunter liegenden Sclera wurde berichtet, und diese Beobachtungen führten gerade in der Baseler Univ. Augenklinik zunächst zu einer Abschwächung der angewendeten Sublimatlösung von 1:2000 bis zu 1:5000 und Zusatz von schwacher Kochsalzlösung (1 %), der dann bald die Empfehlung der Kochsalzlösung als subconjunctival angewendetes Heilmittel folgte unter besonderer Berücksichtigung der Heidenhain'schen Anschauungen und Arbeiten über die lymphtreibende Wirkung des Kochsalzes. Besonders durch *Mellingers* Initiative und eine Reihe von anderen Arbeiten aus der Baseler Klinik (*Marbi, Wehrle, Zehnder, Burri, Staeckle*) hat dann die Therapie der subconjunctivalen Kochsalzinjektionen eine sehr ausgedehnte Verbreitung in der Augenheilkunde und schliesslich auch auf dem Gebiete der Netzhautablösung gefunden.

Die Anwendung der subconjunctivalen Injektionen in erster Linie der Kochsalzlösung bei Amotio retinae wird auch heute sehr viel geübt und zwar ohne gleichzeitige Anwendung anderer operativer Massnahmen. Es ist dies auch erklärlich nach der dringenden Empfehlung dieses Mittels von verschiedenen Seiten und unter dem gleichzeitigen Hinweis, dass man es hier mit einem ungefährlichen Verfahren zu tun habe, wo man nicht eventuell befürchten müsse, dem Patienten zu schaden. Es sei hier besonders an die Mitteilungen von *Mellinger, Lodato, Zehnder, Gatti, Hiltz, Winzelmann, Fehr, Randolph, Senn, Gradle, Elsernig, Bourgeois* u. a. hingewiesen. Wenn die Berichte auch nicht gerade sehr zuversichtlich lauten, so wird doch das Verfahren als nützlich bezeichnet und es werden neben Besserungen eine Anzahl Heilungen berichtet. Ein Teil dieser Autoren (z. B. *Staerkle* u. a.) denkt bei den subconjunctivalen Kochsalzinjektionen an eine Aufsaugung der subretinalen Flüssigkeit durch den Ausgleich zwischen dieser und der hypertonischen Kochsalzlösung durch die erhaltene Sclera hindurch, so dass die subretinale Flüssigkeit eine Eindickung und Verminderung erleide und so die Netzhaut die Möglichkeit gewinne, sich wieder anzulegen. 2 %ige Kochsalzlösungen könnten nur so lange wirken, bis die subretinale Flüssigkeit eine gewisse Eindickung erfahren habe, dann werde sie wirkungslos. Bei Anwendung von stärkeren Lösungen (4-10 %) erhalte man eine günstigere Wirkung auf die abgelöste Retina. Andere Autoren suchen durch weitere Konzentration der Lösungen (bis zu 25-30 %) den Effekt weiter zu steigern (*Dor, Stoelting* u. a.), heben dann allerdings auch die hochgradige Schmerzhaftigkeit des Verfahrens besonders hervor, selbst dann, wenn gleichzeitig lokal anästhesierende Mittel, wie Acoin, Cocain u. a. der Injektionsflüssigkeit beigefügt werden.

Darier empfiehlt einen Zusatz von 0,01-0,02 Dionin zu der Kochsalzlösung und will damit in 1 Fall noch sehr günstig eingewirkt haben, wo die alleinige subconjunctivale Kochsalzinjektion versagt hatte.

Auch das schwefelsaure Natr. ist gelegentlich als geeignetes Mittel gegen Netzhautablösung bei subconjunctivaler Anwendung empfohlen worden (*De Wecker, Darier, Bourgeois*) und ebenso fanden die Quecksilberpräparate (Sublimat, Hydrarg. oxycyanat., Hydrarg. cyanat.), welche hauptsächlich bei entzündlichen intraocularen Prozessen auf Dariers u. a. Anregung Verwendung gefunden, gelegentlich auch ihre Befürwortung bei der Behandlung der Netzhautablösung, offenbar in der Voraussetzung, dass in manchen Fällen bei Amotio retinae chorioiditische entzündliche Veränderungen die eigentliche Ursache seien.

Die klinische Erfahrung lehrte nun, dass bei der überaus häufigen Anwendung der subconjunctivalen Injektionen bei Netzhautablösung die dadurch erzielten Resultate in Bezug auf Dauerheilung durchaus unbefriedigende seien, ja es ist wohl fraglich, ob die einzelnen erzielten Heilungen nicht z. Tl. der gleichzeitigen

Anwendung anderer friedlicher Maassnahmen zuzuschreiben seien (Druckverband, Ruhelage u. s. w.). Dazu kommen nun die experimentellen Untersuchungen der neueren Zeit, besonders die von *Wessely*, welche nachwiesen, dass bei intacter Sclera auf eine directe Einwirkung der subconjunctival injicierten Kochsalzlösung auf die subretinale Flüssigkeit nicht zu rechnen sei.

10) Bei dieser Lage der Dinge lag der Gedanke nahe, die subconjunctival injicierte Kochsalzlösung durch weitere operative Massnahmen mit dem subretinalen Raum bei Netzhautablösung in direkte Berührung zu bringen, um so mehr eine direkte Wechselwirkung zwischen injicierter Kochsalzlösung und subretinaler Flüssigkeit zu bewerkstelligen. Der eine Weg war der mit Sclerapunction die subconjunctivale Kochsalzinjektion zu kombinieren, resp. dieselbe der ersteren folgen zu lassen. Schon *Secondi* hat diesen Weg betreten, indem er die Punktion der Sclera mit einer subconjunctivalen Sublimatinjection gemeinsam anwandte. *Deutschmann* versuchte gleichfalls schon 1894 Sclerapunction mit subconjunctivaler Injektion zuerst von Sublimat, dann von Kochsalzlösung und beobachtete dabei wiederholt Retinalblutungen, was ihn von dem Verfahren Abstand nehmen liess. Er warnt vor dieser Combination. *Jocqs* rühmt 1901 die ausgesprochene Wirksamkeit der subconjunctivalen Injection stärkerer Kochsalzlösungen nach vorausgegangener Sclerapunction und nimmt dabei an, dass das Blut der Aderhautgefässe durch Absorption von der subconjunctival injicierten Kochsalzlösung in sich aufnehme und nun zur Resorption der subretinalen Flüssigkeit beitrage. Ich habe das Verfahren in der Weise geübt, dass ich mit einer Discisionsnadel oder dem kleinen Knapp'schen Discisionsmesser mehrfache ganz feine perforierende kleine Oeffnungen durch die Sclera anlegte und dann die Kochsalzlösung subconjunctival in der Gegend dieser Oeffnungen injicierte.

Es ist gar keine Frage, dass man auf diese Weise in einer ganzen Anzahl von Fällen eine schnelle Wiederanlegung der Netzhaut erzielen kann, der aber fast regelmässig bald ein Recidiv der Ablösung folgt. In einer Zahl der Fälle traten auch in der ersten Zeit nach der Ausübung des Verfahrens Glaskörpertrübungen und auch Glaskörper- wie Retinalhämorrhagien ein, namentlich bei Anwendung stärker procentiger Kochsalzlösungen, obschon sich mir beim Tier (Kaninchen) bei subconjunctivaler Anwendung von 10-20 % Kochsalzlösungen nach vorausgegangener Sclerapunction keine derartigen intraocularen Complicationen in einer Anzahl von Experimenten ergeben hatten. Ich komme am Schluss noch kurz auf meine Erfahrungen in dieser Hinsicht zurück.

Als ein zweites wirksames Vorgehen, um die subconjunctivale Kochsalzlösung in direkterer Form auf die subretinale Flüssigkeit einwirken zu lassen, müssen wir im Sinne Dor's die Combination der subconjunctivalen Injektion mit der punktförmigen Cauterisation der Sclera im Bereiche der Ablösung ansehen. Es ist hiebei eine erleichterte Wechselwirkung zwischen der subretinalen Flüssigkeit und der subconjunctivalen Kochsalzlösung in den cauterisierten und verdünnten Sclerastellen wahrscheinlich.

In 2ter Linie wird zweifellos eine entzündliche circumscripte Reaktion an den den cauterisierten Sclerastellen entsprechenden Chorioidalpartien gesetzt, welche geeignet sein dürfte, zu einer Verwachsung der Retina und der Chorioidea an dieser Stelle beizutragen. In dem Sinne sprechen auch die Beobachtungen am Tiere und verweise ich in dieser Hinsicht auf die im Druck befindlichen experimentellen Untersuchungsergebnisse *Wernicke's* an unserer Klinik.

Verwendbar ist unter diesen Gesichtspunkten auch die Combination der punktförmigen Cauterisationen der Sclera im Bereiche der Ablösung mit nachfolgender Scleralpunktion, wodurch infolge Abfliessens der subretinalen Flüssigkeit eine Annäherung und Verklebung zwischen Netzhaut und Aderhaut gefördert wird.

11. In den letzten Jahren ist die intracapsulaere Injektion (d. h. in den Tenon'schen Raum) von Kochsalz- u. a. Lösungen, statt der blossen subconjunctivalen besonders betont worden. *De Wecker* berichtet 1899, dass er schon seit 12 Jahren die Kochsalzinjektion nicht nur subconjunctival, sondern auch intracapsulaer bei Netzhautablösung mache, er habe später als weniger schmerzhaft Lösungen von schwefelsaurem Natr. hierzu gewählt und in der neuester Zeit Lösungen von Gelatine (Physiol. Kochsalzlösung 100, weisse Gelatine 3,5), welche gar nicht schmerzhaft seien.

Auch *Dor* (père et fils) legen auf die Injektion der Kochsalzlösung in den Tenon'schen Raum besonderes Gewicht und verwenden dazu eine besondere Spritze mit gebogenem Ansatz. Die Nadel wird zwischen rectus internus und rect. infer. entlang der Convexität des Bulbus eingeführt, ihre Spitze muss frei beweglich sein, wenn sie richtig liegt und bei der Injektion darf keine Chemosis auftreten. *de Wecker* bestreitet wegen des anatomischen Verhaltens (Motais) der Tenon'schen Kapsel die Möglichkeit so isolierte Kochsalzinjectionen in den Tenon'schen Raum vorzunehmen.

Jedenfalls nimmt man bei derartigen intracapsulaeren Injektionen eine direktere Einwirkung der hypertonischen Kochsalzlösung auf die subretinale Flüssigkeit an, als bei subconjunctivaler Injektion ausserhalb des Tenon'schen Raumes (vielleicht durch die Lymphräume in der Umgebung der austretenden Vortexvenen?) Bourgeois injicierte subcapsulaer (Glycer. 10,0, Kochsalz 3,0, Sublimat 0,01).

Gerade aber bei einer derartigen Anwendung stärker koncentrierter Kochsalzlösungen ist die Frage zu erwägen, ob nicht durch diese länger fortgesetzten Massnahmen auch einmal direkte Schädigungen des Auges durch Obliteration des Tenon'schen Raumes hervorgerufen werden kann. Ich glaube, dass das gelegentlich vorkommen kann und muss 2 eigene Beobachtungen in dem Sinne deuten, wo nach lange fortgesetzten Injektionen (1mal recidivierende Glaskörperblutungen und 1mal bei Netzhautablösung) glaucomatöse Erscheinungen eintraten, für die sonst gar kein Grund vorlag, da es sich um noch relativ jugendliche Patienten handelte.

Auch andere Autoren (*Mellinger*, *Deutschmann*, *Alexander* u. a.) konnten sich von gelegentlichen schädlichen Nebenwirkungen stark procentiger Kochsalzlösungen bei subconjunctivaler Application überzeugen.

12) Die Behandlung der Netzhautablösung nach *Deutschmann* zerfällt bekanntlich in 2 Faktoren und zwar 1) in die Durchschneidung von Netzhaut und Glaskörper, resp. praeretinaler Glaskörperstränge und 2) in die Injektion von Kaninchen-Glaskörper in den praeretinalen Raum vor der abgelösten Netzhaut.

Was den 2ten Faktor der Behandlung anbetrifft, so habe ich mich nicht entschliessen können denselben beim Menschen in Anwendung zu bringen und zwar aus folgenden Gründen. Schon aus den Deutschmann'schen Beschreibungen war zu entnehmen, dass der Injektion von Kaninchen-Glaskörper doch oft eine starke Trübung des Glaskörpers des behandelten menschlichen Auges folgt, bis zu einem intensiv weissgelblichen Reflex aus der Tiefe. Auch waren in einem Teil der Fälle die entzündlichen Reaktionen erheblich und verweise ich hier besonders auch auf die anatomische Untersuchung Deutschmanns, wo er Gelegenheit hatte (Mitt. I, p. 71) den Inhalt eines menschlichen Auges, welches allerdings schon zur Zeit der Glaskörperinjection fast ganz erblindet war, auf dem Wege der Exenteration 26 Tage nach vorgenommener Injektion zu entfernen. Es war hier zu sehr erheblichen entzündlichen iridocyklitischen Erscheinungen gekommen, welche schliesslich zur Exenteration nötigten.

Auch die anatomische Untersuchung ergab sehr erhebliche entzündliche Veränderungen (Zellinfiltration, Bildung von Riesenzellen, u. s. w.).

Mit Rücksicht auf diese Momente habe ich es für geboten erachtet, bevor ich mich zur Glaskörperinjektion beim Menschen entschloss, die Frage einer experimentellen Prüfung am Tier zu unterwerfen und Herrn Dr. *Wernicke* veranlasst, die Folgen der Glaskörperinjektion beim Kaninchen experimentell und anatomisch zu prüfen. Es wurden hierbei in erster Linie Glaskörper des Kaninchens, sowie frischer Kalbsglaskörper und ferner die von Deutschmann angegebenen und in Hamburg bei Dr. Mielk (Schwanen-Apotheke) käuflichen Glaskörper-Präparate in Anwendung gezogen. Die Untersuchungsresultate werden demnächst eingehend von Wernicke veröffentlicht werden. Es ist selbstverständlich, dass mit allen aseptischen Cautelen und nach Deutschmann'scher Vorschrift verfahren wurde. Von den Ergebnissen will ich hier nur so viel anführen, dass die entzündlichen Reaktionserscheinungen z. Tl. sehr erheblich waren, der Glaskörper trübte sich intensiv grauweiss und blieb diese Trübung z. Teil dauernd bestehen. In 3 Fällen traten starke Iridocyklitis z. T. mit Schrumpfungserscheinungen am Bulbus, 2mal Amotio retinae, in anderen Fällen ausgedehntere hintere Synechien ein, also jedenfalls häufiger bedeutende, ja z. Tl. deletäre Folgezustände.

Diese starken und z. Tl. deletären (Folgezustände) Reaktionserscheinungen (Iridocyclitis, Amotio retinae) beim Tier sind es hauptsächlich gewesen, welche mich von einer weiteren Anwendung des Verfahrens absehen liessen. Ich glaube auch aus diesen Resultaten entnehmen zu dürfen, dass die Glaskörperinjektion direkt in späteren Stadien zu weiteren Schrumpfungserscheinungen des Glaskörpers und damit direkt zur Entstehung einer Netzhautablösung Veranlassung geben kann, also damit das Gegenteil von dem bewirkt, was man beabsichtigte.

Bei einem anderen Teil der operierten Tiere gingen die im Anschluss an die Injektion entstehenden Glaskörpertrübungen allmählich zurück, ohne ernstere Schädigungen zu hinterlassen.

Wenn ich auch zugeben will, dass man diese am Tiere gewonnenen Untersuchungsresultate nicht so ohne weiteres auf das menschliche Auge übertragen kann, so geht meines Erachtens doch so viel daraus hervor, dass die Glaskörperinjektion nicht gefahrlos ist für das injicierte Auge und unter Umständen auch bedenkliche und deletäre Veränderungen setzen kann; dass dies auch beim Menschen eintreten kann, dafür spricht unzweideutig der Deutschmann'sche Exenterationsbefund und dafür spricht auch die gelegentliche klinische Erfahrung. Ich sah einen Kranken der Monate lang genau nach Deutschmann'scher Vorschrift anfangs mit Durchschneidungen, später mit Glaskörperinjectionen behandelt worden war, und wo die Sache mit totaler Amaurose, vollständiger Verwachsung der Iris mit der Linse, fast vollständiger Aufhebung der vorderen Kammer also mit deletären intraocularen Veränderungen auf dem betreffenden Auge endete.

Ich kann auch die Deutschmann'sche Erklärung von der Wirkung der Glaskörperinjektion besonders der Quellung der injicierten Massen mit Wiederandrückung der abgelösten Retina nur für eine hypothetische halten und glaube, dass durch die experimentellen Untersuchungsresultate Dr. Wernickes doch nachgewiesen ist, wie jedenfalls nicht selten Schrumpfungserscheinungen des Glaskörpers mit ihren deletären Wirkungen die Folge sein können.

Die Technik der Injektion bietet ja an und für sich keine besondere Schwierigkeit bei Anwendung der Pravaz'schen resp. Luer'schen Spritze.

Durch die Einführung der Messerkanüle wird wohl die Möglichkeit geschaffen, den Eingriff der Durchschneidung mit dem der Injektion zu verbinden, aber die Sicherheit der eigentlichen praeretinalen Injektion wird dadurch gefährdet, da, wie auch Deutschmann selbst zugiebt, die Glaskörperinjektion gelegentlich subretinal ausfallen kann, wo ja dann das angebliche Moment der Quellung die Netzhaut abdrängen würde, und nur die entzündungserregende Eigenschaft des injicierten Glaskörpers allenfalls noch im günstigen Sinne gedeutet werden könnte.

Auch ist nach der Deutschmann'schen Statistik an der Hand seines Krankenmaterials unverhältnismässig oft (in ca 50 %) Cataract-Bildung verzeichnet, von der allerdings sehr häufig angegeben wird, dass sie im Beginne schon vor der Behandlung mit Glaskörperinjektion vorhanden gewesen sei, aber beschleunigend hat zweifellos die Glaskörperinjektion in einer Anzahl von Fällen auf die Ausbildung der Linsentrübung gewirkt, und das ist ein weiterer Nachteil dieses Verfahrens. Jedenfalls ist auch das Vorkommen von Cataracta complicata bei Netzhautablösung in den nicht oder friedlich behandelten Fällen seltener (z. B. Horstmann 12 %).

Deutschmann selbst meint (*Ber. d. Heidelberg ophth. Ges.* 1903, p. 270), dass die Cataract bei dem Verfahren schneller reife.

Auf Grund dieser Erwägungen und Erscheinungen habe ich mich trotz der günstigen Berichte Deutschmanns nicht entschliessen können, das Verfahren der Glaskörperinjektion in die Therapie der Netzhautablösung aufzunehmen, denn m. E. muss als feststehend angesehen werden, dass dadurch gelegentlich direkt deletäre intraoculare Veränderungen an dem operierten Auge hervorgerufen werden können. Es ist dies auch der Grund, weshalb die Glaskörperinjektionen von Seiten anderer Autoren so wenig Nachahmung gefunden haben.

Chibret hat das Verfahren in 1 Falle ohne wesentliche Nachteile angewendet, *Jatrzenka* (1898) 10 mal ohne Erfolg und 1mal mit schweren intraocularen Veränderungen (totale Amotio und Amaurose).

Was die Durchschneidung der Netzhaut und des Glaskörpers resp. praeretinaler Glaskörperstränge anbetrifft, so habe ich das Verfahren gelegentlich angewendet und versucht nach Deutschmanns Vorschrift vorzugehen, auch mit seinem Instrumentarium. Doch will mir scheinen, dass es nur gelegentlich möglich ist, seiner Vorschrift gemäss zu verfahren, durchweg aber doch die anatomischen Verhältnisse bei der Netzhautablösung so liegen, dass sich der Vorschlag nicht sicher ausführen lässt. Die in den Deutschman'schen Figuren (*Mitt. I*, p. 858, *Mitt. II* p. 773) gegebenen anatomischen Verhältnisse der abgelösten Netzhaut dürften in Wirklichkeit selten so liegen, wie sie dort gezeichnet sind (s. Fig. I u. II), wo ja allerdings die Möglichkeit bestehen würde, wie vorgeschrieben 2mal die abgelöste Retina zu treffen beim Vorschieben des Messers u. a. mehr. Aber auch bei einem derartigen Vorspringen einer mittleren Netzhautfalte mit concaven Einsenkungen nach beiden Seiten ist die Ausführung des Vorschlags schon als unsicher anzusehen, da ja Ein- und Ausstich durchweg so weit peripher, d. h. äquatoriell erfolgen, dass dieselben nicht ophthalmoscopisch zu kontrollieren sind. Wenn somit die Erfüllung der Forderung gelegentlich auch möglich erscheint, so dürfte sie doch auch bei dieser anatomischen Lage der abgelösten Retina oft nicht erfüllt werden. Durchweg haben wir es aber durchaus nicht mit einer solchen in den Glaskörper vorspringenden Netzhautfalte zu tun, sondern mit einer mehr gleichmässig buckelförmigen Vorragung. Eine so stark vorspringende mittlere Falte ist ja eigentlich nur denkbar, wenn dieselbe durch einen Glaskörperstrang in der Mitte fixiert und nach vorn gezogen würde, wie Deutschmann das in der Fig. 2 andeutet. Das dürfte aber sicher doch nur selten der Fall sein, denn auch die Leber-Nordenson'sche Theorie setzt durchweg vor der abgelösten Retina keine Glaskörperstränge mehr, sondern praeretinale Flüssigkeit voraus, die durch eine mehr peripher gelegene Ruptur unter die Netzhaut dringt und jedenfalls schon zuvor strangartige Adhäsionen in ihrem Bereich vermissen lässt. Eine gleichmässige spontane Abhebung der Retina aber durch Schrumpfung des direkt an die Netzhaut adhärenten Glaskörpers ohne Retinalruptur dürfte sehr selten sein, und wird auch von Nordenson nur ausnahmsweise angenommen. Nur dann aber könnte man sich von der Glaskörperdurchschneidung eine günstige Wirkung versprechen.

Es erscheint mir ferner auch unter Zugrundelegung der Deutschmann'schen Figuren eine ausgiebigere Durchschneidung von Glaskörpersträngen schwer möglich, ohne gleichzeitig eine recht ausgedehnte Zerreissung der Netzhaut zu bewerkstelligen. Denn wenn man nach der Contrapunction der Sclera oder nur nach Berührung der der Einstichsstelle gegenüberliegenden Bulbus-Wand das Messer nach Vorschrift im bogenförmigen Zug zurückführt, so geschieht dies doch immer, während zu Anfang wenigstens das Messer noch in der doppelt perforierten abgelösten Netzhautfalte steckt, und muss dadurch eine ausgedehntere Dilaceration der Netzhaut hervorgerufen werden, die doch auch mit nicht unerheblicher Zerrung der abgelösten Retina einhergeht, und event. einer weiteren Ablösung der Retina Vorschub leisten kann. Deutschmann selbst hat auch in dieser Hinsicht in seinen späteren Mitteilungen erhebliche Modificationen bei dieser sogen. Glaskörperdurchschneidung empfohlen, er warnt jetzt direkt beim Zurückziehen des Messers vor den zuerst empfohlenen ausgiebigen seitlichen schneidenden Hin- und Herbewegungen des Messers. In der 2ten Mitteilung tritt an deren Stelle die Zurückziehung der Schneide im flachen Bogen und in der letzten Mitteilung beschränkt sich der Eingriff im wesentlichen auf eine Punktion der Sclera mit Contrapunction auf der gegenüberliegenden Seite mit mehrfacher Durchstossung der Retina und des praeretinalen Raumes. Aus schon oben dargelegten Gründen aber dürfte die Möglichkeit einer 4maligen Durchstossung der abgelösten Retina hierbei doch selten bestehen.

In den beiden Figuren Deutschmanns findet sich auch eine Differenz insofern, als in der ersten die Contrapunctionsstelle für das Messer an der Grenze der Ablösung liegt, während in der 2ten die Spitze noch in abgelöstem Terrain ausfährt.

Es ist die ursprüngliche Glaskörperdurchschneidung somit jetzt im wesentlichen aufgegeben und auf eine mehrfache Durchstechung von Netzhaut und praeretinalem Glaskörperraum reduciert. Damit aber nähert sich das Verfahren wesentlich der Behandlung vermittelst einfacher Sclerapunction mit oder ohne Durchstossung der Retina. Die Combination aber dieses Verfahrens mit der Glaskörperinjektion ist m. E. nicht unbedenklich, weil direkte schwere Schädigungen des inneren Auges dadurch hervorgerufen werden, wie mir sowohl die klinische Erfahrung als die experimentellen Untersuchungsresultate Wernicke's zeigten.

Es liegt mir durchaus fern, die Deutschmann'schen statistischen Angaben irgendwie in Zweifel zu ziehen, doch erscheint es mir bemerkenswert, wie ungleichmässig auch bei seinem einheitlich von ihm angewandten Verfahren sich die Heilungserfolge gestalteten.

Seine 16 ersten Fälle *(91. Mitt.)* führten zu ca. 44 % Heilungen, das erste halbe Hundert der Fälle wies ca. 36 % Heilungen auf, die nächsten 50 Fälle nur ca. 12 % und hierunter sind noch einzelne Patienten, wo die Beobachtungszeit noch nicht lange genug, um von dauernder Heilung zu sprechen (so No. 89 noch in Beobachtung, Nr. 64 nur nach brieflichem Bericht). Es zeigen jedenfalls solche Zahlen, wie von einer Konstanz der Behandlungsresultate auch hier nicht gesprochen werden kann und wie die Resultate zuerst entschieden am günstigsten waren und später sich weniger günstig gestalteten, trotzdem Deutschmann sein Verfahren durch verschiedene Modificationen noch zu verbessern suchte. Bei der letzten Serie von Fällen müssen sich die definitiven Heilresultate wieder gebessert haben, da 23·26 % durchschnittlich angegeben werden. Immerhin, glaube ich, zeigen gerade die grossen Schwankungen auch dieser Statistik in ihren einzelnen Abschnitten, dass wir es durchaus noch nicht mit einem einigermassen sicher wirkenden Verfahren zu tun haben, welches überdies sehr grosse Anforderungen an die Ausdauer des Patienten stellt, und man begreift schon den Unmut derjenigen Kranken, die nach einer so langen event. fruchtlosen Behandlung unverrichteter Sache herausziehen müssen.

Die sonstigen Mitteilungen aus der Literatur von Seiten anderer Autoren über die mit dem Deutschmann'schen Verfahren gewonnenen Resultate sind wenig zahlreich und lauten durchweg nicht günstig *(Greeff Braunstein, Sattler, Jutrzenka* u. a.), doch war die Anzahl der operierten Fälle im Verhältnis zu dem Deutschmann'schen Material eine geringe.

13) Den Plan, durch eine Verkleinerung der Bulbushüllen und Abfliessenlassen des subretinalen Exsudats die Netzhaut bei kurzsichtigen Augen zur Anlegung zu bringen, hat *S. Müller* in die Tat umgesetzt, indem er ein Stück der Sclera ausschnitt zwecks Verkleinerung des Fassungsraumes der Bulbuskapsel, sodass der restierende Glaskörper den Binnenraum des Bulbus wieder mehr oder weniger ganz ausfüllen und so die Netzhaut zur Anlegung bringen könne. Die Operation ist von ihm in seiner Arbeit (*Ein neues Operationsverfahren zur Heilung der Netzhautablösung*, Münch. med. Wochenschr. Nr. 23, 1903 und ferner *Czermaks Operationslehre)* genau beschrieben. Sie beruht nach einer Kroenlein'schen Resektion der äusseren Orbitalwand in Lostrennung des rectus externus und einer Excision eines in der Mitte 8-10 mm breiten und 20 mm langen Stückes Sclera in verticaler Richtung vor den Vortexvenen und Vereinigung der Wände durch Suturen, welche vorher angelegt wurden. Die Chorioidea wird dabei geschont und von der subretinalen Flüssigkeit so viel wie nötig herausgelassen. Der Erfolg war in mehreren Fällen ein guter, indem Wiederanlegung der abgelösten Retina eintrat. Ich habe mich nicht entschliessen können, die Operation nachzumachen, weil sie mir zu eingreifend erscheint, und so wie mir scheint es auch anderen Beobachtern ergangen zu sein, da bisher weitere Publikationen über dies Verfahren nicht vorliegen. Nach *Czermak (Die augenärztlichen Operationen*, 1903-1904, p. 1219) hat *Holth* 2mal mit günstigem Erfolge das Verfahren angewendet. *Müller* wirft zum Schluss noch die um das hochgradig kurzsichtige, abnorm lange Auge mit fortschreitender «chorioiditis» zu verkürzen. Nun dieser Vorschlag muss a limini abgelehnt werden, zumal ja die Resektion der Sclera in relativ normalem Terrain vor den Vortex-Venen Platz greifen müsste, während der abnorm gedehnte und krankhaft veränderte hintere Bulbusabschnitt unverändert bestehen bliebe, auch würden bei einem solchen Verfahren eine Netzhautablösung u. a. schwere Komplicationen (wie Glaskörperverfall u. s. w.) wohl schwerlich zu vermeiden sein.

Aber auch bei bestehender Netzhautablösung wird sich das Verfahren bei seiner Kompliciertheit und den damit für das operierte Auge verbundenen Gefahren keinen dauernden Platz in unserer operativen Therapie erringen können. *Czermak* erlebte in

1 von ihm operierten Falle Platzen der frei gelegten Aderhaut und Glaskörperblutung.

Eine ganz neuerdings noch von *L. Müller* vorgeschlagene Modification seines Verfahrens (*Ber. der Wiener ophth. Gesellschaft*, 5 Juli 1905, *Centralbl. f. A.*, August 1905), die Sclera nicht mehr zu resecieren, sondern nur einen Scleraeinschnitt zu machen und die Ränder über einander zu schieben, dürfte kaum geeignet sein, das Verfahren weniger eingreifend erscheinen zu lassen. Auch erwähnt Müller in 2 seiner Fälle den Eintritt starker intraocularer Hämorrhagien.

14) Von anderen Verfahren gegen Netzhautablösung ist wenig mehr zu erwähnen. Der experimentelle Versuch *Sinclairs*, 1902, bei künstlich erzeugter Netzhautablösung durch subretinale Einspritzung von Pferdeblutfibrin eine Verklebung und Verwachsung zwischen Aderhaut und Netzhaut zu fördern, führte zur Vergrösserung der Ablösung.

15) Gradenigos Vorschlag, 1891, durch Massage günstig auf eine Netzhautablösung einzuwirken, hat scheinbar keine Nachahmung gefunden und muss besonders bei herabgesetztem intraocularen Druck als irrationell erscheinen.

16) Auch die Beobachtungen O. Langes 1903 über Wiederanlegung der Netzhautablösung bei schneller Entwickelung einer complicierten Cataract, die er sich ev. aus der Volumzunahme der Linse mit Normalisierung des intraocularen Drucks erklären möchte, dürften für therapeutische Massnahmen keine neuen Anhaltspunkte bieten.

II. STATISTIK

Es folgen nun einige statistische Angaben über die bisher publicierten geheilten Fälle von Netzhautablösung unter besonderer Berücksichtigung meines eigenen Materials.

Nach den Zusammenstellungen aus der Literatur von Müglich, Spanner und Wernicke fanden sich 351 Fälle von Heilung (d. h. dauernder Wiederanlegung der Netzhautablösung). Die Beobachtung reichte über mindestens 1 Jahr bei diesen Fällen.

Von diesen 351 geheilten Fällen wurden :

1) operativ behandelt 84 Fälle (24.0 %)
2) friedlich behandelt 158 Fälle (45 % der Gesamtheilungen)
3) nicht behandelt 109 » (31 % » » »)

Die Aetiologie dieser 351 geheilten Fälle stellte sich folgendermassen:

Summa	Myopie	Trauma	Tumor intraocul.	Intraoculare Entzündung	Nephrit.	Lues	Unbekannte Urs.
351 Fälle	141	24	1	16	17	11	141
% Zahl der Ges. Heilg.	40 %	6,8 %	0,3 %	4,6 %	4,8 %	3,1 %	40 %

Was nun die 36 Heilungen meines klinischen Materials von 422 Fällen aus Breslau in den Jahren 1896-1905 (Spanier, Wernicke) anbetrifft, so ergibt sich folgendes:

	Spontan-Heilung	Friedliche Behandlung	Operative Behandlung
Summa 36 F.	18	10	8
%-Zahl auf 36 Fälle.	50 %	28 %	22 %

also insgesamt auf 422 Fälle 8,5 % Heilungen, von denen die Hälfte durch eine Behandlung herbeigeführt wurde.

Es ist jedoch hierbei zu bemerken, dass bei den behandelten geheilten Fällen, die Heilung gelegentlich erst lange nach Ablauf der Behandlung eintrat.

Bei diesen geheilten 36 Fällen meines Breslauer Materials stellte sich die Aetiologie folgendermassen:

Summa	Myopie	Trauma	Unbekannte Ursache
36	25 64,5 %	3 8,3 %	8 22,2 %

Eine klinische Behandlung hat bei 65 Fällen des Breslauer Materials von 422 Netzhautablösungen stattgefunden und zwar:

Friedliche Behandlung	Operative Behandlung	Nicht behandelt
bei 20 (incl. 10 Fällen m. sub conjunctivaler Kochs.-Injection) 4,7 % der Gesamtzahl v. 422 Fällen	65 15,5 %	337 79,9 %

Es stellte sich heraus dass auf operativem Wege in 6,1 % aller operativ behandelten Fälle (65) eine Dauerheilung erzielt wurde; und zwar durch Sclerapunktionen in 11 % der nach diesem Verfahren behandelten Krankheitsfälle, durch Punctio Sclerae und subconjunctivale Kochsalzinjection in 2,5 %, durch Punctio Sclerae und Kaustik der Sclera in 16,6 %.

Demgegenüber wurden durch friedliche Behandlung 4 von 20 behandelten Fällen (also 20 %) geheilt, es bleibt jedoch hierbei zu berücksichtigen, dass diese Heilungen zur Hälfte erst viel später nach abgeschlossener Behandlung perfekt wurden, somit also die Heilung vielleicht nicht unmittelbar der Behandlung zuzuschreiben war.

Fasse ich also kurz zusammen, so ergaben sich bei insgesamt 122 Fällen von Netzhautablösung des Breslauer Materials 8,5 % dauernde Wiederanlegung, die Hälfte ohne Behandlung, die andere Hälfte mit Behandlung, und zwar 6 durch friedliche und 12 durch operative Behandlung, zu der letzteren Gruppe sind die subconjunctivalen Injectionen mit gerechnet. Der Behandlung unterworfen wurden von diesen 122 Fällen nur 65.

III. EPIKRITISCHE BEMERKUNGEN

An der Hand obiger statistischer Daten meines Beobachtungsmaterials und meiner aus der Literatur und eigenen klinischen Erfahrungen gewonnenen Anschauungen schliesse ich hier mit folgenden epikritischen Bemerkungen.

Es zeigt sich zunächst, dass von den beobachteten Fällen meines Materials von Netzhautablösung nur ungefähr der 6. Fall einer Behandlung unterworfen wurde (von 122 Fällen 65). Zum Teil beruht dies darauf, dass aussichtslose alte Fälle und gelegentlich auch frischere Fälle von totaler Ablösung von vornherein von der Behandlung ausgeschlossen wurden, zum Teil aber auch darauf, dass die Patienten nach einem ganz offenen Hinweis auf die Unsicherheit unserer Therapie und Klarlegung der ungefähren Chancen auf eine Behandlung verzichteten.

Ich möchte überhaupt schätzen, dass von den überhaupt zur Beobachtung kommenden Fällen von Netzhautablösung sich nur ca. 25 % für die Behandlung mit einiger Aussicht auf Erfolg eignen.

Bei der Behandlung frischer Fälle kommt zunächst die friedliche Behandlung (Druckverband, Ruhelage, Diaphorese, Resorbenten, Ableitungen) in Betracht, erst wenn trotz dieser Behandlung das Leiden sich nicht bessert, hat die operative Therapie Platz zu greifen. Gelegentlich jedoch ist auch schon in frischen Fällen bei sehr stark buckelförmiger Vortreibung der Netzhaut, besonders im oberen Abschnitt des Augenhintergrundes, ein operatives Eingreifen am Platz, welches die direkte Verminderung der subretinalen Flüssigkeit bezweckt (Punctio sclerae, subconjunctivale Kochsalz-Injektionen u. s. w.).

Von den operativen Eingriffen sind meines Erachtens überhaupt auszuscheiden:

1) Die Punctio retinae von vorn her durch den Glaskörper nach A. v. Graefe.

2) Alle chirurgischen Eingriffe, welche direkt den Glaskörper betreffen, besonders aber die Injektionen in den Glaskörper mit chemisch differenten und entzündungserregenden Substanzen. (Jod- und Lugol'sche Lösung, Glaskörper-Injektionen, Kochsalzlösungen u. s. w.), da gerade derartige Mittel geeignet sind, sekundäre Schrumpfungserscheinungen des Glaskörpers hervorzurufen und somit event. zu einer Vergrösserung der Netzhautablösung beitragen, ja unter Umständen durch starke entzündliche Reaktion die Existenz des Auges überhaupt gefährden.

Auch operative Eingriffe in den Glaskörper mit scharf schneidenden Instrumenten sind mit grosser Vorsicht zu handhaben, zumal die Idee der Durchtrennung von Glaskörpersträngen und deren vorteilhafter Wirkung oft nicht am Platze ist und vielfach auch auf einer falschen Auffassung und Verallgemeinerung der Leber-Nordenson'schen Theorie über die Entstehung der Netzhautablösung beruht.

3) Zu verwerfen sind auch m. E. Verfahren, welche eine operative Verkleinerung des Bulbus gerade beim myopischen Auge durch Ausschneidung eines Stückes Sclera bezwecken, um so die verkleinerte Scleralkapsel wieder mehr dem verminderten Glaskörper zu adaptieren und die Netzhaut zur Anlegung zu bringen. Die Verfahren sind zu gefährlich für den Kranken auch bei geschicktester Handhabung der Technik, und stehen diese Gefahren mit dem eventuell zu erwartenden Vorteil nicht in Einklang.

4) Alle Massnahmen sind zu vermeiden, welche darauf hinauslaufen, durch eingelegte Fremdkörper (Golddraht, Catgut-Fäden, Pferdehaar u. s. w.) eine kontinuierliche Drainage mit Abfliessen der subretinalen Flüssigkeit zu bewerkstelligen. Die Versuche in dieser Hinsicht sind bisher als gescheitert zu betrachten.

5) Als unzureichend hat sich auch das Verfahren der Elektrolyse erwiesen.

6) Einträufelungen in den Conjunctivalsack von Jodkaliumlösung, Dionin, Eserin u. s. sind als nicht wirksam gegen Netzhautablösung anzusehen.

Unsere operativen therapeutischen Massnahmen haben in erster Linie auf eine Verminderung der subretinalen Flüssigkeit Bedacht zu nehmen, und ist das einfachste und direkteste Mittel hierfür die Punctio sclerae im Bereiche der Ablösung mit nachfolgendem Druckverband und Ruhelage.

Dieses einfache Ablassen der subretinalen Flüssigkeit ist jedoch nicht ausreichend, da Recidive fast die Regel sind, und es muss unser Bestreben sein, gleichzeitig durch Bewirkung entzündlicher Vorgänge in der Chorioidea des abgelösten Bezirkes Verwachsungen zwischen Netzhaut und Aderhaut herbeizuführen. Die Versuche in dieser Hinsicht durch Injektion einer Entzündungs-Substanz in den subretinalen Raum diesen Zweck zu erreichen, sind bisher von einem unzureichenden Resultat begleitet gewesen, doch halte ich es nicht für ausgeschlossen, dass auf diesem Wege noch Günstiges erreicht wird bei Anwendung eines nicht zu stark wirkenden und somit das Auge nicht gefährdenden Mittels. Als zur Zeit noch geeignetster und am besten dosierbarer Eingriff, glaube ich, ist die herdförmige, kaustische Anbrennung der Sclera im Bereiche der Ablösung anzusehen, mit welcher es gelingt, circumscripte entzündliche Veränderungen der Aderhaut hervorzurufen, wie namentlich auch das Tierexperiment zeigt. Die kaustische Anbrennung der Sclera allein jedoch genügt in dieser Hinsicht nicht, sie ist zu kombinieren mit nachträglicher Sclerapunction oder mit nachträglicher subconjunctivaler Kochsalz-Injektion.

Die subconjunctivale Injektion von Kochsalzlösung allein bei Netzhautablösung ist nicht als wirksam anzusehen, da eine Wirkung auf die subretinale Flüssigkeit bei intakter Sclera nicht zu beobachten ist. Auch hier muss der Eingriff der subconjunctivalen Injektion mit anderen Massnahmen kombiniert werden. Zunächst kommt dabei die Skleralpunction in Betracht mit nachfolgender subconjunctivaler Injektion. Diese Scleralpunctionsöffnungen müssen aber möglichst klein angelegt werden (mit Discissionsnadel, kleinem Knappschen Discissionsmesser u. s. w.) und können multipel sein. Die verwendete subconjunctival injicierte Kochsalzlösung darf hierbei nicht zu starkprocentig sein (2,5 %), da sonst stärkere Glaskörpertrübungen, auch Blutungen, gelegentlich eintreten. Eventuell empfiehlt es sich, erst einige Stunden nach den multiplen kleinen, perforierenden Stichelungen der Sclera die subconjunctivale Kochsalz-Injektion anzuschliessen. Die Wirkung dieser Massnahmen auf eine baldige Wiederanlegung der Netzhaut ist oft eine günstige, leider sind die Recidive sehr häufig.

Die Combination der subconjunctivalen Kochsalzinjektion mit vorheriger herdförmiger Kauterisation der Sclera ist in 2. Linie ein Verfahren, welches einige Chancen bietet. Doch möchte ich vor Anwendung zu hoch procentiger Lösungen (25-30 %) warnen, die wegen ihrer enormen wasserentziehenden Wirkung auf das Gewebe schädigende Rückwirkungen auf den Bulbus (wie Verwachsung des Tenonschen Raumes, Nekrose der Conjunctiva u. s. w.) haben können und sehr schmerzhaft sind. Ich möchte empfehlen über 10 % Lösung nicht hinauszugehen. Besonders aber ist von den ganz hochprocentigen Lösungen abzusehen, wenn dieselben womöglich in den Tenonschen Raum injiciert werden, wie von einigen Autoren vorgeschlagen.

In Bezug auf die Ausführung der Scleralpunction möchte ich noch bemerken, dass es mir wichtig erscheint, vor der Punction mit einer Pincette die Conjunctiva bulbi stark bei Seite zu ziehen, dann Bindehaut und Sclera im Bereich der Ablösung zu perforieren und die subretinale Flüssigkeit nach Wegnahme der Pincette nicht direkt nach aussen, sondern unter die Bindehaut fliessen zu lassen. Auf diese Weise kann doch eine zu plötzliche und zu grosse Entspannung des Bulbus, namentlich bei ausgedehnten Ablösungen eher vermieden werden.

Die Galvanopunctur der Sclera betreffend präpariere ich nach Einschneidung einer Conjunctivalfalte die Sclera etwas weiter nach hinten frei, die Conjunctiva bis in den Tenonschen Raum noch weiter nach hinten unterminierend. In diesen so präparierten Weg wird sodann der lange, leicht gebogene und nur an seiner Spitze freiliegende Draht des Kauters kalt eingeführt und in situ erhitzt, um so möglichst weit nach hinten eine oder mehrere herdförmige kaustische Aufbrennungen der Sclera hervorzurufen, bevor die Scleralpunction oder subconjunctivale Injection nachfolgt. Die Einschneidung der Conjunctiva vor der Kauterisation kann in aequatorieller oder auch in meridianaler Richtung (Stoelting) erfolgen.

Anatomische Befunde über die Wiederanlegung der Netzhaut sind bisher sehr selten, doch zeigen die Befunde unseres Matenals (Müglich und mir), ferner vielleicht der Befund von Heine, dass wirkliche Verwachsungen zwischen Chorioidea und Retina hierbei neben einfacher Verklebung eine wichtige Rolle spielen und ist jedenfalls das Bestreben therapeutisch auf eine Entstehung derartiger entzündlicher Verwachsungen zwischen Netzhaut und Aderhaut hinzuwirken, durch solche anatomischen Befunde gerechtfertigt. Dass auch gelegentlich durch einfache Verklebung eine Netzhaut der Aderhaut sich dauernd wieder anlegen kann, ohne wesentliche entzündliche Erscheinungen, das zeigt uns die, wenn auch seltene, klinische Erfahrung, wo nach einfacher Beseitigung der subretinalen Flüssigkeit die Heilung persistiert und das zeigt auch der anatomische Befund Axenfelds von Wiederanlegung einer haemorrhagischen Netzhautablösung.

IV. DIE BEHANDLUNG DER SONSTIGEN INTRAOCULAREN COMPLICATIONEN (ADERHAUT-, NETZHAUT- UND GLASKÖRPER-VERÄNDERUNGEN) BEI MYOPIE.

Im Anschluss an jene oben angegebene Darlegung über die Behandlung der myopischen Netzhautablösung, sollen hier die therapeutischen Massnahmen gegen die krankhaften Veränderungen der Aderhaut, der Netzhaut und des Glaskörpers bei Myopie noch kurz erörtert werden, wobei ich sowohl von der operativen Behandlung als auch von der Gläserbehandlung der Myopie, als meinen Herren Correferenten zugehörige Kapitel ganz absehe. Auch werden Erkrankungen myopischer Augen nicht berücksichtigt werden, die eben nicht speciell auf dem Boden der myopischen Veränderungen erwachsen sind, sondern auf anderen ätiologischen Momenten beruhen (Infektionen, Constitutionsanomalien u. s. w.) und ebenso gut das nicht myopische Auge treffen können. Zu diesen speciell myopischen Augenhintergrunds-Veränderungen, welche hier in Betracht kommen, sollen gerechnet werden, die verschiedenen Formen der Aderhaut-Netzhaut-Erkrankungen in der Gegend des hinteren Augenpoles speciell der fovea centralis und der macula lutea und die verschiedenen Formen der Glaskörper-Trübungen.

Abgesehen von den charakteristischen Veränderungen des Conus myopicus bei den mehr oder weniger hohen Graden der Kurzsichtigkeit, die ja an und für sich als rein mechanisch bedingt, nicht Gegenstand eines direkten therapeutischen Eingreifens sind, sind hier in erster Linie die centralen myopischen Aderhaut-Netzhaut-Veränderungen zu berücksichtigen. Derartige Erkrankungen kommen bei der hochgradigen Myopie so häufig vor, dass ihre Zugehörigkeit ohne weiteres einleuchtet. Lehmann (1875) *(Zürcher Augenklin.)* fand bei 220 Augen mit Makular-Erkrankung in 80 % hochgradige Myopie, dabei von Myopie weniger als 6 D nur 1,8 %. Die Procentzahl der Makularerkrankungen bei myopischen Augen schätzt Schweigger 1890 auf 6,3 %, Knies auf 6,4 %, Schleich 7,9 %, Steffan 14,40 %. Rechnet man hierbei nur Myopen über 3 D, so stellt sich der Durchschnitt auf 14 %. Es stellt sich ferner dabei heraus, dass an diesen myopisch centralen Aderhaut-Netzhaut-Veränderungen das männliche Geschlecht mit ca. 9 % und das weibliche mit ca. 19 % beteiligt ist. Eine auffallende Tatsache, die wohl zum Teil ihre Erklärung in der geringen Häufigkeit der rechtzeitigen Glaskorrection und des Brillentragens beim weiblichen Geschlecht findet als auch in dem Vorhandensein gewisser nur oder in erster Linie dem weiblichen Geschlechte eigentümlichen Schädlichkeiten (wie Menstruationsanomalien, Chlorose u. s. w.).

Haab 1888 gibt myopische Macularveränderungen im Durchschnitt mit ca 2 % aller Augenkranken seines Materials an.

Dass die Häufigkeit der myopischen centralen Augenhintergrunds-Anomalien mit dem Grade der Myopie wächst, ist allgemein anerkannt, ebenso die Zunahme derselben mit dem Lebensalter der hochgradigen Myopen. Als Grenze, von welcher ab hauptsächlich die Gefahr der myopischen Macular-Erkrankungen beginnt, darf ungefähr 8-10 D angesehen werden (v. Michel).

Es kann hier nicht die Aufgabe sein, für unsere Besprechung der Therapie, die ophthalmoskopischen Veränderungen des Augengrundes bei Myopie eingehender zu schildern. Im ganzen dürfte sich etwa folgende Einteilung für diesen Zweck empfehlen.

1) Zunächst die Veränderungen der Gegend des hinteren Augenpoles, welche lediglich als reine Dehnungseffekte des hinteren Abschnitts des myopischen Auges anzusehen sind: 1) der Conus myopicus; 2) diffuser Pigmentschwund, wodurch der hintere Augenabschnitt oft ein gleichmässig albinotisches Aussehen bekommt und das Chorioidalstroma abnorm deutlich sichtbar wird; 3) das Auftreten von hellen, vereinzelten oder sich verzweigenden Linien, welche offenbar auf einem Auseinanderweichen der Pigmentschicht und häufig auf gleichzeitigen Dehiscenzen in der lamina elastica beruhen; 4) zahlreiche kleine, helle Pigmentdefekte und Herde, die dem Augenhintergrunde ein gescheckktes, chagriniertes

Aussehen geben, und aus denen z. Tl. auch etwas grössere, weissliche, atrophische Chorioidalherde direkt hervorgehen können.

Es liegt auf der Hand, dass so lange wir berechtigt sind, diese Veränderungen lediglich als die Wirkung der abnormen Dehnung des hinteren Bulbusabschnittes anzusehen, von einer medikamentösen Therapie im eigentlichen Sinne nicht die Rede sein kann, hier können nur allgemeine hygienische und prophylactische Massregeln, geeignete Gläserverordnung, eventuell Operation u. s. w. in Betracht kommen, die nun nicht in den Bereich meines Referates fallen. Es ist sicher in dieser Hinsicht bei der Behandlung der intraocularen myopischen Complicationen früher viel gefehlt worden und oft sind therapeutische Massregeln zur Verwendung gekommen, die bei einer richtigen Würdigung der Pathogenese dieser Veränderungen, von vornherein als überflüssig, ja gelegentlich als direkt schädlich bezeichnet werden müssen. Ich sehe in den Fortschritten auf dem Gebiete der pathologischen Anatomie der hochgradigen Myopie und ihrer Complicationen durch die Arbeiten von Schnabel, Herrnheiser, Lehmus, Stilling, Hess, Heine, Salzmann, Elschnig u. a., welche wesentlich auch die Natur der myopischen Netzhaut-Aderhaut-Erkrankungen aufklärten, einen grossen Gewinn auch für die Therapie dieser Veränderungen. Gerade das Unterlassen von Kuren im alten Sinne bei derartigen Fällen, die lediglich aus dem Dehnungsvorgange erklärt werden müssen, ist als ein wichtiger Fortschritt zu bezeichnen und manche Quälerei und die Gesundheit angreifende Massnahme bleibt dem Patienten erspart.

Ob man mit einer derartigen Erklärung des myopischen Augenhintergrundes zum Teil nicht neuerdings etwas zu weit geht und namentlich die Dehiscenz und die Defektbildung in der lamina elastica in ihrer pathogenetischen Bedeutung etwas überschätzt, möchte ich dahingestellt sein lassen. Dass gerade die macula lutea und speciell die fovea centralis so sehr vulnerabel bei diesen Prozessen ist, erklärt sich nach Haab nicht nur durch den komplicierten anatomischen Bau der Macula-Gegend, sondern auch durch die spärlichere Blutzufuhr seitens der Retinalgefässe und namentlich auch den starken Gebrauch und die starke Inanspruchnahme dieser Retinalpartie beim Sehakte. Die dadurch bedingten komplicierten physiologischen Prozesse und der dabei stattfindende lebhafte Stoffwechsel bewirken das Ergriffenwerden gerade des Netzhautcentrums. Schweizer betont noch den grösseren Blutgehalt der Choriocapillaris in der macula lutea und die innigere

Verwachsung zwischen Retina und Chorioidea (Henle) in dieser Gegend als praedisponierendes Moment.

Jedenfalls ist es praktischer und in therapeutischer Hinsicht nicht nur gerechtfertigt, sondern direkt notwendig, eine 2te grosse Gruppe von myopischen centralen Aderhautveränderungen aufzustellen, wo das Moment der rein mechanischen Dehnung zur Erklärung nicht mehr ausreicht, und wo mindestens das Hinzutreten weiterer komplicierender Momente, sei es entzündlicher oder reaktiver Natur angenommen werden muss.

2) In diese 2te Gruppe sind zu rechnen das Auftreten eigentlicher grösserer, scharf begrenzter Chorioidalherde, oft mit Ausgang in Chorioidalatrophie, starker Pigmentwucherung, gelegentlicher Hinterlassung sklerotischer grauer oder grauschwärzlicher Narben. Das nicht seltene, gleichzeitige Auftreten von Blutungen sowohl in der Aderhaut, als auch in der Netzhaut. Dabei können die benachbarten Teile des Augenhintergrundes ein relativ normales Verhalten zeigen und wenig von einer mehr diffusen Dehnungs-Atrophie verraten. Es soll auch für diese Veränderungen, die oft mit schnell einsetzenden Sehstörungen einhergehen, ein Zusammenhang mit Dehiscenzen und Defektbildungen in der Lamina elastica im Sinne Heines und Salzmanns durchaus nicht immer in Abrede gestellt werden, im Gegenteil, ich glaube mich nicht selten ophthalmoskopisch gerade von dem Hervorgehen eines solchen Herdes aus einer Dehiscenz überzeugt zu haben. Mag man auch eine solche Veränderung als eine mehr reaktive und nicht eigentlich entzündliche ansehen, unser therapeutisches Verhalten muss ihnen gegenüber jedenfalls ein anderes sein als bei Gruppe I, wo eine lokale Therapie von der Hand zu weisen ist. Bei der Gruppe II der centralen Veränderungen, die mit den eigentlichen chorioiditischen oder chorioretinitischen weitgehende Analogien bieten, und die oft mit schnell sich entwickelnden und hochgradigen Sehstörungen einhergehen, haben wir auch lokal therapeutisch zu handeln, und ich halte es nicht für gerechtfertigt, hier mit kurzen Worten die frühere Behandlungsweise einfach als »altes Rüstzeug« und als ganz überflüssig bei Seite zu schieben.

Die Prognose dieser Veränderungen bei hochgradiger Myopie ist durchaus nicht immer so ungünstig bei eingeleiteter Behandlung wie wohl einige Autoren dieselbe ansehen.

3) Es ist wohl gerechtfertigt, den sogenannten »schwarzen Fleck« in der macula lutea bei hochgradiger Myopie als etwas Besonderes anzusehen, wie Fuchs (1901) das noch in letzter Zeit

eingehender begründet hat. Beschrieben und abgebildet war ja dieser Befund schon oft (Foerster, E. Lehmus, Schweigger, de Wecker, Haab, Speiser u. a.), doch war von ihnen das Eigentümliche des Krankheitsbildes nicht so hervorgehoben wie von Fuchs. Die anatomischen Befunde von Heine und Lehmus sind wohl hierher zu rechnen. Es erscheint mir fraglich, ob es gerechtfertigt ist, diese Abtrennung des sog. »schwarzen Fleckes« von den sonstigen macularen myopischen Veränderungen wirklich ganz scharf durchzuführen und sein Auftreten als unabhängig von allen übrigen myopischen Augenhintergrunds-Veränderungen anzusehen. Ich habe mich jedenfalls mehrmals mit aller Bestimmtheit überzeugen können, wie dieser schwarze Herd unter Auftreten erheblicher, schnell sich entwickelnder Sehstörungen, sich direkt aus einer präexistierenden hellen strichförmigen Dehnungs-Dehiscenz entwickelte.

Wie dem nun auch sei, die Behandlung der centralen myopischen Veränderungen unter Gruppe II und III kann in derselben Weise geführt werden und ist etwa in folgender Weise einzuteilen.

Die Behandlung mit Medikamenten, welche bestimmt sind, direkt als resorbierend und rückbildend auf die Veränderungen zu wirken. Dahin ist zu rechnen die Quecksilber-Behandlung, sei es in Form der Inunctionskur, des innerlichen Gebrauches (Sublimatpillen u. s. w.) und der intramusculaeren Injektionen. Für die Anwendung des Quecksilbers bei den frischen, entzündlichen und reactiven, centralen Veränderungen bei Myopie traten und treten auch heute noch viele Autoren ein, auch wenn für voraufgegangene Syphilis keine Anhaltspunkte vorliegen (Panas, Fischer, Speiser, Foerster, Vossius u. a.). Auch ich ziehe eine Inunctionskur in gewissen derartigen Fällen in Anwendung und möchte dieselbe gelegentlich nicht missen, besonders bei hochgradiger Sehstörung, schneller Entwickelung derselben, bei Befallenwerden des zweiten Auges u. s. w. Die Anwendung des Sublimats innerlich war namentlich in früherer Zeit sehr gebräuchlich, ist aber sehr viel seltener geworden. Desgleichen hat die intramuskuläre Applikation der Quecksilberpräparate, Fischer u. A., welche als recht quälend und schmerzhaft für die Patienten bezeichnet werden muss, gerade bei diesen Fällen an Terrain verloren.

Der innerliche Gebrauch der Jod-Präparate, wie Jodkalium und Jodnatrium, ist auch heute noch als wirksames Mittel bei diesen Veränderungen anerkannt und vielfach verwendet und, wie ich glaube, mit Recht.

In Bezug auf ableitende Behandlung sind milde Abführmittel (kohlensaure und schwefelsaure Natr. Salze, Carlsbader Salz, Marienbader Brunnen, Bitterwasser u. a.) zu verwenden, um wie Speiser ausführt, eine vermehrte Blutzufuhr zu inneren Körperteilen und Entlastung des erkrankten hyperaemischen Auges zu bewerkstelligen.

Auch die Diaphorese in oben besprochenem Sinne ist bei Behandlung der myopischen Macular-Veränderungen (Gruppe II und III) in mässigem Grade in Anwendung zu ziehen.

Die Blutentziehungen (Heurteloup an die Schläfe), auch trockene Schröpfköpfe waren in früherer Zeit auf dem Gebiete der myopischen frischen centralen Macular-Affektionen sehr gebräuchlich. Die meisten Autoren sind davon zurückgekommen, manche verdammen sie absolut. Wer noch Gelegenheit hatte, aus eigener Anschauung diese ausgedehntere Anwendung der Blutentziehungen bei hochgradiger Myopie mit ihren intraocularen Komplicationen kennen zu lernen, glaube ich, wird doch zugeben müssen, dass eine solche Massnahme unter Umständen, besonders auch auf die subjektiven Beschwerden des Patienten (Flimmern, Lichterscheinungen, etc.) einen günstigen Einfluss übte. Meiner Ansicht nach sind eine Blutentziehung resp. trockene Schröpfköpfe an die Schläfe auch jetzt noch gelegentlich bei sehr lebhaften subjektiven Beschwerden und vollblütigen Menschen, und ebenso bei Rötung und Hyperämie der Papillen als therapeutisches Mittel am Platz.

Ableitende Massnahmen wie Cantharıden hinter dem Ohr und Haarseil im Nacken, Sinapismen, glaube ich, sind zu entbehren. Warme Fussbäder mit Zusatz reizender Stoffe sind angebracht.

Seit der Aera der subconjunctivalen Injektionen in der Ophthalmotherapie sind dieselben auch bei den myopischen centr. Augenhintergrundsveränderungen wärmstens empfohlen, seien es Sublimat-, seien es Kochsalzinjektionen (Darier, Deutschmann, Gepner, Krükow, Rumszewicz, Dufour, Mellinger, Pflüger (Jodtrichlorid), Zehender, Burri, Neuhöfer, Haik, Morgagno (Lösung des Sal. Poehl), Senn, Gelpke, Neustaetter (Jodipin), Peschel (Alkohol 15 %), Skele (Natr. Iod.), Schwarz (Kochsalzlösung mit Strychnin-Zusatz), Beck u. a.). Nach meiner Ansicht sind sie bis zu einem gewissen Grade wirksam, und wenn ihr Nutzen auch häufig sicher überschätzt wird, so ist es doch zu weit gegangen, ihnen jede Wirksamkeit abzusprechen (Valude, Muttermilch, de Bourgon u. A.). Ueber das «Wie» der Wirkung steht eine hinreichende Erklärung noch aus und verweise ich hier auf die oben in dem Kapitel «Behandlung der Netzhautablösung» gegebenen Ausführungen.

Atropin-Kuren sind mit Recht als nutzlos bei hochgradiger Myopie mit intraocularen Komplicationen zurückzuweisen (Hirschberg u. a.). Auch Massage-Kuren, am Auge selbst vorgenommen (Piesberger, Domec) konnten sich keine Anerkennung verschaffen. Ob eine «Druckmassage» *(Domec)* 100-200 Pressionen des Bulbus von vorn nach hinten in einer Sitzung ganz ohne Bedenken ist, dürfte zu erwägen sein. Dagegen halte ich gelegentlich eine vorsichtige allgemeine Körpermassage, besonders bei kräftigen Patienten, für durchaus angebracht.

Eine elektrische Behandlung der Veränderungen mit dem konstanten Strom (den positiven Pol auf das geschlossene Auge, den negativen hinter dem Ohr) empfahl Giraud-Teulon 1881 bei Glaskörpertrübungen. Silex 1889 hat den konstanten Strom bei myopischen Glaskörpertrübungen ebenfalls versucht, die Behandlung aber als nutzlos wieder aufgegeben.

Die Anwendung der Miotica bei Myopie ist wohl gelegentlich empfohlen, doch hat dieselbe nie Eingang gefunden, besonders mit Rücksicht auf die erzeugte Pupillenverengerung und den Accomodationsspasmus, welche als schädliche Faktoren angesehen wurden, obschon ja einzelne Autoren (Stilling u. a.) geneigt sind, bei dem progressiven Fortschreiten der Myopie dem intraocularen Druck eine gewisse schädigende Rolle zuzusprechen.

Anders ist natürlich das sogen. «Myopische Glaucom» aufzufassen, von welchem Hirschberg 3 Formen unterschieden wissen will 1) mit wirklichen, leichten, glaucomatösen Anfällen, 2) ein simplex mit Excavation der Papille, 3) simplex mit Excavation der Papille und ringförmiger Aushöhlung des ganzen Augengrundes um den Sehnerven herum. Hier hat natürlich eine antiglaucomatöse Behandlung, event. eine Iridectomie Platz zu greifen.

Die Ansicht, dass die Entfernung der Crystalllinse aus dem hochgradig myopischen Auge einen günstigen Einfluss auf die centralen myopischen Chorioretinalveränderungen ausüben könne, wie Vacher, Baudot, Mathieu, Koslowsky u. a. annehmen möchten, ist nicht zu billigen und wird auch von v. Hippel, Schmidt-Rimpler, Velhagen u. a. direkt bestritten. Dem Satze Salzmanns kann man wohl zustimmen, dass die centralen Chorioidalveränderungen (Dehiscenzen) keine Contraindication gegen die Myopie-Operation bilden. Ob dagegen die Aphakie eher einen günstigen Einfluss durch Herabsetzung des intraocularen Druckes auf die myopischen

Augenhintergrundsveränderungen ausübt, wie er meint, ist wohl mehr als fraglich.

Gelegentlich vorkommende leichte neuritische Erscheinungen an den Papillen bei progressiver Myopie (Rötung der Papille und unscharfe Grenzen u. s. w.), die man auch wohl als »Neuritis myopum« bezeichnet hat, können hier und da Anlass zur Einleitung einer Behandlung in oben erörtertem Sinne geben. Es is jedoch daran zu erinnern, dass dieses ophthalmoskopische Bild der »Neuritis myopum« auch lediglich durch den Vorgang der sog. Supertraction der Chorioidea über den inneren Papillenrand vorgetäuscht werden kann und sicherlich früher oft unrichtigerweise zum Gegenstande einer Behandlung gemacht worden ist.

Die Behandlung der Glaskörpertrübungen beim myopischen und besonders beim hochgradig myopischen Auge fällt unter ganz analoge Gesichtspunkte, wie die Behandlung der eben besprochenen intraocularen centralen Chorioretinalveränderungen und bedarf daher nicht mehr einer besonderen Erörterung.

Nach Schweizer 1892 fanden sich in ca 8 % bewegliche und fixe Glaskörpertrübungen in den Fällen von Myopie über 3 D. Bei Myopie-Graden von über 9 D werden dieselben erheblich häufiger und bei Myopieen von mehr als 12 D. litt ungefähr jedes 4te Auge an Glaskörperopacitäten. Die Glaskörpererkrankungen nehmen wie die myopischen Macula-Affektionen mit dem Grade der Myopie stetig zu. Der Glaskörper des hochgradigen Myopen zeigt ausserordentlich häufig die Anzeichen der Verflüssigung. Es scheint dabei durchaus nicht so oft zu einer regelrechten Glaskörperabhebung im Sinne Iwanoffs zu kommen, sondern oft vielmehr um Höhlen und Lakunenbildung im Glaskörper, zwischen denen Glaskörperreste erhalten sind, die auch zum Teil noch direkt mit der Netzhaut in Verbindung stehen (Elschnig, Heine). Eine nur partielle Verflüssigung kann aber naturgemäss leicht zur Bildung kleiner, geformter, flockiger oder verästelter beweglicher Trübungen führen, wie wir sie so häufig bei starken Graden von Myopie sehen. Hirschberg 1904 warnt direkt in solchen Fällen, eine stärkere antiphlogistische Behandlung einzuleiten, empfiehlt vielmehr event. Ruhe, Schonung, Vermeidung von Blendung, Jod Natrium u. a. Die Trübungen seien nicht entzündlicher Natur, auch beständen sie sehr lange und verschwänden oft nicht mehr, ohne aber dem Patienten wesentlich zu schaden.

Ich glaube, wir tun in der Tat gut, uns stets vor Augen zu halten, dass kleine Glaskörpertrübungen bei der starken Ausdehnung des hochgradig myopischen Auges schon durch Zerreissung im Glaskörper und partielle Verflüssigung entstehen können. Diese kleinen Trübungen aber sollen keinen Anlass zur Entfaltung des ganzen therapeutischen Apparates geben. Wenn weitere Komplicationen fehlen, so pflege ich meine Patienten über derartige kleine einzelne flottierende Flocken zu beruhigen und ihnen nichts als etwa Schonung u. s. w. zu empfehlen. Will der Kranke absolut Verordnungen haben, so stehe ich auf einem ähnlichen therapeutischen Standpunkte wie von Hirschberg oben angegeben. Ich glaube, man kann mit vollem Recht vielen hochgradigen Myopen eine grosse Sorge ersparen, wenn man sie über derartige kleine flottierende Glaskörpertrübungen beruhigt, und ihnen nicht durch quälende, eingreifende Behandlung Unannehmlichkeiten und Sorge erregt, ja sie gar darauf hinweist, dass womöglich eine Netzhautablösung oder andere schwere Komplikationen nachfolgen können, wie ein solcher Hinweis wohl gelegentlich Ophthalmologen für ihre Pflicht halten und dadurch dem Kranken viel unnütze und unberechtigte Sorge bereiten.

Bei stärkeren Glaskörpertrübungen entzündlicher Natur und auch Blutungen, namentlich in Verbindung mit anderen schwereren intraocularen Komplikationen hat natürlich eine Behandlung nach oben dargelegten Gesichtspunkten Platz zu greifen.

Von einer operativen Behandlung der hochgradigen Myopie mit ihren intraocularen Complikationen (abgesehen von der Entfernung der Linse) ist eigentlich gar nichts zu verzeichnen, wenn nicht die gelegentliche Empfehlung einer wiederholten Punktion der vorderen Kammer mit ganz vorsichtigem Ablassen des Kammerwassers (E. Lehmus).

Hier zu erwähnen wäre ein Vorschlag, den ich jedoch nicht befürworten möchte.

Elschnig 1905 versuchte 1mal bei Glaskörperblutungen die Injektion von Haemolysinen nach Roemer, bekam aber sehr bedrohliche Erscheinungen; jedenfalls ist in dieser Hinsicht grosse Vorsicht geboten.

Ich will damit meinen Ueberblick über die Behandlung der intraocularen Complicationen der Myopie und besonders der hochgradigen Myopie schliessen. Dass die «Augendiät» Schonung von anstrengender Naharbeit, von Blendung u. s. w., die Sorge und die Berücksichtigung inbetreff des Allgemeinbefindens der Kranken, Vermeidung rigoröser Dunkelkuren u. s. w. neben den oben erwähnten Behandlungsmethoden mit an erster Stelle in Betracht kommen, bedarf keiner weiteren Erörterung. Im ganzen ist es ein wenig erfreuliches Bild, welches ich inbetreff unserer Therapie der intraocularen myopischen Complicationen habe entrollen können; aber in mancher Beziehung ist doch die Negation und der Pessimismus einzelner Autoren in Bezug auf diese Fragen zu weit gegangen und gerade deshalb dürfte es nützlich gewesen sein, den gegenwärtigen Stand unserer Therapie auf diesem Gebiete einer kurzen Erörterung unterzogen zu haben. Ebenso dürfte auf der anderen Seite ein solcher orientierender objektiver Ueberblick geeignet sein, die z. Teil erhebliche Ueberschätzung unserer therapeutischen Massnahmen auf das richtige Maass zurückzuführen.

THÈME I — LA MYOPIE ET SES TRAITEMENTS

(Ueber die Behandlung der Kurzsichtigkeit)

Par M. le Prof. C. HESS (Würzburg)

Die Frage nach der zweckmässigsten Behandlungsweise der Kurzsichtigkeit hat in den letzten Jahren die ophthalmologische Welt in besonderem Masse aufs lebhafteste beschäftigt. Sie hat gerade für die hohen Myopiegrade wieder besondere Wichtigkeit erhalten, nachdem sich die Hoffnungen als trügerisch erwiesen haben, die man auf die Erfolge einer operativen Behandlung jener mittels Beseitigung der Linse gesetzt hatte [1].

Ueber die *Brillenverordnung* bei Kurzsichtigkeit sind sehr verschiedene Ansichten laut geworden und auch unsere kompetentesten und erfahrensten Kliniker kommen zum Teile zu einander direkt widersprechenden Ergebnissen. Nun kann in dieser Frage gewiss nur die Erfahrung das letzte Wort sprechen; aber es ist ein Anderes, ob man diese Erfahrung auf Grund unsicheren Probierens und ohne genügende Kenntniss der einschlägigen physiologischen Verhältnisse sammelt, oder ob wir unsere Beobach-

---

[1] Im Hinblicke auf mehrfache unrichtige Wiedergaben meiner Ansichten erwähne ich, dass ich die operative Beseitigung der Linse aus dem myopischen Auge *überhaupt*, sowohl die durch Discission wie die durch Extraction, als einen zu gefährlichen Eingriff bezeichnet und deshalb verlassen habe, nicht aber eine bestimmte Methode, wie mehrfach behauptet wird. Massgebend für meine Stellungnahme ist die Tatsache, dass nach der Mehrzahl der bisher vorliegenden Statistiken mannigfache Störungen des Sehens nach Myopieoperationen, *ganz unabhängig von der gewählten Methode*, in erster Linie durch Netzhautablösung, aber auch durch Blutungen und Glaskörpertrübungen anscheinend wesentlich häufiger gesehen werden, als in nicht operierten hochgradig kurzsichtigen Augen.

tungen nach zweckmässig ausgearbeiteten Gesichtspunkten anstellen und auf ein sorgfältiges Studium aller hier in Betracht kommenden anatomischen und physiologischen Faktoren gründen.

Begegnen wir bei den Mitteilungen über die Erfahrungen mit Brillencorrection bei Myopie so auffälligen Widersprüchen, wie es tatsächlich der Fall ist, so ist unsere erste Aufgabe, die Ursachen hierfür aufzusuchen und dann geeignete Methoden zu entwickeln, mit deren Hilfe die Frage ohne die Fehlerquellen zu untersuchen ist, welche wir als Ursachen jener Widersprüche erkannt haben.

Die Anschauung, dass «scharfe» Concavbrillen schaden könnten, ist wohl so alt, wie die Verordnung solcher Brillen überhaupt. Einer der ersten, die in der neueren Zeit mit jener Tradition brachen, war *Foerster* (1883). Aber es ist begreiflich, dass er zunächst nur wenig Anhänger gefunden hat, wenn man bedenkt, das seine Versuche über Vollcorrection mit seinen eigenen Anschauungen über den Accommodationsvorgang in direktem Widerspruch standen; nahm er doch mit vielen Anhängern der *Helmholtz*'schen Anschauungen an, dass bei der Accommodation der Druck im hinteren Augapfelabschnitte erhöht werde (während er im vorderen sinken sollte); eine solche Annahme musste aber folgerichtig zur Verordnung *nicht* vollcorrigierender, die Accommodation möglichst ausschaltender Gläser führen. Unter den Wenigen, die von vornherein consequent die Vollcorrection der Myopie befürwortet und durchgeführt haben, ist vor allem *Sattler* zu nennen.

Das verhältnismässig geringe Interesse, das der Frage der «Vollcorrection» bis vor wenigen Jahren in vielen Kreisen entgegengebracht wurde, dürfte wohl zum grossen Teile auf die Unklarheiten und Widersprüche in unseren Anschauungen über den Accommodationsvorgang selbst und die dabei im Auge herrschenden Druckverhältnisse zurückzuführen sein. Die von *Schoen* und nach ihm von *Tscherning* vertretenen Anschauungen mussten zu der Verordnung *nicht* vollcorrigierender Gläser führen, die Anschauungen von *Helmholtz* liessen die Fragen offen, ob bei der Accommodation der intraoculare Druck erhöht wird oder nicht. Erst nachdem durch den (von mir erbrachten) objektiven Nachweis der völligen Entspannung der Zonula bei starken Ciliarmuskelcontractionen der Accommodationsvorgang im einzelnen und die Verhältnisse des intraocularen Drucks im vorderen und hinteren Bulbusabschnitte während der Accommodation für unsere Frage genügend klargelegt waren, konnte man sich jenen Problemen mit mehr Aussicht auf eine befriedigende Antwort zuwenden. Zunächst konnte ich den Nachweis erbringen, dass die vorerwähnte Anschauung Förster's unrichtig und dass auch bei stärkstem Accommodieren der Druck im vorderen und im hinteren Bulbusabschnitte genau gleich gross ist, wie schon aus dem bei maximalem Accommodieren zu beobachtenden Linsenschlottern klar hervorgeht. Damit war die Möglichkeit gegeben, genauer und zuverlässiger als früher, den Einfluss der Accommodation auf den intraocularen Druck zu untersuchen und es liess sich zeigen, *dass auch bei stärkstem Accommodieren keine Spur von Drucksteigerung im Auge eintritt.*

Man hat neuerdings die Beweiskraft dieser Beobachtungen und Versuche auf Grund von — wie sich leicht erweisen lässt, unrichtigen — Erwägungen angezweifelt und behauptet, dass aus rein mechanischen Gründen eine wenn auch ganz minimale Drucksteigerung im Moment des Einsetzens der Accommodationstätigkeit stattfinden *müsse*. Man geht bei diesen Ueberlegungen noch von einer von Helmholtz vertretenen Auffassung über den Accommodationsmechanismus aus, deren Unhaltbarkeit ich wiederholt eingehend dargetan habe; nach dieser Annahme sollten Linse, Zonula und Aderhaut eine vollständig geschlossene, vom Glaskörper prall ausgefüllte Kapsel bilden und der Druck der Flüssigkeit die Spannung der genannten Teile unterhalten. Man glaubte nun, da der vom Ciliarkörper gebildete Kreis sich im Moment der Accommodation verengere, müsse der Binnenraum der Aderhautblase in gleicher Weise etwas kleiner werden, wie sich der Binnenraum eines Tabakbeutels verkleinere, wenn dessen kreisförmige Oeffnung nach Anziehen der Schnüre geschlossen wird. Dem gegenüber habe ich gezeigt, dass es nicht der Druck der Flüssigkeit sein kann, der die Spannung der genannten Teile unterhält; denn dann wäre die völlige Erschlaffung der Zonula und das Schlottern der Linse bei starker Accommodation ja nicht möglich. Das Unzutreffende des Vergleiches mit dem Tabakbeutel zeigt die folgende Ueberlegung: Wenn man etwa einen solchen mit flüssiger Masse gefüllten Beutel in ein mit Flüssigkeit gefülltes Gefäss bringt und dann unter Wasser zuzieht, so kann der Druck dieser Flüssigkeit nicht im geringsten geändert werden, da lediglich eine Veränderung der gegenseitigen Lage der einzelnen Flüssigkeitsteilchen erfolgt. Ebenso erfolgt bei Entspannung der Zonula wohl eine geringe Lageverschiebung, aber keine Compression der Augenflüssigkeit innerhalb der sklerocornealen Kapsel

Die Autoren, die jene theoretischen Einwände gegen meine Beobachtungen erheben, übersehen aber auch, dass bei unseren messenden Versuchen das Manometer sogar die jedem Pulsschlage entsprechenden intraocularen Druckschwankungen anzeigte; eine accommodative Druckschwankung die auch nur die Grösse einer solchen mit dem Pulsschlage einhergehenden gehabt hätte, konnte also bei unseren Versuchen der Beobachtung nicht entgehen.

Somit ist nicht etwa auf Grund theoretischer Betrachtung, sondern auf Grund exakter Messung die Annahme einer accommodativen Drucksteigerung ein für allemal von den Erörterungen über die Myopiefrage auszuschliessen.

Durch die hier kurz erwähnten Beobachtungen war das wesentlichste prinzipielle Bedenken beseitigt, das gegen ausgedehntere Versuche zu einer Vollcorrection der Kurzsichtigkeit angeführt werden konnte, und es mag wohl zum Teile hierauf zurückzuführen sein, dass man seit den letzten 8-10 Jahren wieder in viel grösserem Umfange als früher sich den Versuchen zu einer Vollcorrection der Myopie zugewendet hat.

Aber wir begegnen noch anderen Einwänden gegen die Vollcorrection der Myopie; unter diesen mögen hier in erster Linie die neuerdings von Hirschberg in seiner inhaltreichen trefflichen Schrift über die Kurzsichtigkeit geäusserten erörtert werden und als Ausgangspunkt für einige allgemeinere Betrachtungen dienen. Hirschberg schreibt (1904): «Gläser von — 16, 18, 20 Dioptrieen verträgt fast kein Mensch auf die Dauer, sie verkleinern zu stark und ermüden das Auge».

Es ist zunächst zu fragen, ob eine derartige Verkleinerung durch starke Concavgläser, falls sie wirklich eine allgemein giltige Erscheinung bildet (s. u.), als begründeter Einwand gegen Anwendung der letzteren gelten kann. Nach bekannten Berechnungen gibt ein vollcorrigierendes Glas, das sich im vorderen Brennpunkte, also ca 13 mm vor dem Hornhautscheitel des (schematischen) Auges befindet, ebenso grosse Netzhautbilder, wie sie das nicht corrigierte emmetropische Auge hat, und diese Netzhautbilder werden sogar noch grösser als im normalen Auge, wenn, wie es häufig der Fall ist, die Brille weniger als 13 mm von der Hornhaut entfernt ist. Nach dieser Berechnung käme also die fragliche Verkleinerung nur für die seltenen Fälle in Betracht, wo das vollcorrigierende Glas mehr als 13 mm vom Hornhautscheitel entfernt wäre. Nun hat aber *Mauthner* auf Grund einiger Beobachtungen an seinem kurzsichtigen Auge angegeben, dass die Netzhautbilder mit den starken Concavgläsern ihm merklich kleiner erschienen, als nach der Berechnung der Fall sein sollte. Solche Beobachtungen sind bisher nur an Mauthner's eigenem durch ca 7 Dioptrieen (=5 ¼) corrigierten Auge in der Weise angestellt, dass er den gegenseitigen Abstand zweier leuchtender Punkte bestimmte, die mit einem etwas seitlich von der Mitte durchschnittenen und passend vor die Pupille gehaltenen Concavglase betrachtet wurden (derart, dass die Grenzlinie des Glases etwa durch die Mitte des Pupillargebietes ging); es waren also vier Punkte sichtbar, von welchen 2 mit unbewaffnetem, 2 mit bewaffnetem Auge gesehen wurden. Die mit bewaffnetem Auge gesehenen waren näher beieinander als die mit unbewaffnetem gesehenen. Weitere Beobachtungen in dieser Richtung sind mir nicht bekannt geworden; es wäre wünschenswert, sie (Donders) etwa in der Weise zu erweitern, dass man bei Axenametropie mit hochgradiger Anisometropie und guter Sehschärfe geeignete Sehobjekte durch vor ein Auge gehaltene aufwärts brechende Prismen in binocularen Doppelbildern sichtbar machte und die Grösse der letzteren vergliche. Bei einem von mir untersuchten Patienten, der R. mit −7,0 D, L. mit −12,0 D, S=6/6 hatte, waren die so erzeugten Doppelbilder in ihrer Grösse *nicht* merklich von einander verschieden.

Freilich geben die Kranken oft an, dass das die beste Sehschärfe gebende Glas die Gegenstände »verkleinere«; soweit es sich hier nur um subjektive Angaben, ohne *Messung* handelt, kann gelegentlich der folgende Umstand von Einfluss sein: Es kommt bekanntlich, insbesondere bei jungen Leuten, vor, dass sie als bestes ein etwas stärkeres Concavglas bezeichnen, als der Durchschnittsrefraktion des betreffenden Auges entspricht; diese Uebercorrektion, die sie durch entsprechende Accommodation leicht ausgleichen, führt zu Pupillenverengerung und kann so eine Erhöhung der Schärfe des Netzhautbildes zur Folge haben; mit der Accommodation ist aber eine Mikropie verknüpft, die *nicht* auf Verkleinerung der Netzhautbilder beruht, sondern rein subjektiv ist. Dazu genügt schon eine kleine Überkorrection, denn Emmetropische sehen mit einem Glase von −1,0 D. die Gegenstände schon deutlich kleiner als ohne Glas. Dass eine solche Mikropie dem Auge schaden könne, ist wohl ausgeschlossen.

Die Angaben über Verkleinerung der Netzhautbilder durch vollcorrigierende starke Concavgläser stützen sich bisher — abgesehen von jener einen Beobachtung Mauthner's — meines Wissens lediglich auf subjektive Angaben.

Aber selbst wenn wir davon absehen und zugeben wollten, dass das Netzhautbild im hochgradig kurzsichtigen Auge bei richtiger Vollcorrektion wirklich allgemein etwas kleiner sei, als im normalen, so ist schwer einzusehen, wieso eine solche Verkleinerung für das Auge schädlich sein soll. Von allen Einzelheiten einer entfernten Landschaft erhalten wir beständig viel kleinere Bilder als von den entsprechend näheren Gegenständen, Häusern, Bäumen, Menschen, etc. Und doch wird der Blick in die Ferne, der verhältnismässig so viel kleinere Netzhautbilder liefert, als wir sie von gleichen, näheren Objekten erhalten, seit jeher als besonders gut und ausruhend für die Augen gepriesen. Der alternde Emmetropische hält das Buch allmählig immer weiter vom Auge ab und bekommt mit 40 Jahren von der Schrift vielfach nur halb so grosse Netzhautbilder, als er sie bei etwas grösserer Annäherung mit 20 oder 25 Jahren zu haben gewohnt war; aber eine solche Verkleinerung der Netzhautbilder wird nicht als schädlich für das Auge in dem hier in Betracht kommenden Sinne angesehen.

Im allgemeinen werden die Augen kleine Netzhautbilder soweit verarbeiten, als der jeweilige Bau ihrer Netzhaut gestattet, nicht anders als es der Normalsichtige tut, und es erklärt eine etwaige Verkleinerung durch das Concavglas *an sich* noch nicht, wieso dies das Auge schädigen soll.

Man könnte gegen diese Ueberlegungen vielleicht einwenden wollen, dass bekanntlich das Entziffern sehr feiner Schrift die Augen sehr angreifes. Aber hier liegen die Verhältnisse insofern wesentlich anders, als es sich darum handelt, sehr feine Objekte, von welchen nicht genügend deutliche Netzhautbilder entworfen werden, in ununterbrochener Folge aufzulösen und dabei jede, auch die geringste Aenderung der accommodativen Einstellung zu vermeiden, da diese das Erkennen des Druckes schon weniger leicht, bezw. ganz unmöglich machen kann. Dieses angestrengte Festhalten eines ganz bestimmten Kontraktionszustandes des Ciliarmuskels in Verbindung mit den nicht genügend deutlichen Bildern spielt zweifellos bei der Anstrengung, die mit dem Lesen sehr feiner Schrift verknüpft sein kann, eine wesentliche Rolle.

Bei gewöhnlichem Drucke können wir bekanntlich, wie ich früher eingehender nachgewiesen habe, auch mit einem nicht ganz kleinen Einstellungsfehler immer noch bequem lesen, aber der gleiche Einstellungsfehler kann genügen, um etwas feinere Druckschrift ganz unleserlich zu machen.

Undeutliche Netzhautbilder allein können schon, selbst wenn jenes strenge Festhalten eines bestimmten Accommodationszustandes gar nicht in Betracht kommt, ein lästiges Gefühl, wie von Anstrengung, hervorrufen.

Man kann sich davon z. B. überzeugen durch Betrachten photographischer Aufnahmen gewöhnlichen kleinen Druckes, die man absichtlich etwas unscharf hergestellt hat.

Aus diesen Erörterungen geht jedenfalls soviel hervor, dass wir bis jetzt keine Anhaltspunkte für die Annahme haben, dass eine etwaige Verkleinerung der Netzhautbilder durch vollcorrigierende Concavgläser dem Auge schaden könne und es ist nicht zu ersehen, auf welche Weise solcher Schaden zu stande kommen soll.

Weiter soll das starke Concavglas das Auge »ermüden«.

Dass die hochgradig Kurzsichtigen, wenn sie zum erstenmale die volle Korrection tragen, besonders in der ersten Zeit oft über Ermüdung klagen, ist richtig. Aber ich habe nicht die Ueberzeugung gewinnen können, dass dies etwa notwendig mit der Vollcorrection als solcher verbunden sei; vielmehr fand ich — wir kommen unten darauf zurück — dass es häufig nur an kleinen Fehlern in der Art des Tragens lag, die sich bei fortgesetzter sorgfältiger Beobachtung durch leichte Aenderungen ausschalten lassen.

Dagegen fragt es sich, ob nicht der folgende Umstand hier in Betracht kommen könnte: Hochgradig Kurzsichtige, die nie Gläser getragen haben, sind unter Umständen viele Jahre hindurch in der Lage, ihren Ciliarmuskel verhältnismässig weniger zu contrahieren, als Emmetropische, und es wäre wohl denkbar, dass auch relativ geringe Accommodationsleistungen — insbesondere aber die für eine bestimmte Convergenz aufzubringenden — beim ersten Tragen angenähert voll corrigierender Gläser unangenehm sind. Etwas derartiges ist nicht ausgeschlossen, und ich glaube auch, dass die Beschwerden, über welche viele Kurzsichtige in den ersten Tagen beim Tragen vollcorrigierender Gläser klagen, die aber in vielen Fällen schon nach kurzer Zeit schwinden, zum Teil hierauf zurückzuführen sind.

Die Angabe, dass der Muskel im kurzsichtigen Auge verkümmere, wie jeder Muskel, der nicht benutzt wird (*Pfalz*), ist nicht ganz zutreffend: Solange der Kurzsichtige beide Augen benutzt und zum deutlichen Sehen beträchtlich convergieren muss, wird auch die mit der Convergenz verknüpfte Ciliarmuskelcontraction ausgelöst, der Muskel also immer mehr oder weniger geübt; nur für solche Kurzsichtige, die beim Nahesehen ein Auge ausschalten und im Fernpunkte des anderen lesen, könnte eine mehr oder weniger dauernde Inactivität des Ciliarmuskels angenommen werden. Dieser Ueberlegung entspricht, dass man in hochgradig kurzsichtigen Augen durchaus nicht selten einen kräftig entwickelten Ciliarmuskel findet.

(Auf weitere Umstände, die bei Vollcorrection eine «Ermüdung» des Auges bedingen können, kommen wir unten zurück).

Für die uns hier interessierenden Aufgaben ist in erster Linie genau festzustellen, was wir unter *Vollcorrection* verstehen wollen. Diese Frage deckt sich im wesentlichen mit jener nach den Methoden zur Bestimmung des Myopiegrades; ich glaube, dass durch deren richtige Beantwortung allein schon eine Reihe von Widersprüchen sich lösen und manche Einwände gegen die prinzipielle Anwendung der vollcorrigierenden Gläser sich genügend entkräften lassen.

In weiten ophthalmologischen Kreisen wird stets die grosse Bedeutung der objektiven Refractionsbestimmung betont. So wertvoll diese selbstverständlich für eine *vorläufige* Orientierung und als Grundlage für die functionelle Prüfung ist, so müsste es doch häufig zu unrichtigen Schlüssen führen, wenn man das Ergebnis der objektiven Refractionsbestimmung als *massgebend* für die zu verordnende Brille betrachten wollte, wie das Folgende zeigen möge:

Die übliche ophthalmometrische Hornhautmessung sagt uns über die *Gesamtrefraction* des Auges gar nichts und gibt für den Astigmatismus auch nicht die gesamte Refractionsdifferenz der beiden Hauptrichtungen, ja nicht einmal jene des ganzen zum Sehen verwerteten Bezirkes der Hornhaut, sondern nur die eines verhältnismässig kleinen Teiles des letzteren. Die Cylindergläser dürfen weder nach dem Ergebnisse der ophthalmometrischen Hornhautmessung selbst, noch etwa nach dem (z. B. mit Hilfe einer von *Javal* angegebenen empirischen Formel) aus dieser Messung ermittelten Werte erfolgen, wenn man sich nicht beträchtlichen Irrtümern aussetzen will.

Wie weit und in wie unübersehbarer Weise die Gesamtrefraction eines Auges von jener der optischen Zone der Hornhaut abweichen kann, zeigt uns schon ein Blick auf die Brechungsverhältnisse in der Linse. Man glaubte bisher, der Brechungsindex der Linse nehme von der Rinde zum Kerne hin allmählig, zunächst rascher, dann etwas langsamer zu, so dass die Indicialcurve nach den umfangreichen Messungen *Matthiessens* sich als ein Parabelscheitel darstellen sollte. Ich konnte zeigen, dass diese Annahme nicht entfernt den Tatsachen entspricht (1), und dass die Brechungsverhältnisse in der Linse wesentlich verwickelter sind, als allgemein angenommen wird. Schon von der Mitte der 20er Jahre an erfolgt der Uebergang von den Rinden- zu den Kernpartieen nicht allmählig, sondern mehr plötzlich, stufenartig, derart, dass eine stärker brechende Kernmasse mehr oder weniger unvermittelt an die schwächer brechenden Rindenmassen angrenzt. Der Brechungsunterschied zwischen beiden Teilen ist gross genug, um schon zwischen dem 20. und 30. Jahre deutliche Spiegelbilder an der Kernoberfläche («Kernbildchen») zu stande kommen zu lassen, die mit zunehmendem Alter immer lichtstärker werden (2). Wir haben es dann also in der Linse nicht mehr mit 2, sondern mit 4 von einander gesondert wahrnehmbaren brechenden Flächen zu tun. Ueber die Gestalt der Linsenoberfläche sind unsere Kenntnisse noch ziemlich dürftig, über die Form der hier in Rede stehenden Kernoberfläche wissen wir noch gar nichts Genaueres. Der Einfluss dieser Kernflächen auf den Strahlengang wird mit zunehmendem Alter immer grösser.

Von den 5 im Auge wesentlich in Betracht kommenden brechenden Flächen (von der Brechung an der hinteren Hornhautfläche sehen wir hier ab) sagt uns also die ophthalmometrische Bestimmung nur über das Verhalten an einer einzigen etwas aus und es ist begreiflich, dass die *Gesamt*-Refraction durch die 4 Brechungen in der Linse in mannigfaltiger und vorderhand gar nicht zu übersehender Weise mitbestimmt werden muss.

Bei der Refractionsbestimmung im aufrechten Bilde pflegt

---

(1) Aus dem Nachweis der Irrigkeit der *Matthiessen*'schen Anschauung ergibt sich unter anderm auch die Unhaltbarkeit der Berechnungen, die unter der Voraussetzung der Richtigkeit jener Annahme zur Ermittlung des Totalindex der Linse angestellt worden sind; ferner wird durch unsere Beobachtungen auch der bekannte Versuch hinfällig, die Altershypermetropie aus einem Homogenwerden der Linse zu erklären.

(2) Auch in neueren Abhandlungen findet man die einschlägigen Verhältnisse zum Teil unzutreffend wiedergegeben; so begegnen wir der Bemerkung, dass die von mir gefundene rasche Indexzunahme an der Grenze von Rinde und Kern der normalen Linse aus dem Bestehen eines Kernreflexes überhaupt zu erwarten war. Das ist nicht richtig. Der altbekannte Kernreflex könnte, wie leicht ersichtlich, auch bei einer allmählichen gleichmässigen Zunahme des Index von der Rinde zum Kern sichtbar sein, d. h. wenn die Indicialcurve etwa eine angenähert gerade Linie bildete, ebenso wenn dieselbe nicht, wie man bisher auf Grund der Matthiessen'schen Angaben annahm, der Axe ihre Concavität, sondern ihre Convexität zuwendete, ohne dass sie eine Ungleichmässigkeit in ihrem Verlaufe zu zeigen brauchte. Das Wesentliche der von mir gefundenen Tatsache besteht aber in dem Nachweise, dass die Indicialcurve *keine* gleichmässige Curve bildet, sondern entsprechend der Kerngrenze eine stufenartige Unregelmässigkeit zeigt; das hierdurch bedingte «Kernbildchen» ist scharf von dem «Kernreflex» zu trennen und von diesem in weiten Grenzen unabhängig.

man sich an die Ermittlung der Refraction der Papille oder eines in ihrer Nähe sichtbaren Details zu halten; die Refraction der Fovea, die uns hier allein interessiert, kann aber davon wesentlich verschieden sein. Die Fovea selbst ist für genaue Refractionsbestimmung im aufrechten Bilde wenig geeignet; einmal wird die Papille bei Belichtung derselben besonders eng, und die Anwendung von Mydriaticis ist unzulässig (s. u.). Dann erscheint der zu bestimmende foveale Bezirk in der Regel ziemlich gleichmässig rötlich, ohne feinere Details, die uns als Massstab für genügend genaue Einstellung auf die percipierende Schicht dienen könnten. Die Einstellung auf feine Gefässe in der Nachbarschaft der Fovea ist kein vollwertiger Ersatz, insbesondere auch deshalb, weil man an ihnen den Astigmatismus nur ungenügend bestimmen kann.

Eine wesentliche brauchbarere Grundlage für die Brillenbestimmung als die ophthalmometrische Hornhautmessung und auch als die Refractionsbestimmung im aufrechten Bilde ist die mittels einer zweckmässig geübten Skiaskopie, die selbstverständlich auch nicht bei künstlich erweiterter Pupille stattfinden darf. Aber auch die skiaskopisch ermittelten Werte können nicht ohne weiteres für die Brillenbestimmung massgebend sein; sie sind aber insofern von Wert, als sie uns zeigen, mit welchen Brillengläsern zunächst die subjektive Refractionsbestimmung zu beginnen hat.

Für die definitive Brillenwahl darf einzig und allein das Ergebnis einer sorgfältigen, eventuell öfter wiederholten, *subjektiven Bestimmung unter normalen Belichtungsverhältnissen massgebend sein.* Insbesondere ist dies auch für Grad und Stellung der etwa mitzuverordnenden Cylindergläser wesentlich, denn der subjektiv bestimmte und hier allein in Betracht kommende Astigmatismus kann sowohl dem Grade als der Axenrichtung nach von dem objektiv ermittelten abweichen und mit der Pupillenweite schwanken.

Wenn ich so der sorgfältigen subjektiven Refractionsbestimmung einen viel entscheidenderen Einfluss auf die Brillenwahl einräume, als dies wohl vielfach in ophthalmologischen Kreisen der Fall ist, so ist nach dem vorher Gesagten die objektive Refractionsbestimmung natürlich nicht überflüssig, aber man muss sich darüber klar bleiben, dass von allen bisher bekannt gewordenen objektiven Refractionsbestimmungsmethoden keine auch nur entfernt eine so genaue Beurteilung der Refraction des allein in Betracht kommenden fovealen Netzhautbezirkes gestattet, als die subjektive Bestimmung mit geeigneten, genügend feinen Sehobjekten.

Wenn ein Kurzsichtiger das Glas nicht verträgt, das ihm auf

Grund irgend einer objektiven Bestimmung, vielleicht gar bei Atropinmydriasis verordnet worden ist, so beweist das noch nicht entfernt, dass er die volle Correction für seinen fovealen Bezirk bei normaler Pupillenweite nicht verträgt. Denn die Differenz zwischen beiden Werten kann beträchtlich sein und wir sind bisher in keiner Weise in der Lage, die eine aus der anderen genügend genau zu ermitteln.

Als Vollcorrection darf somit nur dasjenige Glas bezeichnet werden, das bei *wiederholter subjektiver Prüfung unter gewöhnlichen Belichtungsverhältnissen und bei normaler Pupillenweite sich als das schwächste erwiesen hat, mit dem in dem nicht atropinisierten Auge die beste Sehschärfe erhalten wird.*

Ich gehe in der Regel so vor, dass ich das bei der ersten eingehenden Prüfung gefundene Glas einige Tage tragen lasse, dann wiederholt vor dasselbe + 0,5 bezw. + 1,0 D. vorsetze und mich überzeuge, dass damit die Sehschärfe deutlich schlechter bleibt.

Bis in die allerjüngste Zeit begegnen wir selbst von autoritativer Seite immer wieder der Forderung, die Refractionsbestimmung bei Atropinmydriasis vorzunehmen. Ich habe wiederholt darauf hingewiesen, dass eine solche Untersuchungsweise prinzipiell verfehlt und eine Quelle bedenklicher Irrtümer ist. Im Hinblicke auf die Verbreitung, deren sie sich aber noch immer erfreut, erscheint es angezeigt, die einschlägigen Verhältnisse hier eingehender darzulegen.

Nehmen wir den Durchmesser einer normalen Pupille zu 3 mm, den einer durch Atropin erweiterten zu 6 mm an, so deckt im ersten Falle die Pupille eine Fläche von 7 mm^2, im zweiten Falle eine solche von 28 mm^2; die Fläche, welche der durch die Pupillenerweiterung erst für das Licht zugänglich gewordene Teil des brechenden Apparates einnimmt, ist also 3 mal grösser, als die bei gewöhnlicher Pupillenweite in Betracht kommende. Haben diese Teile eine von jenen centralen abweichende Brennweite, so wird letztere bei den üblichen Untersuchungsarten für die Bestimmung des Bildortes ausschlaggebend sein.

Tatsächlich kommen noch wesentlich grössere Differenzen in den Pupillenweiten vor, als ich hier annahm. Ich habe bei Leuten mit gesunden Augen im mittleren Lebensalter unter gewöhnlichen Belichtungsverhältnissen die Pupille 2 mm, nach Homatropin 8 mm weit gefunden; die entsprechenden Pupillenflächen betragen 3,14 bezw. 50 mm^2; es ist also die bei weiter Pupille ins Spiel kommende Fläche ca. 16 mal so gross, als die bei gewöhnlichem Sehen für die Strahlen zugängliche. Bestimmt man die Refraction bei weiter Pupille etwa skiaskopisch oder im umgekehrten Bilde, so erhält man Werte, die im wesentlichen der Brechung in denjenigen peripheren Teilen des dioptrischen Apparates entsprechen, welche beim gewöhnlichen Sehen gar nicht in Betracht kommen *und uns keinerlei Schluss auf das Verhalten der Brechung in den mittleren Teilen gestatten.* Tatsächlich hat man einen solchen Schluss bekanntlich ohne weiteres gezogen, der nur dann zulässig wäre, wenn man den Nachweis erbracht hätte, dass allgemein die Refraction in den peripheren Teilen des dioptrischen Apparates wenigstens annähernd jener in den centralen entspräche. *Dies ist aber nicht der Fall;* die Krümmung der peripheren Hornhautteile ist bekanntlich nicht eine derartige, dass die Hornhaut als aplanatisch angesehen werden dürfte. Ueber die Krümmung der peripheren Linsenteile sind unsere Kenntnisse noch äusserst dürftig und ungenügend; da auch sie für gewöhnlich zum Sehen gar nicht in Betracht kommen, ist a priori nicht wahrscheinlich dass sie den Anforderungen des Aplanatismus besser entsprechen, als die peripheren Hornhautteile. Wie ausserordentlich verwickelt die Brechungsverhältnisse in der Linse bei erweiterter Pupille liegen, ergibt sich aus dem oben Gesagten. Bei enger Pupille erfolgt die Brechung an den beiden angenähert sphärischen Teilen der Linsenvorder- bezw. Hinterfläche und sicher wenigstens nach dem 20. Jahre, an den in diesen mittleren Partieen den Linsenflächen im grossen und ganzen wohl angenähert ähnlich gewölbten Kernoberflächen. Bei weiter Pupille aber kommen überwiegend jene Strahlen zur Geltung, die durch die peripheren Linsenteile treten und an den verhältnismässig sehr stark gekrümmten aequatorialen Kernpartieen eine mehr oder weniger ungleichmässige und vorderhand rechnerisch kaum zu übersehende Ablenkung erfahren, sowie ferner diejenigen noch mehr peripher durchtretenden Strahlen, welche die Kernmasse gar nicht mehr treffen und lediglich in den viel schwächer brechenden Rindenpartieen eine verhältnismässig geringe Ablenkung erfahren; die einschlägigen Verhältnisse können mit dem Lebensalter und mit der durch das Atropin bedingten Pupillenweite innerhalb weiter Grenzen variieren. Das Gesagte genügt wohl, um zu zeigen, welchen Fehlern man sich aussetzt, wenn man ohne Kenntniss der einschlägigen optischen Verhältnisse die bei weiter Pupille ermittelte Gesamtrefraction auch als Maass für die bei gewöhnlicher Pupillenweite zu findende benutzt.

An dieser Stelle sei mit einigen Worten der Lehre vom sogenannten »Accommodationskrampfs« gedacht. Den früher viel verbreiteten Ansichten über die Häufigkeit eines solchen bei der Myopie, sowie der Meinung, derselbe komme bei abnorm weiter Pupille vor und die Wirkung des Atropin versage in solchen Fällen, begegnen wir heute wohl kaum mehr. Wohl aber wird verschiedentlich die Meinung vertreten, es komme eine *abnorme Accommodationsspannung* oder ein *Hypertonus des Ciliarmuskels* in solchen kurzsichtigen Augen vor. Wenn ich die Möglichkeit derartiger Erscheinungen, wie ich schon früher betonte, auch nicht ganz in Abrede stellen will, so glaube ich doch, dass mit Verfeinerung unserer Untersuchungsmethoden und bei strengster Berücksichtigung aller in Betracht kommenden physikalischen und physiologischen Verhältnisse eine solche Diagnose immer seltener gestellt werden wird. Ich selbst habe trotz einer auf diesem Gebiete ziemlich ausgedehnten Erfahrung niemals einen Fall gesehen, bei dem ich ein derartig abnormes Verhalten des Ciliarmuskels hätte annehmen müssen. Im allgemeinen ist man, wie es scheint, geneigt, die Diagnose auf eine solche Anomalie, die sich, soweit ich sehe, im wesentlichen nur quantitativ von dem früher so gern angenommenen Accommodationskrampfe unterscheidet, dann zu stellen, wenn bei functioneller Prüfung stärkere Gläser als die besten sich erweisen, als die bei objektiver Prüfung gefundenen. Alle Fälle, bei welchen letztere in Atropinmydriasis vorgenommen worden war, erstere aber im nicht atropinisierten Auge, müssen aus den vorher erörterten Gründen von vorherein ausscheiden. Aber auch dann, wenn die objektive Refractionsbestimmung am nicht atropinisierten Auge vorgenommen worden war, ist nicht zu vergessen, dass wir in beiden Fällen nicht bei gleich weiter Pupille und nicht die gleichen Netzhautpartieen untersuchen, bevor wir Differenzen zwischen den Ergebnissen beider Untersuchungsmethoden auf eine Anomalie des Ciliarmuskels beziehen wollen. Weiter hierher gehörige Momente habe ich früher (1902) ausführlicher erörtert.

Mit der Ermittlung des richtig corrigierenden Glases für jedes einzelne Auge ist aber erst ein Teil unserer Aufgabe gelöst. Die richtige und für den concreten Fall zweckmässigste Wahl des Abstandes der Gläsermitten von einander sowie solcher Gestelle, die einen richtigen Abstand der Gläser vom *Auge* genügend sichern, ist bei den stärkeren Concavgläsern von besonderer Wichtigkeit; selbst durch sehr geringe Aenderungen in dieser Beziehung kann man erreichen, dass Gläser, die vorher als unangenehm abgelehnt worden waren, dauernd gerne getragen werden. Es ist daher wohl nicht überflüssig, den grossen Einfluss von Fehlern in der Centrierung und im Abstand der Gläser vom Auge bei stärkeren Concavgläsern an einigen Beispielen kurz zu erörtern.

Wenn ein Patient — 20 Dioptrieen trägt, und der Pupillarabstand weicht um 5 mm von dem Abstande der Gläsermitten ab, so entspricht die prismatische Wirkung beider Gläser zusammen einem Prismenwinkel von angenähert 10°. Es ist begreiflich, dass hierdurch das binoculare Sehen beträchtlich erschwert werden kann, insbesondere dann, wenn diese Ablenkung zu einer bestehenden Insufficienz der Convergenz hinzukommt, wenn also z. B. bei Insufficienz wie sie bei hoher Myopie häufig ist, der Gläserabstand kleiner ist als die Pupillendistanz.

Ferner können auch geringe Abweichungen der Blicklinie nach oben oder unten von der Gläsermitte bei so starken Gläsern Anlass zu Störungen geben, da die Fähigkeit der Verschmelzung höhendistanter Bilder nur innerhalb verhältnismässig enger Grenzen entwickelt ist. Wenn die Gläser z. B. nur so wenig schief vor den Augen sitzen, dass der Kranke mit dem rechten Auge etwa 1 mm über der Mitte, mit dem linken ebensoviel unter der Mitte des Glases hindurchsieht, so entspricht das schon einem Prismenwinkel von 4°. Berücksichtigt man, dass man durch dauerndes Tragen allmählig stärkerer aufwärts brechender Prismen im allgemeinen höchstens solche bis 8° überwinden kann, und auch dies nur mit grosser Anstrengung und auf kurze Zeit, so lässt sich wohl verstehen, dass selbst sehr kleine Fehler in der Stellung starker Concavgläser zu empfindlichen Störungen Anlass geben können.

Die Störungen, die durch die astigmatischen Verzerrungen bei schrägem Durchsehen durch die Randteile des Glases bedingt sind, lassen sich durch Anwendung periskopischer Gläser, die neuerdings auch in weiteren Kreisen mehr Eingang zu finden beginnen und die ich bei mittleren und höheren Myopiegraden schon seit langer Zeit ausschliesslich verwende, mehr oder weniger vollständig beseitigen.

Auch über den grossen Einfluss des Abstandes der Gläser vom Auge bei den hier in Rede stehenden starken Gläsern scheint man sich nicht immer genügend Rechenschaft zu geben.

Wenn man bei einem Patienten mit einem Probiergestelle, in dem sich das Glas etwa 15 mm vor dem Hornhautscheitel befindet, — 20 D als vollcorrigierendes Glas gefunden hat, so ist die Brechkraft des Auges = 15,4 Dioptrieen. Wenn nun der Optiker, wie dies bekanntlich für Kurzsichtige häufig geschieht, ein Gestell gibt, bei dem die Gläser dem Auge sehr nahe stehen, etwa 5 mm vor der Hornhaut, so entspräche das einer Brechkraft des Auges = 18,2 Dioptrieen, d. h. das Glas wäre *lediglich*, weil es um 1 cm näher am Auge steht, als es im Probiergestelle der Fall war, um fast 3 Dioptrieen zu stark und der Kranke könnte nur unter Aufwendung einer verhältnismässig grossen Accommodationsleistung in der Ferne deutlich sehen. Selbst eine Differenz von nur 5 mm im Abstande der Gläser vom Auge beim Probiergestelle und in der definitiven Brille kann hier eine um mehr als 1,5 Dioptrieen »zu scharfe« Brille ergeben.

Weiter ist noch Folgendes zu berücksichtigen:

Ein Patient mit einer Myopie von 15-20 Dioptrieen, der bisher kein Glas getragen hat, wird im allgemeinen, da er das Buch in einen Abstand von ca 5-6 cm vom Auge bringen musste, vielfach nur ein Auge zum Lesen benutzt und die Schrift in dessen Fernpunkt gebracht, also ohne Accommodation gelesen haben. Setzen wir ihm nun die angenähert vollständige Correction vor, so kommt er in die für ihn ungewohnte Lage, mit beiden Augen zusammen sehen zu können und accommodieren zu müssen. Aber der Zusammenhang zwischen Convergenz- und Accommodationsanstrengung weicht von jenem im normalen Auge ab infolge der die mit dem Grade der Convergenz wechselnden prismatischen Wirkung des starken Concavglases. Wenn man von einem hochgradig Kurzsichtigen, der bei der Prüfung für die Ferne Muskelgleichgewicht hat, solchen Gläserabstand verordnet, dass er beim Fernsehen durch die Gläsermitten sieht, so wird er beim Nahesehen beiderseits um etwa 2 ½ mm nach innen von den Gläsermitten vorbeisehen (denn der Abstand der Pupillenmitten beim gewöhnlichen Nahsehen ist ungefähr 5 mm kleiner als der beim Fernsehen); waren Gläser von —20 D verordnet, so wirken diese jetzt für den Nahesehenden gleichzeitig wie ein abducierendes Prisma mit einem Prismenwinkel von 10°. Der Patient hat darnach ein Interesse daran, bei verhältnismässig geringer Convergenz relativ viel stärker zu accommodieren als früher. Mit dem Abstande des Sehobjektes vom Auge wechselt aber die Stärke der prismatischen Wirkung des Concavglases und dementsprechend das Verhältnis, in dem Convergenz- und Accommodationsgrösse zu einander stehen müssen. Es ist wohl denkbar, dass alle diese ungewohnten Anforderungen vom Kranken anfangs lästig empfunden werden können und dass es in einer Reihe von Fällen auch auf die Dauer nicht möglich ist, in dieser Beziehung befriedigende Zustände zu erzielen.

Auf diesen Einfluss der bei zweiäugigem Sehen in Betracht kommenden Verhältnisse ist wohl auch die von mir wiederholt beobachtete Tatsache zurückzuführen, dass hochgradig Kurzsichtige, die nur *ein* sehfähiges Auge besitzen, sich oft auffallend leicht und rasch an die vollcorrigierenden Gläser gewöhnen, auch wenn diese mehr als 20 Dioptrieen betragen.

Hier begegnen wir der ersten und, soweit ich sehen kann, einzigen Tatsache, die Zweifel darüber aufkommen lassen könnte, ob es zweckmässig bezw. durchführbar ist, im allgemeinen bei höheren Myopiegraden die Vollcorrection zu geben. Die Antwort auf diese Frage lässt sich aber kaum prinzipiell, sondern nur an der Hand der Erfahrung über eine genügend grosse Zahl von Fällen geben, die sorgfältig und lange genug nach den eben angegebenen Gesichtspunkten behandelt worden.

Damit kommen wir zu einem weiteren wichtigen Teile unserer Aufgabe, die oben kurz skizzierten Ergebnisse der physiologischen Forschung an der Hand der so gewonnenen Gesichtspunkte in der praktischen Augenheilkunde unbefangen zu prüfen.

Die Zahl der Fälle, um die es sich bei der Frage der Correction hoher Myopiegrade handelt, ist nicht klein. Nehmen wir als Grenze eine Myopie von 10 D (im Hinblicke auf die Angabe Hirschberg's, dass stärkere Gläser als solche von — 6,8 oder 10 D überhaupt nicht getragen werden dürften), so habe ich aus dem letzten halben Jahre unter 4000 Augenkranken 75 verzeichnet, die zur vollen Correction Gläser von 10 D und mehr nötig hatten und unter diesen waren 22 mit einer Gläsermyopie von mehr als 15 D. Ich habe im Laufe der letzten 10 Jahre eine nicht ganz kleine Zahl hochgradig Kurzsichtiger mit Gläsern von — 10, 15, 20 und noch mehr Dioptrieen zum Teile dauernd corrigiert und weiss von einer Reihe derselben, die ich öfter wieder sah, dass sie sich dabei durchaus wohl befinden, über keinerlei Beschwerden klagen und dass sie auch in keiner Hinsicht nachweislich Schaden gelitten haben. Freilich waren bei manchen dieser Kranken, wie ich schon oben andeutete, wiederholt kleine Aenderungen teils in der Stärke der Gläser, teils in der Wahl der Brillengestelle u. s. w. nötig. Ich will hier einige Beispiele anführen, die zeigen sollen, dass so starke Gläser unter den verschiedensten äusseren Verhältnissen auch auf die Dauer gut vertragen werden.

1. — Pfarrer B. 39 J. trug früher für die Ferne beständig und auch bei stundenlangem Lesen — 12,0 D (= bestes Fernglas; zeitweise zum Lesen auch ein schwächeres Glas. Seit 2 Jahren dauernd — 12,0 ohne Beschwerden.

2. — Frau B. 60 J. hds S mit — 12,0 = 6/8; trug — 5,0; Ord. für die Ferne Brille von — 12,0 D, die sie auch stundenlang für Fernsehen benutzt ohne die geringsten Beschwerden zu empfinden.

3. — W. R. 25 J. erhielt von mir — 15 D periskop. zum dauernden Tragen; damit war er (erneute Untersuchung nach 2 Monaten) dauernd sehr zufrieden; nur seien ihm die kleinen Bilder ungewohnt. R S mit — 15 D = 6/20 L S mit — 15 D = 6/10.

4. — V. S. 50 J. Bäcker. S R = Fingerzählen in 1 — 2 m ohne Correction; L S mit — 13,0 D = 6/15, in der Nähe Nieden NO 3 leicht in 30 cm.

P. trägt das ihm früher von O. Becker verordnete Glas von 13,0 D *dauernd* seit 16 Jahren und hat keinerlei Beschwerden damit.

C. D. 31 J. Taglöhner. S R = 0, S L mit — 13,0. D = 6/10; trägt seit 4 Jahren *dauernd* — 13,0 und ist damit zufrieden.

5. — Frau H. 30 J. erhielt von mir zum Fernsehen — 14,0 D und ist damit sofort und dauernd sehr zufrieden; sie zieht gewöhnliche Concavgläser den periskopischen vor.

6. — A. W. 24 J. Zimmermann. S R mit — 18,0 D = 6/15, S L mit — 13,0 D = 6/8; P trägt seit 6 Jahren *beständig* — 13,0 ohne die geringsten Beschwerden.

7. — T. W. 27 J. R — 18,0 = 6/30, L — 16,0 = 6/60 — 6/30; trägt seit längerer Zeit *dauernd* — 16 D.

8. — R. A. 34 J. L. Amaurose. R S — 18,0 = 6/15; trägt seit 2 Jahren Wendebrille — 18 und — 14 D ohne die geringsten Beschwerden.

9. — Frl. F. 41 J. S hds m — 16,0 D = 6/18; trägt dieses Glas seit 2 Jahren dauernd (auch zum Lesen) und ist damit zufrieden.

10. — B. G. 25 J. Kindermädchen; trägt seit 3/4 Jahren — 16,0 hds *beständig* ohne die geringsten Beschwerden für die Nähe und Ferne. S hds mit — 16,0 = 6/30, Nieden NO 1 in 15 — 20 cm.

11. — Br. F. 30 J. R S — 18,0 = 6/12, L Amaurose; trägt seit 1 Jahr — 16 D dauernd ohne Beschwerden.

12. — J. S. 62 J. Taglöhner. S R — 22,0 = 6/20 S L = Fingerzählen in 2 m ohne Correction durch Glas; trägt von mir seit 2 Jahren *beständig* — 18,0 D und ist damit sehr zufrieden.

13. — M. K. S R mit — 20 D = 6/60; S L mit — 22 = 6/60; trägt R — 16,0 D, L — 18,0 D periskopisch seit 1 Jahre dauernd ohne Beschwerden und ist sehr zufrieden damit; die ihm zuerst vorher verordneten — 20 und — 22 D waren ihm zu schwer.

14. — P. O. 21 J. Bauerstochter; trägt seit 3/4 Jahren von uns — 18,0 D perisk. dauernd für Nähe und Ferne und ist damit sehr zufrieden (S R = 6/60, L = 6/12).

15. — Prof. M. 41 J. Lehrer. S mit — 18,0 D hds = 6/12; diese Gläser sind ihm anfangs unbequem, da vom Optiker die Pupillendistanz nicht genau nach Vorschrift gemacht war. Nach entsprechender Aenderung ist er sofort und dauernd sehr zufrieden damit, trägt das Glas ohne jede Beschwerden.

16. — Herr D. Buchhalter 39 J. W.; trägt von uns seit 2 Jahren hds — 23 D *dauernd* und ist damit sehr zufrieden (S = 6/30); leichte radiäre Trübungen in den mittleren Teilen der rechten Linse.

17. — G. St. 65 J. l. Amophth. nach Extraction. Hat von uns R — 15,0 D und — 19,0 D erhalten. Mit — 19,0 D S = 6/20, mit — 15,0 wird Nieden NO 1 in ca 15 cm gelesen. Trägt seine Wendebrille — 15 und — 19 D seit 1 Jahr dauernd und ist damit sehr zufrieden.

Aus dieser Liste, die ich leicht wesentlich vergrössern könnte, geht jedenfalls soviel deutlich hervor, dass stärkere Gläser als — 10 und — 15 D von Leuten in den verschiedensten Stellungen und in verschiedenen Lebensaltern durchaus nicht so selten, als man in weiten Kreisen noch immer annimmt, getragen werden können, falls, bei ihrer Verordnung nach den oben angegebenen Gesichtspunkten verfahren wird. Den Prozentsatz der Fälle bei welchen die Gläser trotz Einhaltung der angegebenen Regeln auch auf die Dauer abgelehnt wurden, finde ich verhältnismässig sehr klein.

Es kam mir hier zunächst wesentlich darauf an, zu zeigen, dass solche Gläser *an sich* gut vertragen werden, ohne Rücksicht darauf, ob sie die vorhandene Myopie *voll* corrigierten oder nicht, die angeführten Beispiele aber schon, dass ich keineswegs unterschiedslos bei diesen höchsten Myopiegraden auf der «Vollcorrection für die Ferne» bestehe; ich strebe zunächst eine solche an und variiere dann die Stärke des Glases bis ich ein solches, der Vollcorrection möglichst nahekommendes, gefunden habe, das den individuellen Bedürfnissen, dem Berufe etc. am besten entspricht. Die Fälle, wo man auch im mittleren Lebensalter solche Gläser verordnen kann, die ein verhältnismässig gutes Fernsehen ermöglichen und gleichzeitig bei der Nahearbeit ohne Beschwerden benutzt werden können, finde ich ziemlich häufig. Vielfach wird empfohlen, schon von der Mitte der 20er oder vom 30. Jahre an zweierlei Gläser für die Ferne und Nähe zu geben, wobei zum Teile die Annahme massgebend ist, dass die Accommodationsbreite in solchen kurzsichtigen Augen geringer sei als in normalen; diese Annahme ist aber irrig und es ist dementsprechend gar nicht selten möglich, bis zum 40. Jahre, ja selbst darüber hinaus, ein und dasselbe Glas für Ferne und Nähe benützen zu lassen und erst etwa vom 45. Jahre zweierlei Gläser zu verordnen.

Auch für solche Fälle, wo die dauernde *Voll*-Correction nicht angenommen wird, können wir aus unseren Beobachtungen entnehmen, dass man vielen Kranken wesentlich stärkere Gläser geben darf, als heute vielfach selbst von den Competentesten für zulässig erachtet wird.

Vergegenwärtigen wir uns an einem Beispiele, von wie

grosser Bedeutung dies für manche Kurzsichtige werden kann. Wenn wir dem Buchhalter, der mit —23 D bequem seinem Berufe nachgehen kann, z. B. nach dem Grundsatze, dass schärfere Gläser als solche von —6,8 oder 10 D überhaupt nicht dauernd getragen werden dürfen, etwa —10 D verordnet hätten, so würde er, da seine Myopie ca 30 beträgt, mit diesen Gläsern eine Fernpunktlage von ca 5 cm haben und daher wohl kaum im stande sein, als Buchhalter tätig zu sein. Er würde sich ungefähr so verhalten, wie ein Kurzsichtiger von 20 Dioptrieen, den wir ohne Glas zu arbeiten nötigen wollten. Und auch die gar nicht seltenen Fälle, wo die Myopie etwa durch —18 D vollcorrigiert wird würden durch das Tragen von Gläsern von nur 10 D ihren Fernpunkt nur von 5 1/2 in ca 12 1/2 cm Abstand verlegen.

Wir haben gesehen, dass nach dem heutigem Stande unserer physiologischen Kenntnisse sich nicht ersehen lässt, wodurch etwa ein vollcorrigierendes Glas dem Auge Schaden bringen könnte. Es muss also jetzt untersucht werden, ob ein solcher schädlicher Einflus sich etwa in der Praxis nachweisen lässt. Obschon ich die einschlägige Literatur einigermassen zu kennen glaube, ist mir doch kein Fall bekannt, der eine solche schädliche Wirkung auch nur wahrscheinlich machte. Ich selbst habe, trotzdem ich diese Fragen seit vielen Jahren aufmerksam verfolge, nie gefunden, dass sorgfältig verordnete vollcorrigierende Gläser irgend Schaden gebracht hätten.

Wohl hören wir öfter von Kranken, welchen anderwärts starke Brillen verordnet oder gar «aufgezwungen» waren, dass sie damit Beschwerden oder Kopfschmerzen hätten und glücklich waren, wenn sie schwächere Gläser erhielten. Aber aus solchen Erfahrungen dürfen wir noch nicht den Schluss ziehen, dass vollcorrigierende Gläser nicht vertragen würden oder gar schädlich seien. Dazu wäre vor allem der Nachweis erforderlich, dass die Untersuchung und Verordnung mit allen oben erwähnten Vorsichtsmassregeln vorgenommen worden war, dass der Kranke insbesondere wirklich nur die nach der subjektiven Prüfung schwächsten vollcorrigierenden Gläser mit richtigem Abstande u. s. w. erhalten hat. Dann aber zeigt sich, dass die vollcorrigierende Brille in einer sehr grossen Anzahl von Fällen dauernd ohne Beschwerden getragen wird. Das Auftreten von Beschwerden allein beweist, dass die Brille nicht richtig verordnet ist, denn als Massstab für die *richtige* Verordnung kann nicht das scharfe Sehen allein genügen, sondern es ist dazu auch das Fehlen aller Beschwerden unbedingt erforderlich. Daher halte ich das «Aufzwingen» von Gläsern unter allen Umständen für einen Fehler. Der Kranke soll darauf aufmerksam gemacht werden, dass die Brille nicht sofort beim ersten Aufsetzen Alles leisten muss und in der ersten Zeit gewisse Unbequemlichkeiten mit sich bringen kann; aber er muss auch darüber aufgeklärt werden, dass er auf die Dauer vom Tragen der Brille keinerlei Beschwerden haben darf.

Hirschberg berichtet, dass Kinder, welchen man Gläser von – 6 bis – 10 Dioptrieen zum dauernden Tragen «aufzwingt, öfters geradezu verelenden und erst wieder gesunder und lebensfroher werden, wenn sie oder ihre Angehörigen so vernünftig sind, die Brille fortzuwerfen, oder wenn sie einen vernünftigen und mitleidigen Arzt finden, der ihnen das schädliche Werkzeug abnimmt, sie ohne Brille oder mit einer erheblich schwächeren arbeiten lässt».

Auch solche Fälle beweisen, wie ich glaube, nur, dass oft falsche Brillen verordnet werden, nicht aber, dass die Vollcorrection als solche nachteilig ist.

Fälle, wo das Tragen der *richtig verordneten* und sorgfältig angepassten vollcorrigierenden Gläser auf den Gesundheitszustand der Kinder ungünstig gewirkt hätten, sind wir selbst bis jetzt nicht begegnet; dagegen habe ich mich öfter von dem günstigen Einfluss überzeugt, den solche Gläser auf die ganze Haltung und Entwicklung der Kinder üben können.

Die bisher erst über wenige Jahre sich erstreckenden consequenten Versuche der Vollcorrection zeigen meines Erachtens übereinstimmend, dass bei vollständiger Correction die Myopie im allgemeinen langsamer fortschreitet, als bei nicht vollständiger. Freilich dürfen wir uns nicht der Hoffnung hingeben, durch die Vollcorrection dem Fortschreiten der Kurzsichtigkeit *überhaupt* Einhalt zu tun; es wird zweifellos immer noch eine ganze Reihe von Augen geben, die trotz dauernden Tragens der vollen Correction eine mehr oder weniger starke Progression zeigen werden, insbesondere jene aus der Gruppe der «deletären» Myopieformen. Dies darf uns aber nicht abschrecken, auf die consequente Durchführung der Vollcorrection zu dringen, wenn uns genügend grosse Statistiken zeigen, dass die durchschnittliche Progression bei der Vollcorrection kleinere Zahlen zeigt als früher.

Die Angabe, wonach ich die Meinung ausgesprochen hätte, stärkere Gläser als ca 8 D würden nicht gut vertragen, beruht auf einem Irrtum. Ich habe vielmehr Folgendes geschrieben: «Bei hohe ren Graden von Myopie als 8 oder 9 D findet man nicht selten einen ausgesprochenen Widerwillen gegen das Tragen vollcorrigierender Gläser, der auch bei längerem Tragen nicht überwunden wird... Es ist daher zu betonen, dass nicht selten auch bei hohen Myopiegraden die Patienten sich an die Vollcorrection gewöhnen und dann von einer solchen wesentliche Vorteile haben».

Hirschberg schreibt: Bei so hohen Graden der Kurzsichtigkeit, die Gläser von — 16, 18, 20 Dioptrieen erfordern, «muss der Befallene auf deutliche Fernsicht verzichten im Interesse der guten Erhaltung seiner Augen». Ich teile eine solche Ansicht nicht, da ich nicht weiss, wodurch die Gläser der guten Erhaltung der Augen Eintrag tun sollen; wohl aber wissen wir aus tausendfältiger Erfahrung, dass der Verzicht auf deutliche Fernsicht keinen Schutz gegen die deletären Folgen der Dehnung des hinteren Augenabschnittes bietet; und wenn heute jemand das Weglassen der Gläser oder Verordnen sehr schwacher Brillen eine mindestens ebenso grosse, wenn nicht noch grössere Gefahr für die gute Erhaltung der Augen nennen wollte, als die Verordnung der vollcorrigierenden, so könnte man ihn nicht widerlegen, solange nicht in überzeugenderer Weise als es bisher möglich war, eine schädliche Wirkung starker Gläser dargetan ist.

Fehlt uns bisher nicht nur der tatsächliche Beweis, sondern auch jeder Anhaltspunkt für eine Vermutung, auf welchem Wege etwa vollcorrigierende Gläser dem myopischen Auge schaden könnten, so können wir auf der anderen Seite freilich solche Augen durch die Gläser nicht vor den Gefahren schützen, welche die hochgradige Dehnung des hinteren Abschnittes mit sich bringt; und der Laie wird immer geneigt sein, wenn das centrale Sehen sinkt oder die Netzhaut sich ablöst, das Glas, bezw. den Arzt dafür verantwortlich zu machen.

Ob wir durch die starken Gläser dem hochgradig kurzsichtigen Auge an sich *nützen* können, lässt sich noch nicht sicher sagen; für die geringeren und mittleren Grade der Myopie kann man sich vorstellen, dass die Verminderung der Convergenz beim Tragen vollcorrigierender Gläser einen günstigen Einfluss hat; bei den hohen Graden wird das nicht im gleichen Umfange in Betracht kommen, da solche Kurzsichtige, solange sie ohne Gläser lesen, oft auf binoculares Sehen verzichten. Wohl aber werden die vollcorrigierenden Gläser besser sein, als solche unvollständig corrigierende, welche binoculares Sehen nur bei starker Convergenz der Blicklinien ermöglichen.

In letzter Zeit ist wiederholt darauf hingewiesen worden, dass bei kurzsichtigen Augen pathologischer Hornhautastigmatismus verhältnismässig viel häufiger sei, als bei normalsichtigen und es wird zur Verhütung des Fortschreitens der Myopie möglichst frühzeitige Correction dieses Astigmatismus gefordert. Es scheint mir aus dem häufigen Zusammentreffen von Myopie und Astigmatismus noch nicht genügend sicher hervorzugehen, dass dieser Hornhautastigmatismus einen wesentlichen *aetiologischen* Faktor bei der Myopieprogression bildet; es kann dies in nennenswertem Umfange nur der Fall sein, wenn der Astigmatismus hochgradig genug ist, um die Sehschärfe so stark herabzusetzen, dass der Kranke Buch und Schrift dem Auge sehr zu nähern versucht ist; dies wird aber nur bei verhältnismässig hohen Graden von Astigmatismus in Betracht kommen. Es scheint mir nach dem bisher vorliegenden Material noch nicht ausgeschlossen, dass die fragliche Häufigkeit des Hornhautastigmatismus bei Myopie nur Folge ähnlicher Anomalieen des Hornhautgewebes ist, wie diejenigen der Sclera, die zur Dehnung des hinteren Abschnittes führen; gibt doch Hirschberg an (was ich selbst freilich noch nicht beobachtet habe), es könne bei Axenmyopie von 20 D und mehr die Hornhaut «fast papierdünn» werden.

Bei solcher Sachlage dürfen wir uns heute nicht zu grossen Hoffnungen hingeben, durch besonders sorgfältige Correction des Astigmatismus nennenswerten Einfluss auf das Fortschreiten der Myopie gewinnen zu können. Im allgemeinen scheint es mir richtig, den Astigmatismus in kurzsichtigen Augen nach den auch für Augen mit normaler Axenlänge herrschenden Grundsätzen zu corrigieren.

Wir haben uns im Vorstehenden in erster Linie mit der Correction der höheren Grade von Kurzsichtigkeit beschäftigt. Aber es ergeben sich aus dem Gesagten auch die leitenden Gesichtspunkte für die Correction der mittleren und der niederen Grade. Da eine rationelle Vollcorrection keine Nachteile für das Auge hat, wohl aber dem Patienten wesentliche Vorteile bringen kann, so ist eine solche auch hier tunlichst anzustreben. Für die mittleren Myopiegrade wird eine derartige Auffassung ja schon in ziemlich weiten Kreisen vertreten vielfach auch von solchen Forschern, die für höhere Grade noch Gegner der Vollcorrection sind.

Die Ansichten über das zweckmässigste Verfahren bei den *niedrigen* Graden der Kurzsichtigkeit (von 1-2 Dioptrieen) sind noch sehr geteilt. Die Einen empfehlen, auch solche voll zu corrigieren, während die anderen auf die Correction dieser niedrigen Grade keinen grossen Wert legen.

Für mich sind hier die folgenden Erwägungen massgebend:

Bei einer Kurzsichtigkeit von 1-2 D ist Lesen, Schreiben etc. in einer mittleren Entferung von 50 cm, die also nur sehr geringe Anforderungen an die Convergenz stellt, ohne Mühe möglich, auch wenn der Kranke kein Glas trägt. Da ich in der anhaltenden stärkeren Convergenz die einzige tatsächlich begründete Gefahr für die Progression der Myopie sehe, so ist meines Erachtens im Interesse der Verhütung des Fortschreitens der Kurzsichtigkeit das Tragen der Gläser hier nicht unbedingt erforderlich; da andrerseits prinzipielle Gründe *gegen* das Tragen der corrigierenden Gläser auch hier nicht wohl geltend gemacht werden können, wird es von Umständen mehr secundärer Art abhängen, ob man im besonderen Falle das Tragen des Glases empfehlen soll; von solchen seien hier nur folgende wenige erwähnt: Viele Kinder mit einer Myopie von 1-2 D haben die Neigung, sich beim Schreiben und Lesen stark über das Buch zu neigen und dieses viel mehr als nötig dem Auge zu nähern. Gelingt es den Eltern nicht, durch Zureden bezw. durch die geeigneten Kopfhalter diese üble Gewohnheit zu beseitigen, die ja von schädlichem Einflusse auf die Progression der Myopie sein kann, so kann das Tragen der corrigierenden Gläser günstig wirken, indem die Anforderungen an die Accommodation bei der starken Annäherung Unbequemlichkeiten mit sich bringen können, die durch Vergrösserung des Leseabstandes leicht gehoben werden. Viele Patienten mit einer Myopie von 1 bis 1,5 Dioptrieen haben eine für ihre Bedürfnisse genügende Sehschärfe für die Ferne auch ohne Glas. Hier, wie auch in solchen Fällen, wo aus äusseren Gründen (insbesondere z. B. bei jungen Mädchen), eine Scheu vor dem Tragen von Gläsern besteht, kann man von der Verordnung der Gläser absehen oder man wird solche aufschreiben und dem Patienten die Art der Benutzung im Einzelnen überlassen können. Es möge dabei betont werden, dass es für die Entwicklung des jugendlichen Geistes nicht gleichgültig sein dürfte, ob er stets klare und scharfe oder meist nur verschwommene Bilder von der Aussenwelt bekommt.

Bei allen diesen niedrigen Graden von Myopie wird man, insbesondere bei jugendlichen Kranken, wo die Möglichkeit der Progression nahe liegt, Wert darauf legen müssen, die Refraction mindestens einmal im Jahre zu bestimmen und, wenn die Myopie solche Grade (3-4 D) erreicht, dass die gewöhnliche Tätigkeit nur noch mit verhältnismässig grosser Convergenz möglich ist, das dauernde Tragen der vollcorrigierenden Gläser anraten müssen.

Aufs nachdrücklichste muss immer wieder von Staat und Gemeinde die Anstellung von Schulaugenärzten verlangt und darauf hingewirkt werden, dass in allen Schulen regelmässig mindestens einmal jährlich die Kinder einer genauen Refractionsbestimmung unterworfen werden; eine solche Einrichtung, wie sie auch bei uns in Würzburg mit Erfolg versucht worden ist, lässt sich unschwer durchführen und gibt uns ein nicht hoch genug zu schätzendes Material zur Beurteilung der Wirkung unserer Massnahmen an die Hand. Wenn heute in einer grösseren Reihe von Schulen derartige Untersuchungen eingeführt und die kurzsichtigen Kinder vollcorrigiert werden, so können wir in 10 Jahren eine genügende Uebersicht über das Fortschreiten der Kurzsichtigkeit unter solchen Verhältnissen haben; über das Fortschreiten unter gleichen Verhältnissen, an einem genügend gleichartigen Material bei nicht vollständiger Correction liegen ja Untersuchungen in genügend grosser Zahl vor. Es wird so möglich sein, wirkliche vergleichbare Werte zu erhalten und ein objektives Urteil über den Wert unserer Massnahmen zu gewinnen.

Endlich bedarf noch die Frage nach den allgemeinen Verhaltungsmassregeln, die wir den Kurzsichtigen neben der Brillenverordnung geben sollen, einer kurzen Besprechung. Ausserordentlich verbreitet ist die Forderung, dass der Kurzsichtige seine Augen tunlichst «schonen» soll, ohne dass man genauer präcisiert, was unter dieser Schonung zu verstehen ist. Und da die Ansichten über das, was dem kurzsichtigen Auge schaden kann, auch in Fachkreisen noch so weit auseinandergehen, so ist es nicht verwunderlich, wenn die Vorstellungen über die sogenannte «Schonung» der Augen noch wenig einheitliche sind. Vor einigen Jahren sah ich eine 60jährige Dame, der 10 Jahre früher von ihrem Arzte wegen Kurzsichtigkeit strengste Schonung der Augen auferlegt und jedes Lesen, Schreiben u. s. w., wie auch Brillentragen verboten worden war; sie liess sich fast wie eine Blinde von der Tochter an der Hand führen und hatte in der Tat während der ganzen 10 Jahre das Leben einer nahezu Blinden geführt; mit 11 D hatte sie angenähert normale Sehschärfe und las mit etwas schwächeren Gläsern fliessend feinen Druck; der Augenhintergrund zeigte im wesentlichen nur einen mässigen myopischen Conus; allmählig verlor sie ihre Angst vor der Brille und bekam mit dem Tragen der letzteren wieder Mut und Lebensfreude, die ihr während der 10 jährigen «Schonung» ihrer Augen verloren gegangen waren.

Wenn so krasse Fälle auch nicht häufig sein werden, glaube ich doch, dass durch allzu starke Betonung des «Schonens» der Augen vielen Kurzsichtigen unnötige Opfer und Entbehrungen zugemutet werden. Die Nachteile, die mit Lesen und Schreiben verbunden sind, werden wohl mit Recht nicht sowohl auf die an die Netzhaut gestellten Anforderungen zu beziehen sein, als vielmehr auf die Convergenz. Wenn wir nun durch die richtigen Gläser diesen störenden Faktor mehr oder weniger vollständig beseitigt und Lesen oder Schreiben bei einer sehr geringen Convergenz möglich gemacht haben, die der Kranke ohne jede Beschwerde einige Zeit festhält, haben wir dann noch genügend begründeten Anlass, das Lesen und Schreiben an sich als so gefährlich hinzustellen, wie es vielfach geschieht? Ich glaube, dies ist nicht der Fall. Jedenfalls haben wir keinerlei Anhaltspunkt für die Annahme einer schädlichen Wirkung der Netzhautbilder der Druckschrift oder überhaupt einer wechselnden Belichtung der Netzhautstellen. (Tatsächlich geschieht ja mit der Netzhaut beim Lesen weiter nichts, als dass die zum Lesen benutzten Partieen abwechselnd auf hellere und auf dunklere Stellen des Blattes gerichtet sind, also in raschem Wechsel etwas mehr oder weniger Licht empfangen). So entbehrt nach meiner Ueberzeugung auch die noch immer so beliebte Verordnung dunkler Brillen bei hochgradiger Kurzsichtigkeit einer genügenden physiologischen Begründung. Wir können uns keine Vorstellung darüber machen, wodurch etwa die gewöhnliche Belichtung einem Auge schädlich werden könnte. Wohl aber wissen wir, dass das durch längeres Tragen von dunklen Gläsern bis zu einem gewissen Grade dunkel gewesene Auge solche Lichtstärken unangenehm empfinden kann, bei welchen das dauernd an eine mittlere Helligkeit gewöhnte kein Unbehagen spürt. Wir besitzen noch keinerlei tatsächlichen Anhaltspunkte für die Beantwortung der Frage, ob es dem Auge zuträglicher ist, es mit dunkleren Brillen zu versehen oder nicht; ich selbst verordne solche niemals und habe davon keine Nachteile gesehen.

Fragen wir uns nun, was wir etwa durch eine möglichst allgemein durchgeführte Vollcorrection der Myopie, wie wir sie im Vorstehenden empfohlen haben, erreichen können. Unser nächstes Ziel ist ja tunlichste Hebung der Sehschärfe. Dass letztere auch nach sorgfältiger Vollcorrection bei den höheren Graden der

Kurzichtigkeit oft hinter der normalen zurückbleibt, ist allgemein bekannt; aber man hat mit Recht darauf hingewiesen, dass die Sehschärfe bei dauerndem Tragen der corrigierenden Gläser nach einiger Zeit nicht so ganz selten beträchtlich besser gefunden wird, als beim erstmaligen Vorsetzen derselben; die Ursachen für diese auch von mir beobachtete Erscheinung wird man wohl weniger in einer Besserung des Zustandes der Netzhaut zu suchen haben, als in rein optischen Verhältnissen, indem der Kranke lernt, den zweckmässigsten Abstand des Glases vom Auge und etwa auch dessen Neigung zur Correction von Astigmatismus genauer zu finden, als es bei der ersten Untersuchung mittels Probiergestells möglich war.

In zweiter Linie wollen wir mit der Vollcorrection der *Progression* der Myopie entgegenarbeiten. Dass wir damit auf dem rechten Wege sind, scheint heute wohl nicht mehr zweifelhaft; in welchem Umfang es uns gelingen kann, der Progression Einhalt zu tun, wird uns erst eine über viel grössere Zeiträume consequent durchgeführte Beobachtung in der oben angedeuteten Weise lehren können.

Es sei an dieser Stelle ein kleiner Excurs auf ein mehr speculatives Gebiet gestattet. Nachdem festgestellt ist, dass die Axenmyopie in einer zu geringen Widerstandsfähigkeit der hinteren Scleralabschnitte ihren Grund hat, muss unsere nächste Aufgabe sein, die Ursachen dieser geringeren Widerstandsfähigkeit aufzusuchen. Die rein histologischen Untersuchungen an menschlichen Augen, auf die wir bisher ausschliesslich angewiesen sind, können uns voraussichtlich hier nicht viel fördern. Für die Frage, inwieweit das Tierexperiment etwa herangezogen werden könnte, möchten folgende Andeutungen in Betracht kommen. Es ist bisher meines Wissens kein Fall von deutlichem axenmyopischen Bau in Tieraugen bekannt geworden. Das beweist natürlich nicht, dass Axenmyopie nur beim Menschen vorkomme. Der Umstand, dass unter den vielen Tausenden von Kaninchenaugen, die im letzten halben Jahrhundert Gegenstand der Untersuchung waren, niemand ein solches mit deutlich verlängerter Augenaxe beschrieben hat, deutet vielleicht darauf hin, dass hier die Axenmyopie zum mindesten recht selten sein muss. Auch unter mehr als 20000 Rinder und Schweinsaugen, die ich im Laufe der letzten Jahren gesehen habe, war keines mit merklich verlängerter Augenaxe. Es ist hier nicht der Platz, den Gründen dafür nachzugehen, warum bei diesen Säugetieren Axenmyopie verhältnismässig seltener sein könnte, als beim Menschen. (Es kann sich natürlich nur um die von der Naharbeit unabhängigen Kurzsichtigkeitsformen handeln). Dass die geringe Accommodationsfähigkeit dieser Tiere nicht in Betracht kommen kann, bedarf heute keines Beweises mehr. Ob die verhältnismässig kürzere Lebensdauer eine Rolle spielen kann, oder das durchschnittlich ziemlich kleine Ausmass von Augenbewegungen, insbesondere die geringeren Anforderungen an die Konvergenz, wird sich erst bei genauer Kenntnis der einschlägigen mechanischen Verhältnisse bei diesen Tieren sagen lassen. Vielleicht wären die Aussichten, abnorm lange Augen zu finden, bei Vögeln grösser, wenn wir daran denken, wie dünn und nachgiebig hier die Hornhaut (z. B. bei Tauben, Hühnern) gefunden wird.

Die Convergenzbewegungen werden vielleicht bei diesen Tieren durch die excentrische Lage der Fovea grossenteils unnötig gemacht. Jedenfalls scheint es nicht ganz ausser dem Bereiche der Möglichkeit zu liegen, dass bei umfangreicheren Untersuchungen, wozu in grösseren Züchtereien ja wohl die Gelegenheit gegeben sein dürfte, man axenmyopische Tiere fände und durch zweckmässige Züchtung versuchen könnte, eine axenmyopische Nachkommenschaft zu züchten um so an einem grösseren Material das Verhalten der Sclera in verschiedenen Perioden der Entwicklung der Myopie zu verfolgen. Eine weitere Möglichkeit, einige hierhergehörige Fragen experimentell in Angriff zu nehmen, wäre die, bei jungen Tieren in geeigneter Weise durch längere Zeit einen Druck auf die Augen auszuüben und das Wachstum der Augen unter solchem Druck zu verfolgen. Dass man Deformierung der Augen auf solche Weise erzielen kann, halte ich für wahrscheinlich. Ich erinnere nur daran, dass Purkinje seine Myopie für mehrere Stunden wesentlich vermindern konnte, indem er nachts mit Schrot gefüllte Säckchen auf die Augen band. Es ist ersichtlich dass auf diesem zweiten Wege die Lösung vorwiegend mechanischer Probleme angestrebt werden könnte, während der erstere, freilich weniger aussichtsreiche, falls er zu positiven Ergebnissen führt, eine reichere physiologische Ausbeute versprechen würde.

Auch der folgende Punkt verdient eine kurze Besprechung:

Es ist kürzlich von autoritativer Seite die Meinung geäussert worden, die Kurzsichtigkeit der Kinder myopisch gewordener Eltern stelle einen Fall von Vererbung erworbener Eigenschaften dar *(Marchand)*. Wenn diese Auffassung richtig wäre, so müssten wir noch viel nachdrücklicher, als es bisher geschah, den Anfängen der Myopie entgegenarbeiten, denn es wäre dann begründete Aussicht vorhanden, durch unsere Massnahmen auch die folgenden Generationen bis zu einem gewissen Grade zu schützen, also auf diesem Wege eine wirkliche Prophylaxe der Myopie zu erreichen. Aber die fragliche Form der Kurzsichtigkeit kann, wie ich an anderer Stelle ausführlicher gezeigt habe, unmöglich als Vererbung erworbener Eigenschaften aufgefasst werden. Was vererbt wird, ist nicht der myopische Bau des Auges; die Kranken kommen ja nicht myopisch, sondern emmetropisch zur Welt. Es wird vielmehr lediglich die *Disposition* zur Kurzsichtigkeit vererbt, die ihren letzten Grund in der Beschaffenheit der elterlichen Keime hat und von den schädlichen Einflüssen, die schliesslich zur Dehnung des hinteren Augenabschnittes führen, ganz unabhängig ist.

Wir haben uns, der uns zugewiesenen Aufgabe entsprechend, auf die Erörterung der zweckmässigsten Behandlung der Kurzsichtigkeit beschränkt. Heute, wo die Medizin auf so vielen Gebieten mit Erfolg dem höchsten Ziel ärztlichen Könnens zustrebt, Krankheiten vorzubeugen, müssen auch wir uns die Frage vorlegen, wieviel wir von einer Prophylaxe der Kurzsichtigkeit erwarten dürfen. Die Zeit ist wohl noch ferne, wo wir die erblichen Myopieformen durch Eheverbot der Kurzsichtigen aus der Welt schaffen können, und auch die Versuche, die Schulmyopie dadurch zu bekämpfen, dass man die Kinder erst mit 9 Jahren lesen und schreiben lernen lassen möchte, werden, wie ich glaube, nicht so bald Aussicht auf Erfolg haben. Wenn wir mit den gegebenen Verhältnissen rechnen und uns zunächst an das tatsächlich Erreichbare halten, so müssen wir als leitenden Gesichtspunkt festhalten, dass der einzige tatsächlich nachgewiesene Umstand, der durch Drucksteigerung die Dehnung des hinteren Abschnittes begünstigen kann, die starke Contraction der äusseren Augenmuskeln bei der Convergenz ist. Wir müssen also darauf hinwirken, dass für die unter den heutigen Verhältnissen unvermeidliche Naharbeit eine möglichst grosse Arbeitsdistanz angestrebt werde, wie dies ja erfreulicher Weise in immer weiteren Kreisen anerkannt wird. Freilich dürfen wir uns auch hier nicht allzu sanguinischen Hoffnungen hingeben; solange wir nicht im stande sind, direkt die Widerstandsfähigkeit des hinteren Scleralabschnittes dieser kurzsichtigen Augen genügend zu steigern, werden wir weder die deletären Myopieformen noch die Schulmyopie aus der Welt schaffen.

THÈME 4. — SÉROTHÉRAPIE EN OPHTHALMOLOGIE

(Serumtherapie gegen die Infektion des Auges mit Diphtheriebazillen)

Par M. le Prof. TH. AXENFELD

Directeur de la Clinique ophthalmologique de Freiburg i/B.

Als das *Behring*'sche Diphtherie-Antitoxin bekannt gegeben war, lag sofort die Aufgabe vor, auch die Augendiphtherie, die Diphtherie der Bindehaut prophylaktisch und therapeutisch anzugreifen [1], d. h. diejenige Form der pseudomembranbildenden Bindehautentzündung, welche durch den Löffler'schen Diphtheriebazillus verursacht wird.

An Häufigkeit ist diese Erkrankung der Bindehaut mit derjenigen des Rachens nicht zu vergleichen, erstere ist viel seltener. Es liegt das offenbar, wie *Uhthoff* ausgeführt hat, daran, dass die Diphtheriebazillen auf der Bindehaut weniger leicht infizierend und krankheitserregend wirken, weil die konstante Berieselung durch die Thränen, die verhältnismässig niedrige Temperatur dieser, der Verdunstung und Abkühlung stärker unterliegenden Teile die Ansiedelung und die Virulenz nicht gerade begünstigen werden. Allerdings dürfen diese Abwehrkräfte gegenüber den Diphtheriebazillen nicht überschätzt werden. Die Thränen besonders, welche nach *de Bono* und *Frisco* antitoxische Eigenschaften gegen Diphtheriebazillen haben sollen, besitzen nach Untersuchungen, die ich mit *Demaria* [2] zusammen vornahm, nicht einmal bei künstlich immunisierten Menschen irgendwelche giftwidrige Eigenschaft. Auch findet man sehr nahestehende, aber ungiftige Bazillen derselben Gruppe, die sogen. Xerosebazillen, sogar sehr häufig, ja so gut wie konstant, auf der Bindehaut als Saprophyten, ein Umstand, welcher die bakteriologische Diagnose erschwert und zur sicheren Feststellung der virulenten Diphtheriebazillen auf der Konjunktion den Tierversuch notwendig macht.

Jedenfalls ist es Tatsache, dass eine Erkrankung durch Infektion mit virulenten Diphtheriebazillen in der Regel erst dann

---

(1) Die Literatur dieser Frage cf. in meiner Darstellung der «Bakteriologie und Parasiten» in den «Ergebnissen von Lubarsch-Ostertag» 1894-1900, ferner in meiner «Speziellen Bakteriologie des Auges» im Handbuch der pathogenen Mikroorganismen von *Wassermann-Kolle* 1903 und bei *Saemisch*, Krankheiten der Bindehaut, Leipzig 1904, S. 304 ff.

(2) Klinische Monatsbl. f. Augenh. 1904, XLIII.

auf der Bindehaut sich entwickelt, wenn durch Ekzem, Blepharitis, also besonders bei Skrophulösen, bereits ein gewisser entzündlicher Reizzustand vorhanden gewesen war.

Das alsdann sich entwickelnde Bild kann bekanntlich verschiedene Intensitätsgrade zeigen. Nicht nur schwere, tief nekrotisierende Formen mit stärkeren Allgemeinerscheinungen, sondern alle Uebergänge bis zur leicht pseudomembranoesen (croupoesen) Form können durch die Loeffler'schen Bazillen hervorgerufen werden. *Gallemaerts*, *Sourdille*, *Fraenkel* und *Uhthoff*, *Schirmer*, *Jessop*, *Morax* und viele andere haben dies nachgewiesen. Ja, in freilich nicht häufigen Ausnahmefällen [1] braucht nur ein einfacher Katarrh sich zu entwickeln.

Da unter diesen Erkrankungsformen die leichteren von selbst durchaus gutartig abzuheilen pflegen, ohne dass das Allgemeinbefinden irgendwie gestört zu sein braucht, so werden zur Beurteilung der Wirkung des Behring'schen Diphtherieserums hauptsächlich die schwereren Fälle zu benutzen sein.

Auch bei ihnen wird, mit Ausnahme der schwersten (bei denen übrigens Mischinfektionen mit Eitererregern, besonders mit Streptococcen, die Regel ist) und wenn wir von Fällen absehen, wo gleichzeitig anderweitige Diphtherie bestand, weniger die Beobachtung des Allgemeinbefindens und des Fiebers, als diejenige der lokalen Erscheinungen ausschlaggebend sein. Denn die übereinstimmende Erfahrung zahlreicher Autoren, der auch ich mich anschliesse, hat ergeben, dass die allgemeine Intoxikation von der ja auch räumlich beschränkteren Bindehaut aus nicht entfernt so stark zu sein pflegt, wie bei Erkrankung der Rachenorgane.

Noch in anderer Hinsicht ist die serotherapeutische Beurteilung der Augendiphtherie anders gestellt, als die des Rachens. Die Augendiphtherie ist meistens sporadisch, besonders bei skrophulösen Kindern. *Grössere* Epidemien sind überhaupt nicht beobachtet; schon kleine Haus- oder Hospitalepidemien sind eine Seltenheit. Deshalb lassen sich aus ein und derselben Epoche und Gegend grössere Serien solcher Fälle kaum zusammenstellen, aus denen, wie das in der Statistik der Rachendiphtherie geschehen ist, eine epidemiologische Uebersicht über die Frequenz in grösseren Zeiträumen, über Malignität und Verlauf sich ent-

(1) Ueber die Häufigkeit solcher Fälle cf. die Untersuchungen von *Brettl* aus der Freiburger Klinik «Welche Bedeutung kommt den Diphtheriebazillen und verwandten Keimen zu in der Aetiologie der einfachen Bindehautentzündungen?» Klin. Monatsbl. f. Augenh. XIII., 1908. Festschrift für Manz, S. 87.

nehmen liessen. Und das um so weniger, als man bei der Augendiphtherie auch an den Mortalitätszahlen keinen ausreichenden Anhalt gewinnt. Wie schon oben erwähnt, ist die Allgemeinerkrankung von der diphtherischen Bindehaut aus relativ gering. Es ist, wenn nicht schwere sekundäre Streptococcensepsis [1] sich hinzugesellt, und wenn die Erkrankung nicht bereits sehr dekrepide Kinder befiel, überhaupt sehr selten, dass ein Kranker ausschliesslich an konjunktivaler Löffler'scher Diphtherie stirbt.

Aus den genannten Gründen müssen wir uns im wesentlichen auf die Beobachtung der lokalen Veränderungen in den einzelnen Fällen stützen. Das übereinstimmende Urteil, gegen welches vereinzelte skeptische Stimmen nicht mehr ins Gewicht fallen, lautet, dass die heilende Einwirkung des Serums in eklatanter Weise hervorzutreten pflegt; sie lässt sich bei der klaren Uebersichtlichkeit des kranken Gebietes am Auge mit besonderer Deutlichkeit feststellen.

Meine eigene Erfahrung entspricht dem durchaus: ich schliesse mich der zusammenfassenden, günstigen Beurteilung, welche kürzlich von *Saemisch* [2] gegeben wurde, vollkommen an und bringe aus meinem Material hier zunächst in Kürze nur eine Beobachtung aus meiner Rostocker Tätigkeit, die in klinischer Hinsicht besonderes Interesse beansprucht.

Bei einem im übrigen gesunden und kräftigen Neugeborenen war in den ersten Tagen nach der Geburt eine stark eitrige Bindehautentzündung eingetreten, die bezüglich der Schwellung und Entzündung der gewöhnlichen Blennorrhoe glich. Das Kind wurde rechtzeitig in klinische Behandlung eingeliefert; bei der Untersuchung fiel auf, dass die stark geschwollene Schleimhaut von graulichen, ziemlich fest haftenden Pseudomembranen bedeckt war, wie man sie zwar auch bei der Gonoblennorrhoe im ersten Stadium nicht selten findet, die aber insofern etwas eigenartiges hatte, als am Unterlid die Membranbildung den Lidrand etwas überschritt und ein wenig auf die Lidhaut überging. Es wurde deshalb von der Anwendung von Argentum nitricum Abstand genommen und anstatt dessen »grands lavages«, reichliche Spülung mit Hydrargyrum oxycyanatum in Anwendung gebracht. Allein der entzündliche Zustand verschlimmerte sich in den folgenden Tagen, die Membranen wurden dichter, die eine Hornhaut, die beim Eintritt in die Klinik leicht getrübt war, begann sich zentral stärker zu infiltrieren. Der Fall schien einer der seltenen zu sein, wo eine Neugeborenenblennorrhoe trotz rechtzeitiger und rationeller Therapie bösartig verläuft. Das

---

[1] Auch die reine Streptococcen-Nekrose der Bindehaut ist entschieden lebensgefährlicher, als die durch den Loeffler'schen Bacillus, weil erstere viel leichter zu einer Blutinfektion führt.

[2] Handbuch der gesamten Augenheilkunde, 2. Aufl., 1908.

Sekret hatte bei der ersten Untersuchung zahlreiche Stäbchen aus der Gruppe der Diphtheriebazillen ergeben, die wir jedoch für die gewöhnlichen, nicht pathogenen Schmarotzer, die Xerosebazillen zu halten geneigt waren, weil in der mir bekannten Litteratur Bindehautdiphtherie beim Neugeborenen nicht beschrieben war (1). (Sie ist aber vielleicht nicht so selten (2) und besonders bei Blennorrhoea, die trotz rechtzeitiger Behandlung maligne verlaufen, soll man an ihre Möglichkeit denken.) Die inzwischen durchgeführte Kulturuntersuchung ergab die Neisser'sche Körnchenfärbung in typischer Weise und beim Tierexperiment trat typischer Diphtherietod ein innerhalb 24 Stunden.

Die sofort dem kleinen Patienten gegebene Heilseruminjektion hatte schon am nächsten Morgen einen völligen Umschwung zur Folge, die Pseudomembranen erschienen weniger dicht, begannen sich abzulösen. Am zweiten Tag waren sie bereits grösstenteils verschwunden, die entzündliche Schwellung geringer. Bald begann das Kind die Augen wieder spontan zu öffnen und die Bindehaut nahm mehr und mehr normales Aussehen an.

Die schon vor der Seruminjektion eingetretenen Hornhautinfiltrate gingen nicht so schnell zurück. Es bestätigte sich auch hier die mehrfach in der Litteratur, besonders zuerst von *Coppez* betonte Erscheinung, dass die heilende Wirkung für die eine Diphtherie komplizierenden Cornealveränderungen unsicher ist, ja es kann trotz Heilung der Konjunktivalveränderungen die Hornhaut unaufhaltsam zu grunde gehen, und zwar deshalb, weil die Entzündung und Ulceration in der Regel nicht durch die Diphtheriebazillen, sondern durch Sekundärinfektion mit Eitererregern entsteht, die der Wirkung des Serums nicht unmittelbar unterliegen, sondern nur insofern durch dasselbe indirekt beeinflusst werden können, als der Rückgang der Bindehautdiphtherie der Ernährung der Hornhaut zu gute kommt und als die Paralysierung des Diphtheriegiftes im Konjunktivalsack eine weitere toxische Beeinträchtigung des Cornealgewebes nicht länger zustande kommen lässt. Dass ausschliesslich durch Diphtheriebazillen es zur Hornhautzerstörung kommt, ist im allgemeinen nicht anzunehmen. Es gelingt zwar beim Tierexperiment, durch Einbringung einer grösseren Menge hochvirulenter Bazillen in eine zentrale Hornhauttasche eine schwere Keratitis hervorzurufen. Aber bei der klinisch beobachteten Diphtherie des Menschen ist ähnliches bisher nicht sicher beobachtet. Auch die Mitteilung von *Coppez*, die von *Morax* und *Elmassian* bestätigt wurde, dass mit Diphtherietoxin vom Konjunktivalsack aus durch wiederholte Instillation schliesslich auch ohne Mitwirkung von Eitererregern es zur Nekrose der

(1) Die einzige frühere Beobachtung fand ich bei Gerd.

(2) Eine weitere analoge Beobachtung hat *Schmidt* veröffentlicht. Arch. f. Augenh. XLV, S. [illegible], 1902.

Hornhaut kommen könne, besonders nach Abstossung des Epithels, ist auf den Menschen kaum übertragbar. Sie wird übrigens auch für das Tierexperiment neuerdings von *Dugast* [1] bestritten; ob zu Recht, halte ich für fraglich, da es sehr wohl möglich ist, dass *Coppez* mit einem höherwertigen Gift gearbeitet hat als *Dugast*, der über diesen Punkt keine näheren Angaben macht. Besonders wird die Richtigkeit der *Coppez*'schen Angaben bestätig durch Versuche von *Roemer* [2], der durch Injektion kleinster Mengen von Diphtherietoxin ins Hornhautgewebe die Cornea bei nicht immunisierten Tieren zur Nekrose brachte, während die immunisierten sie ohne Schaden vertrugen, ein deutlicher Beweis für den Uebergang dieses Schutzstoffes auch in das Gewebe der Cornea.

Ich verzichte darauf, an dieser Stelle weitere einzelne Beobachtungen anzuführen, welche in schlagender Weise auch mir die Heilwirkung des Diphtherieserums vor Augen führten, ebenso wie ich von einer Zusammenstellung der Literatur Abstand nehme. Dass auch wir ausnahmsweise Fälle erlebten, die trotz derselben tötlich enden, beweist nichts dagegen. Es sind das Fälle, wo die Veränderungen entweder sehr weit vorgeschritten oder der allgemeine Kräftezustand von vornherein ein sehr schlechter war.

So ging vor kurzem in der Freiburger Klinik ein Kind an schwerer Loeffler'scher Augendiphtherie trotz Seruminjektion zu grunde, welches schon vorher an Magendarmkatarrh und Paedatrophie gelitten hatte. Trotz der Seruminjektion war es auch vor dem Tode noch zu einer Perforation der bereits vorher infiltrierten Cornea gekommen.

Es wurde oben erörtert, dass die Diphtherie der Bindehaut sowohl bezüglich der allgemeinen Erscheinungen, wie in vielen Fällen bezüglich ihrer lokalen Heftigkeit oft eine verhältnismässig gutartige Erkrankung ist, die auf rein lokal antiseptische Behandlung zurückgeht, ohne jede nachteilige Folge. Soll unter diesen Umständen die Heilserumanwendung nicht auf die schwereren Fälle beschränkt, bezw. bei den leichteren nur dann angewendet werden, wenn die Krankheit sich steigert?

Die Antwort muss lauten, dass in *allen* Fällen pseudomembranoeser Bindehautentzündung mit Löffler'schen Diphtheriebazillen sofort Serum angewendet werden soll, wie dies in gleicher Weise für die Erkrankung im Rachen gilt, denn:

1. Die relativ leichten Fälle können sich mit schwerer, selbst

---

(1) Thèse de Paris 1903.
(2) Arch. f. Ophth. LIV, 1902. S. 164.

tötlicher Rachendiphtherie komplizieren, deren Entstehung durch eine Ueberleitung vom Auge durch den Ductus nasolacrimalis bis zu den Rachenorganen erklärlich ist. *Uhthoff* und *Vossius* haben solche Fälle beschrieben.

2. Die relativ leichten Fälle sind für die Umgebung ebenso übertragungsgefährlich, wie die schweren. Bei anderen Personen kann eine weit schwerere diphtherische Erkrankung dadurch hervorgerufen werden.

Insofern kann jedoch der Gutartigkeit des Falles Rechnung getragen werden, als geringere Dosen des Serums genügen. Für leichte Fälle croupoeser Konjunktivitis mit Diphtheriebazillen genügt die Immunitätsdosis; selbst für die schwereren Fälle werden die Dosen 1 und 2 ausreichen, nur ausnahmsweise kommen die höchsten in Betracht.

Wir dürfen ferner bei den leichteren Formen unter lokaler antiseptischer Behandlung und Vermeidung jeglicher Sekretübertragung auf jeden Fall das Endergebnis der bakteriologischen Untersuchung abwarten, bis zu deren Beendigung bekanntlich wegen der Notwendigkeit der Kulturuntersuchung bezw. Virulenzprüfung mehrere Tage vergehen können.

Für denjenigen, der nicht in der Lage ist, selbst eine Kulturuntersuchung durchzuführen oder in einem Untersuchungsamt vornehmen zu lassen, ergibt sich die Notwendigkeit, *alle* Fälle von croupoeser oder diphtheritischer Entzündung, welche im Deckglaspräparat Bazillen der Diphtheriegruppe zeigen, mit Serum zu behandeln. Wo solche bei sorgfältiger und genügend umfangreicher Untersuchung fehlen, hat die Anwendung des Behring'schen Serums keinen Sinn.

Die wirksamste *Form* der Serumbehandlung ist auch für die Augendiphtherie die subkutane Injektion. *Coppez* hat umfangreiche Experimentaluntersuchungen auch mit lokaler Serumanwendung angestellt, die sich sowohl in Form häufigerer Einträufelungen wie auch als subkonjunktivale Injektion leicht bewerkstelligen lässt. *Ewetzky*, *Mongour* loben diese Art der Behandlung. Da *Morax* durch wiederholte Einträufelungen von Diphtherietoxin typische pseudomembranoese Bindehautentzündung hervorrufen konnte, so liegt ja der Gedanke nahe, dass längere Zeit fortgesetzte Serumeinträufelungen ebenso heilend wirken müssten. Es ist jedoch zu berücksichtigen, dass die giftliefernden Bazillen nicht nur an der Oberfläche der Membranen, resp. des nekrotisierten Gewebes sitzen und dass zu bezweifeln ist, ob das eingeträufelte Serum tief genug eindringt. Der subkonjunktivalen Injektion schreibt *Coppez* eine energische Wirkung zu. Das wird jedoch von *Dugast* neuerdings bestritten, dem Vergleichsserien deutlich ergaben, dass auch gegen die Impfdiphtherie der Bindehaut die subkutane Injektion das Wirksamste war. Es entspricht das auch den an anderen Körperstellen gemachten Erfahrungen. Selbst die lokalen Veränderungen im Rachen sind durch Serumeinpinselungen nicht so schnell zu beeinflussen, wie durch subkutane Injektion, welche ausserdem im Blut die Antitoxinwirkung herbeiführen und damit die Allgemeinerkrankung zurücktreten lässt (1).

An diese, die Bindehautdiphtherie betreffenden Ausführungen schliesse ich einige Bemerkungen über serumtherapeutische Versuche an, welche in der letzten Zeit im Laboratorium der Freiburger Klinik angestellt sind und welche sich auf die zu derselben Familie gehörigen, den Diphtheriebazillen nahe verwandten *Xerosebazillen* beziehen.

Diese bei jedem oder doch fast jedem Menschen auf der Bindehaut vorkommenden Saprophyten sind zwar nicht giftig wie die virulenten Diphtheriebazillen. Aber einerseits hat ihre morphologische und kulturelle Aehnlichkeit eine Anzahl von Forschern, unter ihnen in den letzten Jahren auch *Behring*, veranlasst, sie im System mit den Diphtheriebazillen zu identifizieren in dem Sinne, dass sie bei geeigneter Gelegenheit in die virulente Form übergehen und alle Grade von Giftigkeitsübergängen hervorrufen könnten, auch mildere, atypische Erkrankungen, z. B. einfach katarrhalische, welche *Behring* als «Diphtheroide» bezeichnet und welche den Körper mehr oder weniger zu immunisieren vermögen. Diese sollten auch vor allem die von *Wassermann* festgestellte Tatsache erklären, dass das Serum erwachsener Menschen, auch wenn dieselben nicht nachweisbar an Diphtherie gelitten hatten, stets eine gewisse antitoxische Wirkung gegen das Diphtherietoxin entwickelt (2). Andererseits hat man gerade den sogen. Xerosebazillen eine Reihe von Erkrankungen zugeschrieben, in denen

(1) Das Auftreten der postdiphtheritischen Accommodationslähmung wird durch die Serumtherapie nicht verhindert; im Gegenteil soll dieselbe häufiger geworden sein, weil mehr schwere durchkommen. Die Behandlung der eingetretenen Lähmung durch erneute Antitoxinbehandlung (*Schmidt-Rimpler*) hat sich nicht eingebürgert.

(2) Da das normale Serum auch gegen andere Bakterien eine gewisse antitoxische Wirkung besitzt, obwohl eine vorherige Einwirkung der betr. Bazillen nicht anzunehmen ist, ist auch das Verhalten gegenüber dem Diphtherietoxin nicht notwendig als etwas Spezifisches aufzufassen.

einige Identitätsanhänger, besonders *Deyl* und *Hala* (¹) einen Beweis dafür erblicken, dass eben doch auch die Xerosebazillen krankheitserregende Eigenschaften besässen, welche im Sinne eines Ueberganges zu den virulenten Diphtheriebazillen zu deuten seien. Es sind das die Befunde

1. im Chalazion,
2. bei experimenteller Injektion ins Innere des Auges und bei Wundinfektionen,

ausnahmsweise auch in metastatisch infizierten Augen (²).

Was zunächst die »Diphtheroide« anbetrifft, so ist von *Pes* der Standpunkt vertreten worden, dass solche auf der Konjunktiva enorm häufig seien, ja, dass die grosse Mehrzahl der einfachen katarrhalischen Entzündungen, speziell auch der epidemischen, abgeschwächte Diphtherien darstellten. Er glaubt, das daraus schliessen zu dürfen, dass die gezüchteten Bazillen bei der Impfung leicht lokale Erscheinungen hervorriefen, welche durch Diphtherieserum schneller verschwanden. Diese Darstellung hat sich bei umfangreichen Untersuchungen, welche auf meine Veranlassung von *Bietti* und *Naito* (³) angestellt worden sind, durchaus nicht bestätigt. Unter hundert Fällen war nur *ein* solcher mit Diphtheriebazillen, so dass man sagen muss, dass die Angaben von *Pes* jedenfalls nicht allgemein gültig sind. »Diphtheroide« in diesem Sinne sind vielmehr auf der Bindehaut nach meiner Erfahrung eine Seltenheit. Eine Serumtherapie nach *Behring* kommt deshalb auch für die einfach katarrhalische Konjunktivitis, besonders auch die epidemischen Formen derselben, praktisch nicht in Frage.

Die Auffassung, dass die sogen. Xerosebazillen die Ursache des Chalazions, jener infektiösen Geschwulst innerhalb des Tarsus seien, ist von *Deyl* damit begründet worden, dass er in beginnenden Chalazien solche Bazillen regelmässig fand, mit deren Kulturen, wenn er von ihnen dichte Suspensionen injizierte, unter der Haut des Kaninchens ebenfalls kleine, aus Granulationsgewebe bestehende Knoten hervorrufen konnte. Auf die Injektion der Bazillen in den Glaskörper trat ausgesprochene Entzündung hervor. Es ist hier nicht der Ort, auf diese Beweisführung im

---

(¹) Zeitschr. f. Augenheilk. VI, 1901 IX. S. 107 ff. 1903. Siehe hier die Literatur.

(²) Hierüber vergleiche die Arbeit von *Demaria* aus unserer Klinik: Endogene Mischinfektion von Tuberkelbazillen und Pseudodiphtheriebazillen. Panophthalmitis tuberkulosa. Klin. Monatsbl. f. Augenh. XLIII, Bd. II 1905. Beilageheft.

(³) Klinische Monatsblätter für Augenheilkunde, 1903. Festschrift für Manz.

einzelnen einzugehen. Nur soviel sei hervorgehoben, dass die Xerosebazillen schon normaler Weise im Sekret der Meibom'schen Drüsen vorkommen, so dass ihre rein sekundäre Anwesenheit im beginnenden Chalazion nicht Wunder nehmen könnte. Dagegen das von *Deyl* angestellte und von *Hala* und *Bietti* bestätigte Impfergebnis ist hier insofern von Interesse, als *Hala*, der Schüler *Deyl*'s, in den erzielten entzündlichen Wirkungen einen Beweis für die Identität jener Bazillen mit den Diphtheriebazillen sieht. Die chalazionerzeugende Wirkung der Xerosebazillen würde damit als ein schwächerer Grad der pathogenen Eigenschaften des Diphtheriebazillus aufgefasst werden.

Zur Beurteilung dieser Frage ist es gewiss von Interesse, festzustellen, ob bei jener Impfwirkung das Diphtherietoxin irgend eine Rolle spielt, und ob durch das Antitoxin sich dieselbe beeinflussen, beziehungsweise verhindern lässt. Es hat deshalb in unserem Laboratorium *Bietti* (¹) die *Deyl*'schen Experimente mit Bazillen, welche aus Chalazien gezüchtet waren, an Tieren wiederholt, welche mit *Behring*'schem Serum gegen Diphtheriebazillen hochimmunisiert waren. Die Impfwirkung trat sowohl im subkutanen Gewebe wie im Glaskörper in gleicher Weise wie bei nicht immunisierten hervor. Da aus gleich noch zu erörternden Gründen für den Glaskörper es nicht von vornherein sicher war, ob beim immunisierten Tier Diphtherieantitoxin in ihn überginge, so haben wir die Bazillen vor der Injektion mit Heilserum gemischt. Dass durch eine solche Beimischung vorhandenes Diphtherietoxin auch für das Augeninnere paralysiert wird, hat *Roemer* (²) experimentell nachgewiesen. Auch der direkte Zusatz von antitoxischem Serum zu der zu injizierenden Bakteriensuspension änderte an dem Ergebnis nichts; auch für das subkutane Gewebe traf dies zu. Es geht daraus hervor, dass das Diphtherietoxin hier unbeteiligt ist, und dass es danach doch sehr fraglich erscheinen muss, ob aus der Entstehung solcher lokaler Entzündungen irgend etwas im Sinne der oben erörterten Identität mit Diphtheriebazillen geschlossen werden kann. Es ist auch ohne weiteres klar, dass klinisch-therapeutisch von einer Behandlung mit *Behring*'schen Heilserum gegen das Chalazion nichts zu erwarten ist, wozu sich die Anhänger der Identitätslehre bei hartnäckigen und rezidiven Fällen vielleicht versucht fühlen könnten.

(¹) L. c. S. 163.

(²) Archivio di Ottalmologia XII, 1905, S. 334.

Es ist von *Wassermann* nachgewiesen worden, dass auch mit Diphtheriebazillen, deren Toxin unwirksam gemacht ist, sich ein »bakterizides« Serum gewinnen lässt. Es liegen bereits Versuche vor, mit seiner Hilfe die viel erörterte Frage der Pseudodiphtheriebazillen zu lösen. Es wird weiteren Untersuchungen vorbehalten bleiben, ob auf diesem Wege sich etwa die Impfwirkungen der sogen. Chalazionbazillen beeinflussen lassen.

Dass es sich aber bei diesen Chalazionwirkungen wahrscheinlich überhaupt um spezifische Einflüsse nicht handelt, hat *Biett* in der Weise nachgewiesen, dass er mit anderen Saprophyten (Sarcina aurantiaca, Rosahefe, Prodigiosus, sog. Pseudogonococcen), die er in gleich starker Menge injizierte, dieselben Wirkungen erzielte. Es handelt sich vielmehr wohl um Wirkungen, wie sie durch Zerfall dichter Bakterienaufschwemmungen überhaupt zu erzielen sind.

Ganz analog verhalten sich die Glaskörperimpfungen. Ich habe in der Doktordissertation von *Vogel* eine Anzahl Experimente darüber ausführen lassen, ob die Entzündung bei Injektion von Xerosebazillen sich durch vorherige Immunisierung gegen Diphtherie oder — was ein sicheres Urteil ermöglicht — Beimischung von *Behring*'schem Serum beeinflussen liess. Das war in keiner Weise der Fall, die Veränderungen traten bei den serumbehandelten Tieren in gleicher Weise hervor.

Diese letzteren Versuche haben nun aber noch ein weitergehendes Interesse. Es liegen in der Litteratur einige Fälle vor von schwerer intraokularer Entzündung nach Verletzungen und Operationen, einzelne auch metastatischer Art, wo im Exsudat sich Bazillen von der Art der »Pseudodiphtheriebazillen« gefunden haben, welche rein kultiviert und in den Glaskörper injiziert, wieder Entzündung hervorriefen. In letzter Zeit hat *Ulbrich*[1]) eine grössere Zahl saprophytischer Bakterien erneut auf ihre entzündungserregende Eigenschaft für das Auge geprüft und auf Grund seiner Resultate die Meinung geäussert, dass durch Infektion mit solchen sonst saprophytischen Mikroorganismen häufiger, als man bisher meinte, postoperative Infektionen entstünden, deren klinisches Bild weniger der eitrigen Panophthalmie, als der subakuten oder schleichenden Entzündung entsprechen würde. Es sind auch bereits von *Gourfein* weitere derartige Fälle mitgeteilt worden, unter ihnen ein solcher mit Bazillen von der Art der Xerose-

---

[1]) Archiv für Ophthalmologie LIX, 1904, S. 3.

bazillen. Der Vorgang bei solchen Wundentzündungen gestaltet sich nur insofern anders, wie die *Ulbrich*'schen Experimente, als es notwendig ist, dass die betreffenden Bakterien im Innern des Auges sich *vermehren* können. Denn bei oder nach der Operation gelangen sie jedenfalls zunächst nur in geringer Zahl ins Innere, in welcher sie eine entzündungserregende Wirkung, besonders eine perniziöse, zunächst nicht entfalten können. Da gerade die sogen. Xerosebazillen selbst in dichter Suspension im Glaskörper in der Regel zu Grunde gehen, ist die postulierte Fähigkeit der Vermehrung jedenfalls nicht immer vorhanden, und ich glaube deshalb nicht, dass diese Bakterien häufiger für Wundentzündungen in Frage kommen. Dass es aber Stämme von Xerosebazillen tatsächlich gibt, welche sich im Glaskörper vermehren, pathogen wirken und relativ lange lebend erhalten können, geht aus einem Experiment von *Deyl* (¹) hervor, sowie aus den Untersuchungen, welche *Demaria* (²) in unserer Klinik ausgeführt hat.

Auch hier drängt sich, besonders für die Unitarier, die Frage auf, ob man unter solchen Umständen nicht bei solchen Wundentzündungen Diphtherie-Heilserum verwenden soll, um wenigstens der *einen* Möglichkeit, dass es sich um die genannten Bazillen handle, zu begegnen. Nach unseren Experimenten ist ein solcher therapeutischer Versuch aussichtslos.

In welchem Umfange überhaupt intraokulare Infektionen durch allgemeine Immunisierung beeinflussbar erscheinen, werde ich noch bei Gelegenheit der Pneumococceninfektionen prinzipiell erörtern.

Ganz kurz sei hier noch erwähnt, dass *Gasparini* (³) mit Diphtherietoxin vom Glaskörper der einen Seite aus eine sympatische Entzündung der anderen hervorgebracht zu haben berichtete, so dass, wenn diese Angaben sich bestätigt hätten, auch hier an Serumtherapie hätte gedacht werden können. Doch haben die in unserer Klinik angestellten Kontrolluntersuchungen von *Stock* (⁴) diese Angaben nicht bestätigen können; ebensowenig ist in der ganzen umfangreichen Literatur der sympatischen Ophthalmie irgend ein Befund, der für die Beteiligung der Diphtheriebazillen

---

(¹) Über die Ätiologie des Chalazion, Prag 1893.

(²) Mischinfektion von Tuberkulose mit Pseudodiphtheriebazillen im Au. e. Klin. Monatsbl. f. A. 1905, XLIII. Beilageheft. cf. hier Literatur.

(³) Annali di Oftalmol. 1901, S. 285, und Atti della R. Accademia dei Fisiocritici di Siena, Serie IV, Vol. XII. 1900.

(⁴) Klin. Monatsbl. f. Augenh. XLI. Bd. I. S. 81 ff. 1903.

oder ihrer Stoffwechselprodukte an dieser Krankheit einen Anhalt böte.

Bekanntlich ist das Behring'sche Diphtherieheilserum der Typus eines *antitoxischen* Serums, welches die Bakterien selbst nicht abtötet, aber ihre giftigen, von ihnen abgesonderten Stoffwechselprodukte, die Toxine, unschädlich macht auf dem Wege chemischer Bindung. Dass dem so ist, wird auch durch Beobachtungen aus der Augenheilkunde bewiesen. Denn bei Personen, welche an Bindehaut-Diphtherie gelitten und mit Heilserum behandelt und geheilt waren, kann man noch auf der wieder gesund gewordenen Bindehaut Diphtheriebazillen finden, wie das im Rachen häufig festgestellt worden ist. Mit dem oben erwähnten bakteriziden Serum *Wassermann*'s wird man vielleicht ihr Verschwinden beschleunigen können (¹).

Die Wirkung der antitoxischen Sera ist eine verhältnismässig zuverlässige, weil einerseits die Wertbestimmung des Serums sich mit geeigneten Methoden, wie sie besonders von *Ehrlich* ausgearbeitet sind, sicher und konstant ausführen lässt, andererseits weil die Bindung des Toxins durch das Antitoxin ohne weitere Tätigkeit des Körpers vor sich gehen kann, wie sie in gleicher Weise in vitro eintritt. Ein wirksames Serum dieser Art wirkt zudem gegen das Gift aller Diphtheriebazillen verschiedener Herkunft.

Es sei hier kurz erwähnt, dass das ebenfalls rein antitoxische *Tetanus-Serum* (*Behring-Kitasato*) mit wechselndem Erfolg gelegentlich in der Augenheilkunde Anwendung gefunden hat bei den sehr seltenen Fällen, in welchen nach Verletzungen des Auges und seiner Umgebung Wundstarrkrampf eintrat, öfters beginnend mit dem etwas eigenartigen fazialen Typus dieser Erkrankung (²). Ich selbst habe einen Fall von Tetanus nach Bulbusverletzung gesehen, der nach Serum günstig verlief, ein anderer heilte spontan.

Serumtherapie gegen die Pneumococceninfektionen des Auges.

Ulcus corneae serpens. Wundinfektionen.

Die ausserordentlich überzeugende Wirkung des antitoxischen Diphtherieserums beim Tierexperiment und in seiner Anwendung

---

(¹) *Ch. Engelsberger*, Ueber die Anwendung eines neuen Serums bei Diphtherie. Dissertation. Berlin, 1905.

(²) *Fromaget*, Archives d'opht. XIV. S. 668. *Kesper*, Annals of opht. 1895 IV, S. 336. *Santos Fernandez*, Ed. V, p. 335. *Bazier*, Annales d'ocul. CXVII. 1897, S. 211. *Ulbrich*, Heidelberger Kongress 1905, Klin. Monatsbl. XLIII, 1905, August; ebenda *Wagenmann*, Diskussion. *Oeller*, Arch. f. Augenh. LI, 1905, S. 121.

beim Menschen lässt es verstehen, dass die Augenheilkunde sich dasselbe sofort zu Nutzen machte.

Ganz anders hat sie sich einer viel häufigeren, praktisch für sie weit bedeutsameren Infektion, der *Pneumococceninfektion* gegenüber verhalten; obwohl auch gegen Pneumococcen schon lange experimentelle Immunisierungen und serotherapeutische Versuche beim Menschen unternommen waren, hat man in der Augenheilkunde bis zu der vortrefflichen Arbeit *Roemer*'s (1902) von denselben lange Zeit kaum Notiz genommen, sie speziell auch nicht zur Behandlung herangezogen, weil alle diese Versuche viel weniger überzeugende Ergebnisse aufzuweisen hatten, und andererseits auch wohl deshalb, weil man sich für die grosse Mehrzahl der Fälle im Besitze einer sicher wirkenden Therapie fühlte, der Galvanokaustik und der Spaltung nach *Saemisch*.

Ich darf hier in aller Kürze über Pneumococcenimmunität referieren (¹), weil die früheren Erfahrungen zur Beurteilung der jetzigen von Bedeutung sind.

Dass die natürliche Empfänglichkeit für Pneumococceninfektionen eine verschiedene bei den Menschen ist, muss angenommen werden, und zwar nicht nur in dem Sinne, dass es tierpathogene Stämme gibt, welche für den Menschen wirkungslos sind (²), und umgekehrt, sondern auch bezüglich der für Menschen wirksamen Infektionen. Dafür lässt sich auch eine von mir gemachte Beobachtung aus der Augenheilkunde anführen, welche in der hier in Betracht kommenden Litteratur nicht weiter berücksichtigt worden ist, aber in besonders deutlicher Weise die verschiedene Empfänglichkeit illustriert: die verschiedene Empfänglichkeit für das Sekret der *Pneumococcenkonjunktivitis* (³). Diese Erkrankung tritt gelegentlich ausgesprochen epidemisch auf. Schon bei der ersten von mir 1896 beobachteten Schulepidemie befiel sie nur einen relativ kleinen Teil der Kinder, obwohl die profuse Absonderung sicher viele von ihnen mit dem Sekret in Berührung brachte. Noch auffallender war diese Auslese in den Familien, obwohl in den engen Bauernhäusern jede Prophylaxe und Reinlichkeit fehlte, und obwohl unter solchen Verhältnissen z. B. die Konjunktivitis des *Koch-Weeks*'schen Bazillus viel weiter um sich gegriffen hätte. Um diesen Verhältnissen näher zu kommen, habe ich dann direkt pneumococcenhaltiges Sekret von erkrankten Kindern auf meine eigene Bindehaut übertragen und auf diejenige einiger dazu bereiter Kollegen. Keiner von uns erkrankte. Ich habe

---

(¹) Eine ausführliche Darstellung der Literatur hat *Weichselbaum* geliefert im Handbuch der pathogenen Mikroorganismen von *Wassermann-Kolle*, Bd. 3, 1903; ferner *Markowsky*, Centralbl. für Bakter. 1904, XXXIV, Referate, S. 481 u. *Roemer* (l. c.).

(²) Die Brüder *Klemperer* haben sich selbst mit einer für Kaninchen tötlichen Menge subcutan infiziert, ohne wesentlich zu erkranken. Dasselbe haben auch *Roemer* und einige Aerzte der Würzburger Klinik an sich nachgewiesen.

(³) Ueber die Aetiologie der Bindehautentzündungen. Verhandlungen der deutschen Ophth. Gesellschaft 1896; ferner «Spezielle Bakteriologie des Auges», Abt. Pneumococcenconjunctivitis.

daraus damals den Schluss gezogen, dass die persönliche Disposition für Pneumococcenkonjunktivitis bei Erwachsenen wohl noch relativ geringer ist, als bei Kindern.

Dass auch bei der Pneumococcenerkrankung der Cornea, der als Ulcus serpens bezeichneten Form der Hypopyonkeratitis die persönliche resp. lokale Resistenz eine Rolle spielt, ist sicher. Zur Illustration darf ich folgenden Fall aus meiner Beobachtung anführen:

Bei einem 3(?)jährigen Mann mit Dakryocystitis, in deren Sekret Pneumococcen vorhanden waren, hatte nach oberflächlicher Verletzung der Cornea sich ein subcentrales Ulcus serpens gebildet, welches klinisch als ungewöhnlich gutartig bezeichnet werden musste, indem es sich ausserordentlich langsam ausbreitete, so dass ohne Behandlung innerhalb von 3 Wochen nur ein ca. 4 mm breites, ca. 2 mm hohes Gebiet ganz flach überschritten wurde, derart, dass nur der nasale Rand zart infiltriert war in Gestalt einer dünnen, graugelblichen Bogenlinie, während das übrige Ulcusgebiet spiegelte und epithelisiert erschien; das Hypopyon war klein. Nichtsdestoweniger waren die nun aus dem Ulcusrande entnommenen, sehr zahlreichen Pneumococcen von erheblicher Virulenz, indem sie von der Originalkultur die empfänglichen Versuchstiere schnell töteten.

Solche Fälle, die übrigens selten sind, könnte man fast als chronisches Ulcus serpens bezeichnen. Man hat mit aller Wahrscheinlichkeit anzunehmen, dass diese unmittelbar vom Ulcus stark tierpathogenen Pneumococcen auch erheblich menschenpathogen waren (¹); bei dieser Annahme muss die relativ milde Hornhauterkrankung an besondere Unempfänglichkeit denken. Wenigstens ist eine solche einer der Faktoren, welche bei dem der Intensität nach so wechselnden klinischen Bild des Ulcus serpens neben der Virulenz und Zahl der Mikroben, der Art der Verletzung berücksichtigt werden muss. Da die Pneumococcen so lange Zeit sich bei dem Patienten krankheitserregend erhalten konnten, muss ihnen jedenfalls Pathogenität auch für den Menschen innegewohnt haben. Merkwürdig ist, dass der Kampf zwischen Coccen und Cornea sich nicht früher in dem einen oder anderen Sinne entschieden hat. Selbstverständlich kann diese Empfänglichkeit bei ein und demselben Menschen wechseln.

Dass Pneumococcenerkrankungen eine gewisse Immunisierung hinterlassen können, geht daraus hervor, dass das Blutserum von Pneumoniekonvaleszenten Tiere gegen künstliche Infektion schützen kann. Freilich geht beim Menschen die Zeit der Immunität offenbar schnell vorüber, auch ist ihr Grad ein beschränkter; das beweisen die Pneumonierezidive. Auch bei der Pneumococcenkonjunktivitis können solche Rezidive nach verhältnismässig kurzer Zeit vorkommen (*Gifford*). Aehnliches wird auch gelegentlich nach Ulcus serpens beobachtet. Eine rein lokale Pneumococcenimmunität am Auge besteht entweder gar nicht oder nur in sehr begrenztem Masse.

Viel klarer zu beurteilen sind in dieser Hinsicht die Ergebnisse der bei Tieren vorgenommenen künstlichen Immunisierung.

Schon *A. Fraenkel*, der Entdecker des Diplococcus lanceolatus, ebenso

---

(¹) Diese Wahrscheinlichkeit besteht nur für die unmittelbar nach der Entnahme geprüfte Virulenz analog den Verhältnissen bei den Streptococcen, während bei längerer Fortzüchtung mit eingeschalteter Tierpassage ein stark tierpathogener Stamm durchaus nicht entsprechend menschenpathogen zu sein braucht.

Foà und *Bordoni-Uffreduzzi* konstatierten Immunität von Tieren, die eine Pneumococceninfektion durchgemacht hatten. Es waren demnach von ihnen selbst während der ersten Infektion Schutzstoffe gebildet worden auf dem Wege der *aktiven* Immunisierung.

Zur künstlichen Hervorrufung dieser aktiven Immunität sind von vielen Forschern abgeschwächte oder abgetötete Kulturen (*Foà, Bordoni-Uffreduzzi, Kruse* und *Pansini* und viele Andere), Bakterienextrakte (*Foà* und *Scabia*) oder die Einverleibung von Pneumococcenexsudaten resp. Organen (*Netter, Vassale* und *Montenaro, Klemperer*), oder sehr geringer Dosen hochvirulenter Kulturen (*Emmerich, Wassermann*) und Kombinationen dieser Methoden angewandt. Andere injizierten Filtrate von Kulturen (*Klemperer, Bonome* u. A.), oder Organen im Anschluss an die Ergebnisse von *Behring-Kitasato*, welche mit solchen Filtraten erfolgreiche Immunisierungen gegen Diphtherie und Tetanus erzielt hatten. Es hat sich jedoch bald gezeigt, dass gerade in dieser Hinsicht die Verhältnisse beim Pneumococcus ganz anders liegen, und dass gerade diese letzterwähnten Methoden (Filtrate) beim Pneumococcus zu keinem irgendwie verlässlichen Ergebnisse führen. Wir wollen deshalb diese Methode ganz ausser Betracht lassen.

Die mit den genannten *aktiven* Methoden von zahlreichen Autoren erzielten Ergebnisse sind insofern nicht gleichmässig, als die verschiedene Virulenz und die Stammverschiedenheit der Coccen variierend auf den Grad der Immunität, die Zeit des Eintritts und Dauer derselben eingewirkt haben.

Die ersten Versuche, durch das Serum immunisierter Tiere andere Individuen *passiv* gegen Pneumococcen zu immunisieren, wurden bald nach der Entdeckung der passiven Diphtherie-Immunität von *Emmerich* und *Fowitzky, Bunzl-Federn, Foà* und *Carbone* und *F.* und *G. Klemperer* im Jahre 1891 angestellt. *Emmerich* verwendete Serum von Kaninchen, welche durch intravenöse Injektion stark verdünnter, hochvirulenter Pneumococcen so stark immunisiert waren, dass sie 25—30 ccm einer virulenten Bouillonkultur vertrugen. Mit dem Serum dieser Tiere erzielte er sogar eine gewisse Heilwirkung bei bereits infizierten Tieren.

Foà und *Cerbone* machten auch schon den ersten Heilversuch bei Pneumonikern, und umgekehrt versuchten sie mit dem Blutserum eines Pneumonie-rekonvaleszenten Tiere zu immunisieren. Sie beobachteten auch bereits, dass nicht mit jedem Stamm gegen alle Varietäten der Pneumococcen sich Immunisierung erzielen lässt.

Auch *G.* und *F. Klemperer* berichten über Heilversuche bei Pneumonikern mit ihrem Serum.

Diese Heilkraft des Kaninchen-Serums gegen Pneumococcenerkrankungen wurde jedoch von so vielen Seiten nicht bestätigt, dass bei dem wechselnden Verlauf derselben, speziell der Pneumonie, die Berichte über angebliche Erfolge nicht überzeugend wirkten und jedenfalls dieser Therapie keine weitere Verbreitung schaffen konnten.

Besser wurden die Resultate, als *Washbourn* (der u. a. auch bereits als Masstab für die Wirkung des Serums seine Fähigkeit benutzte, Pneumococcen im Röhrchen zu Boden sinken zu lassen, d. h. zu agglutinieren) zur Gewinnung des Serums *grössere* Tiere, und zwar Pferde, benutzte; nach ihm haben *Mennes* und *Pane* Ziegen, Kühe und Esel verwandt. Die Infektion derselben geschah mit verdünnten, sehr virulenten Pneumococcen. Insbesondere erzielte *Pane* mit intravenöser Injektion von Eselserum ausserordentlich starke Immunisierungen bei Kaninchen.

Mit diesem *Pane*'schen Serum, sowie mit solchen in ähnlicher Weise hergestellten, sind dann in den 90er Jahren von vielen Seiten Heilversuche an Pneumonikern gemacht worden. Es gelangten Mengen zwischen 10 und 150 ccm zur Verwendung und besonders die Anwendung grosser Dosen erschien wirksam. Eine ganze Reihe von Autoren (*Pane*, *Fanoni*, *de Renzi*, *Eyre* und *Washburn*, *Jennson*, *Pignatti*, *Goldsborough*) äusserten sich günstig, andere weniger (*Cantieri*, *Spolverini*, *Sears*, *Hughes* und *Carter*, *Bantin*, *Pieracini*, *Huber*, *Blumenthal* u. a.). *Snively* stellte bereits 106 Fälle aus der Literatur zusammen, *Goldsborough* 385, welche teils mit *Pane*'schen, teils mit dem Serum von Pneumoniekonvaleszenten behandelt waren und nur 5% Mortalität ergaben; beide Autoren sind mit dem Resultat zufrieden.

Trotzdem kommt *Weichselbaum* am Schlusse seiner zusammenfassenden Monographie (1903) zu dem Ergebnis, dass bei dem wechselnden, sehr oft spontan gutartigen Verlauf der Pneumonie erst dann die behauptete Heilwirkung sichergestellt sei, wenn sie bei einer noch viel grösseren Zahl von Fällen erprobt sei. Die von einander abweichenden Resultate der Autoren können zum Teil an verschiedener Methode liegen, weil die zur Immunisierung verwandten Stämme nicht gleich virulent und der Grad der Immunität nicht sicher festgestellt war.

Vor kurzem (1906) hat *de Renzi* erneut das Ergebnis der 10jährigen Pneumoniebehandlung mit Pane'schem Serum zusammengefasst und sich sehr günstig ausgesprochen, ähnlich äusserte sich *Panichi* über das *Tizzoni-Panichi*'sche Serum, für welches er auch eine Wertbestimmung angiebt. Auch mit dem polyvalenten *Roemer*'schen Serum sind in letzter Zeit therapeutische Versuche bei Pneumonie unternommen worden (*Knauth*, Deutsche Med. Wochenschrift, 1905, No. 12; *Päsler*, Deutsches Archiv f. klin. Med., 1905, Bd. 82; *Lindenstein*, Münchener Med. Wochenschrift, 1905, S. 1874), deren Ergebnisse von den Autoren als günstige bezeichnet werden, besonders für das subjektive Befinden. Von Interesse ist, dass *Knauth* und *Päsler* grosse Dosen (bis 60 ccm) gaben, die durchaus unschädlich blieben, während *Lindenstein* 10 ccm, frühzeitig gegeben, für ausreichend erklärt. Es wird ein viel grösseres Material abgewartet werden müssen, bis ein klares Urteil möglich ist, und erwünscht wäre es, wenn die Bearbeiter der Pneumoniebehandlung über den weiteren Verlauf der ophthalmologischen Erfahrungen sich unterrichteten, wenn auch die beim Ulcus serpens gesammelten Beobachtungen nicht in jeder Hinsicht für die Aussichten bei der Pneumonie massgebend zu sein brauchen.

Die oben erwähnte, besonders von *Klemperer* vertretene Auffassung, dass das Pneumococcenimmunserum in der gleichen Weise wie das antidiphtheritische ein antitoxisches sei, gerichtet gegen das im Serum sich ansammelnde Pneumotoxin, war ein Irrtum und wurde bereits von *Bonome* und *Emmerich* dahin abgeändert, dass im Gegenteil es sich um Stoffe handle, welche die Bakterien selbst unschädlich machen. Diese Substanzen werden nach den wichtigen Untersuchungen *Wassermann*'s in besonderem Masse im Knochenmark, sodann im Blutserum, im Thymus gebildet, viel weniger in Milz und Lymphdrüsen, gar nicht in den anderen Organen. Die Giftstoffe der Pneumococcen sind nach allgemeiner Angabe überhaupt Endotoxine, verbleiben in den Bakterienleibern und lassen sich deshalb auch nur auf dem Wege der «Bakterizidie» erreichen. Alle bakteriziden Sera — im weiten Sinne des Wortes — aber stehen an Wirksamkeit hinter den antitoxischen bisher erheblich zurück.

Bis vor kurzem ist das Immunserum gegen Pneumococcen als ein bakterizides in dem Sinne aufgefasst worden, dass unter Zuhilfenahme der im menschlichen oder tierischen Körper sich hinzugesellenden «Komplemente» (*Ehrlich*) der an der Bakterienzelle sich verankernde Antikörper (Amboceptor) zu ihrer Auflösung führt. Antikörper und Komplement müssen zu diesem Zwecke zu einander passen; bei der spezifischen Eigenart der Pneumococcenstämme verschiedener Herkunft sei es möglich, dass das mit einem Stamm erzeugte Serum zwar bei einer Tierspezies komplettiert wird, bei der anderen nicht, wie es andererseits möglich erscheint, dass der im Serum enthaltene Amboceptor (*Ehrlich*) zwar zum gleichen Stamme, nicht aber zu einem Pneumococcus anderer Herkunft Affinität besitzt.

Da jedoch weder in der Peritonealhöhle (analog dem *Pfeiffer*'schen Choleraversuch), noch im Reagenzglase der Nachweis einer Bakteriolyse mit Pneumococcenserum gelingt, so muss man mit *Neufeld* annehmen, dass eine Bakterizidie der Art, wie man sie bisher diesem Immunserum zulegte, in Wahrheit nicht vorhanden ist. Es bedarf vielmehr der Mitwirkung der Leukocyten, welche die durch das Serum veränderten Bakterien durch Phagocytose unschädlich machen. *Neufeld* bezeichnet diese Wirkung als «bakteriotrope», insofern sie die Bedingungen dafür schafft, dass die Leukocyten sich den Bakterien zuwenden können, nachdem die Receptoren der Virulenz durch den Antikörper besetzt worden sind. Die Existenz und Mitwirkung eines freien Komplementes wird von *Neufeld* und *Rimpau* vollständig in Abrede gestellt. Sie konnten in vitro diese Vorgänge verfolgen: eine Bakteriolyse durch Serum und Komplement wurde niemals erzielt, dagegen veranlasst das Serum unmittelbar eine reichliche Phagocytose, wenn Leukocyten hinzugefügt waren. Diese Anschauungen nähern sich also der bekannten Lehre von *Metschnikow*, wenn auch seine Meinung, die Leukocyten würden durch das Immunserum direkt zur Phagocytose stimuliert, nicht richtig ist.

Ich darf hier noch darauf hinweisen, dass auch in einer kürzlich erschienenen Arbeit von *Kindborg* (1) aus dem *Fraenkel*'schen Institut nachgewiesen wird, dass die einzelnen Stämme von Pneumococcen bei entsprechender Verdünnung des Serums nur Agglutinin für sich selbst bildeten. Nicht aber zeigte das mit einem Stamm gewonnene, agglutinierende Serum auch die Agglutination gegen die anderen Stämme (2).

Diese spezifische Abgrenzung der einzelnen Pneumococcenstämme kam auch bei den Immunisierungsversuchen *Kindborg*'s zur Geltung. Das Immunserum, welches durch intravenöse Injektion einer grösseren Menge abgetöteter Kultur erzeugt war, schützte weisse Mäuse nur gegen diesen selben Stamm. «Jedem andern Stamme gegenüber zeigte es sich ebenso unwirksam, wie normales Hammelserum.»

Kindborg schlägt deshalb vor, nicht mehr von «dem Pneumococcus»,

---

(1) Zeitschr. f. Hyg. und Infektionskrankheiten, [illegible], S. [illegible].

(2) Nach mündlicher Mitteilung hat *Schott* in Würzburg teilweise ähnliche Resultate für manche Pneumococcenstämme von Ulcus serpens gefunden.

sondern von »dem« Pneumococcen zu sprechen, da diese Verhältnisse analog liegen wie bei den Streptococcen.

Gerade diese letzterörterten Umstände, die *Roemer* durch sein polyvalentes Serum zu beseitigen suchte, Schwierigkeiten, welche an der Inkonstanz der Serumtherapie einen wesentlichen Anteil haben, scheinen wesentlich weniger in Betracht zu kommen bei der kürzlich von *Bail* [1] gefundenen *Aggressin-Immunität*. *Bail* fand, dass Peritoneal-Exsudat von Typhusbazillen, wenn er durch Zentrifugieren und Filtrieren die Bakterien beseitigt hatte, die Eigenschaft hatte, in ein zweites Versuchstier injiziert, die Empfindlichkeit gegen Typhus enorm zu steigern, so dass jetzt eine weit kleinere Dosis Bazillen akut tödlich wirkte. Diese dem Exsudat innewohnende Eigenschaft nannte er »Aggressin«. Wurde dagegen wiederholt solches bakterienfreies Exsudat injiziert, so bildeten sich »Antiaggressine«, welche nunmehr eine Immunität gegen die Infektion bewirkten und zwar in viel höherem Masse, als die bisher üblichen Methoden, der sog. bakteriziden Immunisierung. Mit dem Serum derartig mit Aggressin behandelter Tiere liess sich eine starke passive Typhusimmunität herbeiführen.

Hoke [2] hat diese Methode auch auf die Pneumococcen angewandt und zwar mit sehr gutem Erfolge. Es gelang, eine hohe Aggressinimmunität zu erzeugen.

Damit haben sich für die Pneumococcen-Serumtherapie wieder neue Perspektiven eröffnet und *Roemer* [3] hat auch sogleich versucht, das Verfahren für das Ulcus serpens heranzuziehen. Seine Ergebnisse stimmen mit denen von *Hoke* überein; von besonderer Bedeutung erscheint, dass die mit einem Stamme erzeugte Aggressinimmunität gegen Infektion mit Stämmen *verschiedenster* Herkunft zu schützen im stande ist, auch gegen solche von verschiedenen Fällen von Ulcus serpens. Was bei der bisherigen Serumtherapie durch Herstellung eines »polyvalenten« Serums nur unvollkommen erreicht wurde, scheint also auf diesem Wege vielleicht in einfacherer Weise sich zu vollziehen. Wenn es gelingt, ein derartiges »antiaggressives« Serum in genügender Menge der Behandlung zugänglich zu machen, so werden die Aussichten für die prophylaktische wie für die kurative Anwendung vielleicht besser werden, da nach den Arbeiten *Bail's* und seiner Schüler gerade die »Aggressine« es sind, welche das Vordringen der Infektion ermöglichen, indem sie die Gegenkräfte des Körpers paralysieren. Vielleicht wird von Bedeutung für die *praktischen* Aussichten solcher Versuche die Mitteilung *Wassermann's* werden, dass zur Gewinnung der Aggressine es nicht nur, wie *Bail* annahm, eines Exsudats, also der Mitwirkung des lebenden Körpers bedarf, sondern dass solche auch direkt aus den Bakterien durch Autolyse gewonnen werden können. Es erinnert das in mancher Hinsicht an die oben referierten Versuche mit Bakterienextrakten. Es kann hier hervorgehoben werden, dass *Roemer* auch nach der *Wassermann*'schen Methode mit künstlichem Pneumococcen-Aggressin (das nach *Bail* von dem »natürlichen« unterschieden werden muss) Immunität erzielt hat.

---

[1] Zeitschr. f. Hyg. u. Infekt., 1905.
[2] Wiener klin. Wochenschr., 1907, No. 12. Ap?? Ueber Diplococcen-Aggressine.
[3] Heidelberger Kongress 1906, ref. Klin. Monatsbl. f. Augenh. XLIII, Bd. II, Sept.

Unter den für das Auge in Betracht kommenden *Pneumococceninfektionen* kann die oben erwähnte *Bindehautinfektion*, wie sie zuerst von *Parinaud*, *Morax*, *Gasparini* und *Axenfeld* beschrieben wurde, ausser Betracht bleiben für die Serumtherapie, weil es sich um ein gutartiges Leiden handelt, das zumeist kritisch spontan abfällt oder doch durch die üblichen Konjunktivmittel sich beherrschen lässt. Höchstens bei ausnahmsweise schweren Fällen käme sie in Frage.

Dasselbe gilt für die sehr häufige *Pneumococcen-Dakryocystitis*. Wo sich dieselbe nicht durch Sondierung usw. beseitigen lässt, d. h. in alten und schweren Fällen oder wo aus sozialen Gründen solch eine Behandlung sich nicht durchführen lässt, also besonders bei der arbeitenden Bevölkerung, wird man den Tränensack exstirpieren und damit diese gefährliche Infektionsquelle radikal beseitigen.

Die seltenen Infektionen der Orbita, die Metastasen, kommen nur ausnahmsweise in Betracht.

Von grösster Wichtigkeit dagegen ist an dieser Stelle die *Pneumococceninfektion der Cornea*; dass das unter dem Namen der «Hypopyonkeratitis» bekannte Krankheitsbild in überwiegendem Masse durch den Fraenkel-Weichselbaum'schen Pneumococcus hervorgerufen wird, wurde gleichzeitig von *Gasparini*, *Uhthoff* und *Axenfeld* nachgewiesen. Die letzteren betonten, dass es insbesondere das Bild des typischen «Ulcus serpens» sei, welches durch Pneumococcen entsteht. Immerhin sei schon hier betont, dass eine absolute Diagnose der Aetiologie nach dem klinischen Bilde allein doch nicht angeht. Dasselbe kann gelegentlich auch durch andere Mikroben entstehen (Diplobazillen-*Petit*, B. subtilis-*zur Nedden* [1], Pneumobazillen-*Gourfein*, Proteus-*Krüger*.) Ferner haben *Uhthoff* und *Axenfeld* bereits festgestellt, dass die *beginnende* Pneumococceninfektion als einfaches Infiltrat erscheinen kann, nach dessen teilweiser Abstossung erst der serpiginöse Charakter zur Ausbildung kommt. Sodann kann unter besonderen Verhältnissen (tiefere Verletzung, Vascularisierung der Cornea) die Pneumococceninfektion vom typischen Bilde des Ulcus serpens abweichen.

Ich bin in der Lage, an dieser Stelle das neue bakteriologische Faktum mitteilen zu können, *dass auch das Bild des Gefässbänd-*

---

(1) zur Nedden, Arch. f. Augenh. LII, 1905, S. 13[illegible]

cheus, der Keratitis fasciculosa durch Pneumococcen entstehen kann [1]. Ich habe dreimal in dem progressiven Infiltrat an der Spitze der Gefässe Pneumococcen in solcher Masse gefunden, dass mir ihre ätiologische Bedeutung nicht zweifelhaft ist. Bei dieser, am Rande der Cornea, von einer Phlyctaene beginnenden Erkrankung handelt es sich bekanntlich um skrophulöse Individuen, welche in besonderem Masse die Neigung zur Neubildung von Hornhautgefässen besitzen. Indem diese dem fortschreitenden Infiltrate unmittelbar folgen, gestaltet sich die Ernährung und Zirkulation in der Hornhaut anders als sonst. Die Wirkung der Infektion auf die Vorderkammer wird viel geringer, ein Hypopyon entwickelt sich nicht (wie dies bekanntlich auch sonst bei randständigem Sitz einer Pneumococceninfektion nahe dem gefässhaltigen Limbus der Fall sein kann), die Krankheit nimmt überhaupt nicht den zerstörenden Charakter an, sondern gelangt unter relativ leichter Beschädigung des Gewebes zur Ausheilung.

Ich will damit keineswegs behaupten, dass die Keratitis fasciculosa immer eine Pneumococceninfektion ist. Ich selbst habe letztere bei andern Fällen nicht nachweisen können. *Addario*, der 1901 über Impfungen von Keratitis fasciculosa berichtet, hat in einigen Fällen Staphylococcen erhalten. *Mac Nab* (nach mündlicher Mitteilung) Diplobazillen, so dass es den Eindruck macht, als ob verschiedene Infektionen bei Skrophulösen unter dem Bilde der Keratitis fasciculosa verlaufen können [2]. Bei heftigen Fällen dieser Art wird man aber auch an die ätiologische Antipneumococcentherapie denken können.

Das Ulcus corneae serpens schliesst sich bekanntlich meist an oberflächliche Verletzungen der Hornhaut an, indem von einem Tränenleiden, Bindehautentzündungen, durch Speichel usw., die Infektion sich hinzugesellt. Wenn hierbei gerade so relativ oft gerade der Pneumococcus in Frage kommt, so ist zu erwarten, dass auch perforierend verletzte und operierte Augen von diesem Keim stark gefährdet werden.

In der Tat kommt ihm eine sehr erhebliche Bedeutung zu auch auf dem Gebiete der tieferen Wundinfektionen, besonders auch nach Operationen.

---

[1] Eine kurze, aber in der Literatur nicht beachtete Notiz darüber habe ich in der «Speziellen Bakteriologie des Auges» [illegible] gegeben.

[2] Damit ist über die Pathogenese der Phlyctaenen nichts bestimmtes ausgesagt. Es wäre möglich, dass sich aus einer solchen das Bild der K. fasciculosa erst durch Sekundärinfektion mit den genannten Mikroorganismen entwickelt.

Eine ätiologische Pneumococcentherapie muss demnach gerade für die Augenheilkunde sehr erwünscht sein.

Es ist deshalb ein grosses Verdienst von *Roemer*, trotz der eingangs erörterten Schwierigkeiten, welche gerade für diese Serumtherapie von vornherein zu erwarten waren, die Frage des Pneumococcenserums von neuem in Angriff genommen zu haben mit der besonderen Absicht, dasselbe der Augenheilkunde, insbesondere der Therapie des Ulcus serpens nutzbar zu machen (1).

Er begann mit der Untersuchung der Schwierigkeiten, welche die Wirkung des Pneumococcenserums beeinträchtigen und welche sich in analoger Weise bei anderen Bakterienseren finden, besonders dem gegen Streptococcen. Ich habe dieselben bereits erörtert. Um in dieser Hinsicht möglichst viele Angriffspunkte und möglichst zahlreiche Antikörper zu bieten, mischte er Sera von möglichst verschieden immunisierten Tieren, die mit möglichst zahlreichen Stämmen verschiedener Herkunft geimpft waren, zu einem «polyvalenten» Serum, dessen fabrikmässige Darstellung von *Merck* in Darmstadt übernommen wurde.

Da von dem Ulcus serpens selbst, wie *Roemer* nachwies, sich spezifische Antikörper im Blut nicht in nachweisbarer Menge bilden, wegen der allzu geringen Resorption von der Hornhaut aus, so bedarf der Körper einer therapeutischen Erhöhung seiner Schutzkräfte. Dies zu erreichen hat *Roemer* zunächst die passive Immunisierung mit Immunserum empfohlen. Dass eine solche auch auf die gefässlose Cornea nicht ohne Wirkung ist, konnte *Roemer* nachweisen, indem bei immunisierten Kaninchen eine Infektion der Hornhaut mit virulenten Pneumococcen, welche beim Kontrolltier zur Eiterung führte, wirkungslos blieb. Auch eine 6—10 Stunden *nach* der Hornhautinfektion vorgenommene Serumapplikation zeigte deutliche Wirkung, indem der Prozess milder verlief.

Die Anteilnahme der Cornea an der allgemeinen Bakterienimmunität, wie sie *Roemer* für Pneumococcen und wie sie früher *Loeffler* für die Erreger der Mäuse-Septicaemie nachwies, ist die

(1) Es sei hier erwähnt, dass gleichzeitig *Calli* (Ann. d'Ottalmol. XXXI, 1902, p. [illegible]) in derselben Richtung gearbeitet hat, aber zu einem negativen Resultat kam. Er gab an, das Auge nehme an der Pneumococcenimmunität beim Tier überhaupt nicht teil. Jedenfalls war seine Versuchsanordnung unzureichend. Er impfte besonders in die Vorderkammer. Gegen diese Art der Infektion ist die Serumwirkung in der That geringer, aber es ist nicht statthaft, daraus auf die Beteiligung der Cornea einen Schluss zu ziehen.

Basis für alle ferneren Bestrebungen, durch Serumtherapie derartige Hornhautleiden zu beeinflussen.

Auf Grund dieser Vorversuche hat *Roemer* dann die Behandlung des Ulcus serpens begonnen. In die erste Linie stellt er die *prophylaktische Wirkung*, wie sie nach Verletzungen bei unreiner Bindehaut oder Dakryocystitis oder im ersten Beginn traumatischer Hornhautinfiltrate zur Anwendung gelangen kann. Hinter dieser vorbeugenden Wirkung steht die kurative des ausgebrochenen und weiter vorgeschrittenen Leidens von vornherein zurück. In vorsichtiger Zurückhaltung hat *Roemer* dies von Anfang an betont; er hat auch selbst in seiner ersten Arbeit bereits einen Misserfolg bei einem Ulcus serpens des Menschen mitgeteilt und auf die Möglichkeit weiterer Misserfolge hingewiesen. Das hebe ich hier hervor, weil die aus dem von mir später hier niedergelegten Material sich ergebenden, grossenteils ungünstigen Resultate nicht eine Widerlegung oder Berichtigung *Roemer*'s darstellen, auch wenn sie von seinem eigenen klinischen Material erheblich differieren; sondern sie fallen in den Bereich der von ihm selbst erkannten Möglichkeiten.

Nach *Roemer*'s Ansicht ist das Serum das sicherste Mittel, um die Infektion einer oberflächlichen Hornhautwunde *zu verhüten*. Um dies zu erreichen, hat er vorgeschlagen, dem praktischen Arzt die Seruminjektion in die Hand zu geben, der die Verletzten am frühesten zu sehen bekomme. Auf *Roemer*'s Veranlassung hat die bayerische Regierung im Kreise Unterfranken die Mittel zu einer solchen allgemeineren Anwendung des Serums zur Verfügung gestellt.

Diese Prophylaxe durch die praktischen Aerzte, wie sie zuerst 1902/03 von *Roemer* in Aussicht genommen war, ist jedoch nicht zur Anwendung gekommen mit der damals von ihm empfohlenen passiven Immunisierung. Erst in der späteren Arbeit, in welcher die Notwendigkeit simultanen Vorgehens besonders betont wird, macht er nähere Angaben über die an die praktischen Aerzte gerichteten Aufforderungen und Fragebogen, und veröffentlicht einige der letzteren. Dieselben stammen aus den Jahren 1904 und 1905 und beziehen sich ausschliesslich auf die simultane Methode.

Es lässt sich noch nicht sagen, ob gewisse Bedenken, die, wie ich aus mündlicher Mitteilung weiss, von vielen Klinikern gegen eine Uebertragung der Therapie des beginnenden Ulcus serpens auf den praktischen Arzt gehegt wurden, weil die Heilwirkung der anfangs empfohlenen passiven Immunisierung sich nur in beschränktem Masse bestätigte und weil die anfänglich mit dieser Methode erzielten Erfolge ein zu grosses Gefühl der Sicherheit hervorrufen konnten [1], sich gegenüber der Simultanmethode ganz verlieren werden.

Zunächst ist wohl von allen Seiten es als ein therapeutischer Fortschritt und glücklicher Gedanke bezeichnet worden, wenn bei frischen Hornhautverletzungen mit unreiner Umgebung der Arzt das Serum injiziert. Ich wüsste nicht, dass dagegen irgend welche Bedenken laut geworden sind.

Unbedingt erforderlich ist freilich, was auch *Roemer* fordert, dass der Arzt damit den Fall nicht als erledigt und gesichert ansieht, sondern dass er ihn täglich weiter beobachtet und bei fortschreitender Entzündung sofort einer Klinik überweist.

Anders ist es schon, wenn die Patienten bereits mit infektiöser Entzündung kommen. Auch hier wäre die sofortige Anwendung eines wirksamen Serums mit Freuden zu begrüssen; aber jeder derartige Kranke soll alsdann umgehend einem Augenarzt zugesandt werden. *Roemer* selbst erörtert in seiner Arbeit, dass die ärztliche Serumtherapie auf diejenigen Fälle sich beschränken solle, die nicht zum Augenarzt gehen können oder wollen. Aber es wäre gut, wenn dies auch in den an die Aerzte gerichteten Formularen noch bestimmter zum Ausdruck käme. Denn an und für sich erscheint es gewagt, dem praktischen Arzt die weitere Beobachtung und Behandlung auch solcher Fälle zu übertragen, und zwar aus folgenden Gründen:

1. Das Serum ist bei ausgesprochener Entzündung schon nicht mehr zuverlässig, wie dies aus der später gegebenen klinischen Kasuistik hervorgeht. Für die passive Methode gilt das in hohem Masse; für die simultane vielleicht weniger, aber auch sie ist nicht sicher. Es kann also kostbare Zeit verloren gehen.

2. Wenn auch die übergrosse Anzahl der Fälle von Hypopyonkeratitis durch Pneumococcen entsteht, wie dies von *Gasparini*, *Uhthoff* und *Axenfeld*, *Roemer* u. A. nachgewiesen ist, so kommen doch auch andere Infektionen vor, für die in der Litteratur zahlreiche Beispiele vorliegen. Noch kürzlich hat *zur Nedden* wieder solche Fälle mitgeteilt. Auf Mischinfektionen —

---

[1] So sind in den Arbeiten über Pneumoniebehandlung nur diese ersten Resultate von der Heidelberger Versammlung 1902 citiert, so dass selbst die letzte Arbeit von *Lindenstein* nur von dem »glänzenden Erfolge« beim Ulcus serpens spricht.

die übrigens nach meiner Erfahrung recht selten sind — hat *Roemer* vor kurzem hingewiesen (¹).

Für diese Fälle ist die Serumtherapie natürlich indifferent. *Roemer* selbst hat wohl deshalb auch auf den von den Aerzten auszufüllenden Bogen eine Rubrik eingefügt nach dem bakteriologischen Befund; er gibt auch den Aerzten Anweisung, wie sie von der Hornhaut entnehmen und mikroskopisch auf Pneumococcen untersuchen sollen. Aber sogar in den beiden von ihm veröffentlichten und von Aerzten beantworteten Fragebogen ist diese Rubrik nicht ausgefüllt, und wahrscheinlich wird gerade dieses Postulat draussen in der Praxis oft nicht erfüllt werden können. Ist aber die ätiologische Diagnose nicht gestellt, dann ist auch die Weiterbeobachtung einer Hypopyonkeratitis durch den Arzt nicht ohne Bedenken.

Andererseits muss gesagt werden, dass die Entnahme solchen Impfmaterials von vielen unter den Aerzten, wenn sie nicht besonders darauf eingeübt werden, nicht zu verlangen ist. Ja, *das Abkratzen von solcher infizierter Stelle kann für den Kranken schädlich werden*; die Lamellen werden etwas gelockert, die nunmehr infizierte Spitze des Instruments kann, bei Unruhe etc., geradezu weiter impfen, wie ich das wiederholt gesehen habe. Ich halte es sogar für möglich und möchte für die zukünftige Beurteilung darauf aufmerksam machen, *dass die verschiedene Art der Entnahme einen gewissen Einfluss darauf hat, ob die Ulcera weiterhin Progredienz zeigen oder nicht* (²). Ich erinnere mich einer eben beginnenden Pneumococcenkeratitis bei einer älteren Frau, die nach Entnahme des Materials sich entfernte, und die am nächsten Tage mit einer enormen Verschlimmerung wieder kam. Das gleiche habe ich bei einem anderen Falle gesehen und ich darf hervorheben, dass Herr Kollege *Bach* (Marburg) ähnliche Beobachtungen mir mitgeteilt hat. Deshalb besteht in meiner Klinik seit vielen Jahren die Regel, dass auf jede Abimpfung von der Hornhaut *sofort* eine *wirksame* Therapie folgen muss. Bei einer

---

(¹) Ein Misserfolg der Serumtherapie, d. h. Exacerbation und weiterer Progress kann im einzelnen Fall auch daran liegen, dass eine Mischinfektion vorlag, oder dass sekundär andere Keime sich hinzugesellten, die von dem Pneumococcenserum natürlich nicht beeinflusst wurden. *Roemer* rät, darauf besonders zu untersuchen. In dem Material meiner Tabellen ist das nur zum Teil geschehen. Für häufig halte ich solche Fälle nicht. Für die galvanokaustische Therapie ist natürlich das Vorhandensein einer Mischinfektion nicht von solcher Bedeutung.

(²) Es muss deshalb sehr gesorgt werden, dass bei der Entnahme das Auge einigermassen ruhig steht. Bei unruhigen Patienten sind ev. Lidsperrer und Fixierpinzette anzuwenden. Wir gehen mit der Spitze einer sterilen Lanze sehr vorsichtig vom Ulcus aus entlang dem progressiven Rand. *Roemer* benutzt eine Platinnadel.

Diplobazilleneiterung würde dazu häufiges Zinkaufträufeln meistens genügen, Staphylococcen und andere Fälle bedürfen der *sofortigen* Galvanokaustik. Für die Fälle mit Pneumococcen käme ein wirksames Serum in Betracht neben der älteren Therapie, und wenn das Serum zuverlässig wirkt, könnte auch der praktische Arzt es in solchen Fällen injizieren und den Patienten weiter behandeln. Da aber bei einmal ausgebrochener Pneumococcen-Hypopyonkeratitis diese Wirkung zwar eintreten *kann*, aber in der bisher empfohlenen Weise nicht sicher ist, so halte ich es nicht für zweckmässig, wenn auf den *Roemer*'schen Fragebogen die letzte Frage lautet: «Musste der Patient einer Augenklinik überwiesen werden?», eine Frage, deren Fassung den Eindruck hervorrufen kann, dass gegen eine Weiterbeobachtung nichts einzuwenden und dass die Entscheidung über klinische Behandlung aufschiebbar sei. Auch die von *Merck* den Serumlieferungen beigefügte Gebrauchsanweisung führt meiner Empfindung nach eine etwas zu sichere Sprache.

Nach meiner und vieler anderer Ansicht sollte aus den genannten Gründen vielmehr besonders betont werden: «Alle Fälle mit bereits eingetretener infektiöser Entzündung müssen *sofort* zum Augenarzt gesandt werden, nachdem der Arzt ihnen subkutan Serum, eine Kultureinheit und die übliche Therapie gegeben hat.» Fälle, die diesen Rat nicht befolgen, müssen natürlich weiterbehandelt werden, so gut es geht.

Der *Umfang* [1], in welchem eine weitere Mitarbeit des Arztes ratsam erscheint, bedarf auch weiterhin der Ueberlegung und Diskussion bei einer so gefährlichen Krankheit und einer Therapie, die in Fachkreisen zunächst noch der weiteren Klärung bedarf.

Das aber sei voll freudiger Anerkennung betont, dass der ganze Gedanke einer weitorganisierten Ulcus-serpens-Prophylaxe die aufmerksamste Unterstützung verdient und dass eine wirksame Serumtherapie manches bessern kann. Es ist auch gar nicht zu bezweifeln, dass schon die an die Aerzte gerichtete Anregung, sich der Abwehr des Ulcus serpens anzunehmen, aufklärend und nützlich wirken wird. Diese Anregung allein könnte, selbst wenn die Serumtherapie in dem geplanten Umfange auf die Dauer nicht

[1] *Schleich* hat an die württembergischen Aerzte den Aufruf gerichtet, alle Fälle von Ulcus serpens resp. infektiöser Keratitis sofort, auch ohne Kassenschein u. s. w. zur Klinik zu schicken, wo sie auch ohne die vorgeschriebenen Formalitäten Aufnahme finden. Er begründet das mit Recht auch damit, dass auf diese Weise die weitere Erforschung der Serumtherapie begünstigt würde, aus der sich später vielleicht ein fruchtbares Feld ärztlicher Mitarbeit entwickeln könne.

durchzuführen wäre, eine erhebliche Besserung der Verhältnisse bringen, einerseits durch frühzeitige Diagnose und zweckmässige Anwendung der ja auch bis zu einem gewissen Grade wirksamen sonstigen konservativen Therapie durch den Arzt, andererseits dadurch, dass derselbe von neuem angeregt wird, die schon eitrigen und progressiven Fälle noch dringender als bisher, in die Klinik zu verweisen. Ich hoffe, dass in solcher Belehrung über das Ulcus serpens auch der Rat steht, dass der Arzt in seiner Umgebung auf äussere Augenentzündungen und besonders eitrige Tränensackleiden bei der arbeitenden Bevölkerung überhaupt achten soll und dass er die letzteren Fälle nach Kräften zur Behandlung in einer Augenklinik zur Exstirpation des kranken Tränensacks veranlasst, damit wenigstens diese gefährliche Quelle, aus der so oft die Pneumococceninfektion kommt, beseitigt werde (1). *Roemer* bezweifelt, dass viele Leute sich dazu bereit finden werden. Das hängt aber ganz davon ab, wie sehr man an die Aerzte diese Forderung richtet und wie intensiv sie derselben entsprechen. In meinem früheren Wirkungskreis Rostock und jetzt in Freiburg sind mir sehr zahlreiche derartige Fälle zugesandt worden. Die Prophylaxe der Ulcus serpens, wenigstens eines Teiles, durch Tränensackexstirpation und diejenige auf anderem Wege, z. B. durch Serumtherapie, sollen einander ergänzen.

Roemer's eigene Erfahrungen mit der passiven Immunisierung wurden von ihm 1903 in Heidelberg dahin zusammengefasst, dass er mit der damals von ihm empfohlenen Methode der subkutanen Dosis von 10 ccm und gleichzeitiger lokaler Anwendung 20 Ulcera im ersten Stadium (s. o.) sämtlich zur Heilung brachte (2). Von 48 vorgeschrittenen kamen 80 % durch das Serum zum Stehen. Dieses sehr günstige Resultat blieb aber weiterhin nicht so konstant, wenn auch, wie *Roemer* später angab, die Erfolge in Würzburg erheblich besser blieben, als sie nach den nun folgenden Literaturmitteilungen anderwärts erzielt wurden. Vielleicht lag der Unterschied daran, dass stets frisches Serum zur Verfügung stand (3). Jedenfalls sah sich *Roemer* veranlasst, nach neuer Verbesserung zu suchen. Er wies zunächst durch sehr fleissige und

(1) Vielleicht ist dazu auch schon die galvanokaustische Verödung der Tränen-Röhrchen im Stande. Doch müssen darüber noch Erfahrungen gesammelt werden.

(2) Ein weiterer so geheilter Fall wird kurz erwähnt im Archiv f. Augenheilk. LII, 1905, S. 53.

(3) Da zur Gewinnung des Serums wohl vorwiegend Stämme aus der Würzburger Gegend verwandt wurden, könnte man denken, dass das Serum für dortige Kranke vielleicht besser passt. Doch ist über regionäre Besonderheiten dieser Bakteriengruppen bisher nichts bekannt.

sorgfältige Versuche nach, dass auch auf aktivem Wege, durch Injektion abgetöteter Kultur (25 ccm Bouillonkultur auf 1 ccm eingeengt) beim Versuchstier eine genügende, ausserdem länger andauernde Immunisierung zu erreichen war. Er konnte auch beobachten, dass nach dieser ausschliesslich aktiven Immunisierung 13 Fälle, bei denen das Ulcus zumeist bis 3 mm Durchmesser hatte (in zwei Fällen auch bis 5 mm), beim Menschen stillstanden, ohne Kaustik; zwei andere Fälle dagegen blieben progressiv. Also ein relativ sehr günstiges Ergebnis. Da *Roemer* die Kombination der aktiven mit der passiven Immunisierung noch wirksamer fand, hat er dann die rein aktive Methode wieder verlassen. Ich habe deshalb darauf verzichtet, die Ergebnisse der rein aktiven Immunisierung in einer Tabelle wiederzugeben.

Es muss zur Bewertung der rein aktiven Immunisierung ferner die von *Sattler* auf dem jüngst abgehaltenen Heidelberger Kongress abgegebene Erklärung hinzugefügt werden. Danach sind die in Leipzig angestellten Versuche zumeist nicht befriedigend ausgefallen. Nur ganz beginnende Fälle kamen zum Stehen, die mittleren bereits schienen zwar z. T. anfangs stillzustehen, breiteten sich aber dann wieder aus, z. T. auffallend schnell.

Roemer antwortete darauf, dass man nach diesen Erfahrungen die rein aktive Immunisierung verlassen und sich der Kombination mit der passiven zuwenden solle.

Das Resultat der simultanen Methode ist in Tabelle G im einzelnen wiedergegeben; über sie müssen weitere Erfahrungen gesammelt werden. Sie ist, wenn auch die Frage der Dosierung sich noch nicht definitiv beantworten lässt, nach *Roemer's* Ueberzeugung bisher das relativ wirksamste Verfahren und wird neuerdings auch ausschliesslich auf den Gebrauchsanweisungen des Serums empfohlen.

Vielleicht, dass auch dies Verfahren durch eine brauchbare Aggressin-Immunisierung überholt werden wird. Vorläufig bleibt das bisherige Serum mit und ohne Kulturinjektion das einzig Zugängliche und deshalb ist es trotz der veränderten Aussichten am Platze, ein grösseres Material über seine Anwendung hier niederzulegen.

Ich lasse zunächst hier ein kurzes Referat folgen über die bisherigen auf ein kleineres Material sich stützenden Publikationen (1) über das Pneumococcenserum bei Ulcus serpens.

---

(1) Heidelberger Kongress 1905, Diskussion.

Roemer hat geäussert, man möge doch nicht nach kleinen Untersuchungsreihen sich ein Urteil bilden darüber, was die Serumtherapie leisten könne. Das ist insofern richtig, als nur ein grosses Material erkennen lässt, was überhaupt sich erreichen lässt. Allerdings auch nur mit Einschränkung; denn selbst wenn man die Erfahrungen mehrerer Jahre vergleicht, können hochgradige Unterschiede des Materials den Vergleich erschweren. Die Frage, welche der Kliniker beim Ulcus serpens zuerst sich vorlegt, ist die: Habe ich von dem neuen Mittel eine so zuverlässige Wirkung zu erwarten, dass sie das Fortlassen oder den Aufschub der mir bereits zur Verfügung stehenden wirksamen Methoden rechtfertigt?

Auf diese Frage kann eine kleine Serie bereits die Antwort geben. Ja, selbst der Vergleich zweier klinisch annähernd gleich aussehender Fälle, von denen der eine mit, der andere ohne Serum behandelt ist (*Sattler*), ist nicht ganz ohne Wert. Es erscheint die Veröffentlichung prägnanter Fälle, besonders etwaiger Misserfolge auch in Zukunft in besonderem Masse geboten, damit dieser verderblichen Krankheit gegenüber nur nicht eine zu grosse Sicherheit Platz greife. Es wird aber niemand den Anspruch stellen dürfen, nach einer kleineren Serie die gesamte Sphäre der Serumwirkung beurteilen zu können.

Eine kurze Mitteilung über 2 Fälle von *Pflüger* lautete günstig; nähere Einzelheiten liegen mir nicht vor.

Die von *Kruckmann* in der Leipziger Med. Gesellschaft vorgestellten Fälle sind unter den von Geheimrat *Sattler* freundlichst mir zur Verfügung gestellten Beobachtungen in den Tabellen wiedergegeben.

Auf dem 2. Kongress der spanischen ophthalmologischen Gesellschaft hat *Sanz Blanco* über Serothérapie bei Suppuration gesprochen und von guten Erfolgen berichtet. In der Diskussion äusserten sich *Marquez* und *Menacho* skeptisch, während *Castresana* seit 1902 23 Fälle mit subkonjunktivaler Seruminjektion und Einträufelungen behandelt zu haben berichtet, von denen 16 geheilt wurden, 1 ohne Erfolg blieb, 3 sich der Behandlung entzogen, 3 Fälle mit multiplen Heerden verliefen fatal (¹). Der Autor lobt die Wirkung wiederholter subkonjunktivaler Seruminjektionen.

Eine weitere spanische Mitteilung von *Alvarado* (²) berichtet im Anschluss an drei mit *Roemer*schem Serum behandelte Fälle, dass eine subkonjunktivale Injektion von 0,5 bis 2 ccm schon nach wenigen Stunden einen Nachlass aller Symptome des Ulcus serpens hervorriefen; das Hypopyon verschwinde zuerst, dann die Infiltration. Eventuell seien die Injektionen zu wiederholen.

Da über diese Fälle genauere Berichte, besonders auch über den Bakterienbefund mir nicht vorliegen, so entziehen sie sich der näheren Beurteilung.

Offeret (³) berichtet über drei Fälle von beginnender Pneumococcenulceration, die vergeblich mit Serum behandelt wurden, obwohl 25 resp. 40 ccm zur Anwendung kamen.

Darier (⁴) erklärt die alleinige Serumtherapie für unzureichend, sieht in ihr aber ein willkommenes Mittel zur Unterstützung der sonstigen Therapie bei

(¹) Klin. Monatsbl. f. Augenh., XLIII, 1905, Bd. II, S. 38 u. Ophthalmology, No. 4, 1905.
(²) Archivos hispano-americanos, 1904, IV, S. 185.
(³) La clinique ophtalmol., 1905, S. 129.
(⁴) Ibid., 1905, S. 20.

schweren Fällen. Er berichtet, bei fünf Fällen eine solche Einwirkung durch wiederholte Injektion von Antidiphtherieserum erhalten zu haben (1).

Calderaro (2) hat nach einigen ermutigenden Versuchen mit *Pane*'schem Serum 35 Fälle zum Teil mit *Tizzoni*'schen und zum Teil mit *Roemer*'schem Serum behandelt. Das erstere schien ihm wirksamer zu sein; auch gibt er ihm den Vorzug wegen der grösseren Billigkeit und Haltbarkeit. Es soll, da es trocken aufbewahrt wird, lange wirksam bleiben (3). Reine Pneumococceninfektionen schienen mehr beeinflusst, als die Mischinfektionen mit Staphylococcen und Streptococcen. Von dem Serum wurde $^1/_2$ ccm täglich subkonjunktival eingespritzt, ausserdem häufig eingeträufelt; bei schwereren Fällen dazu 5 bis 10 ccm subkutan. Ausserdem kam die übliche Atropin-Wärmebehandlung zur Anwendung.

Bei acht Fällen des allerersten Stadiums, wo seit der Verletzung nicht mehr als sechs Tage vergangen waren, ging nach zweimaliger subkonjunktivaler Injektion die Krankheit zurück.

Bei 27 Fällen von 4–6 mm Geschwürsgrösse zeigte sich die ausschliessliche Serumtherapie unzureichend, aber es schien die Kauterisation (mit Perforation des Geschwürsgrundes) zu unterstützen. Nur Fälle mit Mischinfektion gingen unaufhaltsam weiter.

Dass *Calderaro* auch bei den nach Serum heilenden Fällen die Pneumococcen im Konjunktivalsack persistieren fand, rät er, zur Vermeidung von Reinfektion, die Serum-Einträufelungen noch einige Zeit fortzusetzen.

Ueber 11 mit Serum behandelte Fälle im Jahre 1903 aus der *Kuhnt*'schen Klinik berichtet die Dissertation von *Schwege* (4). Die Fälle 8, 9, 10 bleiben hier ausser Betracht, weil Pneumococcen nicht gefunden wurden. Von den übrigen 8 gelangten 5 ohne chirurgische Massnahmen zur Heilung, darunter 3 der 1. Gruppe, 2 vorgeschrittenere. Von den 3 nicht zum Stehen gebrachten (Fälle 2, 3, 5) gehörten 1 zum 1. Stadium, 2 zum späteren.

Bemerkenswert ist, dass alle diese Fälle, die in den Tabellen genauer angeführt sind, in einem Umfang und einer Häufigkeit *lokale* Serumapplikationen erhalten haben, wie dies sonst nur von *Calderaro* und *Castresana* geübt worden ist, nämlich täglich $^1/_2$ ccm Serum subkonjunktival, ausser häufigem Aufträufeln (5). 1 Fall des ersten Stadiums, Fall 11, wurde ausschliesslich unter Aufträufeln zur Heilung gebracht, mit dem bis zum 11. Tage fortgefahren wurde.

Schwege betont, dass nicht immer sogleich nach der ersten Seruminjektion der Stillstand in den heilenden Fällen eintrete. Einige seiner Fälle sind ein Beispiel dafür.

---

(1) Das erinnert daran, dass auch gegen Pneumonie Heilerfolge mit *Behring*'schem Diphtherie-Serum erzielt worden sein sollen.

(2) La clinica oculistica, 1904.

(3) Kontrolluntersuchungen über diese Angaben das *Tizzoni*'sche Serum betreffend fehlen bisher; *Roemer* hat sich vergeblich bemüht, dasselbe im Handel zu bekommen.

(4) Beitrag zur Behandlung des Ulcus serpens corneae. Königsberg 1903.

(5) *Roemer* selbst hat von der anfänglich von ihm empfohlenen subkonjunktivalen Serum-Injektion später Abstand genommen, weil die Resorption nicht genügend schien. Auch ich habe den Eindruck gehabt, dass das Serum von dort nur langsam verschwindet, sodass die Circulation dadurch eher erschwert scheint. Ob überhaupt von dort aus Schutzkörper sich der Hornhaut in höherem Grade mitteilen, als nach subkutaner Injektion, besonders wenn local subkonjunktivale Kochsalz-Injektionen hinzugefügt werden, ist unsicher.

Laut brieflicher Mitteilung ist man seitdem in Königsberg im wesentlichen zu der alten Therapie zurückgekehrt und wendet das Serum im allgemeinen nur zu ihrer Unterstützung an.

Eine weitere Mitteilung erfolgte von *zur Nedden* (1) über 14 mit Serum behandelte Fälle, die sorgfältig bakteriologisch, auch kulturell verfolgt wurden. Nur zweimal bei beginnendem Ulcus hatte die Behandlung Erfolg; die anderen Fälle, unter ihnen ebenfalls solche des 1. Stadiums, erforderten später Kaustik oder Spaltung, und *zur Nedden* betont, dass die Resultate wohl noch besser gewesen wären, wenn man diese letztere Therapie gleich angewandt hätte. Auch wird hervorgehoben, dass die zur chirurgischen Behandlung nötigenden Progresse nicht etwa mit der nach der Injektion auch in heilenden Fällen öfters sichtbaren stärkeren Trübung des Randes zu verwechseln gewesen wären, sondern das Geschwür war grösser, der Rand vorgerückt, das Hypopyon höher, die Beschwerden stärker. Wiederholte Kulturuntersuchungen vom Ulcus ergaben, dass der Prozess nicht auf Mischinfektion, sondern auf Pneumococcen beruhte.

Herr Kollege *zur Nedden* hat dieses Material, über welches er in der zitierten Arbeit nur summarisch berichtet, in die Tabellen eingetragen und zu jedem Fall vor und nach der Serumanwendung instruktive Zeichnungen geliefert.

Ueber 36 mit Serum in verschiedener Weise behandelte Fälle liegt ein Bericht aus der *Schleich*'schen Klinik vor in den Mitteilungen von *Zeller* (2) und *Wanner* (3). Die Erfolge waren ungleichmässig, aber in manchen Fällen doch derart, dass *Schleich* am Schlusse der *Wanner*'schen Arbeit die weitere Anwendung des Serums für berechtigt und notwendig erklärt. Diese Fälle sind in die Tabellen eingetragen mit Ausnahme derjenigen, bei denen Pneumococcen sich nicht nachweisen liessen. Vielfach (in 12 Fällen) wurde das Serum gleichzeitig mit der Galvanokaustik angewandt zu deren Unterstützung und die genannten Autoren geben an, dass die Galvanokaustik bei dieser Kombination sich oberflächlicher gestalten liess.

Bei dieser Dosierung der Kaustik ist meines Erachtens folgendes zu bedenken: Nach meiner Erfahrung ist eine unvollständige Galvanokaustik oft schädlicher, als wenn man gar nicht gebrannt hätte. Denn die Schädigung des Gewebes durch die Hitze kann zurückgelassenen Keimen ihre Ausbreitung erleichtern. Wieweit dieser mögliche Nachteil oberflächlicher Kaustik durch das Serum ausgeglichen und zu einem Vorteil gestaltet wird, ist nicht leicht zu beurteilen. In Fall 11, 13, 14, 18, 21 wurden doch wiederholte, zum Teil mehrfache Galvanokaustiken nötig, denen gegenüber eine energischere am ersten Tage selbst mit gleichzeitiger Serumanwendung doch vielleicht den Vorzug verdiente.

Von Interesse ist bei Fall 20 von *Wanner*, dass 31 Tage nach der simultanen Immunisierung mit 1 Kultureinheit und 20 ccm Serum das Auge zum zweitenmal von einem Ulcus serpens befallen wurde. Leider fehlt ein neuer bakteriologischer Befund, aber 1 Kultur und 5 ccm Serum subkutan brachten Stillstand, so dass doch zu vermuten ist, dass eine Pneumococcenimmunität nicht eingetreten war.

Auch die Resultate von *Paul* (4) waren nicht ermutigend. Seine Fälle waren

---

(1) Klinische Monatsblätter für Augenheilkunde, XLII, 1904.
(2) Württemberg. Med. Korrespondenzblatt, 1904.
(3) Ebenda 1905.
(4) Klin. Monatsbl. f. Augenh., 1905, Bd. II, Oktober.

zumeist etwas weiter vorgeschritten, aber andererseits auch nicht besonders bösartig. Sie waren eigens so ausgesucht, dass sie einerseits sicher als progressiv gelten mussten, aber auch nicht so bösartig waren, dass eine abwartende Behandlung unstatthaft gewesen wäre. Auch diese Fälle sind in den Tabellen berücksichtigt.

In einer zweiten, soeben mir eingesandten Arbeit [1] berichtet *Paul* weiter über einige Fälle, die mit sehr grossen Dosen Serum behandelt wurden, [illegible] in wenigen Tagen und darüber. Der Einfluss war ein besserer, als bei den früheren Versuchen. Es liess sich feststellen, dass nach der jedesmaligen Injektion ein gewisser Stillstand eintrat, dann aber erfolgte abermals Progress, der wieder durch neues Serum zum Stehen gebracht wurde. Schliesslich wurde auf solche Weise ohne chirurgischen Eingriff bei drei Fällen Heilung erzielt. Endlich hatte während des ganzen Verlaufs bis zum definitiven Stillstand die Ulceration nicht unerheblich an Ausdehnung zugenommen.

Einige Daten enthält auch die Dissertation von *O. Diehl* [2] aus der Giessener Klinik.

In zwei Fällen von Ulcus serpens erwies sich die subkutane Injektion von 20 ccm und die stündliche Serumeinträufelung als unzureichend. Die in der gleichen Arbeit angeführten Fälle aus späterer Zeit sind nicht weiter mit Serum behandelt worden. Die Fälle sind in den Tabellen nicht berücksichtigt, weil über den Nachweis von Pneumococcen keine Angaben vorliegen. Brieflich teilt Herr Kollege *Vossius* mir freundlichst mit, dass seine Erfahrungen im allgemeinen nicht günstig gewesen sind und sich mit den *Diehl*'schen Fällen fast ganz decken. »Nur in leichten Fällen, in denen man auch ohne Serum sehr gut auskommt, war der Verlauf günstig«.

Es empfiehlt sich, zur Beurteilung der Wirkung der Serumtherapie die von *Roemer* [3] angegebenen Stadien getrennt zu betrachten.

Als »*allererstes Infiltrationsstadium*« habe ich die eitrigen Infiltrate bezw. Geschwüre von 2—3 mm Grösse teils mit, teils ohne Hypopyon bezeichnet, bei denen sich Reinkulturen von Pneumococcen fanden und bei denen seit der Verletzung 2—4 Tage verstrichen waren; später ist auf diese Zeitdauer weniger Wert von ihm gelegt worden. Die grösseren Ulcera sind als »*vorgeschrittene*« bezeichnet. Von diesen sind die in ganz späten Stadium, welche die Cornea grösstenteils überziehen, fortgelassen worden. Es sind also hier die »vorgeschrittenen« Fälle solche, die für die chirurgische Therapie vielfach noch gute Handhaben boten und durchaus nicht prognostisch infaust lagen.

Freilich darf man, wie schon *Roemer* hervorhob, sich nicht

---

[2] Weitere Erfahrungen mit der intraocularen Jodoformbehandlung. Giessen 1903.

[3] Bericht der Heidelberger ophthalmologischen Versammlung 1902, S. 8 und Zeitschrift f. Augenh. 1904, XI, S. 4.

verhehlen, dass in diesen Gruppen ein vollkommen einheitliches Material nicht enthalten ist. Die Grösse eines Infiltrates oder Geschwürs sagt uns noch nicht, wie virulent die Coccen, wie resistent die Hornhaut ist. Ein Anhalt für die Gleichartigkeit scheint ja darin zu liegen, wenn seit der ursächlichen Verletzung die gleiche Zeit verstrichen ist. Aber auch das ist nur ein relativer Anhalt. Gesetzt, es wäre gleich nach dem Trauma die Infektion erfolgt, so käme noch in Betracht die Menge der infizierenden Keime und die Form und Tiefe der Wunde. Es sind aus diesem Grunde Verschiedenheiten der Wirkung bei gleich grossen Geschwüren von vornherein zu erwarten.

Es erscheint zweckmässig, in Zukunft zu der Grösse noch eine Angabe hinzuzufügen, ob es sich um die oberflächliche oder tiefe Form des Ulcus serpens handelt, eine Unterscheidung, die von *Kuhnt* (Dissertation von *Schnege*, 1904, S. 2) geübt wird und in vielen Fällen sich tatsächlich durchführen lässt, wenn auch Uebergänge existieren.

Sehr vorgeschrittene Fälle — in dem Material der Sammelforschung waren etwa 30 derartige Fälle — die *Kuhnt* als «Ulcus serpens complicatum» bezeichnet, bei denen der grösste Teil der Hornhaut schon vereitert war, habe ich in meinen Tabellen nicht berücksichtigt. Für sie ist, wie auch *Roemer* an der Hand von acht derartigen, vergebens behandelten Fällen ausführt, diese Art der Therapie von vornherein aussichtslos. Ebensowenig ist an ihnen, wie ich summarisch hier hervorheben möchte, deutlich erkennbar, wieweit etwa die sofortige Spaltung oder Galvanokaustik in ihrer Wirkung durch die Immunisierung unterstützt wird. Hier hat sich eben das Ulcus zumeist ausgetobt und dass es nach der Perforation in die Tiefe geht, ist an sich nicht häufig. Immerhin kann es vorkommen, dass auch in solchen Fällen Serum zu geben ist, nämlich in den leider nicht ganz seltenen Fällen, wo das zweite, letzte Auge von Ulcus serpens betroffen wird, nachdem das andere schon früher erblindete (1). Hier wird man alle nur erdenklichen Mittel anwenden und auch soviel Serum geben wie möglich, ausser der Spaltung etc.

---

(1) Gerade diesen Fällen liegen zumeist Tränenleiden zu Grunde. Es muss geradezu als ein *Kunstfehler* bezeichnet werden, wenn bei Erblindung eines Auges Leute der arbeitenden Klasse mit Dakryocystitis, zumal auf der anderen Seite, aus der Behandlung entlassen werden, ohne dass ihnen der kranke Tränensack exstirpiert wird. Noch kürzlich habe ich einen Patienten dieser Art gehabt, der früher am linken Auge anderweitig behandelt und erblindet war; sein rechtsseitiger kranker Tränensack war ihm jedoch belassen worden. Infolge einer unbedeutenden Verletzung auch auf dem zweiten Auge erblindete der Mann durch Ulcus serpens später vollständig.

Auch die Grösse des Hypopyon ist nicht allein ausschlaggebend, wenn sie auch im Verein mit den anderen Merkmalen ins Gewicht fällt.

Um eine Uebersicht über das bisher vorliegende Material zu ermöglichen, sind die folgenden *Tabellen* zusammengestellt. Sie enthalten diejenigen in der Literatur veröffentlichten Fälle, über welche mir genauere Angaben vorliegen. Kurze summarische Mitteilungen konnten dagegen hier nicht eingereiht werden.

Ausserdem haben eine grössere Anzahl von Fachgenossen persönlich ihre bisherigen Erfahrungen in meine Schemata eingetragen und auf diese Weise die Kasuistik derart vermehrt, dass im Verein mit meinem eigenen Material im ganzen 185 Fälle zur Beurteilung vorgelegt werden können. Die Namen dieser Herren, denen ich hiermit, ebenso wie den protokollierenden Herren Assistenten, meinen herzlichen Dank abstatte, sind unterstrichen, zum Zeichen, dass es sich um noch nicht veröffentlichte Fälle handelt.

Die gesamten Tabellen umfassen 196 Fälle von Ulcus serpens mit sicherem Pneumococcenbefund; davon sind 122 das Ergebnis der Sammelforschung einschliesslich meines eigenen Materials, 74 sind bereits veröffentlicht in den Arbeiten von *Roemer* (Würzburg), *Paul* (Breslau), *Schoege* (Königsberg), *Zeller* und *Wagner* (Tübingen), *Olivres*. Die von *Saemisch* liegen z. T. der Arbeit *zur Nedden* zu grunde, sind aber in ihren Einzelheiten erst hier wiedergegeben.

Ich muss noch bezüglich der Anordnung in Gruppen hervorheben, dass die Grenze derselben gegeneinander natürlich nicht scharf ist. Auch insofern ist sie vielleicht nicht ganz einheitlich, als bei den Massangaben vielleicht nicht überall einheitlich verfahren ist. Man sollte die Grösse des *Ulcus* angeben und die Lage und Ausdehnung der progressiven Ränder besonders. Wer die Ränder mitmisst, müsste dies ausdrücklich schreiben. Bei den allerersten Anfängen, wo es sich noch vorwiegend um Infiltrate handelt, ist wohl nicht immer nur der Substanzverlust gemessen.

Infolge dieser Umstände werden vielleicht manche der Fälle den von *Roemer* bezeichneten Stadien nicht ganz entsprechen. Es ist ja auch jedem unbenommen, das Material nach anderen Gesichtspunkten zu gruppieren. Ich glaube aber im wesentlichen als 1. Stadium die Fälle zusammengestellt zu haben, die für die Serumtherapie von vornherein als besonders günstig erscheinen mussten, so wie *Roemer* dies auch in seiner letzten Arbeit (Arch. für Augenh. LII) bei einzelnen analogen Fällen angemerkt hat.

Ich habe mich bemüht, auch innerhalb der einzelnen Abteilungen die an Grösse sich nahestehenden auf einander folgen zu lassen so dass es jedem Leser nicht schwer wird, noch weitere Unterabteilungen abzugrenzen.

Die Rundfrage bei einer Anzahl von Mitgliedern der Heidelberger ophth. Gesellschaft hat ergeben, dass bisher der überwiegende Teil (25) der Kliniker und Krankenhausdirektoren noch nicht die Serumtherapie hat in Anwendung ziehen mögen, weil die bisherigen Resultate ihnen nicht ermutigend genug erschienen, um in der Therapie dieser gefährlichen Krankheit einen Wechsel eintreten zu lassen. Aber auch 16 Direktoren an Kliniken, welche Versuche angestellt, und mir Beobachtungen berichtet haben, haben grossenteils die Serumtherapie nach einer Anzahl Beobachtungen wieder abgebrochen, weil die Ergebnisse sie nicht befriedigten. Erklärungen des Inhalts, dass die Serumtherapie als eine wesentliche Bereicherung empfunden werde, sind nur von drei Seiten gekommen.

Ich hoffe, dass die tabellarische Uebersicht, welche die Frage der Dosierung und andere auf eine breitere Basis stellt, willkommen ist. Da Verbesserungen und Fortschritte in der Serumtherapie durch *Roemer's* unermüdliche Arbeit zu erhoffen sind, wird mit dem hier zusammengestellten Material ein späteres leicht verglichen werden können. Das ist ein Hauptgrund für diese Veröffentlichung. Ueber das bisher verwandte, von *Merck* hergestellte Serum fehlte eine ausreichende Kontrolle des Gehaltes an Schutzstoffen; das zu verschiedenen Zeiten den Untersuchern gelieferte Präparat war vielleicht recht verschieden. Wenn erst die staatliche Serumprüfung, die *Roemer* erreicht zu haben berichtet, durchgeführt ist, wird sich zeigen müssen, wie weit die Resultate konstanter werden, als sie hier in dem von mir zusammengestellten Material zu tage treten. Vorläufig ist das bisherige Serum auch weiter in Anwendung und bis in die letzte Zeit erfolgen zustimmende und ablehnende Veröffentlichungen. Ich betrachte ferner diese Statistik als eine Vorarbeit zu dem «Internationalen medizinischen Kongress in Lissabon», für welchen ich mit der Berichterstattung über Serumtherapie in der Augenheilkunde beauftragt bin. Selbstverständlich aber soll dies Material kein definitives Urteil und keine definitive Kritik abgeben.

Passive Immunisierung.

I. Stadium (57 Fälle).

In den voranstehenden Tabellen A und B sind 41 Fälle des *I. Stadiums* die 10 cbcm (¹) des *Roemer*'schen Serums (oder etwas mehr oder weniger) subkutan erhielten. 21 von ihnen kamen zum Stillstand ohne Kaustik oder Spaltung, darunter ein doppelseitiger (*18 Dimmer*), 20 verliefen trotz des Serums progressiv, also annähernd halb und halb.

Vergleichen wir die günstig verlaufenen Fälle mit den ungünstigen darauf hin, ob sich bezüglich anfänglicher Intensität und Ausbreitung, der Zeit seit dem Eintritt der ursächlichen Verletzung, bezüglich des Lebensalters und der Einwirkung etwaiger sonstiger Komplikationen, besonders Dakryocystitis, Unterschiede ermitteln lassen.

Unter den *günstigen* sind 14 von 1—2 mm Durchmesser, unter den *ungünstigen* 8 von dieser Grösse (²). Bei den etwas grösseren ist das Verhältnis annähernd umgekehrt.

Es spricht das dafür, dass die allerersten Anfangsstadien häufiger zum Stillstand gebracht werden. Ist dieses Ueberwiegen der heilenden Fälle relativ stärker, als wir in diesen ersten Stadien Heilungen auch ohne Serum bei Anwendung der üblichen konservativen Therapie (Atropin, feuchte Wärme, Beseitigung des event. Tränenleidens, Anwendung von Jodoform, Protargol, subkonj. Injektionen oder dergleichen) erreichen?

Diese Frage, die auch *Roemer* selbst sich vorgelegt hat, verdient in der Tat alle Beachtung. Es sind nämlich auf diese Weise, d. h. durch die bakteriologische Untersuchung eine ganze Anzahl Fälle als »Ulcus serpens« diagnostiziert worden, die früher vielfach nur als »traumatische Infiltrate« geführt wurden, von denen bekanntlich viele auf rein konservativem Wege sich heilen liessen. Wir wissen nicht, wie viele früher davon Pneumococceninfektionen waren, und können deshalb die älteren klinischen Er-

(¹) Von der Tabelle A. erhielten die Fälle 3 (*Sattler*), 11 (*Pauls*), 18 (*Dimmer*), 17 (*Pühl*) etwas weniger; Fall 18 (*Kaiut-Schulze*) etwas mehr einschliesslich der subconjunctivalen Injectionen.

Von Tabelle B. erhielten die Fälle 15 (*Fuchs*), 16 (*Siegrist*), 17 (*Pauli*) nicht genau 10 ccm.

Fall 7 Tabelle B. mit 3×1 ½ mm ist mit hierhergerechnet, ebenso wie Tabelle A. No. 13 mit 3×2 mm.

(²) Fall 8 Tab. B mit 2 ½ × 1 ½ ist hierhergerechnet.

fahrungen über Ulcus serpens nicht ohne weiteres mit dem vergleichen, was in der Literatur der Serumtherapie unter diesem Namen geführt wird. Schon *Uhthoff* und *Axenfeld* haben darauf aufmerksam gemacht, dass dies allererste Stadium des Ulcus serpens klinisch nicht immer typisch ist [1]. Was im übrigen die spontane oder konservative Heilbarkeit des Ulcus serpens anbetrifft, so lauten die Angaben verschieden. Es ist jedenfalls nicht daran zu zweifeln, dass auch in dieser Hinsicht in den letzten Jahren Fortschritte gemacht worden sind. Es stellen die subkonjunktivalen Injektionen (Kochsalz, dünne Sublimat- oder Oxycyanatlösungen) ein wirksames Unterstützungsmittel dar, Protargol und andere besser eindringende Antiseptica werden angewandt. So hat uns Herr Kollege *Siegrist* über eine Serie von Fällen berichtet, welche unter rein medikamentöser Therapie mit Protargol und Salicylatropin auffallend viele Heilungen ergaben. In seiner letzten Arbeit berichtet *Paul* über solche rein konservative Heilerfolge mit Protargol und Aisol ausser den üblichen Medikamenten. Von solchen Ergebnissen wird naturgemäss die Stellung des Einzelnen zur Serumtherapie beeinflusst werden. Wer andererseits sofort bei jedem Fall von Hypopyonkeratitis die Galvanokaustik anwandte, wird schwer darüber urteilen können, wieviel auf konservativem Wege zu erreichen gewesen wäre. Alle diese Umstände erschweren den Vergleich bedeutend.

Diese Frage ist also aus dem tabellarischen Material mit Sicherheit nicht zu beantworten, da eine gewisse Anzahl solcher Fälle zweifellos auch ohne Serum zur Heilung gebracht werden kann. Nehmen wir jedoch hinzu, dass *Roemer* bei 21 derartigen Fällen, *Calderaro* bei 8 Fällen, die mangels einer genaueren klinischen Einzelbeschreibung in die Tabellen nicht aufgenommen werden konnten, mit Serum ausnahmslos eine Rückbildung erzielten, so müssen wir mit Bestimmtheit sagen, dass eine heilende Wirkung dem Serum für dieses Stadium nicht abgesprochen werden kann, wenn sie auch bei weitem nicht so regelmässig eintritt, wie es in der ersten Serie *Roemer*'s der Fall gewesen ist. Ebenso ist sicher, dass in den prompt geheilten Fällen die Narbe zarter und meist wohl auch kleiner ausgefallen ist, als sie nach einer Galvanokaustik geworden wäre.

1) Insofern lässt sich gelegentlich bei der Entnahme eine besondere Eigentümlichkeit feststellen, als man solche Pneumokokkeninfiltrate zum Teil gelockert und abhebbar teilweise am gesunden Festhaften sieht, bei der Entnahme mit der Nadel. Letztere Stelle ist die, an der sich weiterhin der progressive Rand entwickelt.

TABELLE A.

Fälle von Ulcus serpens im I. Stadium. Immunisierung mit 10 ccm. Heilung.

[illegible]	[illegible]	[illegible]	[illegible]	[illegible]	[illegible]	Erfolg nach dem Serum			
						[illegible]	[illegible]	[illegible]	[illegible]
1. [illegible]	[illegible]	[illegible]	[illegible]	[illegible]	nein	ja			[illegible]
2. [illegible]	nein	[illegible]	[illegible]	[illegible]	[illegible]	[illegible]			[illegible]
3. [illegible]	ja	[illegible]	[illegible]	[illegible]	[illegible]	[illegible]		—	[illegible]
4. [illegible]	ja	[illegible]	[illegible]	[illegible]	[illegible]	ja		—	[illegible]
5. [illegible]	ja	[illegible]	[illegible]	[illegible]	Atropin	[illegible]			[illegible]
6. [illegible]	nein	[illegible]	[illegible]	[illegible]	[illegible]	[illegible]			[illegible]
7. [illegible]	ja	[illegible]	[illegible]	[illegible]	[illegible]	ja			Macula
8. [illegible]	nein	[illegible]	[illegible]	[illegible]	Atropin	[illegible]			[illegible]
9. [illegible]	ja	[illegible]	[illegible]	[illegible]	[illegible]	ja			[illegible]

Männlich / weiblich / Alter / Autor	[illegible]	Grösse und Lage des Ulcus / traumatisch [illegible]	Höhe des Hypopyon	[illegible]	[illegible]	Anderweitige Therapie	Erfolg nach dem Serum: [illegible] des Ulcus und Stehen	Progress	Galvanokaustik	Endergebnis
10. Weiblich 59 Jahre *[illegible]*	ja	2 $^1/_2$ – 2 mm, sehr [illegible] [illegible] Rand [illegible]. Verletzung vor 2 Tagen.	Kleines Hypopyon	[illegible]	[illegible]	Atropin, feuchte Wärme, Exstirpation [illegible]. Am 2. Tage.	Am 2. Tag unverändert, am [illegible] klar.			—
11. Männlich 51 Jahre *Peters*	nein	Fremdkörper [illegible]. Kleines Ulcus von 1 $^1/_2$ mm central.	—	[illegible]	[illegible]	Scopolamin.	Sofort	—	—	S = [illegible]
12. Männlich 52 Jahre *Peters*	ja	[illegible] über 2 mm. Kein [illegible]	—	[illegible]	[illegible]	Scopolamin. Spaltung des [illegible] der Tränenwege [illegible]	Am 2. Tag	—	—	S = $^1/_{10}$
13. Männlich 52 Jahre *[illegible]*	?	2 mm progressiv nach unten [illegible] 8 Tagen Verletzung.	1 mm	[illegible]	[illegible]	—	Am 2. Tag [illegible] 6. Tag [illegible]	—	—	[illegible]
14. Männlich 18 Jahre *Meyerz*	nein	Centrales Kreisrundes [illegible] Durchmesser [illegible] des Ulcus [illegible] aus [illegible]	$^1/_2$ mm	[illegible]	[illegible]	—	[illegible] Ulcus [illegible] 10 [illegible]	—	—	S = [illegible]
15. Männlich 50 Jahre *Peters*	ja	Verletzung durch Garbe. [illegible] 3 mm.	2 mm	[illegible]	[illegible]	Scopolamin. Spaltung der [illegible] Erysipelas [illegible]	Sofort	—	—	[illegible] 0,02 später.
16. Männlich 2 [illegible] Jahre *Meyerz*		In der untern Hälfte der Cornea ein kleines 3 mm [illegible] 1 mm [illegible] Trauma.	2 mm	[illegible]	[illegible]	—	12.10. keine Progression. Hypopyon etwas kleiner. 15.10. Hypopyon verschwinden. Ulcus [illegible]	—		Kleine graue weisse Narbe an Stelle des Ulcus.
17. Männlich 42 Jahre *Meyerz*	nein	Kleines infectiöses Ulcus von 2 mm Durchmesser mit [illegible] Grunde und infiltrierten Rändern.	[illegible]	[illegible]	[illegible]	—	3/1 Ulcus [illegible]	—	—	S = [illegible] Leichte centrale [illegible] Trübung von [illegible] mm Durchmesser.

[illegible]	[illegible]	[illegible]	Höhe des Hypopyon	[illegible]	[illegible]	Erfolg nach dem Serum			
						[illegible]	[illegible]	[illegible]	[illegible]
18. Männlich [illegible] 46 Jahre [illegible]	[illegible]	Ulcus in beiden Augen. Vor 1 Tag [illegible] RA = [illegible] LA = [illegible] } central	[illegible]	[illegible]	Kataplasmen [illegible]	[illegible]			[illegible]
19. Männlich 31 Jahre [illegible]	ja	3 mm paracentral, seit 4 Tagen durch Verletzung mit [illegible]	1 mm	[illegible]	Atropin	[illegible]			Zarte Narbe [illegible] nach 7 Tagen entlassen
20. Männlich 42 Jahre [illegible]	[illegible]	Central 4 mm gross nach aussen, [illegible] Rand. Vor 11 Tagen Verletzung	Kleines Hypopyon	[illegible]	Atropin, [illegible] Wärme	Am 4 Tag [illegible] Am 8 Tag [illegible]			[illegible]
21. Männlich [illegible] Jahre [illegible]	—	[illegible] Verletzung vor 1 Woche	[illegible]	[illegible]	[illegible]	[illegible]	Am [illegible] Tag [illegible] Rückgang		[illegible]

Auch ist, um die Serumtherapie nicht zu ungünstig zu beurteilen, nicht zu vergessen, dass auch die Kaustik nicht in allen Fällen sicher hilft, wenn sie dies auch bei genügend energischem Vorgehen in den allermeisten Fällen tut. Auch die frühzeitige Spaltung weist gelegentliche Misserfolge auf. Dass aber die sofortige chirurgische Behandlung mehr Heilungen aufweisen kann, als nach dem Tabellenmaterial der Serumtherapie zuzusprechen ist, dürfte sicher sein.

Die Fälle von ca. 3 mm Durchmesser sind zu $\frac{2}{3}$ nicht zum Stehen gebracht, während $\frac{1}{3}$ heilt. Auch das ist ein Prozentsatz von Heilungen, welcher die sonst auf konservativem Wege erzielten Resultate noch übersteigen dürfte. Dass aber für diese Fälle schon die passive Immunisierung mit 10 ccm ein unzulängliches Verfahren ist, dessen möglicher Nutzen nicht wahrscheinlich ist, dürfte ebenfalls sicher sein. Es ist deshalb richtig gewesen, dass *Roemer* die ausschliesslich passive Immunisierung mit 10 ccm überhaupt verlassen hat.

Bezüglich des seit der Verletzung verlaufenen Zeitpunktes ist mitbemerkbar, dass in der Liste der durch Serum geheilten Fälle die Zahl der Tage nach dem Trauma bis zur Anwendung des Serums häufiger eine sehr kleine ist, als in der Liste der ungeheilten. Unter den geheilten kamen 11 innerhalb von 4 Tagen, 5 später; bei 6 fehlte eine Zeitangabe. Unter den nicht durch Serum geheilten kamen 8 innerhalb von 4 Tagen, 10 später; bei 5 fehlt eine Zeitangabe. Es sprechen diese Daten für die Angabe *Roemer's*, dass innerhalb der ersten Tage die Aussichten am besten sind, freilich sind sie das auch für alle konservative Therapie.

TABELLE 13. 1. Stadium. 10 [illegible]. Nicht geheilt

Männlich Weiblich Alter [illegible]	[illegible]	Grösse und Lage des Ulcus [illegible]	Höhe des Hypopyon	[illegible]	Andere Therapie	Erfolg nach dem Serum: Kam das Ulcus zum Stehen	Hypopyon	Cornea gereinigt	Endergebnis
1. Männlich 65 Jahre *Peters*	nein	Entstehung durch Roggenähre. Kleines Zentrales Ulcus 1 mm	Angedeutet	[illegible] Tag [illegible]	[illegible] Am 3. Tage [illegible]	nein	Nach oben gewachsen und wieder [illegible]	ja	—
2. Kretschmar Fried. 85 Jahre *Sattler*	nein	Über Stecknadelkopf gross, im unteren und inneren Quadrant, nach der Pupillenbereich. Vor 8 Tagen etwas ins Auge geflogen.	2 mm. Hypopyon. Dazu noch Präcipitate an hinterer Hornhautwand	[illegible] Behandlung	[illegible] 6. Tage [illegible] Serum. Wasserstoffsuperoxyd. Atropin später Xeroformsalbe.	nein	[illegible]	ja	Perforation. [illegible]
3. Becker Johann 54 Jahre *Sattler*	nein	[illegible] gross, im unteren u. inneren Quadranten, nahe dem Hornhautzentrum. Vor 3 Tagen durch Strohhalm entstanden.	2 mm	[illegible] Behandlung	Kauterisation 3 Tage nach Serum. Atropin. Später Xeroformsalbe.	Erst nach Galvanokaustik, 3 Tage nach Seruminjektion Stillstand	ja, vergrössert	ja 3 Tage nach [illegible]	[illegible], Leukoma, wodurch die Pupille zu [illegible] Hälfte verdeckt.
4. Männlich 61 Jahre *Michel*	nein	Ulcus zentral. Durchmesser 1 1/2 mm. Vor 18 Tagen Verletzung durch Holzstück.	Hypopyon 2 1/2 mm hoch	[illegible] Serum [illegible]	Atropin	nein	ja	Abstossen des Hypopyon	Grosses Macula cornea
5. C. m. 56 Jahre *Siegrist*	ja	Zentral, 1 mm, seit 8 T. [illegible]	—	[illegible]	Sublimat, Atropin. [illegible]	nein	ja	ja	[illegible]
6. I. w. 65 Jahre *Siegrist*		Zentral. Stecknadelkopf gross, [illegible]	3 mm	[illegible]	[illegible] Sublimat. Protargol. Atropin	ja	—		Heilung
7. Heinrich [illegible] m. 31 Jahre *S. Zur Nedden*	nein	[illegible] unterhalb der Mitte 1 mm. [illegible] Trauma vor 4 Tagen.	Kein Hypopyon	[illegible]	Atropin. Antiseptische [illegible]	nein	—	Am 3. Tage [illegible]	Nach 4 Wochen [illegible] Pupille [illegible]
8. [illegible] m. 14 Jahre *Leuenfeld*	nein	[illegible] mm gross im unteren inneren Quadranten. Vor 2 Tagen Trauma. [illegible]	Etwa 2 mm	[illegible]	[illegible] Umschläge, [illegible] Verband. 10. [illegible] 12. [illegible]	nein	ja	[illegible]	[illegible]
9. Männlich 36 Jahre *Leuenfeld*	nein	3,5 mm. [illegible] Trauma, seit 2 Tagen	Am 2. [illegible] Tage beginnend.	[illegible] 2 Tage [illegible]	Atropin, feuchte Wärme.	nein	ja [illegible]	Am 4. Tage [illegible]	[illegible]

Männlich? Weiblich? Alter? Autor?	Dakryocystitis?	Grösse und Lage des Ulcus? Traumatisch? Seit wann bestehend?	Höhe des Hypopyon	Zeitpunkt der Seruminjektion	Anderweitige Therapie	Erfolg nach dem Serum: Nahm das Ulcus noch zu?	Progress?	Galvanokaustik?	Endausgang
10. Weiblich 18 Jahre *Kuhnt Schwarz*	nein	3 mm, unten und aussen, äusser. Rand. Verletzung vor 21 Tagen.	$^{1}/_{2}$ V. K.	[illegible] 2. Tage [illegible]		nein	ja	Am 6. Tage mit Perforation	Später Conj.-Plastik, Iridektomie.
11. Männlich 19 Jahre *Peters*	nein	Beim Dreschen verletzt. 3 mm centrales Ulcus.	$1^{1}/_{2}$ mm	[illegible] Tag [illegible]	Am 2. Tag Jodoform. Am 4. Tag Cauteris. Am 8. Tag Spaltung.	nein	Bis zum 8. Tag.	ja Spaltung	Finger 1 m. Iridektomie.
12. Carl Meyer m. 26 Jahre *S. Zur Nedden*	nein	L. innen 2,5 mm breit. Trauma vor 6 Tagen.	1 mm	[illegible]	Atropin, Ausspülen mit Hydr. oxycyan.	nein	ja. Pneumonie.	Am 2. Tage n. d. Inj. Keratotomie.	Nach 6 Wochen heil mit runder Pupille S = [illegible]
13. Agnes Reuter w. 64 Jahre *S. Zur Nedden*	ja	R. unten innen 2,5 mm gross. Vor 5 Tagen Trauma.	$1^{1}/_{2}$ mm	[illegible]	Atropin, Ausspülen mit Hydr. oxycyan.	nein	ja Pneumonie.	Keratotomie.	Nach 7 Wochen heil mit runder Pupille S = [illegible]
14. Josefine Bircher w. 68 Jahre *S. Zur Nedden*	nein	L. etwas unterhalb d. Zentrums 2,5 mm breit. Vor 7 Tagen Trauma.	Kein Hypopyon.	[illegible] in der [illegible]gegend [illegible]	Atropin, Ausspülen mit Hydr. oxycyan.	nein	ja Pneumonie.	Am 3. Tage nach d. Inj. Cauterisation	Nach 5 Wochen heil, runde Pupille S = $^{1}/_{10}$
15. Wilh. Hinbert m. 47 Jahre *S. Zur Nedden*	ja	L. unten aussen 3 mm breit. Trauma vor 8 Tagen.	$1^{1}/_{2}$ mm	[illegible]	Atropin, Ausspülen mit Hydr. oxycyan.	nein	ja Pneumonie.	Am 3. Tage nach d. Inj. Keratotomie	Nach 8 Wochen heil mit runder Pupille S = [illegible]
16. Dorothea Ort w. 49 Jahre *S. Zur Nedden*	ja	R. oben aussen 3 mm breit. Vor 6 Tagen Trauma.	Kein Hypopyon.	[illegible]	Atropin, Ausspülen mit Hydr. oxycyan.	nein	ja Pneumonie.	Am 3. Tage nach d. Inj. Keratotomie	Nach 4 Wochen heil mit runder Pupille S = [illegible]
17. Männlich 50 Jahre *Fuchs*	nein	3 mm breit, zentral und etwas nach unten vom Zentrum gelegen. Verletzung durch einen Steinsplitter vor 11 Tagen.	3 mm	[illegible] unter die [illegible]haut [illegible] unter die Bindehaut inj. und 2 cm in den Bindehautsack [illegible]	Atropin, warme Umschläge.	nein	ja	Clepswurde nicht. Saemisch nach gespalten	Heilung mit Narbe und Irisheilung
18. B. S. m. 50 Jahre *Siegrist*	ja	Zentral, ca. 3 mm. Seit 14 Tagen traumat.	3 mm	Subkut. Inj. v. [illegible] Römers [illegible] Auch [illegible]	Protargol, Atropin, Spülungen, Verb. Cauterisation.	?	ja	ja	Heilung.

Männlich? Weiblich? Alter? Autor?	Dakryocystitis	Grösse und Lage des Ulcus. Traumatisch? Seit wann bestehend?	Höhe des Hypopyon	[illegible]	Menge des Serums	Anderweitige Therapie	Erfolg nach dem Serum			
							Kam das Ulcus zum Stehen	Progress	Galvanokaustik	Entlassung
18. Männlich 61 Jahre Paul 2	2	Zentral, 3 mm. Seit 6 Tagen	2 mm	[illegible]	[illegible] 1 ebcm (1 … [illegible]) … Tag 5 subc.	—	nein	Am 5. Tag	ja, 2 mal	
20. Männlich 45 Jahre Peters	ja	Stark? Ulcus zentral, 3 mm	2 mm	[illegible]	[illegible] Tag 5 ebcm … Tag … [illegible] … Serum	3 malige Causticatio. Spaltung der Cornea	nein	Bis zum 8. Tag	3 mal	Finger $1/3$ m

Ein Einfluss der Häufigkeit von Dakryocystitis auf die Serumheilbarkeit oder Unheilbarkeit ist nicht zu erkennen, in Tabelle A sind 10, in B 6 Fälle.

Bei 8 unter den heilenden Fällen wurde gleichzeitig lokal Serum aufgeträufelt, und zwar bei 5 von diesen unter gleichzeitig subkonjunktivaler Seruminjektion ($1/2$ ccm), welch letztere bei Fall 18 (*Kuhnt-Schwege*) fünfmal wiederholt wurde.

In der Tabelle B der ungünstigen Fälle ist achtmal gleichzeitig lokal Serum angewandt worden.

Also in dieser Hinsicht keine deutliche Differenz zwischen den beiden Tabellen.

In der Tabelle B sind zwei Fälle (5, 9), welche zur Exenteration führten trotz des Serums. Schwer verliefen ferner die Fälle 7, 1, 10. Dass zum wenigsten bei einigen von diesen Fällen eine Kaustik oder Durchschneidung gleich zu Anfang ein günstiges Resultat ergeben hätte, ist nicht unwahrscheinlich.

Bei den heilenden Fällen 2, 3, 4, 8 der Tabelle A trat erst am Tage nach der Seruminjektion ein kleines Hypopyon hervor, um dann schnell wieder zu verschwinden. Soweit es sich daher nicht nur um die Senkung der schon vorher im Kammerwasser suspendierten Leukocyten handelt, könnte das eine leukocytäre Reaktion sein, wie *Roemer* es genannt hat und der Erscheinung entsprechen, dass auch der infiltrierte Geschwürsrand am Tage nach dem Serum etwas stärker infiltriert sein kann, um dann schnell zurückzugehen. Eine solche Beobachtung findet sich in Tabelle A nur bei Fall 18. In allen anderen Fällen, wo ein Erfolg eintrat, standen die Ulcera resp. Randinfiltrationen still, und in vielen Fällen war schon am nächsten Tage eine beginnende Aufhellung festzustellen. Die einmalige Steigerung der Reaktion kann mit einem wirklichen Progress der Krankheit nicht verwechselt werden, der sich, wie *zur Nedden* richtig ausführt, durch Schmerzen, vermehrte Reizerscheinungen, Vergrösserung der Ulceration, oder Weiterverrücken des progressiven Randes zu erkennen gibt. Nicht ausgeschlossen ist aber, dass mancher Progress durch erneute Serumdosen wieder hätte zum Stillstand gebracht werden können.

Tabelle C enthält 16 Fälle des 1. Stadiums, welche mit 20 ebcm Serum und mehr behandelt wurden. Sechs kamen zum Stehen, 10 schritten trotzdem weiter fort und bedurften der Galvanokaustik. Es ist also das Verhältnis nicht günstiger als bei den mit 10 ebcm behandelten Fällen. Die kleinere Zahl der Tabelle C gestattet natürlich keinen absoluten Vergleich. Die Verabfolgung des Serums geschah entweder so, dass gleich 20 ebcm mit einmal verabfolgt wurden, oder, was häufiger geschah, je 10 an verschiedenen Tagen.

Bei Fall 3 (*Magweg*) erhielt 30 ebcm, Fall 5 (*Paul*) sogar im Verlauf von 14 Tagen 84 ebcm Serum, Fall 6 (*Axenfeld*) erhielt 40 ebcm; mit diesen immer wieder erneuten Injektionen wurden die späteren Exacerbationen zum stehen gebracht.

Unter den ungünstigen Fällen sind 2 Fälle mit 30, 1 mit 40

TABELLE C. I. Stadium. 20 cbm und mehr Serum. Fall 1—8 geheilt, 9—17 nicht geheilt.

Nr.	Geschlecht? Alter? Name?	[illegible]	Grösse und Lage des Ulcus?	[illegible]	[illegible]	Anderweitige Therapie	Erfolg: [illegible]	Hypopyon?	[illegible]	Endergebnis?
1.	Weiblich 68 Jahre [illegible]	—	Stecknadelkopf gross, unten [illegible]. Seit 4 Tagen.	[illegible]	[illegible]	Atropin, Verband	ja	nein	—	Macula
2.	Männlich 22 Jahre [illegible]	—	[illegible] mm Durchmesser central, [illegible] Seit [illegible] Tagen.	ca. [illegible]	[illegible]	Atropin, Verband	ja	nein	—	[illegible] Macula
3.	Weiblich 30 Jahre [illegible]	—	[illegible] unterhalb der Pupille ein 1 mm breites und 2 mm hohes Geschwür mit grauem Belag und infiltrierten Rändern. [illegible] Ursache unbekannt.	2—3 mm	[illegible]	—	[illegible] Hypopyon [illegible]	—	—	[illegible]
4.	Männlich 41 Jahre [illegible]	nein	Auf der Hornhaut temporalwärts [illegible] ein [illegible] schmutzig aussehendes Geschwür mit grauem Infiltrationswall nach der Pupille [illegible] Trauma nicht bekannt.	1½ mm	[illegible]	—	11. [illegible] Hypopyon [illegible]	—	—	[illegible]
5.	Männlich 57 Jahre [illegible]	nein	2 mm deutlich progressiv. Am 2. Tag [illegible] mm. Vor 4 Tagen Verletzung.	—	[illegible]	nein	Anfangs ja, dann am 11. Tag [illegible] dann [illegible] 18. Tag ab Stillstand.	—		Heilung
6.	Weiblich [illegible] Jahre [illegible]	nein	[illegible] mm, unten oberflächliche Verletzung vor 3 Tagen.	1 mm	[illegible]	—	ja	[illegible] am [illegible] Tag	—	[illegible]
7.	Männlich [illegible] Jahre [illegible]	nein	2½ mm Durchmesser, ganz [illegible], central, [illegible] Rand [illegible] vor einigen Tagen.	nein	[illegible]	Atropin, Warme [illegible]	[illegible] anfangs [illegible] [illegible] Tagen [illegible]	—	—	Macula

Männlich? Weiblich? Alter? Name?	[illegible]	Grösse und Lage des Ulcus? Trauma? Seit wann bestehend?	Höhe des Hypopyon	[illegible]	[illegible]	Anderweitige Therapie	Erfolg mit dem Serum: [illegible]			
							[illegible]	[illegible]	Prognose	Ausgang
8. Männlich *Mingaray.*	nein	2–3 mm central, [illegible] progr. Seit 4 Tagen	1,5 mm	[illegible]	[illegible]	Atropin	ja	Am 1. Tag [illegible]	[illegible]	[illegible] Macula
9. Männlich 40 Jahre *Mingaray.*	nein	Centrales 3 mm im Durchmesser haltendes Ulcus mit grau belegtem Grunde und infiltrierten Rändern.	[illegible]	[illegible]	[illegible]		[illegible] Hypopyon	[illegible]	ja [illegible]	Grosse Narbe
10. Männlich 77 Jahre *v. Michel.*	nein	Unterhalb des Centrums [illegible] grosses Ulcus.	Kein Hypopyon	[illegible]	[illegible]	Atropin	nein	ja	ja	Macula corneae
11. Weiblich 72 Jahre *v. Michel.*	ja	Central etwa 2 mm Durchmesser. Vor 5 Tagen Verletzung durch Kuhschwanz.	ca. 1 mm hoch	[illegible]	[illegible]	Atrop. [illegible]	nein	ja	ja	Staphylom [illegible]
12. Helene [illegible] w. 30 Jahre *[illegible]*	ja	[illegible]	1 mm	[illegible]	[illegible]	Atropin. [illegible]	nein	ja	[illegible]	Nach 4 Wochen [illegible] Pupille [illegible]
13. Peter [illegible] m. 58 Jahre *[illegible]*	ja	[illegible] Trauma. Vor 7 Tagen.	1 mm	[illegible]	[illegible]	Atropin und [illegible]	nein	ja	[illegible]	[illegible]
14. Männlich 54 Jahre *[illegible]*	ja	2 mm gross, [illegible]. Vor 8 Tagen Verletzung beim Steinklopfen entstanden.	ca. ½ mm	[illegible]	[illegible]	Atropin	Nach 24 St. [illegible]	[illegible]	ja [illegible] Stillstand	Gute Narbe

Name (Alter, Geschlecht)		Grösse und Lage des Ulcus	Dosis des Heilserums						
15 Marondt 68 Jahre	[illegible]	[illegible]	[illegible]	[illegible]	[illegible]	[illegible]	[illegible]	[illegible]	[illegible]
16 [illegible] 50 Jahre	[illegible]	1 mm, zentral	1 [illegible]	[illegible]	Ebenso	[illegible]	[illegible]	[illegible]	Ebenso
17 [illegible] 56 Jahre	[illegible]	1 mm, zentral	1 [illegible]	[illegible]	Ebenso	[illegible]	[illegible]	[illegible]	Ebenso

ebenso behandelt. Das ist ersichtlich: Die successive wie die sofortige Anwendung von bis zu 30 resp. 40 ccm Serum ist auch beim ersten Stadium des Ulcus serpens kein völlig zuverlässiges Mittel.

Die Fälle 10 und 12 endigten mit Verlust der Cornea.

Die Dakryocystitis überwiegt bei den ungünstigsten Fällen.

Passive Immunisierung.

2. Stadium (61 Fälle).

Tabelle D und E enthalten 38 vorgeschrittenere Fälle, d. h. Ulcera von über 3 mm Durchmesser, welche mit 10 ccm subkutan (?) behandelt wurden. Solche Ulcera, die von vornherein als verloren anzusehen waren oder schon fast die ganze Hornhaut einnahmen, sind fortgelassen.

Acht von diesen Fällen wurden zum Stehen gebracht, während 30 [illegible]. Also nur 21 % Heilungen. Vergleichen wir damit die ebenso behandelte erste Serie von *Roemer* (Heidelberger Bericht 1903), der von 48 Fällen 60 % zum Stillstand brachte, so zeigt sich, wie besonders günstig die Verhältnisse gelegen haben müssen.

[illegible footnotes]

Die einzelnen Fälle dieser Kategorie zeigen an Grösse, Dauer des Bestehens naturgemäss eine grössere Mannigfaltigkeit, als die Tabellen A bis C. Es erübrigt sich, darauf des näheren einzugehen.

Unter den nicht zur Heilung gebrachten 30 Fällen sind verhältnismässig viele, welche mit schweren Veränderungen endigten. Die Fälle 2, 3, 4, 6, 11, 13, 15, 17, 19, 23, 26 endigten mit grossem adhärentem Leucom oder Staphyloma corneae und fast völligem oder völligem Verlust des Sehens. Fall 27 wurde enucleiert.

Es ist demnach die Behandlung des Ulcus serpens bei einer Grösse von über 3 mm mit Ehrlich-Serum zur passiven Immunisierung zu verlassen, wenn ihr auch in einer Anzahl von Fällen ein gewisser Einfluss nicht bestritten werden kann; sie ist auch dann nicht statthaft, wenn gleichzeitig lokal Serum am Auge angewandt wird, denn in der Liste der nicht geheilten Fälle sind zahlreiche mit [illegible] Sekundärreizung.

Die Tabelle F enthält 23 Ulcera von über 3 mm Durchmesser,

II. Stadium. [illegible] geheilt.

Männl.? Weibl.? Alter? Autor?	[illegible]	Grösse und Sitz des Ulcus? Hypopyon? Sonst noch Bemerkenswertes?	Höhe des Hypopyon?	[illegible]	[illegible]	Andere örtliche Therapie?	Wirkung nach dem Serum			
							[illegible]	Hypopyon?	Sehschärfe?	Entlassung
16. Männlich 48 Jahre *Kuhnt-Schürge*	—	Ulcus [illegible] 4/8 mm. [illegible] Wärme [illegible]	$2\frac{1}{2}$ mm	[illegible]	1. Tag 20 ccm [illegible] bis [illegible] Tag	Atropin, Wärme.	[illegible]	—	—	[illegible] nach 24 Tagen [illegible]

welche mit 20 ccm Serum und mehr subkutan behandelt wurden. Von diesen gelangten 6 zum Stehen, 17 gingen weiter, also ein etwas günstigeres Verhältnis als bei der Anwendung von 10 ccm (8:20).

Es ist nun von Interesse, dass unter den 6 zum Stehen gebrachten Fällen der Tabelle E nur 2 (3, 4 *Schleich*) 20 resp. 25 ccm im ganzen erhalten haben. Die anderen 4 wurden mit enormen Dosen behandelt: Fall 1 und 2 (*Mayweg*) mit je 60 ccm, Fall 5 und 6 (*Paul*) mit je 90 ccm.

Unter den ungeheilten Fällen sind 2 (14, 15 *Schleich*), die 55 ccm bekamen, aber trotzdem kauterisiert werden mussten. Trotz dieser grossen Dosis überzog bei Fall 15 (*Schleich*) das Ulcus, das Anfangs ⅓ der Cornea eingenommen hatte, die ganze Oberfläche. Also eine sichere Heilkraft besitzen auch solch grosse Dosen nicht, wenigstens nicht, wenn successive Mengen von 10 ccm subkutan gegeben werden. Ob es anders ist, wenn sofort zu Anfang 30 ccm und darüber gegeben werden, und an den folgenden Tagen weiter mehr oder weniger, lässt sich danach noch nicht sagen. Bei Fall 16 (*Kuhnt-Schürge*) wurde zu Anfang gleich 30 ccm gegeben, ohne Erfolg, obwohl weiterhin täglich subkonjunktival injiziert wurde. Die Fälle 10, 12, 11 erhielten in drei Tagen 30 ccm, Fall 3, 4 (*Schleich-zur Nedden*) 20 ccm, auf einmal, alle anderen 20 in zwei Hälften. Lokale Einträufelungen wurden bei den meisten Fällen gleichzeitig gegeben, bei einer Anzahl auch subkonjunktivale Injektionen, z. T. mehrmals.

Auch bei dieser Gruppe ist nicht daran zu zweifeln, dass die sofortige Anwendung der Glühhitze ein günstigeres Gesamtergebnis für manche in der Tabelle E enthaltenen Fälle hätte zeitigen können. Die ausschliessliche Behandlung mit grossen Immunisierung auch bei einer Dosis von 20—30 ccm ist danach zu verwerfen.

Für die Anwendung noch grösserer Dosen steigen, wie schon *Roemer* sagt, die Aussichten; es ist interessant, hier die Serumwirkung zu verfolgen (*Paul*).

Wie *Roemer* bereits hervorgehoben hat, stösst die Anwendung solch enormer Serumdosen (30—80 ccm und darüber) auf grosse äussere Schwierigkeiten. Die Kosten sind allzuhoch. Aber noch etwas kommt in Betracht: Wie die Fälle von *Paul* (Tabelle E) zeigen, kommt man in manchen Fällen auch mit fortgesetzten Injektionen nur allmählig zum Ziel. Ob dann die schliessliche Narbenbildung vielleicht nicht so dicht, aber doch ebenso ausgedehnt oder auch ausgedehnter ist, als wenn man gleich am ersten Tage durch Kaustik zwar etwas Gewebe verbrannte, aber doch definitiven Stillstand gebot? Diese Ueberlegung ist nach dem Material der Tabelle E geboten. Sie wird auch eine Rolle spielen bei der Ueberlegung, ob man bei Ulcus serpens so vorgehen soll, wie es in den neuesten Gebrauchsanweisungen, die dem Serum beigegeben werden, empfohlen wird: »eine Kulturmeinheit und 5 ccm Serum zu Anfang, dann täglich 10 ccm Serum, bis das Geschwür vollständig zum Stillstand gekommen ist. Daneben in schweren Fällen Serum-Einträufelungen.«

Die *einmalige* Verabfolgung sehr grosser Dosen ist wenig angewandt worden. In dem einen Fall von *Kuhnt-Schürge* sind auf einmal 30 ccm infiziert worden, der Fall, ein mittelschweres Ulcus, kam nicht zum Stehen. Wie schon *Roemer* hervorhob, gilt das Gesetz der Multipla nicht ohne weiteres für diese Art von Serum, und es ist fraglich, ob man mit sofortigen sehr grossen Dosen proportional mehr erreicht.

TABELLE [illegible].

2. Stadium. [illegible] Nicht geheilt.

[illegible]	[illegible]	[illegible]	[illegible]	[illegible]	[illegible]	[illegible]	[illegible]	[illegible]	[illegible]
1. Männlich 32 Jahre *Cramer*	nein	Größeres, aber nicht ... etwa 3–5 Tage.	[illegible]	[illegible]	—	nein	ja	ja	[illegible]
2. Männlich 57 Jahre *Cramer*	ja	Größeres ... mit starker ... u. Hypopyon.	—	[illegible]	Mußte am 3. Tag nach ... wegen starken Progression ... werden.	—	—	—	Erheblicher ... Sprache.
3. [illegible] 31 Jahre *Dinesen*	—	Keine Verletzung angegeben. Seit 2 Tagen ...	2 mm	[illegible]	Atropin, Ausspülung ...	nein am 3. Tag Fortschritte um 2 mm	Progressiv.	Am 3. Tag Übergang zur ... Therapie	[illegible]
4. [illegible] 61 Jahre *Dinesen*	[illegible]	Ecke ... links ... 4–5 Tage.	Halbe Hornhaut.	[illegible]	Atropin, Spaltung des Tränensacks. Kataplasmen.	nein	Stark progressiv.	Am 4. Tag Übergang zur ... Therapie	[illegible]
5. [illegible] 30 Jahre *Dinesen*	—	... Verletzung ... Vor 8 Tagen ... zentral.	4 mm	[illegible]	Atropin, Ausspülung mit ...	nein ...	Progressiv ...	Am 4. Tag Übergang zur ... Therapie	... Geschwür.
6. Männlich 52 Jahre *Paul, Fall 4*	?	Zentral, 4 mm, ... infiltriert.	Ziemlich groß	[illegible]	—	nein	Am 4. Tag progressiv. Am 15. Tag Spaltung n. Saemisch	—	[illegible]
7. Männlich 46 Jahre *Paul, Fall 5*	?	Zentral, 3–4 mm ...	3–4 mm	[illegible]	Atropin, ...	nein	Am 3. Tag	[illegible]	—

[illegible]	[illegible]	Grösse und Lage der [illegible]	Höhe des Prolapses	[illegible]	[illegible]	[illegible]	[illegible]	Prolaps	[illegible]	Bemerkungen
8. Männlich, 16 Jahre [illegible]		[illegible]	Kleiner [illegible]	[illegible]	[illegible]	—	nein	[illegible]	[illegible]	—
9. Männlich, 47 Jahre [illegible]	—	Ziemlich gross, [illegible]	Kleiner [illegible]	[illegible]	[illegible]	—	nein	ja	ja	—
10. Männlich, [illegible] Jahre [illegible]	—	[illegible]	[illegible]	[illegible]	[illegible]	—	[illegible]	—		[illegible]
11. [illegible]	[illegible]	[illegible]	[illegible]	[illegible]	[illegible]	[illegible]	nein	ja [illegible]	[illegible]	[illegible]
12. [illegible] 47 Jahre [illegible]	ja	[illegible]	[illegible]	[illegible]	[illegible]	[illegible]	nein	ja [illegible]	[illegible]	[illegible]
13. Männlich, [illegible] Jahre [illegible]	[illegible]	[illegible]	[illegible]	[illegible]	[illegible]	[illegible]	[illegible]	—	ja	[illegible]
14. Männlich, [illegible] Jahre [illegible]	nein	[illegible]		[illegible]	[illegible]		[illegible]	—	ja	[illegible]
15. [illegible] 29 Jahre [illegible]	nein	[illegible]	[illegible]	[illegible]	[illegible]	[illegible]	[illegible]	[illegible]		[illegible]

Name? Geschlecht? Alter? Beruf?	[illegible]	Grösse und Lage des Ulcus? Infektion? Seit wann bestehend?	Höhe des Hypopyon?	[illegible]	[illegible]	Anderweitige Therapie?	Erfolg nach dem Serum: Kam das Ulcus zum Stehen?	Hypopyon?	Gebessert?	Bemerkungen
16. Schardtmann Herm. m. 39 Jahre Sattler	ja	Etwas nach innen und unten vom Hornhautzentrum ein linsengrosses Ulcus. Seit 5 Tagen [illegible]	1 bis 2 mm	[illegible]	[illegible]	Cauterisation 3 [illegible] 6 Tage nach [illegible] [illegible]	nein [illegible]	[illegible]	ja [illegible]	[illegible] Pupille [illegible] Iridectomie [illegible]
17. Gasch, Hermann m. 55 Jahre Sattler	starke D.	Linsengross, zentral. [illegible] [illegible] Seit 3 Tagen [illegible]	Hoher Hypopyon [illegible]	[illegible]	[illegible]	[illegible]	nein	Totale [illegible] 2 Tage nach Aufnahme	nein	[illegible]
18. Kahn Hofmann m. 28 Jahre Sattler	nein	Linsengross. [illegible] [illegible] Vor 6 Tagen [illegible] ins Auge gefolgen.	Am 6. Behandlungstag [illegible] [illegible]	[illegible]	[illegible]	Cauterisation 3 Tage nach Serum, [illegible] Später [illegible]	Das Ulcus [illegible] nach [illegible] [illegible] keine Progression.	ja	ja 3 Tage nach Serum	[illegible] Trübung, welche [illegible]
19. Muschler Gustav m. Alter [illegible] aber erwachsen Sattler	ja	Linsengrosses [illegible] Ulcus etwas unterhalb des Hornhautzentrums. [illegible] Ursache ist nicht [illegible] [illegible] Patient [illegible] Kalkstaub ins Auge bekommen.	2 mm, das aber im Laufe der [illegible] Woche [illegible] [illegible]	[illegible]	[illegible]	Cauterisation 6 Tage nach Serum und 2 Tage [illegible] Spaltung nach [illegible] Atropin, Wasser [illegible]	nein [illegible] Tage nach Serum war das Ulcus nicht progredient. [illegible]	[illegible]	ja	Ganze Papillarzone durch [illegible]
20. Rohland Henriette w. 32 Jahre Sattler	nein	Etwas oberhalb der Hornhautmitte [illegible] Ulcus. [illegible] Vor 16 Tagen beim [illegible] etwas ins Auge geflogen.	ca. 2 mm	[illegible]	[illegible]	Atropin, Spaltung nach Serum [illegible] Tage nach Serum, Cauterisation [illegible] Tage nach Serum	nein	ja, nach [illegible]	ja	Nach Iridektomie [illegible]
21. Weddich 67 Jahre Bote	ja	[illegible] zwischen Limbus u. Pupillarmitte [illegible]	1 mm	[illegible]	[illegible]	Atropin, [illegible] Umschläge, [illegible]	nein	ja	ja	Heilung mit [illegible]

[illegible]	[illegible]	[illegible]	[illegible]	[illegible]	[illegible]	[illegible]	[illegible]	[illegible]	[illegible]	[illegible]
22. Weiblich [illegible] Jahre [illegible]	ja	[illegible] mm Durchm. [illegible] 18	1,5 mm	[illegible]	[illegible]	Atropin, [illegible] Wärme, [illegible]	nein	ja	ja	[illegible] Leukom [illegible]
23. Weiblich 67 Jahre [illegible]	nein	3 mm Durchm. [illegible] bis zum [illegible] 18	3,5 mm	[illegible]	[illegible]	Atropin, [illegible] Wärme, [illegible]	nein	ja	ja	Totales Leukom, [illegible]
24. [illegible] 22 Jahre [illegible]	nein	Von oben her bis über die Papille 3 mm breit. Trauma vor 14 Tagen. [illegible]	[illegible] mm	[illegible]	[illegible]	[illegible]	nein	ja	[illegible]	[illegible]
25. Schwester [illegible] Jahre [illegible]	ja	[illegible]	Kammer [illegible]	[illegible]	[illegible]	[illegible]	nein	nein	[illegible]	[illegible]
26. Weiblich 19 Jahre [illegible]	ja	[illegible] 4 mm [illegible]	2 mm	[illegible]	Am 2. Tag [illegible]	nein	Am 2. Tag [illegible]	[illegible]	[illegible] 10 D	
27. Männlich 30 Jahre [illegible]	ja	Defekt von 7 mm [illegible] 2. Tage [illegible]	3 mm	[illegible]	Am 2. Tag [illegible]	nein	Am 2. Tag [illegible]	[illegible]	[illegible]	
28. [illegible] 44 Jahre [illegible]	nein	[illegible] Vor 15 Tagen durch [illegible]	[illegible]	[illegible]	Atropin, Wärme [illegible]	nein	[illegible]	nein	[illegible]	

Name, Wohnort, Alter, Arbeit	[illegible]	Grösse und Lage des Ulcus, Hypopyon, Komplikationen	[illegible]	[illegible]	[illegible]	[illegible]	[illegible]	[illegible]	[illegible]	Bemerkungen
29. Hebold, Gottlieb, 40 Jahre, *Sulfitz.*	[illegible]	Das Ulcus nimmt zugleich den gesamten unteren Teil der Cornea ein, doch die übrige Cornea schon gleichmässig getrübt. Vor 8 Tagen etwas gegen das Auge geflogen.	[illegible]		[illegible]	Atropin, Wasserstoffsuperoxyd.	nein	Das Ulcus breitete sich über d. ganze Cornea aus.	gute	Enucleation am 7. Tage der Behandlung in der Klinik.
30. Fritsch, Johanne, 78 Jahre, *Sulfitz.*	[illegible]	Ulcus bedeckt die beiden unteren Hornhautquadranten, die bereits stark vorgetrieben sind. Vor ca. 8 Tagen augenkrank geworden, ohne besonderen Anlass angeben zu können.	[illegible]		[illegible]	[illegible]	ja, nach [illegible] Schwellung der [illegible]	nein	gute	[illegible]

Das aber geht aus der Erfahrung mit grossen Dosen, fortgesetzt weiter angewandt, hervor: Sie sind wohl sicher im Stande, die Heilung zu unterstützen, wenn auch vielleicht nicht in allen Fällen. In sehr verantwortlichen Fällen, z. B. bei Erkrankung des letzten Auges, bei Fällen, die auf Kaustik nicht gleich stehen wollen, wird man deshalb zur Unterstützung Serum anwenden müssen, eventuell *fortgesetzt* in grösseren Dosen.

Im allgemeinen aber ist es bisher nicht ratsam, bei [illegible] schwereren dieser Gruppen, sich auf Serum zu beschränken, auch wenn grössere Dosen zur Verfügung stehen.

Ich schliesse hier noch in Tabellenform an 28 Fälle des 1. und 2. Stadiums, wo 10 ccm Serum und darüber angewandt wurden zur Unterstützung der Galvanokaustik resp. der Spaltung. 19 Fälle kamen zum Stehen, 9 blieben trotzdem progressiv. Für die meisten der günstigen Fälle ist es schwer zu sagen, wieweit dem Serum ein Anteil zukommt neben der ja auch allein wirksamen Kaustik. *Immerhin ist für Fälle, die trotz allem weiterschreiten, in dem Serum eine weitere Angriffsmöglichkeit gegeben.* Dagegen kann ich nicht empfehlen dem Vorschlage Roemer's, aus Vertrauen auf eine unterstützende Serumwirkung die Kaustik oberflächlicher zu gestalten.

Ein Gebiet, auf dem eine Serumwirkung recht erwünscht ist, sind die nicht ganz so seltenen kleinen Reinfektionen im Geschwürsgrunde, die erneut zu kauterisieren oft am naheliegenden Gründen misslich ist. Jedenfalls ist hier Serumanwendung am Platze, von der Möglichkeit ausgehend, dass es sich um erneute Pneumokokkeninfektion handeln kann. Bei Mischinfektionen, wie sie *Roemer* berichtet, muss sie natürlich versagen. In Fall 5 (*Meyerhof*) ging ein solches Infiltrat bald zurück. Diese Infiltrate entziehen sich allerdings oft der bakteriologischen Bestimmung, weil es nicht unbedenklich ist, am verdünnten Geschwürsgrund zu entnehmen.

Aktive und simultane Immunisierung.

Die im vorigen Kapitel niedergelegten Erfahrungen lassen es verstehen, dass *Roemer* zur Erzielung einer wirksameren Immunisierung die schon früher vielfach angewandte aktive Methode mit abgetöteten Kulturen auch für das Ulcus serpens in Anwendung gezogen hat, um auf diese Weise den Körper zur selbständigen Bildung von Schutzstoffen zu veranlassen. R. konnte beim Tierversuch nachweisen, dass die aktive Immunisierung

TABELLE [illegible].

Fälle von Ulcus serpens im 2. Stadium. 20 [illegible] ebem Serum subcutan. No. 1 — 7 geheilt. 8 — 24 nicht geheilt.

No.	[illegible]	[illegible]	Grösse und Lage des Ulcus [illegible]	Höhe des Hypopyon	[illegible]	Andere Behandlung	Erfolge nach dem Serum: [illegible]	Progressiv	[illegible]	Endergebnis
1.	[illegible] Männlich 65 Jahre [illegible]	[illegible]	Im unteren Teil der Hornhaut bis fast zur Pupillarmitte reichend, [illegible] des Ulcus von 3 mm Durchmesser mit grauem Wall umgeben. Ränder infiltriert. Kammerwasser trübe. [illegible]	2 mm	[illegible]		[illegible] Ulcus [illegible] mit gelber Salbe entlassen.	—		Leichte Macula an Stelle des Geschwürs S = [illegible]
2.	Männlich 32 Jahre [illegible]	nein	Auf der Hornhautmitte ein rundes 4 mm [illegible] Ulcus mit [illegible] Rändern, grauem Wall nach unten und schmierigem Belag. Trauma.	1 ½ mm	[illegible]	—	22. 7. abends [illegible] 29. 7. [illegible] gelbe Salbe. [illegible] gelber Salbe entlassen.		—	Centrale 4 mm im Durchmesser haltende Macula S = [illegible]
3.	Männlich 42 Jahre [illegible]	—	Linsengross, central, ja ca. 3—4 Tage	gering	[illegible]	Jodoform-Verband, Atropin	ja	nein	nein	Macula.
4.	Männlich 61 Jahre [illegible]	—	innen unten, linsengross, ja, seit 8 Tagen	3—4 mm	[illegible]	Jodoform-Verband, Atropin	ja	nein	—	Dichte Macula.
5.	Weiblich 41 Jahre [illegible]	ja	4 mm, vor 3 Wochen Verletzung, Ulcus deutlich progressiv.	3 mm	[illegible]	nein	ja, vom 7. Tage an	—	—	Heilung.
6.	Männlich 52 Jahre [illegible]	ja	4 mm, am 2. Tag 6 mm, Verletzung vor 8 Tagen.	2 mm	[illegible]	nein	Am 3. Tag Stillstand, dann erneut Progress am 5. Tag, [illegible] Rückgang vom 6. Tag an.	—	—	Heilung.

[illegible]	[illegible]	Grösse und Lage des Ulcus [illegible]	Höhe des Hypopyon	[illegible]	Anderweitige Therapie	Erfolg nach dem Serum: Wann das Ulcus zum Stehen [illegible]	Hypopyon	Getrübte [illegible]	Endbefund
7. Männlich 63 Jahre *Marquez.*	nein	5–6 mm Durchmesser. Vor 3 Tagen Verletzung.	3 mm	[illegible] 20 ebem. [illegible] 2–4 [illegible] 10 [illegible]	Atropin.	ja, schnell	[illegible]	—	Nach 4 Wochen S = [illegible]
8. Männlich [illegible] Jahre *Bach.*	[illegible]	4–5 mm Durchmesser, zentral, Ja.	3 mm	[illegible]	Atropin, feuchte Wärme. Ausspülen des Tränensacks.	nein	ja	ja	[illegible] S = Finger in 3–4 m
9. Männlich 68 Jahre *Bach.*	ja	3:4 mm über [illegible] zwischen Papillar[illegible] mitte und Limbus, Ja.	2,5 mm	[illegible]	Atropin. Verband	[illegible]	ja	ja	Heilung mit [illegible] Leukom, zentral. S = Finger in 4 m.
10. Gestand Kehl w. 47 Jahre *S. Zur Nedden*	nein	[illegible] 3,5 mm breit. Vor 7 Tagen Trauma.	1,5 mm	[illegible]	Atropin. Ausspülen mit Hydr. oxycyan.	[illegible]	ja	Am 3. Tag nach der Serum[illegible] Keratotomie.	Nach 3 Wochen [illegible]
11. Gertrud Plassel w. 42 Jahre. *S. Zur Nedden*	nein	[illegible] 4 mm breit. Kein Trauma. Seit 4 Tagen.	$1\frac{1}{2}$ mm	[illegible]	Atropin. Ausspülen mit Hydr. oxycyan.	[illegible]	ja	Am 3. Tag nach der Injektion Keratotomie.	Nach drei Wochen [illegible] Pupille [illegible]
12. Männlich 42 Jahre *v. Michel.*	nein	Unterhalb vom Zentrum 4 mm grosses Geschwür. Vor ca. 10 Tagen Verletzung durch Steinstückchen.	Hypopyon	[illegible]	Atropin.	nein	ja	ja	Grosses Macula Corneae.
13. Männlich 62 Jahre *Axenfeld.*	[illegible]	Seit 3 Wochen Entzündung. 3:2 mm paracentral. Oben aussen progr. Rand.	$\frac{1}{2}$ und Kanzel	[illegible] 20 [illegible]	Subconjunctiv. Kochsalzinjektion. Atropin. Exstirp. [illegible]	nein	[illegible]	Spaltung [illegible] am 4. Tag [illegible]	[illegible]

Männlich / Weiblich / Alter / Autor	[illegible]	Grösse und Lage der [illegible] / [illegible] / [illegible]	Höhe des [illegible]	[illegible]	Andere [illegible]	Erfolg nach dem Serum: [illegible]	[illegible]	[illegible]	[illegible]
14. Weiblich 74 Jahre Schieck.	—	3–4 mm zentral. Ulcuskuppe. Seit ca. 8 Tagen.	Ca. ½ der V. K.	[illegible] Tag [illegible] [illegible] 12 [illegible] Tage 25 [illegible] [illegible] 32	Atropin. Verband. [illegible]	gut	ja	Am 6. Tag	Macula
15. Männlich 44 Jahre Paul, Fall 8	?	6 mm, progr. [illegible]	2 mm	[illegible] Tage [illegible]		Neg. Am 3. Tag Fieber, trotzdem progr.	ja	Kaustik	—
16. Weiblich 41 Jahre Paul, Fall 9	?	Gelbe, dichte, [illegible]	2 mm	[illegible]		Neg. Am 4. Tag Spaltung nach Saemisch	ja	—	
17. Männlich 56 Jahre Paul, Fall 11	?	4 mm, progr. [illegible]	Grosses Hypopyon	[illegible]		[illegible]	ja	Am 5. Tag	
18. Männlich 72 Jahre Megrey.	ja	Im [illegible] unteren Quadranten der Hornhaut ein Ulcus von 4 mm Durchmesser. Ränder stark grau infiltriert	3 bis 4 mm	[illegible] von [illegible] [illegible]	[illegible]	14. 3. Abfall [illegible] von [illegible] 2 mm. Geschwür [illegible] nicht weiter. 17. 3. [illegible] 17.–18. [illegible] Hypopyon [illegible] 18. 3. [illegible] des Geschwüres [illegible]		ja	Grosse Narbe
19. Weiblich 59 Jahre v. Michel.	ja	—	—	[illegible] 2 Tagen [illegible]	[illegible]	gut	ja	Kauterisiert.	Baldige Heilung mit grosser Narbe.

[illegible]	[illegible]	Grösse und Lage des Ulcus [illegible]	[illegible] Hypopyon	[illegible]	[illegible]	[illegible]	[illegible]	[illegible]	[illegible]
20. Männlich [illegible] Jahre [illegible]	[illegible]	Linsengross [illegible] Seit 12 Tagen.	[illegible]	[illegible]	Atropin, Verband, [illegible]	[illegible]	ja	Am [illegible] Tag	Macula
21. Männlich [illegible] Jahre [illegible]		[illegible] Seit [illegible] Tagen	[illegible]	[illegible]	[illegible] Verband	[illegible]	[illegible]	Am [illegible] Tag	Macula
22. Männlich [illegible] Jahre [illegible]		[illegible] der Oberfläche [illegible] Seit [illegible] Tagen.	[illegible]	[illegible]	Atropin, [illegible] Verband, [illegible]	[illegible]	aber die ganze [illegible]	Am [illegible] Tag.	Dichte Macula.
23. Männlich [illegible] Jahre [illegible] Fall [illegible]	[illegible]	[illegible]	[illegible]	[illegible]	Atropin, [illegible]	[illegible]	ja	[illegible]	—
24. Weiblich [illegible] Jahre [illegible] Fall [illegible]	[illegible]	Linsengross [illegible]	[illegible]	[illegible]	[illegible]	[illegible]	ja	Am [illegible] Tag, mit [illegible]	[illegible] Leuk. [illegible]

allein bereits eine deutliche Wirkung ausübt, noch stärker, wenn sie in geeigneter Weise mit der passiven Serumzufuhr vereinigt wurde.

Um für diese Versuche einen [illegible] Massstab zu gewinnen, [illegible] Römer das Agglutinationsphänomen herangezogen. Indem eine gewisse Parallelität zwischen dem Agglutinationstiter eines Serums und dem Gehalt an Antikörpern besteht, liefert die Agglutination einen relativen Index für die Bildung von Schutzstoffen. Besonders zur Feststellung, ob und wann durch aktive Immunisierung mit abgetöteten Kulturen die Bildung von Antikörpern [illegible]

das [illegible] ist, ist die Agglutination von Bedeutung. [illegible] hat mit grösster Sorgfalt zahlreiche derartige Untersuchungen vorgenommen und [illegible] Vorschriften zur Vornahme der Probe ausgearbeitet. Um eine [illegible] zu erreichen, werden auf seine Veranlassung von der Firma Merck [illegible] Kulturen [illegible] welche zur aktiven Immunisierung benutzt werden, die in [illegible] Verdünnung mit [illegible] Verdünnungen des zu prüfenden Serums versetzt werden. Die Agglutination [illegible] nach aktiver Immunisierung auch bei einer [illegible] Verdünnung 1 : [illegible] komplet ein, also in weit höherem Masse, als das normale Serum agglutinierend wirkt. Bei intramuskulärer Injektion [illegible]

TABELLE N° II.

Serum zur Unterstützung [illegible]kaustik oder Spaltung.

1. [illegible]

Männlich, Weiblich, Alter, Beruf	[illegible]	Grösse und Lage des Ulcus. [illegible] Seit wann bestehend	Höhe des Hypopyon	[illegible]	Zeit der Anwendung des Serum	Anderweitige Therapie	Erfolg nach dem Serum: [illegible]	[illegible]	[illegible]	Bemerkung
1. Männlich 37 Jahre Schlosser	—	Stecknadelkopfgross oben [illegible]. Seit 3 Tagen.	1–2 mm	[illegible]	[illegible]	Jodoform, Atropin, Verband	ja	nein	Am 1. Tag	Macula
2. [illegible] 49 Jahre [illegible]	nein	Hanfkorngross. Zentral. Vorgeschw. [illegible] angelegt.	$1\frac{1}{2}$ mm	[illegible]	[illegible] Behandlung	Atropin, Cauterisation am 1. Behandlungstag	ja	nein	ja, am 1. Tag der Behandlung	[illegible] Cataracta [illegible] scharf begrenzte [illegible] Macula.
3. Weiblich 51 Jahre Schlosser	—	Hanfkorngross aussen vom Zentrum. Ja. Seit 6 Tagen.	sehr gering [illegible]	[illegible]	[illegible] Serum am 2. [illegible] 15 [illegible]	Jodoform, Atropin, Verband	ja	nein	Am 1. Tag	Macula
4. Männlich 73 Jahre Schlosser	[illegible]	3–2 mm unten. Ja. Seit 8 Tagen.	[illegible]	[illegible]	[illegible] 1. Tag [illegible] 3 Tagen [illegible]	Jodoform, Atropin, Verband	nein	[illegible]	Am 1. Tag	Staphyloma corneae
5. Männlich 48 Jahre [illegible]	nein	1,5 mm Durchmesser, central. Nein	1,5 mm	[illegible]	[illegible]	Punktion der Kammer	ja	nein	nein	Heilung mit kleiner [illegible] optische Iridektomie. $S=\frac{1}{4}$
6. Männlich 62 Jahre [illegible]	nein	[illegible] in [illegible] Ulcus [illegible]	[illegible]	[illegible]	[illegible] der Spaltung [illegible]	Feuchte Wärme	Die Reizung ging zurück			

2. Stadium

Männlich, Weiblich, Alter, Beruf	[illegible]	Grösse und Lage des Ulcus. [illegible] Seit wann bestehend	Höhe des Hypopyon	[illegible]	Zeit der Anwendung des Serum	Anderweitige Therapie	Erfolg nach dem Serum: [illegible]	[illegible]	[illegible]	Bemerkung
7. Männlich 68 Jahre Schlosser	ja	1,5 mm unten [illegible]. Seit 12 Tagen	$1\frac{1}{2}$ mm	[illegible]	[illegible]	Jodoform, Atropin, Verband. Spülungen mit [illegible] 1:10000	ja	nein	Am 1. Tag	Macula

[illegible]	[illegible]	[illegible]	[illegible]	[illegible]	[illegible]	[illegible]	[illegible]	[illegible]	[illegible]
8. Männlich [illegible] Jahre [illegible]	ja	4 mm unterhalb des Zentrums [illegible] Seit [illegible] Tagen	[illegible]	[illegible] Tag je [illegible] Tagen [illegible]	[illegible] Atropin, Verband	ja	nein	Am 1. Tag	Macula
9. Männlich [illegible] Jahre [illegible]	ja	[illegible]	[illegible]	[illegible] Tag je [illegible] Tagen [illegible]	[illegible] Atropin, Verband [illegible]	ja	nein	Am 1. Tag (Perforation)	[illegible]
10. Weiblich [illegible] Jahre [illegible]	[illegible]	[illegible] der Oberfläche [illegible] Seit [illegible] Tagen	[illegible]	[illegible]	[illegible] Atropin, Verband	ja	nein	Am 1. Tag (Perforation)	[illegible]
11. Männlich [illegible] Jahre [illegible]	ja	Zentral [illegible]		[illegible]	[illegible] Atropin, Verband	ja			Heilung
12. Männlich [illegible] Jahre [illegible]	nein	[illegible]	[illegible]	[illegible]	[illegible] Atropin	ja	[illegible]	Am 1. Tag [illegible]	[illegible] Macula [illegible]
13. Männlich [illegible] Jahre [illegible]		[illegible] Seit [illegible] Tagen	[illegible]	[illegible] Tagen [illegible]	Atropin, Verband	ja	nein	Am 1. Tag	Macula
14. Weiblich [illegible] Jahre [illegible]		[illegible] Seit [illegible] Tagen	[illegible]	[illegible] Tagen [illegible]	Atropin, Verband [illegible]	ja	nein	Am 1. u. 2. Tag	Macula
15. Männlich [illegible] Jahre [illegible]	ja	In der [illegible]	[illegible]	[illegible]	Extirpation des Tränensacks [illegible]	[illegible]		ja	[illegible] Macula

Männlich? Weiblich? Alter? Beruf?	[illegible]	Grösse und Lage des Ulcus? Traumatisch? Sekundär beschlagen?	Grösse des Hypopyon	[illegible]	[illegible]	Anderweitige Therapie	Erfolg der Serumbehandlung: Kam der Prozess zum Stehen?	Prognose?	Ulcus geheilt?	Heilungsgang?
16. August Zieger [illegible] 65 Jahre Sattler.	ja, u. stark. Grade	Über Linsengross. Zentral. Vor [illegible] Tagen [illegible] ins Auge gesprungen.	Hypopyon vorhanden	[illegible]	[illegible]	Kauterisation am 2., 4. u. 6. Behandlungstag	Nach 1. Serum-Injektion noch kleine Fortschritt, dann Stillstand	Seine [illegible]	ja	Nach [illegible] Trübung [illegible] (bis zentrale Macula stark [illegible]).
17. Weiblich 68 Jahre [illegible]	ja	In der unteren Hornhauthälfte am Pupillarrand zur Hälfte hereinragend [illegible] mm im Durchmesser haltendes Ulcus mit [illegible] Rändern, dicht [illegible]. Ursache unbekannt.	4 mm	[illegible]	[illegible]	21. 11. Exstirpat. des Tränensacks. Kauterisat. des Ulcus und Eröffnung der vorderen Kammer.	23. 11. Ulcus steht.	—	—	Grosse Macula corneae, welche unten fast bis zur Peripherie reicht. Linke Kataraktöse Finger in 1 Meter.
18. Männlich 32 Jahre Schlosser.	—	[illegible] Linsengross zentral oben aussen. Ja. Seit 10 Tagen	1/4 V. K. voll	[illegible]	[illegible]	Atropin. Verband. [illegible] mit Kalipermang. 1:1000.	ja	nein	Vor der Abheilung	Macula.
19. Männlich 70 Jahre [illegible]	ja	Ziemlich grosses Ulcus serpens. Vor 10 Tagen Verletzung.	Grosses Hypopyon	[illegible]	[illegible]	Galvanokaustik am 1. u. 2. Tag. Ulcus danach noch etwas progres., dann Stillstand	ja	—	ja	Heilung.
20. Männlich 15 Jahre Schüler.	—	Aussen oben Linsengross. Ja. Seit 5 Tagen.	Bis zum Pupillarrand.	[illegible]	[illegible]	Jodoform. Atropin. Verband. Spülungen mit Kalipermang. 1:5000.	nein	ja	Am 1. Tag	Leucoma adhaerens.
21. Männlich 20 Jahre [illegible]	ja	Grosses Ulcus in der unteren Hälfte der Cornea.	2 mm	[illegible]	[illegible]	Kauterisation des Tränensacks.	14. 10. Ulcus steht. 16. 10. Ulcus schreitet von neuem fort.	ja	[illegible]	Grosses Leucoma adhaerens.
22. Männlich 54 Jahre Schlosser.	—	Unten [illegible] 1 mm Durchmesser. Ja. Seit 2 Tagen.	1 mm.	[illegible]	[illegible]	Jodoform. Atropin. Verband. Spülungen mit Kalipermanganat.	ja	nein	Am 2. u. 3. Tag [illegible] Perforation	Leucoma adhaerens.

[illegible]	[illegible]	[illegible]	[illegible]		[illegible]	[illegible]	Erfolg nach der Naht			
							[illegible]	Prognose	[illegible]	[illegible]
23. Männlich 38 Jahre [illegible]	—	4 mm; 2 mm [illegible] Seit 10 Tagen.	Ca. [illegible]	[illegible]	[illegible]	[illegible] Atropin, Verband, [illegible] mit [illegible] Lösung [illegible]	[illegible]	ja [illegible]	Am 1. [illegible] 21. Tag	Leucoma adhaerens
24. Thomas, Auguste [illegible] 51 Jahre [illegible]	nein	[illegible] Ulcus in [illegible] bis zum Zentrum reichend. [illegible] Tagen augenkrank.	[illegible] 1,5 mm [illegible]	[illegible]	[illegible]	[illegible] 1. Behandlungstag, [illegible]	Nein, weder nach [illegible] noch nach [illegible]	[illegible]	ja	[illegible]
25. Männlich 70 Jahre [illegible]	nein	[illegible]	1 mm	[illegible]	[illegible]	[illegible] der [illegible] gleichzeitig [illegible] Atropin	Nein, [illegible]	ja [illegible]	[illegible]	
26. Männlich 51 Jahre [illegible]	ja	[illegible] Verletzung durch ein Holzstück vor 3 Tagen.	2 mm	[illegible]	[illegible]	Wurde von der [illegible]	nein	ja	—	[illegible]
27. [illegible] 43 Jahre [illegible]	nein	[illegible] vor 7 Tagen. [illegible] gegen das Auge.	Etwa [illegible]	[illegible]	[illegible]	[illegible] 1. Tag [illegible]	nein	ja [illegible]	nein	[illegible]
28. Männlich 63 Jahre [illegible]	[illegible]	Grosses [illegible] nicht angegeben. [illegible] nicht.	Hypopyon [illegible]	[illegible]	[illegible]	[illegible] der Aufnahme [illegible] Atropin	Ja, anfangs [illegible]	[illegible]	—	—

[illegible]	[illegible]	[illegible]	[illegible]
29 [illegible]	18	[illegible]	[illegible]

[illegible]

Will man nun aktive und passive Immunisierung miteinander kombinieren, so darf nicht eine Seruminjektion der Kulturinjektion vorausgeschickt werden, weil sonst die bereits kreisenden Antikörper sich mit den Bakterien verbinden und deren antikörperbildende Tätigkeit verhindern können. Bei gleichzeitiger Anwendung von Kultur und Serum bleibt dagegen, wie Roemer nachwies, den Bakterien wenigstens zum Teil noch Zeit, die antikörperbildenden Organe zu erreichen und anzuregen, am ehesten, wenn die Kultur intramuskulär injiziert wurde, also an einem Ort relativ schneller Resorption, während das Serum (in Nacken) subkutan gegeben wird, so dass es langsamer in den Kreislauf übergeht. Am besten ausgenützt wird beides werden, wenn zuerst, z. B.

[illegible]	[illegible]	[illegible]	[illegible]	[illegible]	[illegible]
[illegible]	[illegible] Atropin [illegible] Therapie	18	—	—	[illegible]

am Abend, die Kultur und am nächsten Morgen das Serum verabreicht wird; das Verfahren wird demnach für Kliniken sich empfehlen. In der Praxis des Arztes wird die gleichzeitige Injektion in obiger Weise eher anwendbar sein.

Roemer hat dann experimentell nachgewiesen, dass das kombinierte Verfahren auf Hornhautimpfungen einen stärkeren kurativen Einfluss übte, sowohl als das Serum allein, wie auch als die alleinige Kulturinjektion. Darauf beruht die jetzige, von der Firma *Merck* dem Serum beigegebene Gebrauchsanweisung: »Zur Prophylaxe eine Kultureinheit intramuskulär und gleichzeitig [illegible] bei allen Hornhautverletzungen« eine Empfehlung, die in diesem Umfang sich nicht wird durchführen lassen, auch keineswegs nötig erscheint. Es müsste heissen: bei allen [illegible] Hornhautverletzungen und solchen mit stärkerem Reizzustand und beginnender Infektion. »Zur Behandlung bereits infizierter Hornhäute ebenfalls anfangs eine Kultureinheit intramuskulär und 5 ccm Serum subkutan gleichzeitig, dann an jedem folgenden Tage 10 ccm subkutan, bis das Geschwür steht; bei schweren Fällen [illegible] Einträufelungen von Serum.« Richtiger wäre, für schwerere Fälle das Serum nur zur Unterstützung der bekannten chirurgischen Therapie zu empfehlen.

Ueber die kombinierte, die Simultanmethode, liegen bisher in der Literatur nur die von *Roemer* in seiner letzten Arbeit näher beschriebenen 21 Fälle vor. Davon wurden zwei dem zweiten Stadium angehörige Fälle trotz der Behandlung progressiv und bedurften der Galvanokaustik. Ein Fall [illegible] mit Pneumococcen und Staphylococcen und führte zur Panophthalmie. Ein weiterer exacerbierte durch Sekundärinfektion mit Staphylococcen.

Alle andern 20 Fälle kamen zum Stehen; darunter alle im ersten Stadium befindlichen, die sämtlich geheilt wurden.

Aus eigener Beobachtung und aus den schriftlichen Angaben der Herren Kollegen habe ich 21 einschlägige, simultan behandelte Fälle in Tabelle G zusammengestellt. Die Fälle 25, 26, 28, 38, 39, 40—45 (also 11 Fälle) gehören dem ersten Stadium an. Vier von ihnen kamen zur Heilung, Fall 28, 40, 42 bedurften der Kaustik. Für das erste Stadium sind das bisher günstige Erfolge. Die andern zehn Fälle betreffen das zweite Stadium, hauptsächlich mittlere Geschwüre. Bei ihnen ist das Ergebnis bei weitem ungünstiger. Die acht Fälle 27, 29, 30, 31, 32, 33, 36, 37 gingen trotz simultaner Behandlung weiter, darunter Fall 29, 30, 31, 32, 33 trotz wiederholter Injektion von 10 cbcm.

Es wird weiterer Erfahrungen bedürfen, um genauer erkennen zu können, wieweit diese simultane Methode in ihren Heilerfolgen der passiven verschiedener Dosierung überlegen ist, mit der ja auch anfangs so günstige Erfolge erzielt wurden.

Postoperative Pneumococceninfektion.

Auch auf dem Gebiete der *postoperativen Infektionen* ist der Pneumococcus unser schlimmster Feind. Die Literatur der genauer untersuchten Fälle ergibt dies zur Evidenz (1).

So selten diese Infektionen seit Einführung der Antisepsis und Asepsis geworden sind, derart, dass öfters hunderte von Staaroperationen und mehr reizlos heilen, sie kommen doch gelegentlich immer wieder vor. Hier und da mag die Pneumococceninfektion an einem verstäubten Speicheltröpfchen gelegen haben, welches auf die Wunde oder ein Instrument während der Operation auffiel. Das wird jetzt keine Rolle mehr spielen, wo wir mit Mundschleiern operieren (2).

Der normale Bindehautsack beherbergt virulente Pneumococcen zwar nur selten; aber sie können doch vorkommen.

Besonders aber, wenn in der Bindehaut und besonders im Tränensack schon vorher entzündliche Veränderungen bestanden haben, welche eine genügende Reinigung erschweren, ist eine er-

---

(1) Cf. meine Zusammenstellung in »Bakteriologie und Parasiten« *Lubarsch-Ostertag's* »Ergebnisse«, 1895-96, S. 553 und 1897-99, S. 55, ferner *Hirota*, Zeitschr. f. Augenh., VII, 1902; *Flotta*, ibidem IX, 1903, S. 213.

(2) Cf. Klin. Monatsbl. f. Augenh., 1903, S. 474 und *Hotta* ibidem LXIII, Bd. II, September.

höhte Infektionsgefahr, besonders auch mit Pneumococcen vorhanden. In diesen Fällen pflegen wir zwar jene verunreinigenden Leiden vor der Operation sorgfältig zu behandeln, ein eiternder Tränensack wird exstirpiert, eine Bindehautentzündung touchiert; zur Operation wird erst geschritten, wenn im Sekret mikroskopisch Bakterien in nennenswerter Zahl nicht mehr zu finden sind. Keimfreiheit ist aber damit nicht erzielt; ja, es gibt Fälle, wo der Katarrh nicht völlig weichen will, und wo wir schliesslich doch der Blindheit mit Operation begegnen müssen. Dekrepide Personen, Leute mit schwerem Diabetes werden uns in dieser Hinsicht mehr gefährdet erscheinen. Ja, manche derartige Leute machen uns Sorge selbst bei klinisch gesunden Adnexen, weil wir wissen, dass bei sehr stark herabgesetzter Widerstandsfähigkeit die bei jeder Operation stattfindende Berührung mit einzelnen Keimen weit eher zur Wundentzündung führt.

Auch Fälle, bei denen die Operation wegen besonderer Schwierigkeiten der Entbindung, wegen Unruhe etc., zu öfterem Einführen von Instrumenten, zu Glaskörpervorfall geführt hat, werden erhöht gefährdet erscheinen.

In solchen Fällen, die uns mehr als andere Besorgnis erregen, liegt die prophylaktische Immunisierung gegen den häufigsten Infektionserreger nahe. Ich habe gleich beim Erscheinen der *Roemer*'schen Arbeit auf diese Indikation hingewiesen. Bei 12 Personen dieser Art (6 wegen früherer Dakryocystitis resp. Konjunktivitis, 6 wegen Einäugigkeit, Glaskörpervorfall, langer Dauer und Schwierigkeit der Operation) habe ich 10 cbcm vor und sofort nach der Operation subkutan injiziert. Nur bei einem Falle trat trotzdem Wundentzündung ein; aber dieselbe war, wie sich durch die Kultur ergab, durch den Staphylococcus aureus bedingt.

Aus diesen Fällen lässt sich jedoch keinerlei bestimmter Schluss ziehen auf die Schutzkraft des Serums gegen Operationsinfektion durch Pneumococcen. Denn zumeist heilen diese Fälle nach gehöriger Vorbereitung auch ohne Serum. Es bedarf vielmehr besonderer experimenteller Untersuchungen, ob und in welchem Umfange für solche Verhältnisse dem Serum Schutzkraft innewohnt. Bevor ich aber hierauf näher eingehe, will ich zwei Beobachtungen anführen, welche beweisen, dass *nach* eingetretener Pneumococcenwundentzündung, obwohl dieselbe klinisch noch in ihren ersten Anfängen war, eine Seruminjektion völlig wirkungslos blieb und die Vereiterung des Auges nicht hindern konnte.

TABELLE G. **Simultane Immunisierung nach Roemer. Fall 1 bis 24 von Roemer veröffentlicht. Fall 25 bis 45 Sammel-Forschung.**

1	[illegible]	[illegible]	[illegible]	[illegible]	[illegible]	[illegible]	[illegible]	[illegible]	[illegible]	[illegible]	[illegible]	[illegible]
2	[illegible]	[illegible]	[illegible]	[illegible]	[illegible]	[illegible]	[illegible]	[illegible]	[illegible]	[illegible]	[illegible]	[illegible]
3	[illegible]	[illegible]	[illegible]	[illegible]	[illegible]	[illegible]	[illegible]	[illegible]	[illegible]	[illegible]	[illegible]	[illegible]
4	[illegible]	[illegible]	[illegible]	[illegible]	[illegible]	[illegible]	[illegible]	[illegible]	[illegible]	[illegible]	[illegible]	[illegible]
5	[illegible]	[illegible]	[illegible]	[illegible]	[illegible]	[illegible]	[illegible]	[illegible]	[illegible]	[illegible]	[illegible]	[illegible]
6	[illegible]	[illegible]	[illegible]	[illegible]	[illegible]	[illegible]	[illegible]	[illegible]	[illegible]	[illegible]	[illegible]	[illegible]
7	[illegible]	[illegible]	[illegible]	[illegible]	[illegible]	[illegible]	[illegible]	[illegible]	[illegible]	[illegible]	[illegible]	[illegible]
8	[illegible]	[illegible]	[illegible]	[illegible]	[illegible]	[illegible]	[illegible]	[illegible]	[illegible]	[illegible]	[illegible]	[illegible]
9	[illegible]	[illegible]	[illegible]	[illegible]	[illegible]	[illegible]	[illegible]	[illegible]	[illegible]	[illegible]	[illegible]	[illegible]
10	[illegible]	[illegible]	[illegible]	[illegible]	[illegible]	[illegible]	[illegible]	[illegible]	[illegible]	[illegible]	[illegible]	[illegible]
11	[illegible]	[illegible]	[illegible]	[illegible]	[illegible]	[illegible]	[illegible]	[illegible]	[illegible]	[illegible]	[illegible]	[illegible]
12	[illegible]	[illegible]	[illegible]	[illegible]	[illegible]	[illegible]	[illegible]	[illegible]	[illegible]	[illegible]	[illegible]	[illegible]

Männlich? Weiblich? Alter? [illegible]	[illegible]	Grösse und Lage des Ulcus? [illegible] seit wann bestehend?	Höhe des Hypopyon	[illegible]	[illegible]	[illegible]	Anderweitige Therapie?	Erfolg nach dem Serum: Kam das Ulcus zum Stehen?	Progress?	[illegible]	Leukom?
13. Männlich 60 Jahre	[illegible]	3–4 mm, zentral, allseitig progr. Verletzung vor 3 Tagen	3 mm	ja	5 ebenso [illegible] am 1. T[illegible]	[illegible]	—	Anfangs, ja	Am 10. Tag Progr.	Am 10. Tag	Dichtes Leukom
14. Männlich 63 Jahre	[illegible]	Grosses zentr. Ulcus. Verletzung vor 5 Tagen	3 mm	ja	10 ebenso [illegible] am 1. T[illegible]	do.		Anfangs, ja	Am 11. Tag Progr.	Am 11. Tag	Grosses Leukom
15. Männlich 70 Jahre	2	8 mm, grosses unten. Verletzung vor 8 Tagen	2 mm	ja	10 ebenso [illegible] am 1. T[illegible]	do.	—	ja	—	—	$S = \frac{5}{50}$
16. Männlich 50 Jahre	1	4–6 mm, oben aussen schräg. Seit 8 Tagen Entz.	$\frac{1}{2}$ [illegible] K.	ja	10 ebenso [illegible] am 1. T[illegible]	[illegible] schmerzhaft	—	ja, langsam	—	—	
17. Männlich 41 Jahre	[illegible]	Paracentral nach unten elliptisch, Rand [illegible] infiltr. Vor 3 Tagen Verletzung	4 mm	ja	10 ebenso [illegible] am 1. T[illegible]	do.	—	ja	—	—	entl. nach 11 Tagen
18. Weiblich 38 Jahre	[illegible]	Grosses zentr. Ulcus serp. Rand infiltr. Verletzung vor 4 Tagen	2 mm	ja	10 ebenso [illegible] am 1. T[illegible]	do.	—	ja	—	—	entl. nach 8 Tagen
19. Weiblich 69 Jahre	[illegible]	3–4 mm, auf alter Narbe. Verletzung vor 4 Tagen	1 mm	ja	5 ebenso [illegible] am 1. T[illegible]	do.	—	ja	—	—	entl. nach 8 Tagen
20. Weiblich 46 Jahre	1	3 mm, zentral, Rand progr. oben. Verletzung vor 3 Tagen	1 mm	ja	5 ebenso [illegible] am 1. T[illegible]	do.	—	ja	—	—	entl. am 7. Tag
21. Weiblich 44 Jahre	[illegible]	4–6 mm zentral, oben und unten progr. Verletzung vor einigen Tagen	1 mm	ja	do.	do.	—	ja langsam	—	—	entl. am 10. Tag
22. Männlich 60 Jahre	[illegible]	5 mm, zentral, Rand mässig infiltriert. Vor 11 Tagen Verletzung	2 mm	ja	do.	do.	—	Anfangs ja, dann Recidiv durch Staphylococcen	—	—	
23. Männlich 68 Jahre	[illegible]	5–6 mm subzentral, progr. oben und unten. Seit 8 Tagen	1 mm	ja	do.	do.	—	nein	ja	Mehrmals	$S = \frac{5}{50}$
24. Weiblich 63 Jahre	[illegible]	Grosses Ulcus serp. zentral und untere Hälfte. Seit 12 Tagen	3–4 mm	ja	10 ebenso [illegible] am 1. T[illegible]	[illegible]	—	Anfangs ja, dann Recidiv mit Staph. und wenig Pneum.	ja	ja, Perfor.	—

Nr.	Männlich? Weiblich? Alter? Arzt?	[illegible]	Größe und Lage des Ulcus? [illegible]	Höhe des Hypopyon	[illegible]	Dosis und Zeit [illegible] des Serums	[illegible]	[illegible] Therapie	Erfolg nach dem Serum: Kein [illegible]	[illegible]	Progressiv?	Endausgang?
25.	Weiblich 61 Jahre *Axenfeld.*	ja, [illegible]	[illegible] mm, [illegible] progr. Seit 11 Tagen stärkere Entzündung	Am [illegible] Tage	ja	Am 1. Tage [illegible]	[illegible]	Atropin, feuchte Wärme. Am 4. Tag [illegible] NaCl-Injection. Exstirp. sacci lacr.	ja, am 6. Tage.	ja, [illegible] am 5. Tage	—	Zarte Macula.
26.	Männlich 14 Jahre *Axenfeld.*	nein	Nach Fremdk. seit 2 Tagen. 2 mm [illegible] Infiltr. Chemose. Sehr heftige Infektion.	2 mm	ja, sehr [illegible]	Am 1. Tag [illegible] und [illegible] 2. Tag [illegible]	[illegible]	Atropin, feuchte Wärme, [illegible] am 4. Tag Galvano	[illegible]	nein	Am 1. Tag [illegible]	Heilung.
27.	Männlich 56 Jahre *Axenfeld.*	nein	[illegible] oben progr. Grund [illegible] Vor 12 Tagen Verletzung	Etwas über [illegible]	ja	[illegible]	[illegible]	Atropin, feuchte Wärme.	nein. [illegible]	Am 4. Tag [illegible] Perf.	—	Panophthalmie. Enucleat.
28.	Männlich 65 Jahre *Axenfeld.*	ja	[illegible] 18 Tagen Beschwerden nach Trauma. Sehr [illegible]	1 mm	ja, stark [illegible]	[illegible]	ja	Atropin, feuchte Wärme [illegible]	Bis zum 11. Tag [illegible] progr. [illegible]	Nach [illegible]	Am 13. Tag [illegible] Stillstand.	—
29.	Männlich 51 Jahre *Axenfeld.*	—	[illegible] nur oben in einer Breite von 1 ½ mm progressiv. Nach Fremdk. vor 3 Wochen.	5 mm	ja	Am 1. Tag [illegible]	[illegible] 1. Tag.	Atropin, feuchte Wärme.	nein, [illegible] am 3. Tage periphere [illegible]	ja	ja, am 6. Tag [illegible] Stillstand. [illegible]	Iridektomie. [illegible]
30.	Männlich 61 Jahre *Axenfeld.*	ja	[illegible] mm, paracentral. Vor 14 Tagen Verletzung.	3 ½ mm	ja	Am 1. Tag [illegible]	[illegible]	Atropin, feuchte Wärme, [illegible] NaCl. [illegible]	ja, [illegible] Tag, dann [illegible] Rückgang 4. Tag	—	—	[illegible]
31.	Männlich 46 Jahre *Axenfeld.*	nein	[illegible] mm [illegible] Seit 4 Tagen.	2 ½ mm	ja	Am 1. Tag [illegible]	[illegible]	Atropin, feuchte Wärme, [illegible]	[illegible]	ja, [illegible]	—	Grosse Narbe.

Nr.	Männlich? Weiblich? Alter? Stand?	[illegible]	Größe und Lage des Ulcus [illegible]	Größe des Hypopyon?	[illegible]	[illegible]	[illegible]	Anderweitige Therapie	Erfolg nach dem Serum: [illegible]	Progress	[illegible]	Endergebnis
33.	Männlich [illegible] Jahre [illegible]	[illegible]	3 mm zentral gelegen. [illegible] seit 4 Tagen.	3 mm	ja	[illegible]	[illegible]	Atropin. Wärme. Umschläge.	nein	ja	[illegible]	[illegible]
[illegible]	Männlich [illegible] Jahre [illegible]	—	[illegible] Seit 10 Tagen.	1 mm	[illegible]	[illegible]	[illegible]	Atropin. Verband [illegible]	nein	ja	Am 5. u. 11. Tag	[illegible] Monaten.
[illegible]	Weiblich [illegible] Jahre [illegible]	ja	[illegible] Seit 14 Tagen.	[illegible]	ja	[illegible]	[illegible]	[illegible] Atropin. Verband [illegible]	Anfangs [illegible] ja	nein	Am 5. Tag	Macula.
[illegible]	Männlich [illegible] Jahre [illegible]	—	[illegible] Seit 8 Tagen.	Sehr gering.	ja	[illegible]	[illegible]	[illegible] Atropin. Verband.	ja	nein	—	Macula.
[illegible]	Männlich [illegible] Jahre [illegible]	—	[illegible] 3 Tagen.	[illegible]	[illegible]	[illegible]	[illegible]	[illegible] Atropin. Verband [illegible]	nein	Am 2. Tag [illegible]	—	Phthisis bulbi.
[illegible]	Männlich [illegible] Jahre [illegible]	—	[illegible] Ca. 12 Tage.	[illegible]	ja	[illegible]	[illegible]	Atropin. Verband.	Nach [illegible] ja	nein	—	Leucoma adhaerens.
[illegible]	Weiblich [illegible] Jahre [illegible]	ja	3 mm [illegible] Tagen.		ja	[illegible]	[illegible]	[illegible]	ja	—	—	[illegible]
[illegible]	Weiblich [illegible] Jahre [illegible]	ja	[illegible] 1 mm [illegible] seit 8 Tagen.	gering.	ja	[illegible]	[illegible]	[illegible]	[illegible] 6. Tag [illegible] Progress.	—		[illegible]

Männlich? Weiblich? Alter? Name?	[illegible]	Grösse und Lage des Ulcus [illegible] bei dem Serumbeginn?	Höhe des Hypopyon?	[illegible]	[illegible]	Anderweitige Therapie?	Erfolg nach dem Serum: [illegible] des Ulcus [illegible]	Perforation?	Galvanokaustik?	Bemerkungen?
40. Männlich 60 Jahre. L. W. *Stoewer.*	nein	1 ½ 2 mm Durchm. zentral. Traumatisch. 2—3 Tage bestehend.	1,5 mm.	ja	2×10 [illegible]	Sublimat. Atropin.	nein	ja	Nach 4 Tagen Kaustik, die wiederholt werden musste.	Macula corneae ca. 5 mm D. S = [illegible]
41. Männlich 31 Jahre. A. B. *Stoewer.*	ja	1,5 mm D. [illegible] nasal dicht neben Zentrum. Traumatisch. 1 ½ Tag.	nur angedeutet	ja	10 [illegible]	Sublimat. Atropin. Exstirpation des Thränensackes, wachte [illegible] der Verb. während der ersten Tage.	[illegible] nach 1 Tag, wenig fortgeschr.	—	nein.	Macula corn., 2,5 mm D., [illegible] pupill. [illegible] S = [illegible] bei Entlassung.
42. Männlich 38 Jahre. W. S. *Stoewer.*	ja	1,5 mm unten parazentral. Traumat. 2 Tage.	fehlt	ja	10 [illegible]	Wie im vorigen Fall.	Etwas fortgeschr.	—	oberflächl. Kaustik der [illegible] Ränder.	Macul. 2,5 mm [illegible] unterer Pup. [illegible] S = [illegible] bei Entl.
43. Männlich 53 Jahre. J. L. *Stoewer.*	ja	2 mm D. unten parazentral traumatisch. 1 ½ Tage.	fehlt	ja	10 [illegible]	Wie oben.	[illegible] 1 Tag fortgeschr.	—	nein.	Unten parazentr. Macula 2,5. Trotz [illegible] Macul. S = [illegible] bei Entl.
44. Männlich 34 Jahre. B. S. *Stoewer.*	ja	Punkt. [illegible] Ulcus parazentral. 1 ½ Tage.	fehlt	ja	10 [illegible]	Wie oben.	wie oben.	—	nein.	Oben parazentr. Macul. 2 mm D. Wegen [illegible] Macul. [illegible]
45. Männlich 55 Jahre. R. P. *Stoewer.*	nein	1,5 mm. Nasal parazentral. 3 ½ T.	fehlt	ja und Diplobacillen	10 [illegible]	Atropin. Zink.	wie oben.	—	nein.	Nasal parazentral. Macula 2,5 mm D. S = [illegible]

Der 69jährige [illegible] V. wird am 5. 10. 19[illegible] rechts mit [illegible] [illegible]. Die Operation verlief schnell und ohne Zwischenfall. Nach 24 Stunden zeigte sich die Wunde geschlossen, die Pupille klar. Während der nächsten acht Tage keinerlei Störung, ausser leichter Streifentrübung der Cornea. Pupille rund, doch etwas [illegible]. Am 14. 10. [illegible] klagt V. zum ersten Male über Schmerzen. Cornea etwas rauchig, Pupille [illegible] [illegible] und Ausspülung von [illegible]. In der folgenden Nacht heftige Schmerzen; am Morgen Chemose stärker, Cornea und Linsen[illegible] [illegible] und [illegible]. [illegible] ohne Veränderung geschlossen. [illegible] nicht infiltriert.

Sofortige subkutane Einspritzung von 10 ccm [illegible] [illegible]. Fünf Stunden später wird mit dem Spatel der [illegible] entleert, es enthält einige grauliche Flocken. Abends ausserdem Einführung eines *Haab*'schen Jodoformplättchens an den Boden der Vorderkammer. Das darüberstehende Kammerwasser wird in den nächsten Tagen regelmässig abgelassen.

Trotzdem Zunahme der Entzündung; aus der Tiefe der Pupille kommt ein schmutzig-grauer Reflex. Am 18. III. deutliche Zeichen eines beginnenden Ringabszesses der Cornea. Starke Chemose, Protrusio bulbi. Exenteration. Glaskörper eitrig. In demselben massenhaft Pneumococcen in Reinkultur.

Wir haben hier eine auffallend spät nach der Operation einsetzende Pneumococceneiterung, ausgehend von der Vorderkammer oder den vorderen Teilen des Glaskörpers resp. dem Kapselsack, bei welcher am 1. Tage, als erst eine mässige Iritis sich zeigte, Serum subkutan gegeben wurde. Trotzdem progressive Vereiterung, obwohl wiederholt durch Entleerung des Kammerwassers ein Zuströmen zur intraokularen Flüssigkeit angebahnt wurde.

Die 74jährige, sonst gesunde Ch. S., an deren Bindehaut und Tränenorganen nichts besonderes zu konstatieren war, wurde am 6. V. 1904 beiderseits wegen Cataracta immatura präparatorisch iridektomiert. Glatte Heilung. Am 23. II. 1905 rechts *Extraktion* der Cataract. Entbindung der Linse etwas schwierig aber ohne Zwischenfall.

Am nächsten Tage keine Besonderheiten, Wunde geschlossen. In der Nacht vom 24. auf den 25. II. Schmerzen. Morgens früh etwas Chemose, Iritis, Kammerwasser trübe. Hornhautwunde geschlossen, nicht infiltriert; doch lagern sich gerne an dieselben aussen kleine Sekretflocken aus dem Konjunktivalsack. In denselben sind nur Xerosebazillen sichtbar. Sofort subkutane Injektion von 10 ccm; mit Rücksicht auf die Xerosebazillen wird ausserdem Diphtherieserum gegeben. Lüftung der vorderen Kammer. Heisse Umschläge.

Trotzdem rapide Zunahme der Entzündung. Am 28. II. bereits Bild der Panophthalmie. Vorderkammer voll Eiter. Amaurose.

Exenteration. Im eitrigen Glaskörper massenhaft Pneumococcen.

Es handelt sich in beiden Fällen um Infektionen der vorderen Kammer bezw. des Glaskörpers. Wie bei der Infektion der Hornhautwundränder, die zur Lappeneiterung führt, das Serum wirken würde, kann daraus nicht geschlossen werden. Dazu bedarf es besonderer klinischer Beobachtungen und Experimente. Im allgemeinen wird man aber a priori sagen müssen, dass für eine Heilwirkung gegen eine ausgebrochene Wundentzündung die Aussichten in mancher Hinsicht ungünstiger von vornherein liegen, als beim Ulcus serpens, in anderer wieder günstiger. Bei der Infektion der Wundränder haben die Erreger freien Eintritt in das Parenchym der Cornea; sie werden sich hier schnell ausbreiten können. Sehr bald wird auch das Kammerwasser infiziert sein.

Da demselben in der Regel Linsenreste beigemischt sind, liefert es, wie *Andogsky* (1) gezeigt hat, einen guten Nährboden, besonders im Bereich der eröffneten Linsenkapsel. Andererseits scheint ja die Wundinfektion der Cornea für die Serumtherapie günstiger, als der Schnitt in der Peripherie nahe den Gefässen liegt und ausserdem die Uvealgefässe an der Abwehr mitwirken. Aber die andern Umstände dürften dies weit überwiegen.

Für die primäre Infektion der Vorderkammer ist die eben erwähnte schnelle Ausbreitung der Coccen ebenfalls von schwerwiegender Bedeutung, insbesondere, wenn dieselbe, wie dies bald geschehen wird, den Glaskörper erreicht. Während in das Kammerwasser bei einem Reizzustand Schutzstoffe von der Art der Antikörper übergehen können, und zwar nach einer Bemerkung *Roemer*'s in erhöhtem Masse, ist das letztere für den Glaskörper überhaupt noch nicht nachgewiesen. Im Gegenteil haben Versuche von *Wessely* gezeigt, dass auch durch subkonjunktivale Injektionen, welche den Uebertritt von Haemolysinen und Cytotoxinen in das Kammerwasser herbeiführen, dies für den Glaskörper nicht bewirkt wird. *Roemer* hat darauf hin jüngst sich gelegentlich seiner Untersuchungen über die Pathogenese der Cataract summarisch dahin geäussert, dass die elektive Wirkung des Ciliarepithels den Uebergang von Cytotoxinen in den Glaskörper derart ausschliesse, dass auch ein Eindringen der bakteriziden Substanzen des Serums nicht, oder doch nur minimal, zu erwarten sei.

Ich habe schon vor dem Erscheinen dieser Arbeiten in Gemeinschaft mit Herrn Dr. *Zade* begonnen, die Frage der Möglichkeit einer Immunisierung gegen Glaskörperinfektionen einer experimentellen Untersuchung zu unterziehen, über welche ich hier in Kürze einige Mitteilungen machen darf.

Gegen einen von einer Panophthalmie gezüchteten Pneumococcenstamm gelang es, eine passive und aktive Immunisierung herbeizuführen, derart, dass Kaninchen das mehrfache der tödlichen Dosis ohne Krankheitserscheinungen vertrugen, während das Kontrolltier innerhalb 48 Stunden an Septicaemie zu grunde ging.

Bei dem so immunisierten Tier wurde nach Punktion des Kammerwassers in den Glaskörper mittelst *Luer*'scher Spritze ein Teilstrich eingespritzt von einer Oese Kultur, die in 1 ccm Bouillon verteilt war. Es entstand floride Abscedierung, die an Intensität hinter der beim nicht immunisierten Kontroll-

(1) Arch. f. Augenh. XXVIII. 1894.

tier nicht zurückblieb; doch ging letzteres durch Allgemeininfektion vom Auge aus zu grunde, das immunisierte blieb am Leben. Der gleiche Versuch, ohne dass sich deutliche Unterschiede ergaben, wurde mehrmals wiederholt.

Daraufhin gingen wir zu erheblich stärkeren Verdünnungen über. Von einer vielfach verdünnten, ausserdem abgeschwächten Kultur wurde ein Teilstrich in den Glaskörper von Kaninchen, welche aktiv und passiv immunisiert waren, injiziert; eine Verzögerung und geringere Intensität der eitrigen Hyalitis war hier unverkennbar. Das Auge des immunisierten Tieres erblindete jedoch auch noch unter dem Bilde der Cataracta complicata.

Die Versuche wurden von mir zusammen mit Herrn dr. *Bruns* fortgesetzt. Wir haben mit noch erheblich stärkeren Verdünnungen und höherer Immunisierung gearbeitet und Verlaufsunterschiede bei den immunisierten Tieren mehrfach, aber nicht konstant festgestellt. Wir werden später über dieselben, ebenso über Versuche mit Aggressinimmunität, näher berichten, speziell auch darüber, ob nachträgliche Serumgaben eine Heilwirkung entfalten.

Jedenfalls ist bei dieser Untersuchungsserie zugetroffen, dass der Glaskörper an der Immunität des Körpers nur sehr geringen Anteil nimmt. Immerhin sprechen die letzten Versuche dafür, dass sie ihm doch nicht ganz vorenthalten bleibt; aber wahrscheinlich ist sie nicht von vornherein in ihm enthalten, er ist nicht eigentlich immunisiert, sondern erst der entzündliche Reiz, welchen die sich schnell vermehrenden Coccen ausüben, wird mit der Exsudation auch etwas von den Schutzstoffen zuführen. Das ist aber nicht einmal ausreichend, die Erblindung, nach Injektion verdünnter Aufschwemmungen zu verhindern. Nur eine Verzögerung der Entzündung war einigemale bemerkbar.

Wir haben also von der kurativen wie der prophylaktischen Wirkung gegen Glaskörperinfektion wenig zu hoffen. Dabei wollen wir jedoch nicht vergessen, dass bei Staarinfektionen, die schliesslich gelben Reflex aus der Tiefe zeigen, *unmittelbare* Infektionen des Glaskörpers doch ganz selten sind. Die Keime entwickeln sich vielmehr in der Vorderkammer und in den Kapselbuchten, kommen also zunächst noch mit dem Kammerwasser in Berührung und verbreiten sich erst von hier aus in den Glaskörper. Ob reine Vorderkammerinfektionen, ob und wie weit Hornhautwundinfektionen, die der Operation gleichen, überwunden werden von immunisierten Tieren, darüber bedarf es weiterer Versuche, mit denen im Laboratorium der Freiburger Klinik begonnen worden ist. Man wird sich dabei zu bemühen haben, möglichst den operativen Eingriffen analoge Versuchsbedingungen zu schaffen. Solche Versuche sind mit einem Streptococcen-Serum und mit Staphylococcen-Serum bereits experimentell durchgeführt von *Rymo-*

witsch [1]. Eine 12 Stunden *nach* der Immunisierung vorgenommene Impfung einer Hornhauttasche mit Erysipelstreptococcen gab schnelle Heilung des Infiltrats; *gleichzeitige* Impfung eine langsamere Heilung und 18 Stunden *nach* der Impfung appliziertes Serum hatte keine Wirkung mehr.

Gegen Vorderkammerinfektionen schützte nur *vorherige* Immunisierung.

Nach Linsenextraktion infizierte Augen zeigten keine kurative Schutzwirkung des Serums, auch nicht gegen die Allgemeininfektion. Die vorherige Immunisierung ergab Verlangsamung der Wundentzündung und mitunter Heilung. Nach *Rymowitsch* hat demnach nur die Prophylaxe Wert.

Ebenso wird es sich zeigen müssen, ob mit erheblich grösseren Dosen des Serums sich eine bessere kurative Wirkung erreichen lässt, und ob vielleicht mit der neuen Aggressinmethode (*Bail*) sich vielleicht auch in dieser Hinsicht mehr erreichen lässt, als mit der rein passiven und der simultanen.

Ich schliesse hieran eine Beobachtung von *Mayweg*: Ein 19jähriger erlitt eine perforierende Verletzung der Cornea. Die Wunde infiltrierte sich eitrig, das Parenchym trübte sich rauchig, in der Vorderkammer Hypopyon von 4 mm Höhe. In der infiltrierten Cornea reichlich Pneumococcen.

Sofort Injektion von 10 ccm Serum subkutan, am nächsten Tage nochmals. Tags darauf eminente Aufhellung der Cornea, Hypopyon verschwunden, Wundränder nicht mehr infiltriert. Während so die Cornealinfektion zurückging, bildete sich in der Tiefe ein Glaskörperabszess, dessentwegen das Auge nach 13 Tagen enukleiert werden musste.

Der Fall ist in doppelter Hinsicht von Interesse: einmal wegen des günstigen Verlaufs der Hornhautinfektion, andererseits wegen des unaufhaltsamen Fortschreitens der Glaskörpereiterung. Es kommt hier in ein und demselben Auge die grössere Bösartigkeit der Glaskörperinfektion neben dem gutartigeren Verhalten der Hornhautinfektion für ein und dieselben Mikroben gegenüber ein und demselben Serum zur Geltung, vorausgesetzt, dass auch die Glaskörperentzündung auf Pneumococcen beruhte, was nicht kulturell festgestellt wurde.

Der Fall regt dazu an, bei solchen tiefen Wundinfektionen *grössere* Serumdosen zu geben, und zwar so früh wie möglich.

---

(1) Wiestnik oftalmol. 1904, Nr. 4-5. Referat von Wernicke in Zeitschr. f. Augenheilk. XIII, S. 60, 1905.

Es wird sich sogar fragen, ob man nicht berechtigt ist, in derartigen Fällen Serum, insbesondere Antiaggressin-Serum, *direkt ins Innere des Auges* einzuführen, z. B. bei einer Cataractinfektion in die eröffnete Vorderkammer mit geeigneter Spritze. Dass das *Roemer*'sche Pneumococcenserum in der Vorderkammer ohne stärkere Störungen vertragen wird, davon habe ich mich beim Kaninchen überzeugen können. Es trat nur eine vorübergehende Iritis ein. Auch im Glaskörper ruft dasselbe nur eine wolkige Trübung hervor. Natürlich wird man nur bei verzweifelten Fällen Glaskörperinjektionen versuchen dürfen, da dieselben für sich immer ein schweres Trauma darstellen. Stärker entzündliche Erscheinungen dagegen habe ich nicht dabei beobachtet. Ebenso wird bekanntlich das *Behring*'sche Diphtherieserum im Innern des Auges vertragen (cf. *Roemer*, Arch. f. Ophth. LX, 1901, S. 165).

Ueberblicken wir das gesamte bisher vorliegende klinische Material über Serumtherapie gegen Pneumococcen, so ist eines sicher: Ein die Heilung begünstigender Einfluss der *Roemer*'schen Serumtherapie ist bei manchen Fällen unverkennbar. Ich selbst glaube an meinem Material mich davon überzeugt zu haben. Zur *prophylaktischen* Behandlung von Hornhautverletzungen bei unreiner Umgebung ist das bisher erhältliche *Roemer*'sche Serum in Verbindung mit der Anwendung abgetöteter Kultur durchaus zu empfehlen. Ob die Prophylaxe immer eintritt, wissen wir allerdings noch nicht. Die Bestrebungen *Roemer*'s, die Aerzte zu dieser Prophylaxe heranzuziehen, sind prinzipiell zu unterstützen, unter der Voraussetzung, dass bei trotzdem hervortretender Entzündung unter allen Umständen augenärztliche Behandlung nach Möglichkeit herbeigeführt wird. Sein Beispiel, die Behörden und Berufsgenossenschaften zur Tragung der Kosten heranzuziehen, wird Nachahmung verdienen, sobald über die Wirkung dieser Organisation in Bayern ein Urteil möglich ist, und sobald die Wirkung des Serums sicherer und gleichmässiger und sein Preis geringer geworden ist.

Gegen die ausgebrochene Erkrankung ist die alleinige Serumtherapie nur in den ersten Stadien gerechtfertigt und zwar die simultane Methode, aber verlassen darf man sich nicht darauf. Der Nicht-Augenarzt kann die Therapie beginnen, soll solche Leute aber zu bewegen suchen, dass sie *gleich* zum Augenarzt gehen.

Wird sie unternommen, so sind successive weitere Dosen an

gezeigt; tritt ein Progress ein, so ist weitere Serumbehandlung zwar in manchen Fällen imstande, denselben wieder zum Stehen zu bringen. Für solche Ulcera sind jedoch Dosen von 30 cbcm schon nicht mehr zuverlässig. Aber auch ganz grosse Dosen, selbst wenn sie schliesslich Stillstand erzeugen, sind, abgesehen von den enormen Kosten, auch deshalb kein wesentlicher Gewinn gegenüber frühzeitiger Galvanokaustik, weil schliesslich die Narbe doch sehr ausgedehnt werden kann. Auch ist hier ein endlicher Stillstand nicht sicher zu erwarten (1).

Es ist deshalb bei mittlerem und grösserem Ulcus serpens die alleinige Behandlung mit dem bisher erhältlichen Serum, auch wenn aktive Immunisierung hinzutritt, nicht ratsam, mit Ausnahme vielleicht von sehr oberflächlichen, relativ gutartigen Fällen, bei denen eine exspektative Behandlung auch sonst statthaft erscheint, sowie bei schweren Fällen, wo die alte Therapie nicht anwendbar oder ungenügend wirksam ist, zur Unterstützung.

Ein weiteres Anwendungsgebiet für das Serum ist die Pneumococceninfektion nach tiefen Verletzungen und Operationen. Auch hier wird in erster Linie die Prophylaxe in Frage kommen, da die ausgebrochene Erkrankung schwer zu beeinflussen ist. In Zukunft wird man auch hier mit *grossen* Dosen vorgehen müssen.

So ist das Anwendungsgebiet zur Zeit ein beschränktes. Aber dass überhaupt auf diesem Wege ein Einfluss erreicht ist, ist eine anerkennenswerte Leistung. Wenn die kürzlich angekündigte Wertbestimmung des Serums und ihre staatliche Kontrolle ver-

---

(1) Einen sehr bedauerlichen Fall, der als Warnung dienen muss, habe ich noch in letzter Zeit beobachtet: Ein 43jähriger Arbeiter hat seit 4 Tagen eine Entzündung des rechten Auges. Keine Dakryocystitis. Der äussere untere Hornhautquadrant ist von einem ziemlich flachen Ulcus serpens eingenommen, dessen Rand nach aussen oben, und getrennt davon [illegible] eines schmalen grau gelblichen Bogens pupillarwärts infiltriert war. Hypopyon 1,5 Mm. hoch. Mit Galvanokaustik wäre der Process wohl zu coupieren gewesen. Da er aber nicht besonders bösartig erschien, wurde ausser Atropin, feuchter Wärme und subconjunctivalen Kochsalz-Injectionen sofort 1 Cubikcentimeter intramuskulär gegeben, ebenso 10 ccm. Serum subcutan. Am nächst folgenden Tag erhielt er weiter 10 ccm., [illegible] Serum [illegible]. Am 4. Tage erschien der progressive Rand [illegible] gereinigt, oben aussen hatte er sich etwas vorgeschoben. Am 5. Tage erschienen an der [illegible] Randseite 3 kleine neue gelbliche Infiltrationspunkte, die im Lauf des Tages etwas emporstiegen. Auch oben aussen war der Rand etwas weitergerückt. In der Hoffnung, dass die erneuten Seruminjectionen diesem Progress, der noch nicht besonders bösartig erschien, Einhalt gebieten würden, wie in den von *Paul* und *Mayweg* berichteten Fällen, wurde die Galvanokaustik weiter aufgeschoben. Aber am Morgen des 7. Tages zeigte sich starke Verschlimmerung: sämtliche progressive Randstellen waren erheblich vorgeschritten und in die *Tiefe* gegangen. Ihre galvanokaustische *Zerstörung* erschien nicht mehr sicher ausführbar und hätte den Rest durchsichtigen Gewebes verbraucht. Im Lauf des Tages confluierten die Randinfiltrate, das Hypopyon füllte über ½ der V. K. *Spaltung nach Saemisch*. Fast totales Leucoma adhaerens. Sowohl anfangs, wie später nur Reinkultur von Pneumococcen. Dieser Verlust ist auf das Conto der Serumtherapie zu setzen!

wirklicht und wenn dadurch eine gleichmässigere Wirkung des Serums gesichert ist, wenn die Aggressinmethode uns ein wirksameres Serum bescheert, dann kann sich das Anwendungsgebiet des Pneumococcenserums erweitern. Hoffen wir, dass *Roemer's* unermüdlichem Eifer auch dieser Erfolg zuteil werde.

Serumtherapie gegen Streptococceninfektionen.

Mit wenigen Worten können die Versuche erledigt werden, welche von französischen Autoren (*Boucheron, Lagrange, Trousseau*) mit Streptococcenserum in der Augenheilkunde unternommen worden sind, und zwar deshalb, weil diese Infektion in der Augenheilkunde keine grosse Rolle spielt. Die Streptococceninfektionen der Cornea sind selten; auch nach Operationen spielen sie nur ausnahmsweise eine Rolle; diejenigen der Bindehaut sind ebenfalls nicht häufig und unter ihnen würde einer Serumtherapie nur die seltenen gefährlichen Fälle bedürfen, welche zu Nekrose und schwerer Conjunctivitis pseudomembranacea und nicht selten zu tötlicher allgemeiner Sepsis führen (1).

Ueber einen derartigen Versuch berichtet *Jundell* (2) dahin, dass 5 ccm *Marmorek* keinerlei günstigen Einfluss übten, im Gegenteil war der Verlauf ein sehr protrahierter. Dagegen hat das *Marmorek*'sche Serum angeblich gut gewirkt (*Boucheron* (3)) bei phlegmonöser Dakryocystitis, die ja relativ oft auf Streptococcen beruht. Es wird mehrfach berichtet, dass die Abszessbildung nach der Serumgabe ohne Perforation zurückging.

Ich muss sagen, dass bei der Dakryocystitis eine so komplizierte Therapie sich nicht recht lohnt. Denn die Eiterung bleibt fast immer auf den Tränensack und seine Umgebung beschränkt, die Inzision beseitigt sie schnell. Auch sind die bisherigen Mitteilungen über diese Serumtherapie nicht überzeugend.

Eine eingehendere Besprechung dieser Verhältnisse erübrigt sich aber umsomehr, als die Mängel und Schwierigkeiten, welche oben für das Pneumococcenserum geschildert wurden, für die bisher käuflichen Serumarten gegen Streptococcen wohl in noch höherem Masse zutreffen. Auch hier wieder die Erscheinung, dass ein Stamm oft nicht gegen einen anderen immunisiert, etc. *Neu-*

---

(1) Literatur cf. «Spezielle Bakteriologie des Auges».
(2) Hygiea 1903, I, S. 455.
(3) Annales d'ocul. CXVIII, 1897, p. 411, CXXI, 1899, p. 131.

feld[1], *v. Lingelsheim*[2], *Koch* und *Petruschky* bestreiten dem *Marmorek*'schen Serum, das in Frankreich zur Anwendung kommt, überhaupt die Brauchbarkeit für den Menschen, weil die von dem Autor verwandte, für Mäuse durch Tierpassage stark virulent gemachte Kultur für den Menschen nicht mehr virulent gewesen zu sein braucht.

Das Serum von *Tavel*, das *Moser*'sche und das *Menzer*'sche ist mit direkt vom Menschen gezüchteten Streptococcen dargestellt; das *Menzer*'sche speziell wird wie das *Roemer*'sche Pneumococcenserum als ein polyvalentes von *Merck* dargestellt, ebenso das von *Aronson* und dasjenige der Höchster Farbwerke, über welches kürzlich *Ruppel* (Med. Klinik I, S. 538, 1905) berichtet hat.

Immerhin sei hier darauf hingewiesen, dass aus manchen chirurgischen inneren (Scharlach!) und geburtshülflichen Kliniken berichtet wird, dass die genannten Serum-Arten in Dosen bis zu 300 cbcm mit gutem Erfolg angewandt worden sind.

Erwähnt sei auch, dass *Rogman* vor Operationen, welche der Wundinfektion besonders ausgesetzt schienen, ausser dem *Roemer*'schen Antipneumococcenserum auch Streptococcenserum von *Marmorek* injizierte. Eine Wundinfektion trat bei diesen Fällen nicht ein. Operative Wundinfektion durch Streptococcen sind in der Augenheilkunde übrigens überhaupt *sehr* selten.

In dem von *Joss* mit *Tavel*'schem Serum behandelten Fall von Erysipelas gangraenosum des Oberlides wurde die Zerstörung desselben nicht verhindert, doch blieb Patient am Leben.

Die Serumtherapie gegen Staphylococceninfektionen

wird ebenfalls von beschränkter Bedeutung bleiben, weil trotz der Häufigkeit der Staphylococcen Fälle, die einer Serumtherapie bedürften, doch am Auge keine grosse Rolle spielten. Die häufigen Staphylococcen-Lidabszesse sind durch Inzision leicht zu heilen.

Schwere Bindehautentzündungen werden von ihnen nicht häufig verursacht; es liegen vereinzelte Mitteilungen vor, dass Neugeborenenkatarrhe und pseudomembranöse Konjunktivitis durch den Staphylococcus pyogenes entstanden. Von manchen Seiten wird ihm für die phlyctaenulären (scrophulösen) Entzündungen Bedeutung zugeschrieben, die aber noch nicht sicher steht.

---

(1) Zeitschr. f. Hygiene, Bd. 44, S. 161 f.
(2) Streptococcenimmunität, Handbuch der path. Mikr., IV, 1. Bd., 1904, S. [illegible].

Zerstörende Hornhautprozesse, Wund- und Operationsinfektionen verursacht er gelegentlich, aber nicht gerade häufig.

In der ophthalmologischen Literatur liegt eine Mitteilung von *Bérard* (1) vor, der das *Doyen*'sche Serum bei allerhand Augeneiterungen (Dakryocystitis, Hornhautabszesse, akute Konjunktivitis) anwandte, auch ohne vorherige mikroskopisch-bakteriologische Untersuchung (!). Ebenso benutzt er es prophylaktisch bei gefährdeten Operationen. Dies *Doyen*'sche Serum ist bekanntlich kein spezifisches Staphylococcenserum, sondern wird mittelst Hefe gewonnen und soll angeblich durch «Antagonismus» wirken. — Man vermisst in dieser Arbeit sehr die nötige Kritik; auch irrt sich *Bérard*, wenn er die Staph. Infektion für besonders häufig hält.

Ferner hat *Rymowicz* (2) experimentell die Schutzkraft und Heilwirkung des spezifischen Antistaphylococcenserums (3) für infizierte Hornhautwunden geprüft. Diese Versuche sind bereits auf S. 274 erörtert.

Ausreichende klinische Erfahrungen über Staphylococcen-Serumtherapie liegen also in der Augenheilkunde bisher nicht vor (4).

Werfen wir einen Rückblick auf die in dieser Schrift erörterten Untersuchungen, so müssen wir sagen, dass die Serumtherapie infektiöser Augenerkrankungen nicht nur ein fruchtbares Feld wissenschaftlicher Forschung ist, sondern dass sie auch mancherlei vorbeugende und heilende Wirkungen erkennen lässt, wenn auch bisher nicht alle Erwartungen zugetroffen sind. Wir dürfen aber bestimmt hoffen, dass auch in Zukunft uns von dieser Seite weiterer Fortschritt zu teil werden wird.

(1) Soc. franç. d'ophth. 1903. Klin. Monatsbl. f. A., XLIII, Bd. I.

(2) Postep okulistyczny, 1904, ref. Zeitschr. f. Augenh., XIV, 1905.

(3) Cf. *M. Neisser*, Die Staphylococcen. Handbuch der pathog. Mikroorganismen von *Wassermann-Kolle*, 1903.

(4) Auch die Mitteilung von *Darier* (Clin. opht. 1905), der bei Dakryocystitis das *Doyen*'sche Serum anwandte, ist wegen der unzureichenden bakteriol. Untersuchung ohne Beweiskraft.

THÈME I — LA MYOPIE ET SES TRAITEMENTS

(Zur Behandlung der Myopie)

Par M. le Prof. H. SATTLER (Leipzig)

Da Sie mir die Ehre erwiesen haben, als ersten Redner mich aufzurufen, um einige einleitende Bemerkungen zur Diskussion der Behandlung der Myopie Ihnen vorzutragen, so tue ich dies um so lieber, als ich diesem Gegenstande von jeher besonderes Interesse entgegengebracht habe und über eine reiche, langjährige Erfahrung verfüge.

Die mir zugemessene Zeit würde nicht ausreichen, mich über die Aetiologie der Myopie, über die Ursachen ihrer Progression usw. zu verbreiten. Auch begegnen wir auf diesem Gebiete noch viel Hypothetischem. Auf viel festerem, wenn auch immer noch arg umstrittenem Boden stehen wir auf dem der Behandlung der Myopie; denn hier spricht in erster Linie die Erfahrung.

Wenn es auch trotz des Hinausschiebens des Beginns des Schulbesuches, trotz gut eingerichteter Schulhäuser, trotz Ermahnung zum Geradesitzen und zur Innehaltung einer grösseren Arbeitsdistanz bei veranlagten Individuen nicht so bald gelingen wird, die Entwicklung der Myopie zu verhindern, so tritt um so dringender an uns die Aufgabe heran, ihr Fortschreiten zu höheren Graden zu verhüten. Und hierzu besitzen wir nebst dem Festhalten an den eben ausgesprochenen Forderungen nur *ein* einigermassen zuverlässiges Mittel, das ist nach meiner Ueberzeugung die dauernde Vollkorrektion auch relativ geringer Grade der Kurzsichtigkeit.

Gleich hier werden die Gegner einsetzen und sagen: was soll eine Konkavbrille von 2 oder weniger als 2 D nützen? Das Auge liest ja gewöhnlichen Druck in derselben Entfernung wie der Emmetrop. Was soll überhaupt die optische Zurückführung auf den Zustand der Emmetropie für einen Nutzen haben, da ja alle kurzsichtigen Kinder einmal emmetropisch oder selbst hypermetropisch waren?

Diesen letzteren Einwurf, der auf den ersten Blick eine gewisse Berechtigung zu haben scheint, ist entgegen zu halten, dass es eben durch Vernachlässigung der bei erblich Disponierten besonders streng zu beobachtenden Vorsichtsmassregeln zur Entwicklung der Myopie gekommen ist, und dass nun, wenn zu Hause oder in der Schule ein Nachlassen des Sehens in der Ferne bemerkt wird, an den Arzt die strikte Forderung herantritt, ein weiteres Fortschreiten zu verhüten. Es wäre ein vollständiges Verkennen unserer Bestrebungen, wenn man glaubte, mit der Vollkorrektion sei alles getan. Wenn nicht für genügend grossen Arbeitsabstand, richtige Haltung des Kopfes, Vermeidung einer zu starken Senkung der Blickebene, gute Beleuchtung usw. gesorgt wird, so nützt auch die Zurückführung auf den optischen Zustand der Emmetropie nichts, wie in der Tat öfters beobachtet worden ist, und die Myopie schreitet unter der korrigierenden Brille ebenso fort, wie sie sich früher aus dem wirklich emmetropischen Zustand heraus entwickelt hat. Ohne die Benützung der korrigierenden Brille reicht allerdings die Einschärfung der erwähnten Massregeln, wie ich mich oft überzeugt habe, in der Regel auch nicht aus, um die Myopie, wenn sie einmal entwickelt ist — wenigstens bei Disponierten — im Fortschreiten zu hemmen. Dass es aber durch die Vereinigung beider Massnahmen in der Tat möglich ist, der Progression der Myopie erfolgreich Einhalt zu tun, dafür habe ich so viele schlagende Beweise zur Hand, dass es nicht angängig ist, einzuwenden, es habe sich rein zufällig gerade um solche Individuen gehandelt, bei denen die Kurzsichtigkeit ohnehin keine Tendenz zum Fortschreiten hatte. Das soll ja gerade das Hauptziel unserer Bestrebungen sein, die Myopie auf einer niederen Entwicklungsstufe zu erhalten, auf einer Stufe, wo sie ausser einer Herabsetzung des Sehens in die Ferne noch keine Beschwerden verursacht, keinerlei Gefahren in sich schliesst und das Individuum noch nicht zum Sklaven seiner Brille macht.

Die Zahl der Fälle, in denen wir dies erreichen, würde noch viel grösser sein, wenn beim Publikum, bei den Lehrern und Aerzten die Ueberzeugung schon mehr Platz gegriffen hätte, dass man die Anfänge der Myopie korrigieren muss. Jeder, der über genügende Erfahrung verfügt, weiss, dass eine Myopie von 0,75 D bei nicht wenig Schülern die Sehschärfe für die Ferne schon auf $\frac{1}{2}$ herabsetzen, also beim Sehen auf die Tafel recht störend sein kann. Das ist übrigens individuell sehr verschieden. Wenn wir ein Hauptgewicht darauf legen, dass in solchen Fällen die korrigierende Brille beständig, beziehungsweise gerade für die Nahearbeit getragen werden soll, obwohl ja gewöhnlicher Druck sehr bequem auch ohne sie in 30 bis 40 cm gelesen werden könnte, so kommen wir auf das Gebiet, in dem die weniger fanatischen Gegner der Vollkorrektion höchstens zugeben, dass diese keinen Schaden bringe, die anderen sie aber geradezu für zweck- und sinnlos erklären. Ich kann nur erwidern, dass hier in erster Linie die Erfahrung entscheidet. Meine eigene, über mehr als 20 Jahre sich erstreckende Erfahrung spricht in überzeugender Weise zu Gunsten der dauernden Vollkorrektion in diesen Fällen. Die Inanspruchnahme eines dem betreffenden Konvergenzgrade entsprechenden Akkomodationsaufwandes, das leichtere Einhalten des erforderlichen grösseren Arbeitsabstandes mögen hier, wie ich schon vor 2 Jahren andeutete (1), eine entscheidende Rolle spielen. Uebrigens haben in solchen Fragen nicht theoretische Raisonnements, sondern, wie gesagt, lediglich die Erfahrungen das letzte Wort und es können hier eigentlich nur diejenigen mitsprechen, die an einer genügend grossen Anzahl von Individuen die Wirkung der Vollkorrektion durch eine mehrere Jahre hindurch geübte Kontrolle geprüft haben. Wesentlich grösser ist mein Beobachtungsmaterial über die Fälle mittlerer oder höherer Myopiegrade, bei denen es gelang, durch vernünftige Durchführung der Vollkorrektion nebst Einhaltung der übrigen erforderlichen Vorsichtsmassregeln die Progression aufzuhalten. Ich verfüge natürlich nicht über nebeneinanderstehende statistische Reihen mit und ohne Vollkorrektion, da ich die letztere seit dem Jahre 1881 konsequent durchführe. Aber ich denke, viel überzeugender sind meine zahlreichen Erfahrungen über solche Individuen, die erst in meine Beobachtung kamen, nachdem die Myopie, nach den alt hergebrachten Grundsätzen mehr oder weniger lang behandelt, trotz all der üblichen Massregeln kontinuierlich fortgeschritten war, und bei denen von dem Zeitpunkte an, wo sie die vollkorrigierende Brille beständig trugen, die Kurzsichtigkeit stationär wurde, ja manchmal um eine Kleinigkeit zurückging (2) und dies ohne Einschränkung der notwendigen Naharbeit. Bei der grossen Zahl solcher Personen, von denen ich viele durch eine Reihe von Jahren kontrolliert habe, und die mir oft in Wort und Schrift ihre Zufriedenheit und ihren Dank zum Ausdruck brachten, ist wohl das Spiel des Zufalls ausgeschlossen. Von solchen, die durch das Tragen der korrigierenden Brillen «verelendet» worden wären,

---

(1) Grundsätze bei der Behandlung der Kurzsichtigkeit. Deutsche med. Wochenschrift, 1902, n.° 17 u. 18.

(2) Die Erklärung für dieses auch von Anderen beobachtete Vorkommnis liegt auf der Hand.

ist mir nichts zu Ohren gekommen. Die Gegner werden hier einwerfen, dass diese eben zu einem »vernünftigen und mitleidigen Arzte« gegangen sind, der ihnen das schädliche Werkzeug abnimmt (!). Ich glaube nicht, dass ich auf diese Weise eine nennenswerte Zahl Kurzsichtiger aus meiner Beobachtung verloren habe, da ich in meinen Protokollen *nahezu bei allen* fortlaufende Notizen finde, die sich z.T. über viele Jahre erstrecken. Der geübte Praktiker findet nämlich schon bei der Untersuchung der Fälle diejenigen heraus, die voraussichtlich die dauernde Vollkorrektion, zunächst wenigstens, nicht vertragen dürften. Nichts wäre törichter, als aus Prinzipienreiterei oder Modesucht die vollkorrigierende Brille in solchen Fällen zu oktroieren. Findet man unter der korrigierenden Brille den Nahepunkt wesentlich weiter abgerückt als dem Alter ungefähr entspricht, oder behauptet der Untersuchte, mit der Brille kleinste Druckschrift überhaupt nicht lesen zu können, und findet man ferner den positiven Teil der relativen Akkommodationsbreite im Leseabstand (25 cm)[1] ungewöhnlich klein, so muss man um 1 bis 2 D heruntergehen, so dass aber immer noch ein gewisser Akkommodationsaufwand bei der Naharbeit in Anspruch zu nehmen ist. Fast stets wird man dann die Erfahrung machen, dass der Untersuchte *diese* Brille sehr wohl verträgt. Bisweilen ist er damit auch für die Ferne zufrieden, so dass das Wechseln vermieden wird. Nach Jahresfrist wird dann meist schon die vollkorrigierende oder eine nahezu korrigierende Brille anstandslos vertragen.

Dass in einzelnen Fällen die Kurzsichtigkeit trotz vollkommener Neutralisierung noch etwas fortschreitet, ist eine Tatsache, die ich und andere beobachtet haben. Es handelt sich da in der Regel um junge Leute mit ausgesprochener erblicher Belastung, und die Progression beträgt nicht mehr als 1 bis 2 D. In meinem Privatprotokoll fand ich nur einen Fall, in dem die Myopie unter Vollkorrektion von 3 bis 7 D stieg, um dann im 16. Lebensjahre stationär zu bleiben unter Erhaltung normaler Sehschärfe und guter Leistungsfähigkeit. In den vergleichenden Statistiken ist meist nur ganz allgemein angeführt, wie viele Fälle unter Vollkorrektion und wie viele ohne diese progressiv waren. Das gibt aber keineswegs ein korrektes Bild über den Wert des einen oder anderen Vorgehens. Denn es kommt begreiflicher Weise

(1) Durch Vorsetzen von Konkavgläsern oder besser mit dem Haploskop von Hering geprüft.

sehr viel darauf an, ob die Progression nur noch eine ganz geringfügige war oder mehrere Dioptrien betrug, bis sie endlich, wenn überhaupt, stationär wurde.

Die Erfahrung lehrt, dass *jugendliche* Individuen auch bei einer Myopie von 10 D und selbst noch etwas mehr nicht selten die Vollkorrektion, wenn sie mit Berücksichtigung der erwähnten Vorsichtsmassregeln verordnet wird, nicht bloss vertragen, sondern sich sehr wohl dabei befinden und vor einer weiteren Progression bewahrt bleiben. Auch bei noch höheren Graden der Kurzsichtigkeit — die ganz exzessiven ausgenommen — ist es dringend empfehlenswert, bei der Gläserverordnung für die Nähe, wenn die Sehschärfe noch leidlich gut ist, einen Arbeitsabstand von 30 bis 25 cm zu wahren, d. h. die Gläser nur um 3 bis 4 D schwächer zu geben, als die für die Ferne erforderlichen. Nach kurzer Gewöhnung werden sie in der Regel sehr wohltätig empfunden. Wiederholt bekam ich Myopen solch hoher Grade erst in meine Behandlung, nachdem das eine Auge durch eine Katastrophe, eine zentrale Blutung oder Netzhautabhebung unbrauchbar geworden war. In all diesen Fällen, von denen ich einzelne mehr als 10 Jahre zu verfolgen Gelegenheit hatte, ist bei Befolgung der erwähnten Grundsätze und strenger Einschärfung der sonstigen Vorsichtsmassregeln über Haltung des Kopfes, Senkung der Blickebene usw. das andere Auge vor einem gleichen Schicksal bewahrt geblieben. Ich glaube es aussprechen zu dürfen, dass wir in der vollständigen, bezw. nahezu vollständigen Korrektion der Myopie tatsächlich ein Schutzmittel besitzen gegen jene gefürchteten Komplikationen. Ich befinde mich damit im vollen Einverständnis mit den Aeusserungen von *Vacher* und *Bailliart* (1). Natürlich bedarf es noch viele Jahre hindurch fortgesetzter Beobachtungen, um diese Voraussetzung zur Gewissheit zu erheben. Sämtliche Fälle von nicht traumatischen Netzhautablösungen und zentralen Blutungen bei Myopie, die in meine Behandlung kamen, betrafen Leute, die bis dahin für die Naharbeit keine oder eine ganz ungenügende Brille getragen hatten.

Dass die bei mangelnder oder ungenügender Korrektion der Myopie für die Nähe in der Regel bestehende, mehr oder weniger hochgradige Insuffizienz der Konvergenz und die bei manchen dieser Fälle daraus erwachsenen asthenopischen Beschwerden lediglich durch die dauernde Vollkorrektion vermöge der

---

(1) Annales d'oculistique, T. LXXXIV, pag. 39.

Hinausrückung des Arbeitsabstandes und der Herstellung des vollkommenen oder annähernden Gleichgewichtes zwischen Konvergenz und Akkomodation in den meisten Fällen behoben werden, ist ein weiterer, schwer ins Gewicht fallender Umstand zu Gunsten der Vollkorrektion. Abduzierende Prismen sind in der grossen Mehrzahl dieser Fälle überflüssig. Ein geringer Rest von Insuffizienz der Konvergenz lässt sich durch eine mässige Dezentrierung der Brillen meist schon beseitigen. Abduzierende Prismen sind nur dann erforderlich, wenn trotz der Vollkorrektion noch ein erheblicher Grad von Insuffizienz bestehen bleibt und für die Ferne eine Exophorie nicht nachweisbar ist. Ergibt eine genaue Untersuchung mit geeigneter Methode schon für die Ferne eine abnorme Ruhelage im Sinne der Divergenz und besteht, wie dann gewöhnlich, ein höherer Grad von fakultativer Divergenz, so gelingt es in viel korrekterer Weise, durch eine vorsichtige Rücklagerung eines oder beider äusseren Geraden die Beschwerden dauernd zu beheben.

Für die höchstgradigen Fälle von Kurzsichtigkeit, solche von 18 D und mehr, muss ich auch heute *die operative Entfernung der Krystallinse* auf das Wärmste empfehlen und kann sie ohne Bedenken für eine wertvolle Bereicherung unserer therapeutischen Hilfsmittel erklären, vorausgesetzt, dass ihre Indikationen streng erfüllt werden. Ich weiss sehr wohl, dass ihr in neuerer Zeit viele Gegner erwachsen sind, muss aber betonen, dass gerade hier die persönliche Erfahrung des Einzelnen, wenn sie genügend gross ist, eine sehr massgebende Rolle spielt, da, wie bei allen operativen Eingriffen, auf die Einzelheiten in der Art der Ausführung ausserordentlich viel ankommt, und dieselbe Operation in verschiedenen Händen sehr verschiedene Resultate zeitigen kann.

Die *Fukala*'sche Operation der primären Diszission habe ich längst aufgegeben [1] und seit der von *C. Hess* 1897 gegebenen Anregung ausschliesslich die *primäre Extraktion* ausgeführt. Ich bediene mich dazu bei jüngeren Individuen bis gegen Ende der dreissiger Jahre stets der Hohllanze, die einen ungleich viel besseren Wundverschluss ergibt, und mache bei älteren Leuten, wenn eine beginnende Linsentrübung vorliegt, den peripheren Bogenschnitt mit dem Schmalmesser nach vorausgeschickter Iridektomie und Trituration der Linse.

---

(1) Vgl. Sitzungsber. der ophthalmolog. Gesellschaft in Heidelberg, 1898, S. 207.

Die Ueberlegenheit der primären Extraktion gegenüber der *Fukala*'schen Operation besteht

1. In der Verminderung der Zahl der Eingriffe. Bei den in den letzten 5 Jahren seit der zweiten Veröffentlichung der Ergebnisse meiner Myopieoperationen[1] ausgeführten primären Extraktionen an 87 hochgradig myopischen Augen reichte in 94,25 % der Fälle die Extraktion und eine Diszission des Nachstars zur Heilung aus, ja in einigen dieser Fälle genügte daher schon die Extraktion allein. In 3,45 % der Fälle waren 2, bezw. 3 Diszissionen erforderlich, in einem Falle musste zweimal die Punktion der vorderen Kammer gemacht werden, weil es ausnahmsweise wegen starker Verengerung der Pupille nicht gelang, viel Linsenmasse herauszubekommen, und in einem Falle machte sich eine kleine Iridektomie und Zerreissung des Nachstars mit dem scharfen Häckchen erforderlich.

2. Der Heilungsverlauf ist ein unvergleichlich viel rascherer. In vielen Fällen wird schon nach 14 Tagen ein Visus erreicht, der dem vor der Operation gleich ist oder ihn bereits übertrifft. Da bei Benützung der Hohllanze der postoperative Astigmatismus sehr geringfügig, ja oft gleich Null ist, und die Pupille in der Regel rund und beweglich bleibt — eine Iriseinheilung ist bei den 87 Augen in den letzten 5 Jahren niemals vorgekommen —, so ist der finale Visus, so weit es etwa vorhandene myopische Veränderungen am Augenhintergrunde zulassen, ein recht guter. Bei einer ganzen Anzahl Operierter, die sich nach 2—5 Jahren zur Kontrolle vorstellten, betrug er 0,66 bis 1.

3. Ein Glaskörpervorfall, der bei den wiederholten Punktionen der Vorderkammer bei der *Fukala*'schen Operation recht häufig sich ereignet, gehört bei der primären Extraktion mit der Hohllanze zu den grössten Ausnahmen.

4. Die nach der primären Diszission so oft vorkommenden leichten Drucksteigerungen mit Mattigkeit und Trübung der Cornea, die meist die Vornahme einer Punktion der vorderen Kammer nötig machen, sind bei der primären Extraktion fast vollständig ausgeschlossen. Sie kamen in der Serie der letzten 5 Jahre nur einmal vor, in jenem Falle, in dem es nicht gelang, viel von der Linsensubstanz herauszubekommen.

Endlich 5., last not least, die Zahl der günstigen Dauererfolge

---

[1] Ueber die operative Behandlg. hochgradiger Kurzsichtigkeit mittels der primären Linsenextraktion der klaren Linse von Dr. *Vogt*. Arch. f. Ophth. LIV., S. 297.

ist nach meiner Erfahrung bei der Extraktion erheblich grösser. Von 174 hochgradig myopischen Augen, bei denen in den letzten 8 Jahren die Extraktion der Linse ausgeführt wurde, haben 148, d. h. 85 %, einen Visus erlangt, der besser oder wenigstens gleich war dem vorher mittelst starker Konkavgläser erreichbaren. Eine mehr oder weniger beträchtliche Verbesserung ist bei 122, d. h. 70 % gewonnen worden. Bei 65 von jenen 148 Fällen konnte der Erfolg 3—8 Jahre nach der Operation kontrolliert werden.

Von den 15 %, in denen die später vorgenommene Untersuchung eine Verminderung der Sehschärfe ergab, war diese in 3,45 % bedingt durch Glaskörpertrübungen, in 5,75 % durch Herde in der Gegend des hinteren Augenpols, mehrmals mit Aufhebung des zentralen Sehens, in einem Falle (0,57 %) durch dichten Nachstar und zirkuläre Verwachsung des Pupillenrandes, wobei nach Iridektomie und Einreissung des Nachstars eine Sehschärfe von nur $^{1}/_{35}$ erreicht werden konnte, und in 7,54 % durch Amotio retinae. Unter den 87, in den letzten 5 Jahren ausgeführten primären Extraktionen, bei denen eine strengere Auswahl der Fälle getroffen wurde, ist Netzhautablösung nur bei 4 Fällen (4,6 %) eingetreten, einmal 5, einmal 6, einmal 10 und einmal 21 Monate nach der Operation, einmal im Gefolge einer traumatischen Einwirkung und einmal wurde schweres Arbeiten beschuldigt.

Von 148, früher von mir nach der *Fukala*'schen Methode operierten Augen, von denen 44 acht bis zwölf Jahre nach der Operation und 29 nach drei bis acht Jahren noch einmal untersucht werden konnten, war bei 67,6 % eine bisweilen sehr erhebliche Verbesserung der Sehschärfe, bei 9,46 % der gleiche Visus wie vor der Operation konstatiert worden; bei 22,94 % ergab sich eine Verschlechterung, beziehungsweise Aufhebung des Visus; darunter befanden sich 8,1 % mit Netzhautabhebung.

Die anfängliche Erwartung, dass die operative Behandlung der hochgradigen Myopie das Fortschreiten der Axenverlängerung aufhalten würde, hat sich im Ganzen nicht erfüllt. Immerhin konnten wir bei der grossen Mehrzahl der Fälle, die 3—12 Jahre nach der Operation zur Kontrolle sich vorstellten, ein Konstantbleiben der Refraktion feststellen, wenn man absieht von kleinen Differenzen nach der einen oder anderen Richtung, die sich aus den Fehlerquellen bei der Untersuchung ausreichend erklären.

Noch viel weniger durften wir erwarten, dass die von *Vacher* auf dem internationalen Kongress in Moskau ausgesprochene Hoffnung sich erfüllen würde, dass die schweren, dem hochgradig myopischen Auge drohenden Gefahren durch die Operation verhütet werden könnten. Das Auftreten von Glaskörpertrübungen, von Aderhaut- und Netzhautblutungen und zum Teil wohl auch der Netzhautablösung ist abhängig von den durch den Bau des hochgradig myopischen Auges bedingten anatomischen Veränderungen. Diese werden durch die Herabsetzung des Brechungszustandes nicht beeinflusst.

Viel wichtiger und entscheidend für die Zulässigkeit der operativen Behandlung der Kurzsichtigkeit ist die Frage, ob die Beseitigung der Linse aus dem hochgradig myopischen Auge nicht jene Gefahren erhöhe. Für die Glaskörpertrübungen und Hintergrundsveränderungen glaube ich dies bestimmt in Abrede stellen zu dürfen. Sie sind ganz gewiss nicht häufiger als sie auch sonst bei Myopien höheren Grades beobachtet werden. Schwere Schädigungen und Erblindung durch Drucksteigerung, wie sie nach der Fukala'schen Operation auch von mir einige Male beobachtet worden sind, und die der Operation direkt zur Last fallen, sind nach der primären Extraktion nie mehr vorgekommen. Am meisten umstritten ist die Frage der postoperativen Netzhautablösung. Die Zahl von 4 derartigen Fällen unter 87 Augen, bei denen in den letzten 5 Jahren die primäre Extraktion vorgenommen worden ist, ergibt einen Prozentsatz (4,6 %), der wohl nicht grösser ist als jener, der sich aus der Zahl der Netzhautablösungen in hochgradig myopischen Augen jugendlicher Individuen auch ohne Operation berechnet. Dazu kommt noch, dass sicher so manche Netzhautabhebungen in nicht operierten Augen gar nicht zu unserer Kenntnis kommen, während die Operierten, die glücklich waren, ein gut brauchbares Sehvermögen erlangt zu haben, beim Eintreten einer Verschlimmerung sich wohl in der Regel wieder vorstellen. Auch glaube ich, dass wir Netzhautablösungen, die erst eine Reihe von Jahren nach der Operation auftreten, dieser nicht mehr zur Last legen können.

Ich möchte hier noch einige Beobachtungen anschliessen, die für die Beurteilung der Beziehung der Netzhautablösung zur Myopieoperation nicht ohne Wert sein dürften. Eine Patientin war bereits zur Vornahme der Operation aufgenommen. Diese musste aber wegen eines bestehenden Bindehautleidens um einige Tage verschoben werden. Unterdessen trat ohne nachweisbare Veranlassung an dem zur Operation bestimmten Auge Netzhautablösung ein. Bei einer anderen Frau entstand 1 Jahr nach der Operation an dem nicht operierten, weniger kurzsichtigen Auge angeblich nach schwerer Arbeit, eine Netzhautablösung, während das Auge, bei dem die durchsichtige Linse durch die primäre Extraktion entfernt worden war, noch 1¾ Jahr später mit einfacher Zylinderkorrektion gute Sehschärfe besass. An 2 Augen meiner ersten Serie von Linsenextraktionen bei hochgradiger Myopie bestand Ablatio retinae am nicht operierten Auge, während das operierte bei der Kontrolle nach 3½, beziehungsweise 6 Jahren sich intakt erwies. Ueberhaupt ist es geboten, in der Kritik der begünstigenden Ursachen vorsichtig zu sein bei einem Leiden, wie die Netzhautablösung, über dessen Pathogenese und Aetiologie — von den rein traumatischen Fällen abgesehen — wir noch so wenig gesicherte Kenntnis haben.

Wenn ich nach alledem für die operative Behandlung der hochgradigen Myopie, als eine segenbringende Operation warm eintrete, so setze ich voraus eine strenge Sichtung der geeigneten Fälle und die Wahl einer Operationsmethode, die die möglichst günstigen Bedingungen für eine gute Dauerheilung darbietet, und das ist die primäre Extraktion. Ihre Ausführung ist vielleicht etwas schwieriger und eine tadellose Technik ist hier, wie bei jedem operativen Vorgehen, eine conditio sine qua non.

Comptes Rendus des Séances

SÉANCE D'OUVERTURE (19 AVRIL)

Présidence: MM. Friedrich Meyer, Walter H. Jessop et Emile de Grósz.

M. Friedrich Meyer: Messieurs! La plupart de vous savent que malheureusement le président du comité d'organisation de la Section d'Ophthalmologie est mort.

A cette occasion nous avons reçu une lettre du Comité exécutif du Congrès, nous communiquant qu'il avait décidé de ne pas remplir la place laissée vacante dans la Section, comme hommage à la mémoire du regretté prof. Refoios.

Voilà, Messieurs, la raison pour laquelle, comme vice-président, j'ai l'honneur de vous saluer ici: Soyez les bienvenus dans ce pays et dans notre section!

Nous avons quelques rapports à discuter et quelques communications libres. Le comité vous demande, Messieurs, votre coopération pour ces travaux.

Nous vous demandons aussi l'honneur de votre aimable compagnie pour quelques divertissements, et nous désirons que vous en gardiez un souvenir agréable!

Pour diriger nos travaux, j'ai l'honneur de soumettre à votre approbation la liste suivante des présidents d'honneur:

MM. Marc Dufour, Lausanne; Hilario de Gouvea, Rio de Janeiro; Emile de Grósz, Budapest; Walter H. Jessop, Londres; F. de Lapersonne, Paris; N. Manolescu, Bucarest; Charles A. Oliver, Philadelphie; C. da Gama Pinto, Lisbonne; H. Sattler, Leipzig; Bolesl. Wicherkiewicz, Cracovie.

M. Walter H. Jessop, après avoir remercié de l'honneur reçu, fait lire par le secrétaire responsable un extrait du règlement des séances.

La myopie et ses traitements

Par MM. W. Uhthoff, Breslau (v. page 96),
Carl Hess, Wurzbourg (v. page 116)
et H. Sattler, Leipzig (v. page 281).

Discussion

M. Axenfeld: In den Berichten der Herren Collegen über Behandlung der Myopie sind zwar allgemein hygienische Massregeln erwähnt; ich halte es aber für angezeigt darauf hinzuweisen, dass intensive körperliche Bewegung und Sportübungen zur *notwendigen* Therapie gehören. Ich darf auf die Publication von Widmark verweisen über die so überaus günstigen Ergebnisse in denjenigen Schulen, welche zwar gleichen Arbeitsplan und Schulgegenstände hatten, wie die städtischen, aber viel mehr körperliche Uebungen ausführten. Ich empfehle immer Sportübungen für Myopen, wenn es sonst statthaft ist.

Um über die Deutschmann'sche Therapie der Netzhautablösung ein Urteil zu gewinnen, wird es nötig sein, dass diejenigen Collegen, deren Patienten von Deutschmann behandelt und dann in ihre Beobachtung zurückgekehrt sind, über diese Fälle casuistisch publicieren; vielleicht wird es sich auch empfehlen, einmal eine Sammelforschung von diesem Standpunkt aus vorzunehmen. Gewiss beweisen einzelne Fälle nichts sicheres; aber die Zahl derselben muss doch schon erheblich sein, obwohl Publicationen mir sehr wenig vorliegen. Ich will mit meiner Anregung nicht die Deutschmann'schen Angaben anzweifeln; aber eine Beurteilung von anderer Seit ist als Ergänzung notwendig.

M. Wicherkiewicz: M. H. Was die Ablösung der Netzhaut anbelangt, so verfüge ich über ein ganz bedeutendes Material. Denn in meiner 30 j. Praxis habe ich wohl jährlich 20, in letzten Jahren sogar über 50 Fälle zu behandeln bekommen. Nun ich habe alle Behandlungsmethoden ausprobirt u. stehe auf dem Standpuncte, ein solches Auge sei operativ im Allgemeinen ein «Noli me tangere»; allenfalls kann eine Scleralpunction vorsichtig ausgeführt auf Erfolg rechnen. Dagegen halte ich noch das meiste von einem richtig angelegten Druckverbande neben ruhiger Lage u. entsprechender Allgemeinbehandlung.

Nun wird aber, wie ich mich wiederholt habe überzeugen können, der Verband regelrecht angelegt, entweder zu schwach oder zu stark comprimirend und dann kann keine erzielte Wirkung eintreten.

Uebrigens sollten wir was den Erfolg einer Behandlungsmethode anbelangt immer sehr vorsichtig urteilen, weil ja bekanntlich sowohl Spontanheilungen vorkommen als auch sogenannte geheilte Fälle wieder bei einem anderen Augenarzte als ungeheilt auftauchen. Was die Spontanheilung anbetrifft, so dürfte ich vielleicht kurz folg. Fall anführen. Vor Jahren consultirte mich eine Dame welche an beiden Augen Ectopie der Linse hatte, die Sehkraft am rechten Auge vor Jahren verloren hatte u. nun auch am linken eine Abnahme verspürte. Ich habe als Grund dieser Abnahme eine fortschreitende Trübung der ectopirten Linse festgestellt; beim Untersuchen des rechten Auges, dessen Linse ganz getrübt war, meinte die Patientin das Auge wäre vor Jahren schon von Gräfe, Coccius und allen anderen Capacitäten Europas untersucht worden u. Gräfe hatte erklärt dieses Auge sei verloren wegen Netzhautablösung u. sollte nie behandelt werden. Nun, meinte ich, dann wollen wir, da ich doch mir einen Erfolg verspreche — das Auge hatte nämlich gute Lichtempfindung und Projection —, die Operation, die später am linken Auge auszuführen sein wird zunächst versuchsweise an dem verlorenen Auge versuchen. Gelingt sie, dann machen wir uns an das andere. Sie willigte ein. Ich habe Extraction in geschlossener Kapsel ohne irgend welchen Zwischenfall ausgeführt am rechten, u. vierzehn Tage später auch am linken. Was zeigte sich nun? Am rechten Auge Veränderungen der Netzhaut die wohl auf überstandene Netzhautablösung deuteten, aber keine Ablösung. S. = Finger in 4–5 Meter ohne Glas.

Den Vorschlag des Coll. Axenfeld halte auch ich für sehr angezeigt. Ich habe Patienten gesehen die von Prof. O. wiederholt nach seiner Methode behandelt u. operirt worden waren, wo der Erfolg null war.

Ja bei einer Patientin, die ich früher selbst behandelt u. die dann wieder zur mir kam, waren beide Augen amaurotisch u. es hatte sich in kurzer Zeit Star entwickelt. Ich gebe zu, dass die Fälle zu den schwierigen gehörten u. wahrscheinlich ohnehin erblindet wären, immerhin sollte man mit der Meinung über den Erfolg einer Behandlung gerade bei der Netzhautablösung sehr zurückhaltend sein.

So ist es auch mit der Electrolyse. Vor kurzem habe ich eine Patientin an rechtsseitiger Netzhautablösung behandelt, die vor Jahren mit Erfolg electrolytisch am linken Auge von Panas operirt worden war. Vollständige Ablösung der Netzhaut. Mässige Function des Auges.

Im Verlaufe der Behandlung der sehr schwer zu behandelnden Patientin konnte ich immer mehr zunehmende Glaskörpertrübungen und Netzhautablösung des linken Auges feststellen.

Daher werden wir uns erst durch jahrelang dauernde Beobachtung ein Urteil über Behandlungserfolge bilden können.

M. Gama Pinto : Ich möchte den Herrn Kollegen Uhthoff fragen, auf wieviel Prozent er die durch Zug seitens des Glaskörpers entstandenen Netzhautablösungen schätzt. Risse in der Netzhaut nimmt er ja in der Hälfte der Fälle an; man wird daher nicht fehlgehen, wenn man auch in ebenso vielen Fällen die obengenannte Aetiologie annimmt. Wir hätten also von seiner Gesammtzahl 50 % als unheilbar oder, besser gesagt, zur Behandlung ungeeignet auszuscheiden, denn durch friedliche Mittel wird man ja nicht die Anlegung einer Netzhaut erreichen, welche durch Bindegewebsstränge mit dem Glaskörper verwachsen ist. Einen operativen Eingriff behufs Durchtrennung solcher Stränge, wie er von Deutschmann geübt wird, verwirft Herr Kollege Uhthoff ja prinzipiell; also müssen derartige Netzhautablösungen ihrem Schicksal überlassen bleiben. Scheidet man diese 50 % als unheilbar aus, so wird seine ganze Heilungsstatistik auf den Kopf gestellt.

Unter den Heilfactoren ist der allerwichtigste die Nichtbehandlung, denn unter den geheilten Fällen heilten 50 % spontan und die anderen 50 % durch die verschiedensten Behandlungsmethoden. Da unter diesen letzteren 50 % Fälle aufgezählt werden die nicht unmittelbar nach der Behandlung, sondern erst viel später gut geworden sind, so wäre man berechtigt, einige davon zu den Spontanheilungen zu zählen. Ferner könnte man sich fragen, ob von den behandelten Fällen viele nicht spontan heilen würden, und ebenfalls, ob in vielen nicht geheilten Fällen die Behandlung nicht gerade schädlich gewesen ist.

Was die verschiedenen Behandlungsmethoden anbelangt, so haben sie alle, auch die vom Herrn Referenten verworfenen, wie z. B. die Deutschmann'sche Operation, die Pilocarpin- oder die Salicyl-Kur, etc., eine gewisse Anzahl von Heilungen aufzuweisen; eine davon, die von Dor angewandte, erzielte sogar unter 21 Fällen 14 Heilungen, also 66 %. Ich ziehe daraus den Schluss, dass entweder unter Umständen alle Methoden brauchbar sein können, oder dass keine es verdient, mit einem unbedingten Vertrauen angewendet zu werden. Und lässt man sich blos von theoretischen Gründen leiten, um dieser oder jener Methode den Vorzug zu geben, so hält meines Erachtens keine einzige einer richtigen Kritik stand.

Ich will einige, von Herrn Kollegen Uhthoff gepriesene herausgreifen. Zunächst der Druckverband. Einen richtigen Druck verträgt kein Auge; auch das Ohr und der Kopf halten ihn nicht aus. Wenn man aber unter Druckverband blos eine Schutzbinde versteht, so ist es nicht zu begreifen, wie ein bischen Watte, von einer leichten Binde festgehalten, auf die subretinale Flüssigkeit eine resorbierende Wirkung ausüben soll.

Aehnliches darf ich wohl von der Rückenlage oder von der aufrechten Stellung behaupten. Es ist eine Erfahrungssache, dass Kranke mit Netzhautablösung sich des Morgens immer besser fühlen, offenbar weil bei der horizontalen Lage während der Nacht die subretinale Flüssigkeit sich ausbreitet und einzelne Netzhautteile dabei mit der Aderhaut in Berührung kommen. Es wäre allenfalls denkbar, dass bei einer fortgesetzt horizontalen Lage — würde der Kranke sie aushalten und könnte man irgendwie auf die subretinale Flüssigkeit resorptionsfördernd einwirken — eine Heilung eintreten könnte; leider aber sind die Erfolge nur scheinbar und trügerisch. Durchaus unklar ist es mir aber, wie Herr Kollege Uhthoff von einer aufrechten Haltung einen Vorteil erwartet. Alle Ablösungen liegen ja fast alle unten, und da wir während den 24 Stunden des Tages den Kopf länger vertical als horizontal halten, so wären damit für das Uhthoff'sche Postulat ganz von selbst die besten Heilbedingungen gegeben. Ob man dabei im Bette oder auf einem Stuhl sitzt oder ganz vorsichtig umherläuft, muss gleichgültig sein. Auch hier stehen die praktischen Erfolge mit den theoretischen Voraussetzungen nicht in Einklang.

Ganz besonderen Vorzug scheint Herr Kollege Uhthoff den multiplen Stichelungen der Sclera mit darauffolgenden subconjunctivalen Kochsalzinjektionen zu geben. Ich habe aber die theoretische Begründung dieses Verfahrens nicht gut verstanden. Nach einer Scleralpunktion fliesst solange Flüssigkeit ab, bis die Elasticitätsgrenze der Bulbuskapsel erreicht ist, allenfalls noch durch die Muskelspannung unterstützt. Was die osmotische Wirkung der *neu* injizierten Kochsalzlösung dabei thun wird, ist nicht ersichtlich. Osmose durch eine schadhafte Membran hindurch gibt es ja nicht; im Gegenteil könnte sogar geschehen, dass bei negativem Bulbusdruck und bei forciertem subconjunctivalen Injektionsdruck etwas Kochsalzlösung in den Bulbus hineingelangt. Bei intakter wäre eine Exosmose eher denkbar; eine Verminderung oder eine Eindickung des subretinalen Exsudats kann jedoch darauf nicht eintreten, denn nach physikalischen Gesetzen muss die durchgesickerte Flüssigkeit sofort durch eine Exsudation seitens der Chorioidealgefässe ersetzt werden. Warum aber diese Ersatzflüssigkeit vor und nicht — wie es bis dahin gewesen — hinter die Netzhaut ergossen werden soll, ist nicht gut einzusehen.

Herr Kollege Uhthoff ist den herdförmigen Cauterisationen im Gebiet der Ablösung, combiniert mit subconjunktivalen Kochsalzinjektionen, auch nicht abhold. Solche Cauterisationen, an Kaninchenaugen erprobt, haben Veränderungen an der Ader- und Netzhaut, das heisst eine deutliche revulsive Wirkung ergeben. Auf den Menschen darf man aber diese Ergebnisse nicht ohne Weiteres übertragen, denn abgesehen davon, dass die menschliche Sclera viel dicker ist, wird bei Ablösungen der thermische Reiz überhaupt nicht zur Netzhaut gelangen, da letztere durch eine Exsudatschicht von der Aderhaut getrennt ist. Bei der Netzhautablösung ist die Retina eigentlich nur gespalten, das Pigmentepithel bleibt der Chorioidea haften. Wenn man nun durch die Wiederanlegung eine funktionstüchtige Retina erhalten will, darf man die feinen Beziehungen der Sehepithelien zu dem Pigmentepithel durch keinerlei starke Reize beeinträchtigen. Eine künstlich hervorgerufene, adhäsive *Entzündung* wäre daher hier überhaupt nicht am Platze. An alten, durch chorioiditische Prozesse wiederangelegten Netzhäuten kann man diese theoretische Betrachtung bestätigt finden, da dieselben, wie ich mehr als einmal constatiren konnte, nicht mehr funktionsfähig sind. Anatomisch darf man eine solche Anlegung als Heilung bezeichnen, klinisch jedoch nicht. Der Kranke kümmert sich wenig darum, ob seine Retina ihren alten Platz eingenommen hat, er will seine Sehkraft wieder erlangen.

Sie sehen also, meine Herren, dass wir bezüglich der Behandlung der Netzhautablösung sowohl theoretisch wie praktisch im Dunkeln tappen und dass keine einzige der üblichen Behandlungsmethoden den Anspruch erheben darf, eine rationelle oder zuverlässige zu sein.

M. Vossius. Zu den zur Discussion stehenden Fragen möchte ich nach meiner eigenen Erfahrung einige Bemerkungen machen. Ich stehe auch auf dem Standpunkt, dass man mit der Vollkorrektion bei Myopie auch für die Nahearbeit vorgehen und den Patienten in den geeigneten Fällen, wie Herr Kollege Sattler sie bezeichnet hat, vollkorrigierende Concavgläser verordnen muss. Aber Zureden hilft hier nicht immer. Viele meiner Patienten liessen die Gläser für die Nähe fort, weil es ihnen bequemer war ohne Gläser zu sehen, andere von der Vorstellung befangen, dass ihnen Gläser schaden könnten selbst wenn ihnen das Gegenteil versichert wurde. Erhebliche Progression der Myopie habe ich bei der Vollkorrektion nicht gesehen. Dass die Netzhautablösung durch die Myopieoperation nicht verhindert werden kann, bestätigt meine Erfahrung auch, aber sie wird nicht häufiger beobachtet, als die spontane Ablösung bei den nicht operierten Fällen. Die Operation möchte ich nur für die Fälle als Ursache ansehen, bei denen ein Glaskörperfaden mit der Discissionsnadel in die Wunde gezerrt wird. Wie Herr Kollege Sattler habe ich auch einige Fälle gesehen, bei denen auf dem nicht operierten, aber zur Operation bestimmten Auge eine Ablösung vor der Ausführung der Operation eintrat, während das nicht operierte Auge gesund blieb. Wäre hier die Operation gemacht, so hätte man leicht versucht werden können, die Operation als Ursache der Amotio zu beschuldigen. Diesen Standpunkt kann ich nicht vertreten. Zu der Frage des Herrn Kollegen Axenfeld über das Geschick der von Deutschmann operierten von Amotio, verfüge ich über eine Beobachtung von akuter Amotio bei einem Herrn, der das eine Auge durch Amotio verloren hatte und früher von anderer Seite wegen Cyklitis enukleiert werden musste. Er kam sofort, als er die ersten Zeichen der Amotio auf dem anderen Auge spürte, blieb zirka vier Wochen bei mir, ging dann mit meiner Einwilligung zu Deutschmann, konnte noch sehen, verlor aber mit den operativen Eingriffen das Sehvermögen ganz, offenbar durch Glaskörperblutungen. Heilbarkeit durch den Verband halte ich für nicht sicher. Nach meiner Erfahrung wird der reguläre Druckverband selten gut vertragen; viele Leute bekommen ekzematöse Reizung, Schmerzen und Druckfaltentrübungen der Cornea. Ich glaube, dass die ruhige Rückenlage mehr leistet als der Druckverband, wenn die Patienten nur die nötige Geduld haben, längere Zeit Rückenlage beizubehalten.

M. v. Pflugk steht nicht ganz auf dem Landolt'schen Standpunkt, dass Zurücklagerung gleich Lähmung des Muskels ist, er sieht aber das Ideal der Schieloperation in der »Vorlagerung« mit fester Anheftung der Muskelsehne an die Sclera.

Die Deutschmann'sche Behandlung der Ablatio wendet v. Pflugk seit 6 Jahren an und schildert kurz vier der von ihm selbst nach Deutschmann behandelten Fälle:

Fall I. Totale Anlegung nach mehrfachen Glaskörperdurchschneidungen.

Fall II. Totale Anlegung dass.

Fall III. Iritis und Iridocyclitis nach Glaskörpertransplantation.

Fall IV. Sehschärfe von Null auf Projektion und Orientierung im Raum nach Glaskörpereinspritzung ohne erheblichen Reizzustand gehoben.

M. Ostwalt: Bezüglich der operativen Behandlung der Myopie muss bei jedem Verfahren zunächst entschieden werden, ob dasselbe auch sicher selbst nicht schädlich wirkt. In dieser Hinsicht hat jeder einzelne Fall Bedeutung. Ich verfüge persönlich über einen Fall von sehr ausgedehnter Netzhautablösung und starker Herabsetzung der S, den ich vor etwas mehr als 12 Jahren durch intraokuläre Galvanolyse mittelst Terson'scher Nadel behandelte und der nun schon seit 12 Jahren geheilt geblieben ist und fast volle Sehschärfe besitzt. (Ich habe die betreffende Patientin noch vor einigen Monaten wiedergesehen). Jedenfalls beweist ein solcher Fall, dass die Electrolyse ein Verfahren ist, das ohne Schädigung des Bulbus ausgeübt werden kann und gelegentlich entschieden günstig wirkt. Ich möchte also die Herren Kollegen auffordern, dieses Verfahren gelegentlich auszuüben.

Ausserdem möchte ich noch ein Wort bez. der Gläserkorrektion hochgradiger Myopie hinzufügen. Gerade solche Myopen, wenn sie anfangen, in der Nähe Gläser zu tragen, werden, wenn diese Gläser biconcav sind, in hohem Masse durch die Verzerrung der Bilder bei seitlichem Blick gestört. Die Verordnung der theoretisch und experimentell als bestberechneten periskopischen Gläser (s. meine Mittheilung auf dem Utrechter Internationalen Ophthalmologen-Congress und meine Arbeiten im *Archiv für Ophthalmologie*, 1898) wirkt hier ausserordentlich wohlthuend. Mancher Patient wird sich so leichter zur Annahme der Vollkorrektion entschliessen. Glücklicherweise sind die besten periskopischen Concavgläser gerade sehr wenig durchgebogen, daher wenig schwerer als biconcave.

Ich möchte bei dieser Gelegenheit hervorheben, dass die voriges Jahr von Tscherning empfohlenen *orthoskopischen* Gläser, die bekanntlich ungemein stark durchgebogen, daher ausserordentlich schwer sind, mit *Periskopie* nichts zu thun haben. Es sind das die Gläser, die bei unbeweglicher Augenstellung das beste Bild einer sehr grossen Fläche liefern. Das hat aber in der Praxis keine grosse Bedeutung, da die meisten Objekte, die wir zu sehen haben, ja nur einen ganz kleinen Sehwinkel umspannen.

M. E. Fränkel glaubt auch, wie Sattler, dass der Vorwurf der Netzhautablösung nach der Myopieoperation nicht so oft der Operation zur Last falle wie häufig angenommen werde und führt einen bezüglichen Fall an.

In Bezug auf die Behandlung der Netzhautablösung nach Deutschmann hält F. den Vorschlag von Axenfeld für sehr erwünscht. F. glaubt, dass Heilungen nach der Operation sicher vorgekommen sind, obwohl auch hier eine gewisse Reserve nötig sei, da, wie ein nachher mitgeteilter Fall zeigt, noch nach Jahren Spontanheilungen eintreten können. Andererseits glaubt F., wie auch einige der von den Verschiedenartigen Fälle beweise, dass die Operation direkt Schaden anrichten konnte.

F. erwähnt dann die Fälle von [illegible] in Folge Abreissens der [illegible], welche er prognostisch und therapeutisch für ungünstig hält.

In Bezug auf den schwarzen Fleck der Netzhautmitte (Fuchs) hat er in einigen Fällen frischer Art günstigen Einfluss von hohen und dauernd fortgesetzten Dosen von Jod in Verbindung mit subconjunctivalen Einspritzungen gesehen.

M. Sattler: Ich habe nur Kollegen Fuchs gegenüber zu bemerken, dass wir in Sachsen wenig Schwierigkeiten haben, bei entsprechender Darlegung der Sachlage die Leute dazu zu bringen, die Brille, namentlich bei Kindern, auch für die Nähe oder hauptsächlich für die Nähe tragen zu lassen. Die von Kollegen Ostwalt angeregte Frage des Tragens periskopischer Gläser halte ich für sehr wichtig. Nur sind bei uns diese Gläser noch recht teuer.

M. Uhthoff erwidert Herrn Dr Gama Pinto, dass die genauere Durchsicht des gedruckten Referates den [illegible] dürfte. Die Ruptur der Retina bedinge keineswegs die Unmöglichkeit der Anlegung. Unter Druckverband sei keineswegs ein stark comprimierender Verband verstanden, wie sich aus dem Text ergebe. Die sitzende Stellung solle nur eine Erleichterung für den Patienten bedeuten, welche erlaubt sei, wenn besonders die Amot. retinae buckelförmig nach unten liegt (vergl. Text). Die Anlegung der Retina [illegible] nicht direkt die Retina. Heilung der Amot. retinae sei natürlich gewöhnlich nur mit Aufhebung der Funktion der betreffenden Netzhautpartien möglich, trotzdem sei der Vorgang in therapeutischer Hinsicht wichtig.

Ueber Retinitis punctata albescens

Par M. Bolesł. Wicherkiewicz, Cracovie

Bekanntlich hat zuerst Mooren auf eine seltene Form von Netzhautveränderung aufmerksam gemacht, bei der neben vollständig klaren Augenmedien der Augenhintergrund mit Hunderten und abermals Hunderten von punktförmigen, mattweissen Fleckchen durchsetzt ist, die mit Cholestearinkrystallen hätten verglichen werden können, wenn sie glänzender gewesen wären. Die relativ dünnen Netzhautgefässe waren nirgends von den Punkten bedeckt, diese zeigten sich vielmehr als Einsprenkelungen zwischen den Ausbreitungen der Arterienverästelungen, in ziemlich gleichmässiger Verteilung. Papille war leicht grau verwischt, Retina nicht durchsichtig, aber matt, so dass an die Möglichkeit eines vorausgegangenen entzündlichen Prozesses gedacht werden musste.

Eine eingeschlagene Therapie bei dem 30 Jahre gesunden Herrn, bei dem erst seit einigen Jahren die Sehkraft abgenommen haben sollte, hat letztere von $^1/_{10}$ auf $^1/_5$ gehoben. Das Gesichtsfeld soll nicht eingeengt gewesen sein. Ueber den Farbensinn ist keine Notiz vorhanden.

Mooren hat sich nun mit Kuhnt, welcher eine Zeichnung vorlegte, über eine von ihm gemachte ähnliche Beobachtung, bei der jedoch die Zahl der punktförmigen Degenerationen kaum den dritten Teil betragen haben sollte, geeinigt, diese seltene Krankheitsform mit dem Namen *Renititis punctata albescens* zu belegen. Der von Mooren wohl zutreffend gewählte Name ist nun charakteristisch für eine bestimmte Gruppe von Netzhautveränderungen, zu denen wahrscheinlich der *Mooren'sche Fall gerade nicht zu rechnen sein* dürfte, aus Gründen die weiter unten angeführt werden sollen.

In einem von Gayet beschriebenen Falle handelte es sich um ein Geschwisterpaar. Der Bruder, ein junger Mann, hat Nachtblindheit von Kind auf, theilweise Farbenblindheit für rot und grün, Gesichtsfeld-Einschränkung, verminderte centrale Sehschärfe, gutes aber kein musikalisches Gehör. Die jüngere, etwa 13 j. Schwester, das 4te von 5 Geschwistern ist gleichfalls farbenblind und für musikalische Töne unempfindlich. Während beim Bruder sich nur jene weisse, aber fast wie bei ret. album. intensive, tiefer als die Gefässe liegende Flecken zeigten und in der Peripherie die Retina gräulich erschien, machten sich bei der Schwester Pigmentgruppierungen, wie sie eben bei ret. pig. vorkommen, bemerkbar.

Nettleship beschreibt 1887 zunächst vier Fälle

die mit teilweiser Nachtblindheit und «unusual ophthalmoscopic changes» gepaart sind. Ueber die Natur der Erscheinung im Unklaren stellt er sich von vornherein die Frage auf, ob es sich um eine Früherscheinung oder ungewöhnliche Form der Retinitis pigmentosa oder aber um eine seltene Form von chorioiditis syphilitica handelt. Die Veränderungen, die er in diesen Fällen festgestellt hat, bestanden

1.) in recht kleinen zerstreuten weissen Fleckchen, welche entweder in der Aderhaut oder zwischen Aderhaut und Netzhaut gelegen zu sein schienen, gewöhnlich von rundlicher oder auch länglicher Form waren. Sie sind frei von Pigment, wenn auch einige von ihnen einen leicht schwärzlichen Saum erscheinen lassen. Sie sind ungleich verteilt und die Spatien der gesunden Aderhaut sind weiter als die von den Flecken eingenommenen Teile, sie beschränken sich nur auf den Teil zwischen Aequator und macula lutea welche letztere jedoch in allen Fällen von ihnen frei geblieben ist.

2.) Gegen den Aequator und nach der Peripherie zu sind die krankhaften Erscheinungen zwar zahlreicher aber weniger ausgesprochen, und scheinen in Verlagerung oder unregelmässiger Verteilung des Pigmentes zu beruhen, ohne dass es jedoch zur Bildung der für ret. pigm. so charakteristischen Formen gekommen wäre. N. glaubt, dass die Form 2 eine weitere Phase der Form 1 sei.

Die Papille und die Gefässe seien in allen Fällen normal gewesen.

Alle vier Individuen versicherten, dass sie von jeher bei Zwielicht schlecht gesehen hätten und der Zustand habe sich nicht verschlechtert. Es handelt sich um zwei Schwesterpaare: im ersten Paare von 19 und 14 Jahren keine Allgemein-Krankheiten, keine hered. Syphilis, auch in der nicht blutsverwandten Familie keine ähnliche Augenaffektionen. Bei der älteren Schwester volle S. Hp. 3,5 D. und keine Gefäss Einschränkung bei guter Gasbeleuchtung, keine unter 2 beschriebene Veränderungen des Augengrundes, wohl aber zahlreiche zum Teil einem Ausrufungszeichen ähnliche weisse Stippchen. Bei der jüngeren Schwester sind jene Flecke zahlreicher und reichen fast an die Papille, auch finden sich in der Peripherie die unter 2 beschr. Veränderungen, von denen N. einige als *colloid nodules on the elastic lamina* bezeichnet. S. = fast 6/6 Hp. m. 2,5. Ein untersuchter jüngerer Bruder erwies sich als vollständig gesund. Von dem anderen Schwesterpaar hat die ältere, 18 Jahre, vorher schlecht bei Zwielicht gesehen, kommt wegen Schielens, ist wenig intelligent und taub, hat keine Anzeichen von her. Syphilis, ophthalmoscopisch sind sowohl Veränderungen 1. als auch 2., wenn auch von letzteren nur behauptet wird, dass in »the anterior parts there is much deposit of pigment, but it has not the reticulated pattern usual in retinitis pigmentosa«. Ja die Veränderungen sollen so unansehnlich sein, dass sie beim Ophthalmoscopiren im umgekehrten Bilde wahrscheinlich übersehen worden wären. Auch die jüngere 17 jährige Schwester zeigt die nämlichen Veränderungen. Ohne die geringsten Spuren von Pigmentablagerungen, weder am Rande noch auch auf der Fläche der spärlichen Flecke von rundlicher oder länglicher Form und weissem Aussehen. S. normal bei geringer Hp., doch sieht sie schlechter bei Zwielicht und künstlicher Beleuchtung. Auch ist sie wie ihre Schwester etwas taub.

Fast ein Jahr später führt N. in der Ophthalm. Society zu London noch einen fünften Fall vor,

der einen 21 jährigen kräftigen und gesunden Bauernburschen betraf, der gleichfalls von jeher bei der Dämmerung schlechter gesehen haben will, doch soll dies in der letzten Zeit zugenommen haben. Die Eltern waren »second cousins«. Von 10 Kindern sind 8 am Leben und darunter soll noch eine Schwester dieselben Erscheinungen haben, während alle übrigen über ihr Sehen keine Klagen führen. Auch die Eltern sehen gut. Die S. des Untersuchten erwies sich: RA. 6/6 leichter As., h. LA. nur 6/12. Farbensinn normal, das Gesichtsfeld ziemlich (bei gutem Tageslicht) stark concentrisch eingeengt, erscheint sehr stark eingeengt bei Gasbeleuchtung.

Es muss auffallen, dass *in keinem der angeführten Fälle der Lichtsinn einer genauen Prüfung unterzogen wurde.*

In der an die Anführung des letzten Falles sich anschliessenden Diskussion glaubte Silcock durch die N.'schen Fälle an das von Masselon als »choroïdite vitreuse« beschriebene Bild erinnert zu sein, worauf aber N. richtig bemerkte, dass letzteres ophth. Bild gerade die Maculargegend einnehme und zu keinen Funktionsstörungen Veranlassung gäbe und gewöhnlich sich auch nur auf ein Familienmitglied beschränke.

Nach N. bestehen die von ihm beschriebenen Erscheinungen wohl von Kindes auf, veranlassen Hemeralopie und Gesichtsfeldeinengungen, scheinen immer mindestens *zwei Mitglieder* einer Familie zu befallen *und sind nicht fortschreitend.*

Wenn Juler und Adam Frost ähnliche Fälle ophthalmoscopisch constatiert haben wollen, aber ohne Nachtblindheit und Gesichtsfeldeinschränkung, so bin ich geneigt anzunehmen, dass das Bild doch wohl nicht ganz dem geähnelt habe, was man seit Mooren als retinitis punctata zu bezeichnen pflegt.

John Griffith (a case of also called retinitis punctata albescens) beschreibt folg. Fall:

J. B., 48 Jahre alt, leidet seit seiner frühesten Jugend an Nachtblindheit und hat schon Cowper vor 30 Jahren consultiert, der ihm aber keine Hilfe geben zu können angab. Beiderseits S. = 6/60 starke Nachtblindheit, Gesichtsfeld für weisses Licht normal, auch für Farben bei guter Beleuchtung; die geringste Herabsetzung der Beleuchtung verursacht aber starke Gesichtsfeldeinschränkung für Farben. *Ophthalm.*: weiss-gelbliche Flecke die speziell in der Umgebung der Papille und der Macula lutea eine dichte Zone bilden, welche an die Tay'sche Choroiditis erinnert. Gefässe etwas verengt. Gr. hält diese Form für eine primäre Degeneration der Retina und Choroidea verwandt (ähnlich) mit der Pigmentdegeneration und keine Folge einer Entzündung. Entweder ist sie angeboren oder aber sie besteht von Kind auf. *Sie* unterscheidet sich von der Pigmentform durch folgende Merkmale:

a) durch Abwesenheit von Pigmentflecken und Anwesenheit von weissen Flecken.

b) durch normale Gesichtsfeldgrenzen.

Beide Formen haben gemeinschaftlich:

1. die Consanguinität
2. die Nachtblindheit, zuweilen auch
3. gelbes Aussehen der Papille und Enge der Retinalgefässe.

Bei der sich anschliessenden Diskussion erwähnt Treacher Collins, dass er vor einiger Zeit eine junge Dame mit ähnlichen Veränderungen gesehen habe. Hier bestand Nachtblindheit und starke Consanguinität. Die Eltern waren Geschwisterskinder und ebenso die Grosseltern. Die Dame hat acht Brüder und eine Schwester. Drei Brüder sind nachtblind.

Anderson Critchett und Henry Juler (*Trans. of ophth. Soc.*, Vol. VII, p. 184) berichten über

ein 24 jähriges Mädchen, keine erworb. oder congen. Syphilis.

Eltern und Geschwister gesund. Am linken Auge welches Spuren überstandener Keratitis punctata tragen soll, waren sehr starke Glaskörpertrübungen, welche die S. auf 6/24 herabsetzten. Das rechte Auge, dessen Medien klar sind und S. = 6/12, hat überaus zahlreiche weissliche kleine Flecken ohne jede Pigmentierung; am zahlreichsten in der Umgebung der Macula lutea. Gesichtsfeld normal, die Netzhautgefässe boten keine Veränderung dar.

Die Autoren meinen: «We believe this to be a choroidal affection due to the congenital absence of pigment.»

Der Lichtsinn scheint nicht geprüft worden zu sein. Ob in dem linken Auge, was ich vermute, ähnliche Veränderungen vorhanden waren, ist nicht erwähnt, wahrscheinlich konnte aber der Augenhintergrund nicht übersehen werden wegen starker Glaskörpertrübungen.

Wilsfeld (58) führt einen Fall von *Retinitis Punctata Albescens* an:

8 jähriges Mädchen, myopischer As. S. 5/5, Gesichtsfeld und Farbensinn normal, Lichtsinn herabgesetzt. Der Fundus zeigt beiderseits eine im Verhältnis zur blonden Haarfarbe der Patientin abnorm starke Pigmentierung, speziell in der Gegend um die Macula und die Papille, dann noch besonders in der Peripherie. Zwischen den Pigmentierungen sieht man unzählige feinste weisse Fleckchen, die bis in die nächste Nähe der Macula und Papille heranreichen. Etwa 5–6 Papillendurchmesser von der Papille entfernt, sind ringsum grössere weisse Punkte vorhanden, zum Teil scharf umschrieben, zum Teil mit unscharfen Rändern. Die Grösse variiert sehr; abgesehen von den kleinsten, eben sichtbaren Punkten, haben die grösseren einen 1–3 fachen Durchmesser eines Netzhautgefässes zweiter Ordnung; es wechseln Gruppen von grösseren mit Gruppen von kleineren ab, an anderen Stellen liegen kleine und grosse durcheinander. Oberhalb der Papille sieht man eine eigentümliche, den Chorioidalgefässen in der Form folgende Figur von weisslichen, verschlungenen Streifen, über welche Netzhautgefässe ziehen und durch welche noch schmale Blutsäulen von Chorioidalgefässen sichtbar werden. In der ganzen Umgebung, hauptsächlich nach oben, hat die Netzhaut links durch eine hier besonders massenhafte Anhäufung kleinster weisser Herdchen ein weissliches Aussehen bekommen. Rechts fehlt diese letztere Veränderung.

Der Fundus des 6 jährigen Bruders des Mädchens zeigt sehr starke Pigmentierung, die sich bei genauer Beobachtung als massenhaft kleinste Pigmentanhäufungen darstellen, zwischen denen, über den ganzen Hintergrund verbreitet, feinste gelbliche, kaum sichtbare Herdchen verteilt sind. In der Peripherie sind einzelne ausgefranste, fast Knochenkörperchen ähnliche Pigmentierungen zu bemerken.

Der von Fuchs im *Arch. f. Augenkrankheiten* beschriebene Fall entspricht ganz dem typischen Bilde. Er betrifft

einen einzigen in der Familie erkrankten 12 jährigen Sohn, dessen Eltern blutsverwandt (Neffe und Tante) waren. Seit dem 6. Lebensjahr nicht im Stande abends allein herumzugehen. Er hat normale centrale Sehschärfe, aber stark concentrisch eingeengtes Gesichtsfeld. An den Augen sonst alles gesund bis auf die kleinen weissen Fleckchen ohne Pigmentrand, stellenweise in Gruppen zu 2–3 zusammen — am dichtesten um die Papille und macula lutea, doch um diese ein Areal von zwei Papillendurchmessern frei lassend. In der Peripherie keine Fleckchen.

Ueber Farben und Lichtsinnprüfung wird nichts angegeben. Fuchs stellt am Schlusse seiner interessanten Arbeit über retinitis circinata, *Arch. f. Ophthalm.*, B. 39. 3., Betrachtungen über Formen von Retinalveränderungen in denen ähnliche Flecke beobachtet werden und eventl. zu Verwechselungen Veranlassung geben könnten. Zugleich gibt Fuchs selbst die charakteristischen Merkmale dieser Veränderungen an, die sie eben von der retinitis circinata wohl unterscheiden lassen. Zu diesen mit der retinitis circinata zuweilen in Form und Gruppierung und Farbe der Flecke zur Verwechslung Veranlassung gebenden Erkrankungen des Augenhintergrundes zählt Fuchs die retinitis albuminurica, diabetica, die in England zuerst von Hutchinson beobachtete nach seinem Assistenten Tays choroiditis, colloid disease of the choroid nach Treacher Collins, central senile guttate choroiditis nach Nettleship, infiltration vitreuse nach Masselon und als Drusen der Glas-Lamelle der Choroidea von Deutschen Autoren bezeichnete Choroidalveränderung und endlich auch die als retinitis punctata albescens von Mooren bezeichnete Netzhauterkrankung. Wenn auch die drei zuerst genannten Erkrankungen in gewisser Hinsicht auf die ich hier einzugehen keine Veranlassung finde, mit der retinitis circinata zu diagnostischen Irrtümern führen können, so dürfte der Fehler von einem der die retinitis punctata albescens gesehen oder deren Bild nach guten ophthalmologskopischen Zeichnungen und genauer Beschreibung sich eingeprägt hat, kaum begangen werden können. Und doch sind zweifelsohne aus den bisher als r. p. a. beschriebenen Fällen, wie das (l. c.) auch schon Fuchs richtig betonte, eine ganze Anzahl auszuscheiden, welcher Ansicht wir selbst was die Fälle von Landesberg, Csapodi, Yould, Groom, Juler, Adam Frost, betrifft Ausdruck geben möchten.

Liebrecht hat im Jahre 1895 einen weiteren Beitrag zu dieser seltenen Augenveränderung geliefert.

Es handelte sich um vier Geschwister, nicht blutsverwandt mit guten Augen versehener Eltern.

Drei von diesen Geschwistern hat Liebrecht im Alter von 40 bis 50 Jahren untersucht (zwei Männer und eine Frau), während er über die zweite Schwester von Prof. Alfred Graefe, welcher gerade sie und ihre beiden Brüder während ihrer Jugendzeit behandelte und ein ähnliches Leiden auch bei dieser Person nahe legte, ohne es jedoch constatiert zu haben, gehört hat. Vielmehr wurde in ihrem 23. Lebensjahre von ihm ebenso wie bei ihren Brüdern Chorioretinitis centralis festgestellt und durch Inunctionskur wesentlich gebessert.

Zur Zeit als Liebrecht die drei Fälle zu untersuchen Gelegenheit hatte, waren

Funktionen und objektiver Befund bei allen fast identisch, nur bei dem ältesten der Geschwister, einem Amtsgerichtsrat, war die Funktion am meisten geschädigt und daher diente dieser zu der der Publikation zu Grunde gelegten Befunde, aus dem wir Folgendes wichtigere herausnehmen.

Äusserlich sind die Augen normal, keine Trübung der Medien, S. = Finger in 4—5 M. ohne Glas wird in der Nähe nichts gelesen, mit 8 Sn. 1,5. Farbensinn und Gesichtsfeld normal (auf kleine Defekte des Gesichtsfeldes wurde nicht geprüft). *Ueber den Lichtsinn wird nichts erwähnt.* Die etwas blasse Färbung der Optici liegt innerhalb physiologischer Grenzen, Gefässe normal. Ueber einen grossen Teil des Augenhintergrundes kleine mattweisse Flecken, gerade sehr zahlreich um den opticus und die Macula, werden spärlicher nach der Peripherie, wo sie nur noch selten anzutreffen sind. Eine bestimmte Anordnung lässt sich nicht constatiren. Die Gefässe gehen über die Fleckchen hinweg und zeigen keine Niveaudifferenzen, sie sind meistens von 1—4 Gefässbreite. Es sind keine Pigmentveränderungen oder entzündliche Erscheinungen vorhanden. Nach der Anamnese soll schon im 16. Lebensjahre eine Verschlechterung der Sehschärfe sich bemerkbar gemacht haben, weswegen im 26. Jahre endlich Prof. Graefe in Halle zu Rate gezogen wurde. Nachtblindheit soll nicht constatiert worden sein. Doch teilte Patient Dr. Lichtrecht 5 Jahre nach der von ihm vorgenommenen Untersuchung mit, dass die Sehschärfe mit Eintritt der Dunkelheit viel schlechter werde. Ich übergehe den möglichen Zusammenhang dieser Erkrankungsform mit der von Graefe in zwei Fällen constatierten Chorioretinitis oder das Ineinandergehen beider Formen, weil aus Mangel genauer Notizen, die damals von Graefe gemacht worden waren, eine sichere Schlussfolgerung meiner Ansicht nach nicht mehr zulässig zu sein scheint.

Auch spricht die Mitteilung von Markus Gunn, so interessant sie in mancher Beziehung sein mag, durchaus nicht für Fälle von Retin. punctata albescens. Weder das ophthalmoskopische Bild noch die funktionellen Eigenschaften der bezüglichen Augen sind hinlänglich beschrieben, resp. angedeutet worden.

Am genauesten wird die 18 jährige Sarah S., welche ein gesundes Aussehen hat, beschrieben. Sie klagt über Kopfschmerzen, ist immer gesund gewesen, hat nur vor Jahren am Halse gelitten. Die Augen sehen normal aus, haben volle S., leichte Hp. *Ophthalm.* sieht man sehr kleine um die Papille gelagerte weissliche gelbe Flecke, hauptsächlich unten und nasalwärts in gleicher von einander liegenden Entfernung. Sie liegen alle *vor den grösseren Retinalgefässen* und haben halbfällig 1/5 der Breite der dicksten Gefässe. Aeussere Papillengrenze etwas verwaschen, die grossen Venen sind voll und leicht gewunden, keine Consanguinität, keine hereditäre Syphilis.

Auch *die Mutter der Patientin* und einige von den Geschwistern haben „weak eyes". Bei ihr ist S. = 20/30 Hp. 1,5 S. l. = 20/20 Hp. 2 und Cyl. Rechterseits sieht man oben und aussen an der Papille einige Fleckchen, während Fundus des linken Auges ganz normal sein soll. Nun wird der Zustand der Kinder dieser Person kurz angegeben, wobei sich folgendes ergiebt.

1. Tochter, 21 Jahre, in beiden Augen einige wenige, nicht deutliche Flecke, bei deren beiden Kindern, 3 und 6 Jahre, keine Veränderungen.

2.) Sohn, 25 jährig, nicht untersucht.

3.) Tochter, 24 jährig, trägt Brille und hat in beiden Augen ausgesprochenes »dotted appearances«.

4.) Sohn, 23 Jahre, nicht untersucht, ist im 17. Lebensjahre augenkrank gewesen.

5.) Fehlgeburt.

6.) Tochter, 21 Jahre, volle Sehschärfe, ist augenkrank gewesen. Ophth. in beiden Augen deutliche Flecke, namentlich über der Papille.

7.) Ist Sarah.

8.) Sohn, 13 Jahre, schwächlich. S. = normal, leichte Hp., beiderseites Flecke.

Gunn gibt noch nachträglich zu, dass er weitere Untersuchungen daraufhin angestellt und noch bei 4 anderen, weiblichen Individuen diese Flecke gefunden habe.

Es kann sich aber unserer Ansicht nach absolut nicht um die charakteristische Erkrankungsform gehandelt haben.

Auch die beiden von Lang beschriebenen Fälle (central choroiditis) dürfen diesen Fällen nicht eingereiht werden, wenn hier auch ähnliche Flecke gerade bei zwei Geschwistern und zwar weisse (kleine) Fleckchen am hinteren Augengrunde vorkommen. Es ist keine Rede von Nachtblindheit und bestehen zugleich starke Pigmentveränderungen im gelben Fleck. Solche Chorioidalveränderung habe ich bei mehreren Generationen derselben Familie gesehen. Sie sprechen wohl für den Einfluss der Consanguinität, haben aber mit der ret. punctata alb. absolut nichts gemeinsam.

Dr. Jould hat in der 65. Jahressitzung der Britischen med. Ges., 31. August 1897, über zwei Fälle berichtet, die zwar nicht ganz hierher gehören, die aber auch nicht ohne Wert für die uns interessierende Frage zu sein scheinen.

Es handelte sich um eine Dame von 25 Jahren die über Kopfschmerzen, Augenschmerzen und andere Erscheinungen klagte. Diese wurden in Beziehung zur Augenanstrengung gebracht. Die Untersuchung ergab fast normale S. nach Vorsetzen entsprechender Convex- und Cylindergläser; als jedoch bei einer zweiten Untersuchung der Gang der Kranken im dunklen Zimmer sehr mangelhaft ausfiel, wurde eine bedeutende Hemeralopie festgestellt und nun bei der zweiten genauen ophthal. Prüfung wurden auch in der Peripherie zahlreiche runde schwarze und braune Flecke vorgefunden. Eine daraufhin vorgenommene Familienuntersuchung hat bei einem Bruder und der Mutter der Kranken negatives Resultat ergeben, bei einer zweiten Schwester aber wurden gleichfalls in der Peripherie ähnliche, aber nicht so ausgesprochene runde Flecke vorgefunden. Ausgesprochener fand sich dies bei einem zweiten Bruder, aber es fanden sich an den Gefässen keine Flecke. Der Grossvater dieser Kranken litt an starker Hemeralopie. Der Verfasser nennt die Krankheit retinitis pigm. sine pigmento (*Annales d'oculistique*, t. CXVIII, p. 453 ref.).

Im Jahre 1883 berichtet Landesberg über drei von angeblichen weiteren Fällen von ret. punctata albescens, die jedoch sehr wenig mit der uns beschäftigenden Form gemein haben dürften. Vielmehr wird es sich um etwas atypisch verlaufende retinitis albuminurica, wenigstens in dem zweiten und dritten Falle gehandelt haben, während der erste wohl als neuro-retinitis atrophicans aufzufassen ist. Aus diesem Grunde, namentlich da sowohl das ophthalm. Bild als auch der klinische Verlauf durchaus in unserem Bilde divergent sind möchte ich diese Fälle ausschliessen.

Csapodi sah bei einem 25 jährigen Manne, dessen eine Auge phthisisch war, im äusseren Winkel des Fundus vom Papillarrande beginnend immer zahlreiche gegen den Aequator dichter werdende weisse Fleckchen. S. 6/12.

Näheres wird darüber im Nagels'schen Jahresberichte, aus dem ich den Fall, da mir das Original nicht zugänglich, citire, nicht angegeben, sodass auch dieser Fall nicht mit Bestimmtheit als retinitis punctata angesehen werden kann. Jedenfalls eignet er sich nicht zu einer statistischen, pathogenetischen Bearbeitung.

Dr. Osterroth hatte Gelegenheit einen 22 jährigen Bauern aus Anlass seiner Rekruteneinstellung mit Prof. Vossius zu untersuchen. Unter anderem wurde auch eine degenerative Veränderung der Retina festgestellt und heisst es wörtlich :

Das Spiegelbild des Augenhintergrundes erinnert durch die zahllosen weissen Punkte sehr an die von Wüstenfeld gegebene Abbildung der so seltenen Retin. punct. albescens, nur weicht es insofern ab, als die Pigmentierung des ganzen Augenhintergrundes hier weniger intensiv braun erscheint und die schwarzen Herde in der Peripherie im Bilde von Wüstenfeld fehlen. Diese Pigmentierung ist jedoch von anderen Beobachtern der ret. punct. albescens wie Nettleship, Liebrecht, Gayet beschrieben worden. Dass es sich um eine Degeneration handelt, dafür spricht ferner die an dem Auge konstatierte Einscheidung der Gefässe und das Vorhandensein markhaltiger Nervenfasern. Osterroth hat auch Hemeralopie, Gesichtsfeldeinschränkung, auch Consanguinität der Eltern constatiert (Grossvater mütterlicherseits und Grossmutter väterlicherseits waren Geschwister).

O. meint retinitis punctata und r. pigmentosa werden von der Mehrzahl der Beobachter in nahe Beziehung zu einander gebracht.

Es sei bemerkt, dass in diesem Falle die Sehschärfe beiderseits = $^{5}/_{20}$ Hp. 1.0 in der Nähe 8 schw. 0.75, das Gesichtsfeld hochgradig eingeengt, weiss 20-30 vom Fixirpunkt, Farbengrenzen 15. Für's linke Auge sind die Grenzen noch enger gezogen, Farbensinn und stereoskopisches Sehen erhalten. Der Lichtsinn $^{1}/_{6}$. Ich muss aber bemerken, dass nach der Zeichnung, die vielleicht nicht ganz getreu sein mag, die weissen Flecke nicht so zahlreich wie in meinen Fällen zu sein scheinen, während die periphere Pigmentverteilung ganz für eine typische ret. pigment. zu sprechen scheint.

Wenn man die verschiedenen zwar als ret. p. alb. beschriebenen aber doch nicht einheitlich beobachteten Fälle, welche dennoch einen diagnostischen Zweifel zulassen, ausschliesst, bleiben uns nur wenige klinisch und ophthalmoskopisch rein dastehende Fälle übrig.

Ich bin nun in der Lage einen neuen ganz typischen Fall, dessen Diagnose wohl über jedem Zweifel steht, hinzuzufügen.

Am 17. 4. 1901 meldete sich in meiner Klinik während meiner Abwesenheit der 20 jährige Salomon Gr. aus Zywiec in Galizien um zu erfahren, ob es für ihn noch eine Hilfe in Bezug auf seinen Augenzustand gäbe. Er will niemals krank gewesen sein, nur Schmerzen in den Füssen seien oft aufgetreten. Was ihn bekümmere, das seien die Erscheinungen der Nachtblindheit, die ihm von frühester Jugend zu schaffen machte. Von fünf Geschwistern leide noch ein Bruder und eine Schwester an demselben Uebel. Sein mütterlicher Grossvater ist Vetter seines Vaters. Die Untersuchung des Patienten ergab folgendes:

Die Pupillen reagieren gut und erweitern sich auf Homatropin regelmässig. Die Augen sehen äusserlich normal aus. Lichtsinn mit dem Förster'schen Photometer gemessen, ergiebt für das rechte Auge L = 1/100, für das linke sogar nur 1/225. Die Sehschärfe ist bei guter Beleuchtung eine ausgezeichnete. Rechtes Auge $^6/_5$ und $^6/_4$, Hp. 0.5 Sn. 0.5 von 5-60 cm. Linkes Auge beiläufig dasselbe. Das Gesichtsfeld vielleicht ein wenig temporalwärts eingeengt.

Ophthalmoskopisch wurde zunächst nichts Abnormes, abgesehen von einem etwas gelblich weissen Aussehen des Augenhintergrundes wahrgenommen, sodass die Herren die den Fall zuerst zu Gesicht bekamen es mit einer retinitis pigmentosa sine pigmento zu tun zu haben glaubten. Als ich nun persönlich den Fall untersuchte, bekam ich den Eindruck der mir nur aus der Beschreibung bekannten retinitis punctata, die denn auch als solche nach genauer Besichtigung erkannt werden musste.

Wir haben wiederholt untersucht und folgendes dabei konstatirt: Augenmedien klar, leichte Myopie. Papillen beiderseits von normalem Aussehen. Wenn man nun im aufrechten Auge den Augenhintergrund untersuchte, musste eine Unmenge kleiner höchstens mohnkorngrosser, gelblich weisser Fleckchen, welche von der Papille und der mac. lutea an, diese frei lassend, immer zahlreicher werdend, bis an die Peripherie, jedenfalls bis an die ora serrata reichten, auffallen. Während diese Flecke genau zwischen den Verästelungen der Gefässe zerstreut waren, nirgends diese zu bedecken schienen, wenn nicht an einzelnen peripher gelegenen Stellen, hatten die Flecke hier mehr eine ovale Form mit der längeren Axe meridional gelegen und confluiren stellenweise. Auch schien es, dass gerade hier feine Endverzweigungen der Gefässe zwischen diesen recht zahlreichen Flecken verschwanden. Man sieht nirgends die geringste Spur einer Pigmentanhäufung und ist die Farbe des Augenhintergrundes nur wenig rötlich. Die Retinalgefässe sind dagegen von normalem Caliber und normaler Füllung. Leider ist es mir nicht gelungen die beiden gleichfalls angeblich nachtblinden Geschwister zu untersuchen. Vielleicht werde ich dies später noch ergänzen können, da die Betreffenden neuerdings zur Untersuchung eingeladen worden sind.

Ueberblicken wir nun sämtliche als zweifellos diagnostisch dastehenden Fälle der retinitis punctata albescens, so müssen wir uns sagen, dass diese Erkrankungsform im Ganzen wenig gesehen und vielleicht noch seltener erkannt worden ist.

Dass die Erscheinungen beim Ophthalmoscopieren leicht übersehen werden können, was auch Nettleship annimmt, dafür spricht der Umstand, dass auch in meinem Falle zunächst die untersuchenden Assistenzärzte von retinitis pigmentosa sine pigmento berichten zu müssen glaubten.

Die diagnostische Schwierigkeit mag vielleicht nicht allein in den bei flüchtiger Untersuchung leicht entgehenden Veränderungen des Augenhintergrundes, als auch darin liegen, dass gewisse Uebergangsformen vorkommen mögen.

Die retinitis punctata albescens als solche ist eben ja ganz genau charakterisiert. Der ganze Augenhintergrund erscheint besäht mit ganz kleinen grau weissen rundlichen oder leicht ovalen, nach Hundert zählenden Fleckchen, die keinen Pigmentrand besitzen und selten confluieren. Die Krankheit betrifft jüngere Individuen blutsverwandter Eltern, erstreckt sich über mehrere Familienmitglieder. Es findet sich Herabsetzung centraler Sehschärfe, Gesichtsfeldeinschränkung, Hemeralopie. Wenn man die Symptome der retinitis pigmentosa und die der retinitis punctata albescens vergleicht, so kann man kaum dem Versuche widerstehen beide Erkrankungen als in ætiologischer und klinischer Hinsicht verwandte Formen anzusehen.

Ob die retinitis punctata albescens identisch mit der paradoxal sg. retinitis pigmentosa sine pigmento ist, wage ich nicht zu entscheiden. Nicht selten habe ich allerdings bei bestehender Hemeralopie, herabgesetzter centraler Sehschärfe, Gesichtsfeldeinschränkung und sonstigen für eine retinitis pigmentosa hereditaria sprechenden Momenten keine charakteristischen sternförmigen Pigmentfiguren, wohl aber eine teilweise Entfärbung der Netzhaut gefunden. Es bestand eben nur Netzhautatrophie mit Entfärbung des Netzhautepithels nach dem ophthalmoskopischen Befunde.

Dass die primäre Entartung der Netzhaut tatsächlich in verschiedener Form auftreten kann, dafür scheinen die Meinungsverschiedenheiten über die Bezeichnung der einzelnen Formen zu sprechen. Groenouw bespricht die erblichen Netzhautleiden (p. 440) und meint von der retinitis pigmentosa wohl ganz recht, das Pigmentepithel der Netzhaut sei teilweise entfärbt, man finde daher feine hellere und dunklere Flecke im Augenhintergrunde und setzt hinzu, manchmal fehlen die sternförmigen Pigmentflecke und es bestehen nur Netzhautatrophie und Veränderungen des Pigmentepithels, *retinitis pigmentosa sine pigmento*.

Dass die retinitis punctata albescens als eine besondere Abart von retinitis pigmentosa ererbt werden kann, dafür scheint die höchst interessante Beobachtung Groenouws, p. 447, l. c., zu sprechen.

Ueber direkte Vererbung von retinitis pigmentosa konnte ich selbst folgende Beobachtungen machen. Der jetzt 37 jährige Vater leidet an typischer Pigmententartung der Netzhaut auf beiden Augen mit retinitischer Sehnervenatrophie, die Sehschärfe ist bis auf Fingerzählen in 1 m. Abstand herabgesetzt. Der Kranke war stets hemeralopisch, hat aber bis zu seinem 32. Lebensjahre bei heller Beleuchtung gut gesehen und erst seitdem eine zunehmende Verminderung seiner Sehschärfe bemerkt. Von seinen Eltern weiss der Patient nichts zu sagen. Seine Frau ist nicht mit ihm blutsverwandt. Dieses Ehepaar hat 3 Kinder. Das älteste, eine Tochter von 9 Jahren, zeigt auf beiden Augen bei schwacher Myopie (rechts — 1,0 D, links — 3,0 D) eine Sehschärfe von $^{2}/_{3}$. Die Sehnervenpapillen sind normal, dagegen ist der ganze Augengrund geradezu übersät mit kleinen weissen Flecken, welche, wie man im aufrechten Bilde sehr deutlich erkennt, hinter den Netzhautgefässen liegen, im Allgemeinen rundlich, doch unregelmässig begrenzt sind und auf Veränderungen im Pigmentepithel der Netzhaut beruhen, es besteht Hemeralopie. Das Gesichtsfeld für Weiss reicht für das rechte Auge nur bis zum 30.—50., für das linke bis etwa zum 20. Parallelkreise. Für Farben besteht eine entsprechende Einengung, und zwar werden Blau und Rot in einem fast genau gleichgrossen Bezirk erkannt, während das Farbenfeld für Grün etwas kleiner ist. Das zweite Kind des erwähnten Vaters, ein Knabe von sieben Jahren, hat gesunde Augen. Das dritte Kind, ein 5 jähriges Mädchen, zeigt ausgesprochenen Albinismus des Augengrundes, schwarze Herde sind nicht vorhanden, vielleicht einige kleine weisse Herde. Das Kind, welches sehr unruhig und daher schwer zu untersuchen ist, soll sehr schlecht sehen, besonders im Dunklen, ist also wahrscheinlich hemeralopisch. Ein stärkerer Grad von Kurzsichtigkeit besteht nicht, ebensowenig eine Erkrankung in der Gegend der macula lutea.

Es scheint auch die als atrophia gyrata choroideae et retinae von Fuchs bezeichnete Erkrankungsform und die wohl früher unter dem Namen neuroretinitis atrophicans öfter beobachtet, aber nicht so genau präcisirt gewesen sein mag, zu den unter gleichen Umständen wie die beiden anderen (retinitis pigmentosa und punctata albescens) etiologisch entstehenden anzugehören.

Bekanntlich sind es vorwiegend um die Papille runde scharf umschriebene helle Flecke, welche entweder verschmelzen oder durch schmale Streifen normalen Hintergrundes getrennt bleiben. Man sieht durch die atrophischen Netzhautstellen Aderhautgefässe und Pigmentflecke.

Die atrophische Zone reicht bis an den Aequator, andererseits aber schiebt sie sich gegen die Papille vor, ohne sie jedoch zu erreichen. Das Leiden betrifft Kinder aus blutsverwandter Ehe, ist mit Hemeralopie verbunden und ist mit sternförmiger Corticalkataract am hinteren Linsenpol gepaart.

Kann man auch nicht gewisse Zweifel unterdrücken was die Verwandtschaft verschiedener Formen der Netzhautveränderungen betrifft, so betrifft dies noch weniger die Frage ob das Uebel fortschreitet, eventl. einer Behandlung zugängig ist.

Während nun N. ausdrücklich betont, dass in allen seinen Fällen sowohl die Gefässe als auch die Papille und die von den Fleckchen freien Stellen des Augenhintergrundes normal erschienen und die Sehschärfe stets unverändert geblieben — und Prof. N. war so liebenswürdig mir am 11. Sept. 1901 gelegentlich meiner eingeleiteten Correspondenz zu schreiben:

Case I. Miss W. F. I saw again this year, her sight is the same, the night blindness not worse and the ophth. changes are probably the same. I mean that one cannot be sure that there are more spots now than in 1883, though at the periphery there are now some of the appearances described as p. 6, p. 302. These appearances may have been there, but unobserved by me in 1886 —

lag doch der Fall Mooren anders. Hier war die Papille leicht grau verwischt, retina schwach durchsichtig, so dass an die Möglichkeit eines vorangegangenen entzündlichen Prozesses gedacht werden konnte. Auch hat eine eingeschlagene Therapie eine Besserung der centralen Sehschärfe herbeigeführt.

Nehmen wir aber an, dass Mooren, der wohl der erste war welcher eine genaue Beschreibung der Krankheitsform gegeben und sie ganz entsprechend bezeichnet hat, keinem diagnostischen Irrtum verfallen war, so ist die Möglichkeit doch naheliegend, *dass entzündliche Erscheinungen auf einer Netzhaut sich entwickelt haben, welche bereits die stigmata der Affection, welche Mooren zu der Beschreibung Anlass gegeben hat, getragen hat.*

Consanguinität

Sowie die retinitis pigmentosa erwiesenerweise verschiedene Generationen, bald männliche Glieder derselben Familie, bald weibliche oder beide ergreift, so ist es auch der Fall mit der ret punctata albescens und wie wir an unseren Beispielen gesehen, spielt die Consanguinität wohl ein wichtiges etiologisches Moment. In meinem Falle war die nahe Verwandtschaft des mütterlichen Grossvaters und Vaters des Kranken festgestellt worden.

In dem Osterroht'schen waren der Grossvater mütterlicherseits, und die Grossmutter väterlicherseits Geschwister.

Im Nettleship'schen ersten Schwesterpaare konnte keine solche festgestellt werden. Ueber das zweite Schwester-Paar, welches von 8 Kindern die einzigen überlebenden waren, ist in dieser Hinsicht nichts angegeben worden.

Was den fünften Fall anbelangt, so waren die Eltern Geschwisterskinder.

Von Griffith und Treacher Collins werden Consanguinität angeführt. Das Gayet'sche Geschwisterpaar entstammt Eltern, welche Geschwisterskinder waren.

Sitz der Erkrankung

Gayet nimmt an, dass die weissen Fleckchen zwischen den Maschen der Choriocapillaris gelegen seien und einer eigentümlichen Veränderung der Pigmentzellen ihre Entstehung verdanken. Auch glaubt er, dass die Affection eine Abart der Pigmentosa bilde. Die weissen Flecke seien Defekte im Pigmentepithel, welche durch frühzeitiges Verschwinden des Pigments sich gebildet haben sollten.

Wüstefeld meint, der Sitz der feinsten Herdchen sei in dem von ihm beschriebenen Falle vielleicht in die Schicht der grossen Gefässe der Choroidea zu verlegen, da sie sich zwischen den Pigmentierungen und direkt über den Choroidalgefässen befanden.

Fuchs beschreibt die Lage der Flecke als in Reihen angeordnet, welche der Richtung der Fasern der innersten Netzhautschicht entsprechen.

Liebrecht meint die Punkte lägen in den äussersten Lagen der Netzhaut zwischen Gefäss- und Pigmentschicht, welche beide von den Veränderungen in keiner Weise in Mitleidenschaft gezogen werden. Da man jedoch über richtige diagnostische Deutung der Liebrecht'schen Fälle im Zweifel sein kann, so wird seine Bezeichnung zur Lösung der Lokalisationsfrage kaum beitragen können.

Griffith glaubt, es handle sich um primäre Degeneration der retina und choroidea, aber über die Lage der Schicht wird nichts angeführt.

Nach dem Bilde meines Falles zu urteilen, würde ich mit Fuchs annehmen, dass es ich um die innerste Faserschicht handle.

Ein grösseres genau gesichtetes klinisches Material dürfte es ermöglichen unseren Vermutungen eine etwas bestimmtere Form zu geben, während einzig und allein eine gelegentliche, von guter zielbewusster Hand geleitete Autopsie in dieser Beziehung sicheren Aufschluss verschaffen kann. Bis jetzt ist allerdings meines Wissens kein einziger Fall anatomisch untersucht worden. Was Wedl und Bock in dem von ihnen untersuchten Auge als retinitis punctata albescens ansprechen, weil es in den äusseren Schichten der Netzhaut kugelförmige disseminirte Hohlräume gegeben habe, kann doch unmöglich unserem ophthalmoskopischen Bilde der Retinitis punctata entsprechen. Somit sind wir noch auf das Zuwarten angewiesen.

Schlüsse

Zum Schlusse möchte ich noch auf Grund der klinisch sicher festgestellten Fälle, die ich aus der Literatur gesammelt, folgende Sätze aufstellen:

1) Die retinitis punctata albescens ist eine genau klinisch und ophthalmoskopisch definirbare Affection.

2) Die Sehschärfe finden wir meist normal, auch normales Gesichtsfeld, dagegen besteht Nachtblindheit, so dass bei herabgesetztem Lichte die centrale S. sinkt und die Gesichtsfeldgrenzen für farbige Objekte stark eingeengt erscheinen.

3) Ophthalmoskopisch sind sehr zahlreiche kleine hinter den Retinalgefässen gelegene Fleckchen erkennbar, welche die macula lutea frei lassen und die ora serrata nicht überschreiten. Die Centralgefässe oft nicht verändert, keine Glaskörpertrübungen, kein hinterer Kapselstar.

4) Ätiologisch dunkel wahrscheinlich ist die stets nachgewiesene Consanguinität zu beschuldigen, während Syphilis, sowohl hereditäre als auch acquirirte, auszuschliessen sind.

5) Die ret. punctata kann gepaart mit anderen inneren Augenaffectionen vorkommen und dann übersehen werden, andererseits werden Formen von Retinal-Affectionen, welche mit dieser nichts gemein haben, mit ihr verwechselt, daher Vorsicht und genaue Prüfung geboten.

6) Sie ist wahrscheinlich eine verwandte Form der ret. pigmentosa, während die ret. pigm. sine pigmento, wenn sie vorkommen sollte, doch nur als eine Vorstufe der ret. punctata alb. aufzufassen sein dürfte.

7) Die ret. p. a. ist der Behandlung kaum zugänglig, wenn auch hierüber noch nichts bestimmtes ausgesagt werden kann.

Literatur z. retinitis punctata albescens

O. Bull, Perimetrie 1895.

Czapodi, Klinikai koslemenyek, Szamiszal 3. p. 52.

Dor, Arch. d'ophthalm. t. 3. p. 481.

Fuchs, Arch. f. Augenheilk. B. 32, p. 111. Verwandte Krankheiten. Ueber zwei Fälle der retinitis pigmentosa.

Fuchs, Archiv f. O. 1893, B. XXXIX 3, p. 278.

Gayet, Archives d'ophthalm. 1883, p. 387.

Dor, ibidem, p. 481.

Griffith, Ophth. Soc. of the U. K. Review 1897, p. 162. Trans. Ophthalm. vol. XVII, p. 51.

Groenouw, Beziehungen der Allg.-Leiden zu Ver., Gräfe-Saemisch, zweite Auflage, p. 447.

Gunn, Transactions, V. III, p. 110.

Jould, ref. nach den Annales d'oculistique, t. 118, p. 133.

Landesberg, Zur Retinitis punctata albescens. Centralblatt f. pr. Augenkunde, 7. Jahrgang, Sept.

Lang, Transactions, V. p. 140 und 141.

Liebrecht, Kl. Monatsbl. 1895, p. 159.

Mooren, Fünf Lustren ophthalmologischer Wirksamkeit, Wiesbaden 1882, p. 216.

Nettleship, Transactions, etc. VIII, p. 163. and Ophth. Review 1887, p. 181. Transactions of the society, Vol. VII, p. 301.

Osterroht, Hochgradige Hypermetropie bei angeb. Mikrophth. etc. Beiträge zur Augenheilkunde, Heft 60.

Wedl und Bock, Atlas der pathol. Anatomie des Auges, Wien 1886, Tafel XII, fig. 69, text p. 214.

Wadsfeld, Zeitschrift für Augenkunde, Bd. V, 2, p. 110.

The punctate forms of retinitis

Par M. H. GRADLE, Chicago.

Retinitis punctata albescens is apparently a rare disease, if we limit this term to the type described by Mooren in 1882. But the occurrence of white dots or minute multiple foci in the retina is quite common according to my experience. These lesions have evidently a different significance in different cases, according to whether they are transient or permanent, onesided or bilateral, few or many in number and uncomplicated or coexistent, with other fundus changes.

The clinical course hence varies accordingly. Scant reference is to be found on this subject in literature especially in text books. A number of cases of various types were reported within the first few years after Mooren, while but little has been written lately. The fullest summary is given by Frost in his *Fundus Oculi* 1896, p. 199. Frost describes and attempts to classify seven varieties of punctate retinal lesions or anomalies. As it does not seem possible to me to distinguish between these different forms as definitely as Frost does, and as they seem to be transition forms, I shall classify the lesions differently.

1) Minute brilliant white points, isolated or rarely multiple; are occasionally seen in the normal fundus. They are probably due to reflections and have no significance.

2) White or whitish dull dots, isolated but often several in number; are not rarely seen in the fundus, especially of children. I have seen them relatively often in neurotic children, complaining of asthenopia and presenting irregularities of the retinal pigment epithelium.

In such instances the fundus appears as if sprinkled with a very fine black and white powder, resulting in a finely granular appearance, particularly on the nasal and inferior area. Within this granular looking area, but sometimes too in the more central parts of the fundus, well defined white dots are not uncommon. The dots as such never seemed to have any clinical significance.

3) Gunn's dots. According to M. Gunn (*Transactions Ophth. Soc. U. K.*, vol. III) they may be found in some otherwise normal eyes, a sprinkling of minute dull white or yellowish dots around the disk, especially on the nasal and inferior side. He found this anomaly in seven members of one family, always bilateral. I have records of three such instances and can recall a few more found in refractive examinations. The dots seemed to me larger than Gunn's description of one fifth the diameter of a large retinal artery. The dots cannot be recognized unless the pupil is quite large. They were always seen in both eyes but not in equal number, 2 to 5 in one eye, 6 to 10 in the other. In none of these cases but one could I attribute any importance, but with this one exception the patients were not observed for any length of time.

Case I. A young man with asthenopia had but V = [illegible] in the left eye containing the more numerous dots, although cylinder — 0.5 axis 170 gave him nearly perfect sight (R. E. had V = [illegible] and with cyl. — 0.5 axis 20 V = [illegible]). Half a year later the dots were unchanged and he still had the same poor sight when not corrected. He was however comfortable when wearing his glasses. But fourteen years later the uncorrected sight of the left eye had risen to [illegible] and the dots could no longer be seen.

4) There seems to be a gradual transition between the forms thus far described with few dots (from 2 or 3 to a dozen) and apparently no symptoms to cases with from one to several dozen dots and with slight disturbances. The acuity of sight is not always reduced though it may be moderately especially in the eye showing the more numerous dots. The visual field was always normal and no scotoma was observed. There may be temporary asthenopic annoyance or photophobia. The dots were always found in both eyes but not to the same extent. As far as cases could be traced the dots disappeared in the course of months. The recovery can probably be hastened by the free use of iodide (strongly suggested by Case IV).

Case II. (Unpublished communication by Dr. Wescott). Man, 38 years old, photophobia and headache. V. = [illegible] in either eye. Numerous bright yellowish white specks in and about the macula in both eyes and slight retinal haze. Treatment: rest of eyes. Recovery in two months; the specks unchanged, but the retinal haze gone. About one month later Dr. W. kindly sent me the patient. The specks seemed to me much less numerous and distinct than they had been formerly according to Dr. Wescott's description.

Case III. Private communication by Dr. Faith. Girl, 15 years of age. Head ache and blurred sight. V. which had formerly been [illegible] reduced to [illegible] in R. E. and [illegible] in L. E. Edges of disk blurred and vessels tortuous. Numerous small bright specks surrounding the disks. Moderate anemia. Treatment: iron and arsenic. In two months vision rose to [illegible] and the fundus anomalies disappeared except the dots. The blood count become normal. A year later no anomaly was found except a very few faint dots below the disk in the R. E.

Case IV. Personal Obs. Mr L., 33 years old. Good health. Recurrent inflammation of left frontal sinus. Incidentally he mentioned that he did not see as well with his right eye as with his left since possibly two years. R. E. V. = [illegible]. Field normal. No scotoma. L. E. V. = [illegible]. In R. E. fine whitish dots scattered all over central part of fundus, about ten in the macular area. In L. E. about six similar dots near the temporal side of disk. No other lesion. Under iodide in large doses the sight of R. E. rose to [illegible] within two weeks. After six weeks there were apparently fewer spots in the macular area of R. E. Six months later sight of R. E. normal. At that time as well as some 16 months subsequently no dots could be found.

Case V. Personal Obs. Mrs D., 60 years old, in good health but nervous. Of late eyes get tired and water when used with + 2.25. V. in either eye [illegible], but with Cyl. + 0.5 = [illegible].

Fundus normal except for the presence of about a dozen round or slightly oval white spots above and on the temple side of the disk. Macula not involved.

Glasses changed to — 2.75 with Cyl — 0.5. Patient did not return being probably quite comfortable.

Case VI. Pers. Obs. Mr Z., 53 years old. Called on account of recurrent iridocyclitis of the R. E. injured during his youth. He did not complain of his L. E., but the sight of the latter was only [illegible] with Cyl. — 0.5 and could not be improved by any other glass.

Scattered throughout the center of the fundus and to a less extent on the nasal side of the disk was a series of white specks varying in size from a mere point to a dot three times as large as a large retinal artery. Not seen again.

Case VII. Pers. Obs. Mrs S., 65 years old. In good health. Complains since weeks, of a dazzling on the right side of R. E. and thinks her sight has failed gradually. Incipient cataract in both eyes slightly more advanced in the right, but still permitting a good view of the fundus. In each eye a group of 15 to 20 white dots, some round, some irregular with poorly defined outline, lying behind the plane of the retinal vessels and varying in size from a point to a speck three times as broad as a retinal artery. These spots were irregularly scattered over a central area of about three papillary diameters.

Vision of either eye [illegible], not improved by glasses and perhaps not quite as good as one would expect from the distinctness with which the fundus could be seen. Field normal and no scotoma. No change in the course of several weeks.

Case VIII. Private communication to Dr Holz. Man of 28 years. Since youth asthenopia and headache in spite of glasses — 1 Cyl. + 0.5 axis 90°. The annoyances have increased since six months and he has become sensitive to light. V. = [illegible]. Macular region very red. At the temporal margin of the disk the choroidal pigment is uneven. From above the disk outward and downward towards the macula clusters of minute points. Under rest, atropin, pilocarpin internally the hyperaemia of the fundus disappeared gradually and the dots diminished in number. Six months later no white points to be seen and the fundus appeared irregularly mottled as is often seen after choroiditis.

The comment of Dr. Holz that the choroid was involved in the disease is borne out by a second observation of his in which vitreous opacities were observed.

Case IX. Holz. Miss B., 18 years. Normal eyes until in Feb. sparks of light before the R. E. for some days and after that black spots before the same eye. On Nov. 8th V. of R. E. [illegible] with [illegible] 0.5 [illegible]; in anterior vitreous several fine black threads floating; nasal half of fundus dotted with numerous pin point like white spots. Rest, atropin. Nov 25th only a few fine dust like opacities in vitreous and in the fundus only a few spots.

The view that the minute white infiltrates are really situated in the choroid seems to be taken too by Critchett and Juler (*Trans. O. S. U. K.*, Vol. 4, p. 161). They describe as syphilitic choroiditis a fundus dotted all over with white dots without other lesion. The dots diminished under specific treatment. Their plate shows dots more distinct and more uniformly diffused than is ordinarily the case in Retinitis Punctata. In those instances in which there are no lesions except the white punctiform infiltrates it is not possible to determine whether they are situated in the retina or in the anterior lager of the choroid. But whenever any complicating lesions are present, they are those characteristic of retinal disease. That the choroid may participate however in the disease in some instances is rendered likely by the observations of Hotz and one by Landesberg (*Centralblatt f. A.* 1883, p. 261). His patient showed after recovery numerous fine brown specks in the central area of the fundus, although here too the localisation in the retina was shown in the first place by distinct spots of exudate in the retina itself. The following observation of mine also speaks in favor of a possible involvement of the choroid, but probably a secondary extension.

Case X. Mr B., 72 years. Fair health. Sight had been failing a trifle. Since one week a dark spot in front of right eye. R. E. V. = fingers at 2 feet. Sight clearer peripheral to the scotoma. Field normal. Media clear.

Numerous small spots whitish yellow with sharp edge on the nasal and temporal side of the disk but not at the periphery. The whole center of the retina is grayish cloudy.

L. E. V. = [illegible]. Edge of disk not well defined. The same spots not quite so numerous similarly distributed; the macular region granular in appearance. Kidney disease made evident by much albumen, hyalin and a few granular casts.

In spite of the free use of iodide and hygienic measures the sight of the R. E. failed almost completely in the next five weeks, with a development of a diffuse vitreous opacity. In the L. E. new minute specks continued to form but without change in the vitreous or further damage to sight.

The view suggested by the last case that the clinical picture of Retinitis Punctata may be brought on by kidney disease is supported by another observation of mine.

Case XI. Mr J., 65 years. Since 10 years a few spells of epilepsy. Since several years kidney disease. Four years ago severe headaches were relieved by Cyl. + 0.5 (axis R. E. 135, L. E. 180). With these glasses he had normal vision in both eyes. Two years ago some headache returned and the corrected sight of the R. E. was only found = [illegible]. Three months ago he noticed further failure of sight in the R. E. Examination through the normal pupil detected no lesion at that time. At present R. E. V. corrected = [illegible]. On dilating the pupil about 3 dozen partly white, partly yellow round dots were found in the macular region. The macular arteriole is tortuous and shows an unusually bright reflection line. On the L. E. with normal sight there were similar but less numerous spots in the macular region. Arterio sclerosis. Kidney disease shown by albumen, hyalin and granular casts and renal epithelium.

5) In the cases thus far presented the white dots were either the only lesion or at least the predominating one. There occurs

however another group of cases in which the dots no matter how numerous or striking are not the principal lesion. In some there are retinal exudates and hemorrhages (cases by Hirschberg, *Centralblatt f. A.*, 1882, pag. 330; Landesberg, *C. f. A.*, 1883, p. 261; Barnett, *Arch. of Ophth.*, vol. 22, 1882, p. 22; M. Standish (*Ophth. Review*, Sept. 1893). The patient of Standish showed especially well the evolution of the disease viz: gradual failure of V. to [illegible], diffuse haze of the retina, becoming complicated by retinal exudate, and infiltration around the disk with tortuosity of vessels whereupon a few retinal dots began to appear. On the course of a weeks treatment all lesions disappeared except the dots, which continued to increase while sight became normal. Probably more important however than the lesions in the retina is disease of the optic nerve. This must be inferred in the instances presenting a well marked central scotoma not accounted for by a correspondingly localized retinal exudate (compare case X as well as those published by Hirschberg, Landesberg, Barnet and Standish). In most instances it is probably a retrobulbar neuritis. Visible disease of the intraocular end of the nerve (blurring of the margin of the disk) was shown by Faith's patient (case III), but even more strikingly by another observation kindly given me by Dr. Faith.

Case XII (Faith). Boy of 15 years. Since two weeks headache and failure of sight. V [illegible]. Pronounced optic neuritis without hemorrhage. Slight fever. Urine normal. Under treatment (sweats, iodide of mercury) sight improved and a central scotoma became demonstrable. After 2 months V = [illegible]. As the neuritis disappeared numerous white yellowish pinpoint dots appeared around the disks verging towards the macula. In the course of a year they had almost disappeared with ultimate normal sight.

As Frost points out, dull white dots occur occasionally in the retina near the disk in the course of a neuritis, an observation I have been able to confirm a few times. But dots in sufficient number to lead to the diagnosis Retinitis punctata are evidently formed only in some special forms of neuritis as in the preceding case. Disease of the optic nerve is indicated however by later atrophy in cases which do not end in complete recovery. Thus in Mooren's original case (*Fünf Lustren Ophthalm. Wirk.*, 1882, p. 46) characterized by hundreds of white dots the disks were slightly gray (and the retina a trifle turbid). Sight reduced to [illegible] was raised by 6 weeks treatment to $^1/_5$. The condition did not change during the next ten years. One of Landesberg's cases too had become blind in one eye with optic atrophy while the other subsequently recovered of its Retinitis Punctata under treatment.

If we take the view that the essential lesion in this form of the disease is originally in the optic nerve, the following obscure case would belong to the same category, although instead of numerous fine dots it showed, only a few larger spots in the retina.

Case XIII. (Pers.) Mrs W., 63 years; good health, no evidence of syphilis. Since 5 years dark spot in R. E. with increasing failure of sight and lately also some dimness of left eye. R. E. pupil mobile but slightly larger than in the left. Disk moderately atrophic in temporal half with a shallow sloping excavation next to the temporal margin only. No indications of glaucoma. S. normal. Three whitish yellow foci a trifle wider than a large retinal artery between disk and macula and a cluster of some six pinpoint spots on the temporal side of macula. Counts fingers at 1 to 2 feet excentric. Central scotoma surrounded by several small blind spots. Visual field restricted markedly on nasal side, otherwise normal; color sense normal.

L. E. Three faint yellowish white dots between disk and macula; otherwise normal. V. = [illegible]. Field normal; urine normal.

Under large doses of iodide the sight of right eye increased to [illegible] in a month and the scotoma had become difficult to demonstrate. The sight of L. E. also rose to [illegible].

Under intermittent treatment this improvement lasted three months but without change in the objective appearances. She returned two years later. The sight of the better L. E. had again fallen to [illegible]. Ophthalmoscopically still the same three spots. R. E. V. slightly reduced to [illegible]. Nearly the entire nasal half of field blind. The atrophy and excavation of the temporal half of the papilla a trifle more pronounced. The retinal spots unchanged. Tension normal.

What was the lesion in this case? Glaucoma was excluded by normal tension, mobility of the pupil and the decided improvement under the use of iodide (from fingers at 1 foot to [illegible]). The spots which did not even involve the macular region could hardly explain the poor sight and the restriction of the nasal half of the field. Moreover they did not change during the period of improvement. There was distinct though partial optic atrophy but in ordinary atrophy, primary or post-neuritic, which has existed for several years, iodide does not improve the sight to such an extent nor obliterate a well defined scotoma. Besides the other eye which showed no lesion except three faint retinal dots had also slightly reduced sight ([illegible]) made normal for a time by iodide.

A survey of the various graver cases referred to shows that under the head of Retinitis Punctata we can circumscribe a group with the following characteristics: Gradual failure of sight often with a distinct central scotoma, sometimes with some encroachment on the field. Mostly bilateral but as a rule much more pronounced in one eye than the other, though some of the published cases were limited to one eye. In the beginning often various retinal lesions from a mere haze to exudate and hemorrhages, later on white or yellowish-white dots in the retina usually fine and numerous, occasionally few and slightly larger.

The disease probably starts in the optic nerve (retro-bulbar neuritis?) as suggested by the scotoma and occasionally secondary atrophy, but in less common instances it begins as a visible neuritis. The retinal spots are often ephemeral but not always so. They may persist when sight returns. The disease responds usually well to treatment, at least in the earlier period, but may occasionally lead to grave damage.

The only causal factors suggested by some of the observations are kidney disease and anemia.

6) The name of Retinitis punctata has also been applied to an entirely different form of disease which is probably an atypical variety of Retinitis pigmentosa. These patients complain of more or less night blindness — usually since youth. The central vision is sometimes normal, sometimes reduced. The visual field is restricted in some. There is often but not always consanguinity in the parentage. Several instances occurred in brothers and sisters. The greater part of the fundus, but not the periphery, is studded with minute dull white dots with the macula nearly free when central sight is still good. In many of the cases pigment figures were seen in the periphery of the fundus sometimes described as not characteristic of retinitis pigmentosa. In cases with reduced sight the nerve appeared moderately pale. It has been repeatedly observed that the disease can remain stationary for many years and that it never progresses rapidly.

Cases of this kind have been reported by Gayet (*Arch. d'Ophthalm.*, Vol. III, p. 386), Dor (*id.*, vol. III, p. 481), and Nettleship, (*Trans. O. S. U. K.*, IV, p. 162, VII, p. 301, and VIII, p. 163). Fuchs (*Arch. f. Ophth.*, 32, III, p. 65, and *Arch. of Ophth.*, 1888, vol. 27, p. 481), subsequently interpreted these cases as atypical retinitis pigmentosa. Further reports have since appeared by Liebrecht (*Klin. Monatsbl. f. A.*, June, 1895), by Griffith (*Trans. O. S. U. K.*, 1897), also by Tr. Collins and Swanzy (*id.*), and Wuestefeld (*Zeitschrift f. A.*, V, 2). Personally I have seen one instance of this kind.

Case XIV. Miss L., 29 years old. Anaemic; complains of headaches especially in the afternoons and eyes tire. Does not see well at night. V. R. E. $\frac{5}{?}$, L. E. $\frac{5}{?}$ improved to $\frac{5}{?}$ by Cyl. + 1 axis 135. Homatropin shows in addition H = 1 D in both eyes. Nerve and vessels normal. Near to but not quite at the periphery of the fundus is a zone showing pigment figures in the form of delicate branching threads without clumps. In the L. E. there are a couple of dozen of white specks in the more central part and several areas of exceedingly fine white dots. A fainter dotting is also seen in the R. E. The headaches were permanently relieved by appropriate glasses. No change after one year.

In this case there was no consanguinity in the family, but it is worth noting that a sister passed through an attack of ordinary retrobulbar neuritis.

Die Blindheit in Portugal

Par M. Friedrich Meyer, Lisbonne.

Meine Herren:

Wenn ich an dieser Stelle eine Mittheilung über die Blindheit in Portugal mache, so darf ich Ihnen natürlich nicht alles das bringen, was ich in einer für das Land selbst bestimmten Arbeit geben würde. Eine ausführliche Vorführung von Blindenzahlen und Tabellen wäre für Sie wohl nur von sehr bedingtem Interesse.

Ich werde mich daher darauf beschränken, die allgemeinen Resultate möglichst kurz mitzutheilen und nur bei dem einen oder anderen Punkte verweilen, in dem Portugal etwas Besonderes, von anderen Ländern Abweichendes bietet, und was daher auch auf ein mehr allgemeines Interesse Anspruch hat.

Die portugiesische Regierung hat auf meine Bitte hin eine Sondererhebung über die Blinden in Portugal angestellt. Ich will nicht verfehlen, derselben auch an dieser Stelle meinen besten Dank für ihr Entgegenkommen auszusprechen, ebenso wie allen den Beamten des Ministeriums des Inneren und den Verwaltungsbehörden, die diese Erhebungen gefördert, geleitet und ausgeführt haben.

Dieser Specialcensus hat mir den grösseren Teil des Materials zu der Zusammenstellung geliefert, die ich Ihnen hier vorführen möchte; auf den anderen Theil komme ich nachher zu sprechen.

Bevor ich aber zu diesen meinen Resultaten übergehe, gestatten Sie mir erst ein Wort über das, was es bis jetzt in Portugal an Blindenstatistiken gegeben hat. Da will ich nun zuerst die jüngste Statistik erwähnen, die erschienen ist, nachdem meine Sondererhebung schon begonnen hatte. Dieselbe ist auch aus privater Initiative entsprungen: Ein Privatmann, Namens Branco Rodrigues, der sich überhaupt um Blindenwesen und Blindenschulen hier verdient gemacht hat, hat eine Blindenzählung veranstaltet, indem er sich direkt an die subalternen Verwaltungsbeamten und Pfarrer im ganzen Lande wandte und sie um Ermittelung der Blinden in ihren Kirchspielen bat. Er stellte diese Erhebungen an, um aus der Menge der in Portugal existierenden Blinden die Notwendigkeit zu begründen, dass für diese und ihren Unterricht von Seiten der Regierung etwas geschehen müsse. Infolgedessen hat er sich darauf beschränkt, die Zahl der Blinden im Ganzen und in den einzelnen Gemeinden u. s. w. nach Geschlecht, je nachdem ob bemittelt oder arm und ob mehrjährig oder nicht zu ermitteln. Sonst erhalten wir durch seine Statistik weiter keine Aufschlüsse.

Vor dieser haben nun schon drei officielle Blindenzählungen stattgefunden, die bei Gelegenheit der allgemeinen Volkszählungen gemacht wurden: im Jahre 1878, 1890 und 1900. Diese bringen auch nur die Zahl der Blinden nach Districten, Kreisen und Gemeinden, je nachdem es sich um angeborene oder erworbene Blindheit handelt und zwar auch nach dem Geschlecht geordnet. Bei der letzten Zählung 1900 wurden auch die einseitig Blinden berücksichtigt.

Alle diese Statistiken leiden an den oft hervorgehobenen Fehlern aller mit den Volkszählungen verbundenen Blindenzählungen: Es hängt nur von dem Dafürhalten des betreffenden Familienoberhauptes, das die Eintragung macht, ab, ob ein Individuum als blind oder einäugig gezählt wird oder nicht. Den besten Willen vorausgesetzt sind grosse und viele Irrthümer nicht zu vermeiden; und dieser gute Wille ist auch nicht immer vorhanden. Vielfach wird durch Nachlässigkeit oder gar absichtlich aus verschiedenen Beweggründen die Wahrheit verheimlicht oder entstellt. So bleibt das Ergebniss immer nur ein wenig zuverlässiges.

Uns Augenärzte interessirt es natürlich am meisten, die Ursachen der Erblindung zu constatieren, um wenmöglich auch die Wege zu zeigen, welche dazu führen, die Blindheit zu vermeiden und die Blindenzahl herabzusetzen. Darüber finden wir in diesen Statistiken natürlich nichts. Ich habe es nun versucht, durch die von mir angeregte Blindenzählung etwas über die Ursachen der Blindheit in Portugal in Erfahrung zu bringen. Vor allen Dingen aber musste ich darauf sehen, dass bei der Zählung auch wirklich nur *Blinde* berücksichtigt werden und dazu mussten den zählenden Beamten die nötigen Anleitungen an die Hand gegeben werden.

Welche Leute sollen nun als blind gezählt werden?

Die Frage ist ja schon mehrfach ventilirt worden: Wenn wir unter Blindheit nur die Amaurose verstehen, so ist das ja wissenschaftlich genau, doch entspräche das nicht den Verhältnissen des täglichen Lebens; denn praktisch müssen wir ja schon denjenigen für blind erklären, der infolge der Unvollkommenheit seines Gesichtsinnes betreffs der Locomotion oder ähnlicher gewöhnlicher Verrichtungen des Lebens auf die Hilfe Anderer angewiesen ist. Deswegen haben Magnus und andere Fingerzähler in ½ m. als Grenze zwichen Blindheit und Schwachsichtigkeit angenommen. Fuchs fand diese Grenze noch zu eng und nahm Fingerzählen in 1 m. an: Alle, die ein der Verbesserung unzugängliches Sehen haben, das Fingerzählen in 1 m. oder weniger beträgt, werden zu den Blinden gerechnet, alle, die mehr sehen, gelten als schwachsichtig oder sehtüchtig. Natürlich ist das auch nur eine willkürliche Grenze und es mag Leute mit Fingerzählen in 1 m. geben, die sich ganz gut allein an fremden Orten bewegen und auch eine rohe Arbeit verrichten können, und andererseits ist es keine Seltenheit, dass in Folge starker Beschränkung des Gesichtsfeldes bei guter centraler Sehschärfe Menschen ganz hülflos werden.

Eine bestimmte Grenze muss aber gezogen werden, wenn man Zählungen macht, und so habe ich denn bei dieser Zählung alle diejenigen zu den Blinden gerechnet, die auf *beiden* Augen höchstens Finger in 1 m. zählen. Die *einseitig Blinden* habe ich gesondert gezählt. Wenn sie vom philantropischen Standpunkt nicht mit den Blinden zusammengehören, so stellen sie doch immer Leute dar, die in ihrer Arbeitsfähigkeit mehr oder weniger beeinträchtigt sind, und betreffs der Ursache der Erblindung haben auch sie für uns Interesse.

Ausser der Doppelseitigkeit der Blindheit verlangt man bei den Blindenzählungen auch, dass es sich um unheilbare Blindheit handele. Diese Forderung hat nun hier in Portugal nur bedingte Geltung. Es giebt hier sicherlich viele heilbare Blinde, die aber faktisch doch immer blind bleiben, weil die Bedingungen, unter denen sie leben, ihnen die zum Sehendwerden nöthige ärztliche Hülfe unerreichbar machen. Sie bleiben also, trotzdem sie *heilbar* blind sind, ungeheilt und fallen wie jeder andere Blinde der Gemeinde oder privater Wohlthätigkeit zur Last und müssen demnach auch zu den Blinden gezählt werden. Daher werden Sie sehen, dass unter den Blinden sich auch eine gewisse Anzahl von mit Cataracta senilis behafteten Leuten befindet. Natürlich ist eine

Blindenerhebung von viel grösserem Werte, bei welcher jeder Blinde von einem Sachverständigen untersucht wird. Das ist bis jetzt bei dem Mangel an ophthalmologisch gebildeten Aerzten hier in Portugal unmöglich. Es bleibt hier nichts anderes übrig als das, was man wissen will, durch möglichst leicht verständliche Fragen, die auch von Laien beantwortet werden können, zu eruiren, wie es ja zum Theil auch in anderen Ländern gemacht worden ist.

So habe ich denn zu dem Zwecke der Blindenzählung Fragebogen anfertigen lassen, die vom Ministerium des Inneren über den ganzen portugiesischen Continent und nach der Insel Madeira verschickt wurden; und auf dieses Gebiet erstreckt sich denn auch meine Statistik.

Von diesen Fragebogen sind im Ganzen 12588 beantwortet zurück und in meine Hände gekommen und es war keine kleine, wenn auch eine ziemlich undankbare Aufgabe, dieselben zu sichten und zu verarbeiten.

Von diesen 12588 als blind resp. einäugig gezählten Personen musste ich 46 als nur schwachsichtig ausscheiden; von den bleibenden 12542 waren 6222 doppelseitig also wirklich blind und 6320 einseitig blind oder einäugig. Berechnen wir die Blindenquote aus den 6222 für Portugal nach der letzten Zählung von 1900 (Continent und District von Funchal = 5166841 E.), so ergiebt das *12 Blinde auf 10000 Einwohner*. Welche Quoten haben nun die anderen Zählungen ergeben? Die von 1878 ergab 20 Blinde auf 10000 E., eine Zahl, die nicht einmal von Russland erreicht (1886: 19,6) und nur von Bulgarien übertroffen wird (1888 31,5). Die von 1890 ergab 12 ½ auf 10000 und die von 1900, die noch nicht publizirt ist, 10,9, also nicht ganz 11 auf 10000. Demnach wäre also eine stetige Besserung zu constatieren.

Leider fehlt mir jedoch der Glaube daran und mir scheint, dass diese Besserung nur durch mangelnde Vollständigkeit der Blindenzählung vorgetäuscht wird. Est ist auch kaum anzunehmen, dass in den nächsten drei Jahren die Blindenzahl wieder angestiegen sei und die Zählung von Branco Rodrigues (1903) ergiebt doch 13 ½ auf 10000.

Kann man hier auch annehmen, dass Leute als blind mitgezählt wurden, die es in Wirklichkeit nicht waren, so ist dieser Einwand bei meiner Statistik wohl kaum zulässig und diese ergab doch, wie gesagt, 12 : 10000. Und das entspricht jedenfalls noch nicht der wirklichen Blindenzahl. In Lissabon selbst kann ich es ganz sicher nachweisen, dass viele Blinde nicht mitgezählt worden sind. Allerdings beweist das nichts für den Rest des Landes, denn hier gerade, wo die Centrale der Behörden ist, und wo man die grösste Genauigkeit und Sorgfalt erwartete, war gerade das Gegentheil der Fall, so dass meine Zählung für Lissabon nur eine Quote von 7 auf 10000 ergab, während die Zählung von 1900 hier 12 ½ auf 10000 zeigte. Dass aber die officielle Zählung von 1900 auch nicht zuverlässig ist, kann ich Ihnen an einem schlagenden Beispiel zeigen, nämlich an dem Resultat der Zählung der Einäugigen. Im Jahre 1900 ergab die Volkszählung auf dem Continent und im District Funchal 2028 Einäugige; meine Zählung vier Jahre später ergab 6320 Einäugige, also das *Dreifache*. Ich denke diese Zahlen bedürfen keines Commentars.

Wenn wir also jetzt 12 Blinde auf 10000 annehmen, die von mir gefundene Quote, so befinden wir uns damit ganz sicher *unter* dem Niveau der Wirklichkeit. Und doch ist 12 auf 10000 eine recht hohe Quote, die ungefähr der von Norwegen (1893) entspricht (12,9), das doch durch seine geographische Lage und seine physikalischen Verhältnisse viel ungünstiger gestellt ist als Portugal. Wenn wir andere civilisirte Länder zum Vergleich heranziehen, so finden wir in Frankreich 8,8 (1876), in Italien 7 ½ (1881), in Grossbritannien 8,6 (1891), in Deutschland 7,1 (1895).

Aus der Protectoratsrede des Herrn Prof. Axenfeld vom 10. Mai 1905 entnehme ich, dass in Preussen im Jahre 1900 di Quote nur noch 6,7 betrug. Und dennoch lesen wir in derselben Rede ein paar Seiten weiter: «Es ist eine beschämende Thatsache, dass nach den letzten Berechnungen 30-40 % der Blinden in Deutschland nicht blind zu sein brauchten».

Dass das nicht nur eine Phrase ist beweisen uns Dänemark und die Niederlande, in denen es gelungen ist, die Blindenquote auf 5,3 (1890) resp. 4,7 (1889) herabzudrücken.

Es ist wohl nicht zu viel gesagt, wenn ich behaupte: *50 % der Blinden in Portugal brauchten nicht blind zu sein.* Wir werden dieser Frage gleich näher treten.

Bei der Ermittlung der Ursachen der Blindheit habe ich mich nun bemüht, wirklich nur die Ursachen zu berücksichtigen und Alles bei Seite zu lassen, was eigentlich nur mehr den Befund betrifft. Ich finde diese Unterscheidung ist bei den Statistiken im Allgemeinen nicht scharf genug eingehalten worden. Magnus z. B. in seinem grundlegenden Werke über die Blindheit hat bei seinen Blindheitsursachen eine Gruppe von *idiopathischen Erkrankungen des Auges*, unter die er Erkrankungen der Cornea, Iridochorioiditis und Cyclitis, Chorioiditis verschiedener Formen, Retinitis apoplectica, Neuroretinitis, Amotio retinæ, atrophia n. opt. idiopathica rechnet. Wenn wir bei allen diesen Prozessen vielfach die Ursachen nicht angeben können, so haben wir darin deswegen doch nichts mehr als den Befund. Alle diese Fälle habe ich nicht mit unter die Ursachen aufgenommen mit zwei Ausnahmen: Cataracta senilis und Glaucom.

Ich habe schon eben erklärt, warum ich die Leute mit Cataract überhaupt in die Statistik mit aufgenommen habe. Ich hätte nun eigentlich für dieselben in der Tabelle der Ursachen eine Rubrik: *Alter* einrichten sollen. Da die Pathogenese des Altersstaares jedoch noch controvers ist, habe ich es vorgezogen, einfach die Rubrik Cataract zu behalten. Letzteres gilt auch für das Glaucom, das übrigens bei der Art meines Materials ganz bedeutungslos ist, da nur drei Fälle davon notirt sind, die eben zufällig von Augenärzten diagnostizirt wurden. Ich finde Fick hat ganz recht mit der Eintheilung bei Statistiken der Blindheits-Ursachen, wie er sie im Gräfe-Sämisch vorschlägt; nur ist sie nicht ganz vollständig.

Ich habe die Ursachen gesammelt, die ich notirt gefunden habe, und sie dann zu ordnen versucht. Im Ganzen fand ich bei 4110 Fällen doppelseitiger Blindheit eine Ursache notirt; doch bei 2069 Fällen war als Ursache eine «Entzündung» angegeben und alle diese demnach für die Statistik unbrauchbar; bei 2041 Fällen dagegen fand ich brauchbare Angaben.

Das ist nun allerdings nur ein Drittel der ganzen Blindenzahl und daher hat das Resultat meiner Erhebung in Bezug auf die Ursachen der Erblindung keine absolute Gültigkeit. Doch bin ich im Stande diese Lücke in gewisser Beziehung auszufüllen: Mit freundlicher Erlaubniss des Directors des hiesigen Ophthalmologischen Instituts, meines verehrten Chefs, des Herrn Prof. Gama Pinto, habe ich die unheilbar Blinden zusammengestellt, die das Institut während der 15 Jahre seines Bestehens consultirt haben. Es sind deren 952 Blinde und 2140 Einäugige, die alle fachmännisch untersucht worden sind. Bei 533 Blinden und 1167 Einäugigen war die Ursache der Blindheit angegeben. Ich kann daher die Resultate meiner Statistik durch die des Instituts z. Th. ergänzen. Immerhin weisen auch schon die Zahlen meiner Statistik auf bestimmte prävalirende Ursachen hin.

Ich will Ihnen natürlich nicht alle gefundenen Zahlen mittheilen; ich habe das Prozentverhältniss für die einzelnen Ursachen berechnet und es dann in der bekannten Weise graphisch dargestellt, wie Sie es hier auf Tafel I sehen.

Wir wollen uns nur den hervorragendsten Ursachen zuwenden. Sie sehen deren hier *drei*: Die erste betrifft die Blindgeborenen (27,7 %), die nur insofern ein Interesse für uns haben, als eben doch viele derselben heilbar sind; doch kann ich da über die Art der Blindheit nichts sagen.

Die zweithöchste Säule ist die der Traumen, vertreten mit 25,8 % der Ursachen. Die Statistik von Magnus bringt 10,7 % Traumen, in der von Paly (die Blinden der Schweiz) finden wir 12,6 angegeben. Es handelt sich hier also um ein sehr hohes Prozentverhältniss. Nun muss man allerdings berücksichtigen, dass bei der Angabe der Ursachen die Traumen wohl ziemlich vollständig angegeben sein werden, denn jeder weiss es, wenn er infolge einer Verletzung sein Augenlicht verloren hat, während wenn er allmählich, ohne ihm oder seiner Umgebung merkbare Zeichen erblindet, ihm der Grund der Erblindung natürlich verborgen bleibt, und somit in diesen Fällen in den Listen nichts angegeben wurde. Andererseits würden wir aber doch die Prozentzahl zu gering annehmen, wollten wir die gefundene Zahl der Traumen auf die ganze Blindenzahl beziehen. Jedenfalls haben wir eine abnorm grosse Zahl von Erblindungen durch Traumen, noch dazu in einem Lande, in dem die Industrie sehr wenig entwickelt ist im Vergleich zu Deutschland und der Schweiz.

Ich habe nach einer Erklärung dafür gesucht und habe die Art der Traumen zusammengestellt, die mir am häufigsten begegneten, und da sind es besonders zwei Arten der Verletzungen, von denen die eine bei den Blinden, die andere bei den Einäugigen prävalirt: Bei den Blinden ist es die *Sprengschussverletzung* im Steinbruch. Wir leben hier in einem zwar nicht reichen aber steinreichen Land und es giebt daher viele Steinbrüche, deren Arbeiter diesen Verletzungen ausgesetzt sind, und 23,2 % aller durch Traumen Erblindeten sind solche Arbeiter, die beim Steinsprengen ihr Augenlicht verloren haben. Leider muss man nun hinzufügen, dass es fast in allen Fällen Fahrlässigkeit ist, wenn so etwas passirt, denn es sind hauptsächlich zwei Gelegenheiten, wo diese Unglücksfälle sich ereignen: Zum Sprengen der Steine wird bekanntlich ein vorher gebohrtes Loch mit dem Sprengstoff gefüllt und hierauf eine Lunte gelegt, an der die Zündschnur befestigt ist, und dann diese entzündet. Damit die Explosion recht kräftig wirkt, wird nun das Pulver beim Laden ordentlich festgestampft. Es ist nun Vorschrift, dass dieses Feststampfen mit einem Messingstab geschehen soll. Aber weil manchmal doch keiner vorhanden ist oder weil man sich nicht bemühen will, nach demselben zu suchen, wird es mit einem Eisenstab gemacht. In vielen Fällen mag das nun ungestraft geschehen, aber wenn der Eisenstab einmal an einen harten Stein schlägt, giebt es einen Funken, dieser entzündet das Pulver und der ganze Schuss geht dem Arbeiter ins Gesicht.

Der andere Modus ist der, dass nach gut geladenem Schuss und entzündeter Zündschnur der Schuss nicht losgeht. Die Arbeiter verlieren, nachdem sie eine Zeit lang gewartet haben, die Geduld, und einer geht dann heran, um die Sache zu untersuchen und in Ordnung zu bringen. Gerade, wenn er die Lunt berührt, geht dann gewöhnlich der Schuss los. Auch hier ist Nachlässigkeit die Schuld, denn die Leute sind angewiesen, in solchen Fällen, ehe sie irgend was berühren, einen Eimer Wasser ins Bohrloch zu giessen. Bei diesen Explosionen ist der Arbeiter erst recht mit dem Kopfe über dem Bohrloch und erhält so die ganze Ladung aus nächster Nähe ins Gesicht. Es ist deswegen auch natürlich, dass bei diesen Gelegenheiten gewöhnlich beide Augen verloren gehen. Daher figurirt diese Erblindungsart bei den Einäugigen in viel geringeren Verhältniss. Ich habe auf Tafel III die Ursachen der einseitigen Blindheit dargestellt. Sie sehen, dass hier die Traumen in noch viel höherem Masse vertreten sind, denn sie bilden 68 % aller Fälle mit bekannter Ursache und sogar 40.7 % aller einseitig Blinden, die die Zählung ergeben hat.

Aber von diesen Traumen bilden (bei den Einäugigen) die eben beschriebenen Explosionen nur 6,8 %. Wir haben im Ganzen 2577 Einäugige, die durch Verletzungen ihr Auge verloren haben; von diesen sind nun 309 durch ins Auge geflogene Fremdkörper erblindet, das sind 12 % aller Verletzungen (bei Paly nicht ganz 6 %). Das ist für ein Land mit wenig Industrie auch eine hohe Prozentzahl. Diese Verletzungen haben aber auch nichts mit der Industrie zu tun, sondern sind die Folge der hier üblichen Art das Land zu bearbeiten. Abgesehen von den Getreidefeldern, die wie bei uns gepflügt werden, wird das Land hier mit der Hacke umgegraben; den Spaten kennt man hier nicht. Jeder Land- oder Feldarbeiter ist hier mit der Hacke ausgerüstet. Solche Instrumente giebt es hier in den verschiedensten Grossen und mit den verschiedensten Namen; sie alle sind aber dazu da, in die Erde eingeschlagen zu werden, um dieselbe dann aufzureissen. Beim

Einschlagen nun trifft die Hacke natürlich oft auf einen Stein und wenn das auch meistens keine üblen Folgen hat, so passirt es denn doch relativ häufig, dass einem Arbeiter dabei etwas ins Auge fliegt. Sollte vom Stein etwas abgeschlagen werden, so springt der Splitter gewöhnlich der Richtung des Schlages folgend, mehr oder weniger seitlich nach vorne zu ab; springt aber etwas von dem Eisen der Hacke ab, so geschieht dies durch den *Rückstoss*, den der Stein auf dieselbe ausübt, und der Splitter nimmt daher die Richtung mehr oder weniger nach dem Arbeiter zu. So kommt es, dass die Fremdkörper, die diesen Landarbeitern ins Auge fliegen, fast ausnahmslos Eisensplitter sind. Das Tragen von Schutzbrillen genügte schon, um alle diese Fälle von Blindheit zu verhüten.

Doppelseitig tritt dieser Fall natürlich seltener ein und doch giebt es Menschen, die so leichtsinnig oder indolent sind, nachdem sie das erste Auge auf diese Weise eingebüsst haben, sich derselben Gefahr abermals auszusetzen. Und so finden wir bei den doppelseitig Blinden sogar in 5,4 % der Fälle die Verletzungen von solchen Fremdkörpern gebildet.

Bei den durch Verletzung einseitig Blinden möchte ich noch eine Art derselben kurz erwähnen: Wir finden in 2 ½ % der Fälle Zündhütchen-Verletzungen. In Deutschland kommt das, soviel ich weiss, nur ganz ausnahmsweise vor, wenn Jungen aus Spielerei mit dem Hammer auf das Zündhütchen schlagen. *Hier* ist das gar nicht so selten und kommt daher, dass auf dem Lande als Jagdgewehre noch die alten Flinten benutzt werden, die man von vorne ladet und bei denen der Hahn auf das freiaufgesetzte Zündhütchen aufschlägt. Portugal ist ein freies Land und wie manches andere ist hier auch die Jagd frei gegeben. Wer eine Flinte und einen Jagdschein hat, darf zur Jagdzeit totschiessen, was da kreucht und fleugt. Jeder Bauer sucht daher ein Gewehr zu besitzen, und diese ausrangirten Vorderlader sind natürlich billiger. Es ist zu hoffen, dass mit dem allmählichen Fortschritt diese gefährliche Waffe hier aus dem Lande verschwinde! So weit die *Traumen*!

Wir kommen jetzt zu der nächsten hohen Säule (auf Tafel I). Dieselbe trägt den Namen: *Variola*.

Sie repräsentirt 21 ½ % der Erblindungsursachen bei den doppelseitig Blinden und 19,4 % bei den einseitig Blinden. Das sind Zahlen, die keines Commentars bedürfen. Nehmen wir aber an, dass von den 6222 Blinden und ebenso von den Einäugigen wirklich alle an Pocken Erblindeten diese Ursache angegeben haben, so giebt es auf die Totalblindenanzahl berechnet 7 % der Blinden und sogar 11.6 % der Einäugigen, immer noch ganz ansehnliche Zahlen, die aber jedenfalls hinter der Wirklichkeit zurückbleiben. Das Mittel dagegen ist ja einfach genug! Es ist die Einführung des Impfzwanges. Nun, meine Herren, wir haben hier den Impfzwang. Im Jahre 1899 (2. März) ging in den Kammern ein Gesetz durch, das die obligatorische Vaccination und Revaccination einführt. Allerdings wird in dem Gesetz gesagt, dass die Regierung durch zu decretierende Bestimmungen für die strenge Ausführung dieses Gesetzes zu sorgen habe. Diese Bestimmungen erschienen dann erst am 24. Dezember 1901.

Nun könnte man meinen die Variola-Blinden, die meine Statistik aufführt, wären alle *vor* dem Jahre 1901 erblindet. Dem ist jedoch nicht so. Ich habe 45 Fälle von Pockenblinden unter den meinen zusammengestellt, die *nach* diesem Termin erkrankt und erblindet sind, die also auch nach diesem Termin nicht geimpft waren. Nun erblinden aber doch verhältnissmässig wenig Pockenkranke; wieviel müssen demnach erkrankt sein, um in zwei Jahren 45 Blinde zu liefern?! Ausserdem sehen wir im Ophthalmologischen Institut hier fortwährend frisch abgelaufene Pockenfälle, die Heilung für ihre Augenaffectationen suchen. Im vorigen Sommer und Herbst ferner hat in Coimbra eine recht starke Pockenepidemie geherrscht. Prof. Sobral Cid von dort berichtet in der October-Nummer des «Movimento Medico» über mehr als 400 polizeilich angemeldete Fälle in den Monaten Juni bis September und da war die Epidemie noch nicht im Abnehmen begriffen. Das sind alles Zeichen davon, dass die Variola durch das Gesetz wenig oder gar nicht beeinflusst worden ist, und jedenfalls der Impfzwang ein sehr schwacher sein muss. Ich habe mich hier bei einem der höheren Regierungsärzte danach erkundigt, wie die Leute hier gezwungen würden, dem Impfgesetze nachzukommen und da wurde mir die Antwort, dass das auf indirectem Wege geschehe, indem beim Eintritt in die Schulen und ins Militär u. s. w. der Impfschein verlangt würde. Nun, bis einer in die Schule oder gar ins Militär eintritt, hat er Zeit genug um die Blattern zu haben und viele andere anzustecken. Ausserdem hat die Volkszählung von 1900 ergeben, dass in Portugal 80 % Analphabeten sind. Zieht man von diesen die Kinder bis zum 10. Lebensjahre ab, so bleiben immer noch 72 % der Bevölkerung Analphabeten. Sie können demnach beurteilen, wie wirksam es zur Durchführung des Impfzwanges sein wird, von den Schulkindern Impfscheine zu verlangen. Das stehend Heer besteht in Portugal aus ca. 22000 Mann, jährlich werden dafür 15000, bei der Marine 850 Rekruten ausgehoben; jährlich erreichen aber das 20ste Lebensjahr ca. 43399 Männer. Davon werden also 15850 zum Impfen gezwungen, die übrigen, 27549 *nicht*, und die Weiber, die noch zahlreicher sind als die Männer, natürlich gleichfalls nicht.

Die Mittel zur Durchführung des Impfzwanges sind also bis jetzt ganz unzureichende und es muss hier durchaus Wandel geschaffen werden, nicht nur der Blindheit wegen.

Das sind die zwei hauptsächlichsten Ursachen auf die unsere Statistik hinweist: die Traumen und die Blattern.

Was für Ursachen stecken nun in den 2069 Fällen, die an Entzündung erblindet sind und den 2111 mit unbekannter Ursache?

Die Entzündungen umfassen alles, was rote Augen giebt und blind macht. Dazu gehören die Gonokocken-conjunctivitis, die hier noch sehr in Flor steht, alle die auf scrophulöser oder sonst constitutioneller Basis beruhenden geschwürigen oder sonst entzündlichen Prozesse des Kindesalters, hierher gehören die auf Syphilis beruhenden Entzündungen, hierher gehört ein Teil der Glaukome und hierher gehört vor allen Dingen das Trachom. Ich sage: *vor allen Dingen*, denn nach einer Zusammenstellung des Prof. Gama Pinto sind im Ophthalmologischen Institut 12 % der Kranken Trachomatöse. Sie können sich danach eine ungefähre Vorstellung machen, wie viel Trachom es hier giebt. Hier in Lissabon giebt es Stadtteile, die vollständige Trachomheerde bilden, jenseits des Tejo in Setubal wimmelt es von Trachom, im Norden sind Küstenstriche stark heimgesucht, vor allen Dingen aber ist die südlichste Provinz von Portugal, Algarve, ganz durchseucht davon. Wir nehmen nun die Blinden des Ophthalmologischen Instituts zu Hilfe und Sie sehen hier auf Tafel V die graphische Darstellung der %gen Zusammensetzung der Ursachen. Auf dieser kommt das Trachom als Blindheitsursache nicht so zur Geltung, denn ich habe da nur die zu den Blinden gezählt, deren Augen definitiv zerstört waren, während doch die meisten von denen, die noch etwas sahen, nach Verlassen der Anstalt jedenfalls dasselbe Schicksal gehabt haben werden.

Was können wir aber sonst aus dieser Tabelle lernen?

Vor allen Dingen ragen hier die Glaukome mit 35 % der Ursachen hoch über alles andere hinaus. Diese gehören zum Teil zu den durch Entzündung Erblindeten meiner Statistik, zum anderen Teil zählen sie unter die 2111 Blinden ohne angegebene Ursache. Ausser den angeborenen Blinden, Blatternblinden und Traumen, die hier mit 6,2; 5,1 und 8,25 % vertreten sind, sehen wir noch beträchtliche Mengen unter dem Titel: Meningitis, Tabes, Hirnkrankheiten, Syphilis und post hæmorrhagiam (zusammen 21,3 %), diese Ursachen würden zum grossen Teil einen Befund von Sehnervenatrophie geben. Werfen wir nun einen Blick auf die graphische Darstellung der *Befunde* derselben Blinden, Tafel VI, so sehen wir, dass da allerdings die Sehnervenatrophie eine hervorragende Rolle spielt: Von 952 Fällen doppelseitiger Blindheit kommen 300, also fast ein Drittel auf Sehnervenatrophie (31,5 %). Nun haben wir bei meiner Statistik 2111 unter 6222 Fällen, also auch ungefähr ein Drittel ohne Angabe der Blindheitsursachen, von denen ein Teil jedenfals durch Glaucoma simplex verursacht ist, den grössten Teil derselben stellen aber die Fälle von Sehnervenatrophie dar, die sich dann auf die verschiedenen Ursachen verteilen.

Eines bedarf noch der Erörterung, das ist der ungeheuer hohe Prozentsatz der Glaucome bei den Ursachen der Fälle des Instituts. Wir finden, um bei diesen beiden Autoren zu bleiben, bei Magnus in beinahe 9 %, bei Paly in nicht ganz 8 % der Ursachen *Glaucome*, und hier haben wir *35 %*. Nun sind diese 35 % unter den Blinden, die das Institut aufsuchten, allerdings nicht massgebend für die Menge der Glaucome unter der Gesammtzahl der Blinden Portugals; denselben Einwand könnte man aber bei den Zahlen von Magnus auch erheben, der über die Blinden von 10 verschiedenen Autoren berichtet. Jedenfalls zeigen diese Zahlen, dass das Glaucom hier eine besonders wichtige Rolle unter den Ursachen der Blindheit spielt. Der nächstliegende Gedank wäre natürlich der, dass es in Portugal besonders viel Glaucom gäbe; dem ist jedoch nicht so: Professor Gama Pinto hat in seiner jüngst erschienenen Bearbeitung des Glaucoms in der «Encyclopédie Française d'Ophthalmologie» eine Zusammenstellung der Häufigkeit des Glaucoms in verschiedenen Ländern* gegeben (pag. 69), aus der zu ersehen ist, dass wir mit 1,1 % Glaucom unserer Kranken weniger als die meisten Länder aufweisen. Der Grund muss also ein anderer sein. Meines Erachtens liegt derselbe in der mangelnden augenärztlichen Ausbildung der portugiesischen Aerzt.

Bei Sehstörungen ohne dem blossen Auge sichtbare Veränderungen wird meistens Cataract angenommen und der Patient auf die Zeit der Reife vertröstet, wo man den Staar operiren werde. So kommen Leute vielfach zur Staaroperation ins Institut, die bei der Untersuchung Sehnervenatrophie oder Glaucom aufweisen; — natürlich zu spät!

Die Atrophie würden wir vielleicht auch nicht aufhalten können, wenn die Leute bei Zeiten das Institut aufsuchten, aber das Glaucom in *vielen* Fällen *sicher*.

Die Statistiken über Dauererfolge der Iridectomie bei Glaucom aus der letzten Zeit ergeben, dass in 40 bis 76 %, also in mehr als der Hälfte der operirten Fälle, die vorhandene Sehkraft mindestens erhalten bleibt. Es ist dies ein recht drastisches Beispiel dafür, dass die Unwissenheit des Arztes dem Patienten direct schaden kann. Ich will gar nicht einmal verlangen, dass jeder Arzt Glaucom diagnostiziren soll; aber Cataract muss er diagnostiziren können, das ist in den meisten Fällen leicht genug; und wenn er sieht, dass es kein Cataract ist, er der Sache also nicht gewachsen ist, so muss er den Patienten sofort zum Augenarzt schicken. Man kann in diesen Fällen das Verfahren des Arztes gewiss nicht billigen, aber seine Unwissenheit darf man ihm *hier nicht* vorwerfen, denn er hat meist keine Gelegenheit etwas von der Augenheilkunde zu lernen. Und das ist in der Blindheitsfrage hier in Portugal ein sehr dunkler Punkt.

Im ganzen Lande giebt es einen einzigen Lehrstuhl für Augenheilkunde, nämlich hier in Lissabon, der mit dem Institut für Ophthalmologie verbunden ist und den Prof. Gama Pinto inne hat, dessen Energie überhaupt die Errichtung desselben zu verdanken ist.

Die Kurse, die am Ophthalmologischen Institut hier über Augenheilkunde gehalten werden, sind facultativ. Viele Studenten betheiligen sich demnach nicht daran und diejenigen, die daran theilnehmen, halten meist nicht bis zum Ende des Jahres aus. Immerhin giebt es jährlich eine Anzahl strebsamer junger Leute, die etwas von der Augenheilkunde lernen wollen und auch lernen. Aber was ist das für ein Land von 5 Millionen Einwohnern! Dieser Mangel der ophthalmologischen Ausbildung der Aerzte in Portugal macht sich natürlich nicht nur bei den Glaucomen geltend. Sie sehen also, in jeder Beziehung ist hier noch sehr viel zu thun, wenn der Staat dafür sorgen will, dass die Blindheit in Portugal eingeschränkt werde.

Wir wollen nun kurz überschlagen, in wieviel % der Fälle man die Blindheit hier vermeiden könnte. Nehmen wir zu diesem Zwecke die geringsten Zahlen an, die ich gefunden habe, also die Zahlen der Ursachen auf die Gesammtzahl der Blinden bezogen, was sicher zu wenig gerechnet ist, so hätten wir 9 % angeborene Blindheit, davon rechnen wir 1/3 als heilbar (3 %), 8,6 % Traumen, davon rechnen wir die Hälfte für vermeidbar (4,3 %), dann 7 % Variola die ganz zu vermeiden wären, die Hälfte der Masernfälle (0,18), die Syphilisfälle ganz (mit 0,22 %), die Kataracten als heilbar (mit 3,26 %), giebt zusammen 18,2 % aller Blinden. Nehmen wir nun die Ursachen aus der Tabelle des Instituts zu Hülfe, so haben wir da 35 % Glaucome; rechnen wir von diesen auch nur 1/3 als heilbar (12 %), dann die Trachome und Gonokokkenconjunctivitiden (mit 7,8 %) giebt zusammen 38 %. Nun haben wir die Syphilis viel zu gering angeschlagen. Die zu kleine Zahl ist bei der Art meiner Statistik erklärlich, weil die Blinden in den allerseltensten Fällen wissen, dass ihre Blindheit die Folge der Syphilis ist, und auch dann es selten sagen.

Ich finde in der oben citirten Rede des Herrn Professor Axenfeld angeführt, dass in Deutschland noch in 20-30 % der Fälle die Blindheitsursache noch auf venerische Krankheiten zurückzuführen ist. Nun ich glaube, wir stehen in diesem Punkte hier nicht hinter Deutschland zurück und wir können gut noch 15 % für dieselben hinzufügen; das gäbe 53 %. Ausserdem müssten wir für Trachom entschieden noch mehr rechnen. Ferner wären noch vermeidbar eine grosse Menge von Blindheitsfällen, die die geschwürigen und entzündlichen Processe des Kindesalters liefern und die aus Mangel an fachmännischer oder gar jeglicher Behandlung verloren gehen. Aber verzichten wir darauf und rechnen wir auch nicht einmal 53 %, sondern nur 50 %, so heisst das: *die Hälfte der Blinden Portugals brauchten nicht blind zu sein!*

Wenn wir das annehmen, so bleiben wir jedenfalls noch weit hinter der Wirklichkeit zurück; immerhin würde bei Vermeidung der Blindheit von 50 % die Blindenquote auf 6 : 10000 herabgedrückt werden. Berechnen wir nun nach dem Vorbild von Magnus die ökonomische Einbusse, die das Land durch seine Blinden erleidet. Nehmen wir zu diesem Zwecke an, dass die Blindenzahl in Portugal wirklich nur 6222 beträgt und ziehen wir davon die Zahl der Blinden unter 20 Jahren, die also noch nicht erwerbsfähig sind (699), ab, so haben wir 5523 Blinde, die in erwerbsfähigem Alter stehen. Nehmen wir nun als durchschnittlichen Tagelohn die Summe von 300 Reis pro Person an und 300 jährliche Arbeitstage, so hätten wir durch die Blinden in Portugal einen ökonomischen Verlust an Arbeitskraft, der einer Summe von 497 Contos de Reis im Jahre entspricht. Dazu müssen wir noch den Unterhalt aller Blinden hinzurechnen, der ihnen vom Staate, von Wohlthätigkeits-Anstalten, Privatleuten oder ihren Angehörigen gewährt werden muss und rechnen wir denselben mit 200 Reis pro Tag und Kopf, so ergiebt das noch 454 Contos pro Jahr. Zusammen sind das 951 Contos de Reis, die die Oekonomie des Landes jährlich einbüsst. Da die Hälfte der Blinden hier eben nicht blind zu sein brauchten, hat das Land eine jährliche *unnötige* Einbusse von 475 Contos de Reis, ungefähr 2 Millionen Mark oder 2 ½ Millionen Franken; für ein kleines Land immer eine bedeutende Summe.

Meine Herren, das ist die Quintessenz meiner Untersuchung.

Ich möchte Ihnen jetzt nur noch kurz ein paar Tafeln zeigen, von denen die eine illustrirt, wie sich die Blindheit dem Alter nach verhält und welche Gefahr zu erblinden den verschiedenen Altersstufen inne wohnt, eine andere soll Ihnen zeigen, welche Gefahr der Erblindung die Hauptberufsarten repräsentieren.

Was die erste betrifft, Tafel IX, so habe ich die Blinden nach ihrem Alter geordnet und die Anzahl der Blinden in jeder Altersdecade in Verhältniss gesetzt zu der Einwohnerzahl der betreffenden Decade und so die Blindenquote auf je 10000 Einwohner für die betreffende Altersstufe berechnet. Ich habe dann die Altersdekaden als Abscissen, die Blindenquoten als Ordinaten aufgetragen und eine Curve construirt, an der Sie die zunehmende Häufigkeit der Blindheit mit zunehmendem Alter deutlich sehen können. Bis zum 20sten Lebensjahre steigt die Curve ziemlich langsam an, aber dann erhebt sie sich steil zu einer gewaltigen Höhe.

Nun hat schon Magnus in seinem Buche über die Blindheit darauf hingewiesen, dass diese Darstellungsweise, wie sie Mayr in seinem bekannten statistischen Werke giebt, nicht eigentlich die jedem Alter innewohnende Erblindungsgefahr, sondern die Wahrscheinlichkeit des *Blindseins* in den verschiedensten Decaden darstellt. Will man die Gefahr des Erblindens in den verschiedenen Altersstufen kennen lernen, so kommt man der Wahrheit viel näher, wenn man das Erblindungsalter der einzelnen Individuen feststellt und dieses dann zu der Anzahl der Einwohner der betreffenden Altersabschnitte in Verhältniss setzt. Die Curve, die die Resultate dieser Berechnung darstellt, unterscheidet sich doch wesentlich von der ersten. Sie fängt schon in einer gewissen Höhe an (37,5: 10000): das sind die Blindgeborenen, geht dann hinunter und ist am niedrigsten in der zweiten Dekade (zwischen dem 10. und 20. Lebensjahre), um dann allmählich wieder anzusteigen und zwar zu einer beträchtlichen Höhe, denn im Alter von über 100 Jahren erblinden 72 auf 10000; immerhin ist es nicht zu vergleichen mit der Höhe der ersten Curve (beinahe 400 auf 10000 = 4 %). Die Regelmässigkeit des Anstieges ist nur in der *neunten* Decade unterbrochen, wo merkwürdigerweise ein kleiner Rückgang zu verzeichnen ist. Diese Art der Berechnung ist nun auch nicht genau, denn Mayr hat schon darauf hingewiesen, dass dabei «die dem gleichen Erblindungsalter Angehörigen in den verschiedensten Lebensaltern stehen, und dass deswegen alle Vergleichszahlen fehlen, die zur Ermittlung der mit dem Alter steigenden Erblindungswahrscheinlichkeit dienen.»

Eine dritte Berechnungsart hat Paly in seiner Statistik angewendet. Er kalkulirt (für Portugal angewendet) so: Laut der Volkszählung (von 1910) hat Portugal (resp. der Teil von Portugal, in dem meine Blindenerhebung stattfand) 5166841 Einwohner. Es hätten nun in der ersten Lebensdekade alle erblinden können; in Wirklichkeit sind in derselben aber nur 951 Personen erblindet d. h. 1,8 auf 10000. In der zweiten Dekade hätten nur noch 3976779 Einwohner erblinden können, weil die anderen 1190062 dieses Alter noch gar nicht erreicht haben; von diesen sind aber nur 495 erblindet; das giebt eine Quote von 1,2 % auf 10000 u. s. w. Die auf diesem Princip aufgebaute Curve ist der letzten ziemlich ähnliche, nur dass sie nicht so hoch beginnt und überhaupt etwas tiefer läuft. Ganz genau ist sie wohl auch nicht, denn um faktisch die Gefahr in den verschiedenen Altersstufen zu bestimmen, müsste man alle in demselben Jahre geborenen Personen bis ins höchste Alter hinauf verfolgen; das müsste dann bei mehreren auf einander folgenden Jahrgängen geschehen und daraus dann das Mittel genommen werden. Das könnte natürlich nur von mehreren Generationen von Augenärzten durchgeführt werden.

Für das erste Lebensjahr kann ich nun die *factische* Erblindungsquote für Portugal angeben. Im Jahre 1903 wurden in meinem Zählungsbezirk 174676 Kinder geboren. Wegen der Kindersterblichkeit im ersten Lebensjahre wollen wir das Jahresmittel 167332 rechnen, denn innerhalb des Jahres waren schon 14685 wieder gestorben.

Ich habe nun unter den 6222 Blinden 4 Kinder bis zu einem Jahre, die nach der Geburt erblindet sind; das giebt eine Quote von 0,24 auf 10000. Nach Paly berechnet erhalte ich für das erste Lebensjahr 0,32. Der Unterschied ist also nicht gross. Jedenfalls erhalten wir durch die Berechnung nach Paly wohl die richtigste Vorstellung der Erblindungsgefahr in den verschiedenen Altersstufen; nur komme ich zu Resultaten, die von denen von Magnus abweichen und auch mit Paly stimmen die meinen nicht ganz überein.

Magnus stellt unter anderem den Satz auf: «*Das erste Lebenslustrum besitzt die grösste Erblindungsgefahr*». Das kann ich durchaus nicht bestätigen. Sie ist zwar um ein geringes grösser als im zweiten Lustrum (1,1 auf 10000 zu 0,76 auf 10000) aber immer doch *sehr* gering. Am geringsten ist sie im dritten Lustrum (0,59); im vierten ist sie wieder gleich dem zweiten und steigt dann weiter. Da ich nachher aber nach Dekaden gerechnet habe, kann ich auf der Kurve nicht anfangs Lustren eintragen; das würde ein falsches Bild geben. Nach Dekaden gerechnet ist die Gefahr am geringsten in der *zweiten* = 1,2 : 10000, dann steigt sie allmählich bis zur 5ten Dekade, hier wird die Steigung bedeutender und setzt sich so bis ins höchste Alter fort nur mit einer kleinen Schwankung zwischen dem 80ten und 90ten Jahre, wie auch bei der vorhergehenden Kurve.

Ich glaube, dass diese Schwankung nur daher kommt, dass die Zahlen noch zu klein sind. Magnus bekam bei seiner Berechnung einen Rückgang der Erblindungsgefahr zwischen dem 70. und 80ten Jahre, was bei seinem Material die höchste Altersgrenze bedeutete. Ich glaube das war auch nur der Fall, weil sein Material zu klein war. Paly sah nichts davon und hier sehen Sie es auch nicht. Magnus hatte aber nur über 646 Fälle mit bekanntem Alter zu verfügen und ich verfüge über mehr als 6000. Davon kommen aber auf die 9te Dekade nur 127. Das sind eben doch wohl nicht genügend Fälle, um alle Fehler auszuschliessen. Jedenfalls bleibt die Erblindungsgefahr in den ersten drei Decennien ziemlich dieselbe und nimmt dann stetig zu bis ins höchste Alter. Sie sehen auf Tafel X die Erblindungen nach Paly dargestellt.

Und jetzt möchte ich Ihnen noch eine graphische Darstellung der Erblindungsgefahr je nach dem Berufe zeigen (Tafel XI). Sie ist nicht sehr detaillirt ausgefallen, da ich mich nach den Berufsarten richten musste, die hier in der Volkszählung berücksichtigt werden, um die Blindenzahlen der verschiedenen Berufe zur Gesammtzahl in denselben in Verhältniss zu setzen. Und hier finde ich nun folgende berücksichtigt:

1) Ackerbau.
2) Fischfang und Jagd.
3) Steinbruch und Bergwerk.
4) Industrie.
5) Transportmittel.
6) Handel.
7) Heer, Marine und Polizei.
8) Verwaltungsbeamten.
9) Freie Gewerbe (Aerzte, Lehrer, Priester).
10) Rentner.
11) Häusliche Arbeiten.
12) Kinder.

Wenn, wie wir gefunden haben, im Mittel in Portugal 12 Blinde auf 10000 Einwohner kommen, so werden wir die Berufsarten als besonders gefährdet ansehen müssen, die mehr als das aufweisen, das sind erstens die freien Gewerbe (darunter also auch die Aerzte) mit 13,3 auf 10000; dann die Landbauer mit 15,4 auf 10000, wobei die erwähnten Verletzungen beim Hacken eine Rolle spielen. Hierauf kommen die Fischer und Jäger mit 23,7 auf 10000, also schon bedeutend mehr, und zuletzt die Arbeiter in den Steinbrüchen und Bergwerken mit 281,3 auf 10000, wobei die ersteren die Hauptrolle spielen.

Also beinahe drei Prozent dieser Leute erblinden und zwar alle, die ich gefunden habe, an Sprengschussexplosion. Die übrigen Berufsarten haben nur das Mittel oder weniger als dasselbe. Am günstigsten stellen sich mit nur 3:10000 diejenigen Leute, die es auch sonst am besten in diesem Leben haben, die ausschliesslich von ihren *Renten* leben.

Es ist hier nicht der Ort die Mittel und Wege zu discutieren, die zu einer Verminderung der Blindheit hier in Portugal führen würden; das müsste in einer Denkschrift geschehen, die sich an die hiesige Regierung wendet. Jedenfalls wäre es eine sehr complexe Materie. Am meisten hätte wohl der Staat zu thun.

Wenn vielfach der Privatmann dabei mitarbeiten könnte, so hat er bei der mangelnden Bildung hier im Durchschnitt noch nicht die nötige Einsicht dazu und in dieser Beziehung fällt es wieder auf den Staat zurück, für die Hebung der Schulbildung zu sorgen. Nur wenn das Volk mehr Bildung und weniger Aberglauben haben wird, werden ärztliche Ratschläge, Vorschriften in Fabriken und sonstigen industriellen Anstalten, Impfgesetze u. s. w. auf die Herabminderung der Blindheit von Erfolg sein.

SÉANCE DU 21 AVRIL

Présidence : M. H. SATTLER

Die Blindheit in Portugal

Par M. FR. MEYER, Lisbonne (v. page 320).

DISCUSSION

M. AXENFELD : Die statistischen Untersuchungen des Herrn Collegen Meyer sind jedenfalls sehr verdienstlich. Wenn erst die Häufigkeit und die Ursachen der Blindheit festgestellt sind, wird auch die Ophthalmologie höher geschätzt und gefördert.

Ich erlaube mir zu fragen, ob die Blindenziffer nicht wesentlich höher ist für Portugal, als 12 ‰, weil die Erhebungen nicht vollständig möglich waren?

M. GAMA PINTO : In seinem hochinteressanten und verdienstvollen Vortrage hat Herr Dr. Meyer die wirthschaftliche Seite der Blindheit hervorgehoben und den daraus erwachsenden Schaden für den Staat sogar in Geldwert umgerechnet.

Ich möchte mir nur noch eine kleine kulturhistorische Bemerkung dazu erlauben.

Der Staat hat wohl den Schaden, aber der Blinde selbst zieht in der Mehrzahl der Fälle einen materiellen Nutzen aus seinem Gebrechen, denn er verdient damit seinen Lebensunterhalt und sorgt häufig auch für seine Familie. Es gibt bei uns Künstler, die Krüppel herstellen, ja es werden sogar vom Auslande, vielleicht von Deutschland, Wunden und sonstige Krankheiten importirt, welche auf verschiedene Körpertheile befestigt und öffentlich ausgestellt zur Bettelei verwendet werden. Ob es auch Leute gibt, die sich mit Erzeugung der Blindheit befassen, weiss ich nicht.

Solche Krüppel und Blinde und Geschwürige ziehen dann von Dorf zu Dorf und besetzen bei Kirchweihen, Messen und Jahrmärkten die Landstrasse, um in lauten, klagenden Tönen den Passanten ihr Leid vorzujammern.

Selbst hier in Lissabon können Sie nicht selten Blinde antreffen, die von einem leisten Weibe oder von einem oder mehreren Kindern begleitet dem Betteigeschäfte obliegen.

Auch eine andere, etwas künstlerischere Verwendung findet bei uns der Blinde.

Mit einer Guitarre versehen und von noch einem oder zweien Musikanten begleitet, wandert er umher, singend, spielend und bettelnd, und auf diese Weise unterhält er die Faulheit seiner gesunden, arbeitsfähigen Begleiter.

M. UHTOFF : Es würde ein wesentliches Interesse in der Blindstatistik haben, zu erfahren, wie oft eventuell eine solche absichtlich herbeigeführte Erblindung hier in Portugal figurirt. In Deutschland sind mir jedenfalls derartige Fälle nicht bekannt geworden und so glaube ich auch nicht, dass derartige Nachbildungen von Wunden oder Verstümmelungen von Deutschland hierher importirt werden.

M. FRIEDRICH MEYER (Réponse à M. Axenfeld) : Es liegt in der Natur der Art und Weise, wie die Blindenerhebung angestellt ist, dass viele Blinde nicht mitgezählt sein werden und ich glaube auch, dass 12 : 10000 viel zu gering gegriffen ist.

(Réponse à M. Gama Pinto): Das ist ja natürlich, dass der einzelne Blinde (Bettler) manchmal Vortheil aus seiner Blindheit zieht, aber die Oekonomie des Staates leidet durch seine Blinden.

Sérothérapie en ophthalmologie

Par M. Th. Axenfeld, Fribourg (v. page 171).

Discussion

M. Wicherkiewicz. Meine Herren, Ich will durchaus nicht in Abrede stellen, dass wir durch Serumtherapie in manchen Fällen von infectiösen Augenerkrankungen auf Erfolge zu rechnen haben und es wird ja Aufgabe exacter klinischer Untersuchungen sein dieses Gebiet möglichst zu cultiviren, aber ich glaube nicht, dass wir bis jetzt etwas erspriessliches haben leisten können. Was meine Erfahrung anbelangt, so habe ich das Roemer'sche Antipneumokokkenserum in einigen Fällen, in denen bakteriologisch sicher der Pneumokokkus nachgewiesen worden war, das Ulcus serpens corneae behandelt, und wenn auch ein gewisser Einfluss nicht zu verkennen war, so konnten mich doch die Erfolge gegenüber anderen Behandlungsweisen dieses Uebels nicht gerade sehr entzücken.

Um die von Prof. Axenfeld angeregte Frage des Jequiritols zu berühren so habe ich dieses Mittel seit einer Reihe von Jahren in meiner Klinik im Gebrauch, aber weder der Erfolg gegen das Trachom noch das subjective Empfinden der Patienten war derart, dass ich und meine Herren Assistenten genöthigt waren, diesem Mittel anderen erprobten Mitteln gegenüber den Vorzug zu geben. Ja die Patienten widersetzten sich oft einfach der Weiteranwendung des Mittels, welches ihnen Beschwerden verursachte.

II. Was diese Fragestellung Prof. Axenfelds anbelangt, so habe ich selbstredend sobald die Wirkung des Jequiritols zu stark auftrat meine Zuflucht zum Jequiritolserum genommen und dann auch wohl stets die erwünschte Abnahme der reactiven Erscheinungen herbeigeführt, aber dann war auch der Erfolg des Mittels um so schwächer.

M. Cabannes. M. Axenfeld ne nous a pas précisé les *indications* de la sérothérapie en ophthalmologie. Quels sont les cas où l'on doit l'appliquer et ceux où il vaut mieux s'abstenir?

M. Axenfeld: Beantwortet die Fragen des Herrn Collegen Cabannes im Sinne der in seinem Vortrag gegeben Ausführungen.

M. Pflüger: Wie von mehreren Seiten bestätigt worden ist, wie auch Dr. Kelling in Dresden zeigte, gibt es specielle Sera der einzelnen Tiergattungen, also ein Hühner-, Schwein-, Hundeserum. Aus der Linse aber ist kein speziell die Tiergattung charakterisierendes Serum zu gewinnen, d. h. es gibt kein spezielles Hühner-, Schweine-, Hundeserum welches aus der Linse dargestellt werden kann, im Gegensatz zu dem aus Retina oder Glaskörper zu gewinnenden für jede Tiergattung unbedingt charakteristischen Tierserum.

Étude sur les lésions du nerf optique dans l'hérédo-syphilis

Par M. Camille Cabannes, Bordeaux.

Les lésions du nerf optique dans l'hérédo-syphilis ont été l'objet de communications diverses et actuellement assez nombreuses provenant soit des oculistes soit des syphiligraphes. Nous n'avons pas l'intention, dans cet article, de faire une bibliographie absolument complète de tout ce qui a été dit sur la question; on trouvera, en effet, sur ce sujet un historique détaillé dans la thèse d'un de nos élèves, le dr. L. Guignon, sur *Les lésions du nerf optique dans l'hérédo-syphilis* (1).

Nous voulons reprendre aujourd'hui l'étude de cette complication rare de l'hérédo-syphilis, en exposer les formes cliniques habituelles, et essayer surtout de les interpréter, afin de savoir si ce sont des manifestations de lésions purement oculaires, ou si elles dépendent de lésions cérébrales ou cérébro-médullaires, dont elles sont en quelque sorte l'extériorisation la plus visible. Nous nous servirons, pour établir ces faits, de documents puisés dans la science et de trois observations personnelles qui nous paraissent particulièrement démonstratives.

Nous commencerons par signaler les lésions de la papille et du nerf optiques constatées sur des yeux atteints d'inflammations étendues, diffuses, de la rétine et de la choroïde ou le plus souvent de ces deux membranes en même temps. Ces papillites ou papillo-névrites secondaires à une rétinite, à une choroïdite ou à une chorio-rétinite hérédo-syphilitique manifestes, sont en quelque sorte presque la règle, à un degré plus ou moins marqué. Dans ces cas, l'aspect ophthalmoscopique de la papille est à peu près toujours le même: au début, au stade de *papillite*, la papille est rouge, ou jaune rougeâtre, ou gris-rougeâtre, le centre en est uniformément flou, mais ce sont surtout les contours qui sont mal limités, et cette délimitation imprécise du contour papillaire peut aussi atteindre des degrés d'intensité variés, depuis le simple nuage qui voile légèrement tout en laissant percevoir le pourtour du disque optique, jusqu'à l'infiltration inflammatoire plus épaisse qui vient des membranes voisines, rétine et choroïde, recouvrant comme un pont, en l'effaçant, la limite périphérique de la papille;

(1) L. Guignon — Lésions du nerf optique dans l'hérédo-syphilis. Th. de Bordeaux, 1904-1905.

cette dernière est noyée, comme fondue, dans l'inflammation rétino-choroïdienne voisine qui s'est propagée jusqu'à elle. Nous devons ajouter cependant que la participation de la papille optique est le plus ordinairement discrète, dans la grande majorité des cas, et que les contours papillaires restent habituellement perceptibles, bien que partiellement effacés. Les vaisseaux émergents sont quelquefois sains, d'autres fois les artères sont amincies, rarement sclérosées et atteintes d'endo-périartérite, avec ou sans oblitérations vasculaires, et les veines peuvent être un peu augmentées de volume. Beaucoup d'auteurs ont noté, et nous avons eu nous-même l'occasion de noter à plusieurs reprises, la présence d'un cercle d'atrophie choroïdienne tout autour de la papille. Ce cercle plus ou moins concentrique à la papille, formant comme un ruban, d'étendue et de diamètre souvent inégaux, rappelle absolument l'aspect ophthalmoscopique du staphylome myopique. Quelquefois il est bordé à sa périphérie par un mince liséré pigmentaire, rarement complet, le plus souvent partiel. Ce cercle d'atrophie choroïdienne, qui dans de rares cas est très étendu comme les grands staphylomes myopiques, est ordinairement plus petit et quelquefois même il borde la papille et il la contourne, comme en l'ourlant, comme le halo glaucomateux. Cette zone péripapillaire que nous observons habituellement à la période d'atrophie choroïdienne peut arriver et arrive souvent au stade atrophique avant que la papille optique soit encore atrophiée. Au début, elle est représentée par une zone congestive, rouge, due à l'infiltration inflammatoire rétino-choroïdienne péri-papillaire qui atteint la papille et lui transmet l'inflammation des membranes précédemment citées. S'il était permis de suivre le mal pas à pas, jour par jour, depuis son début, on saisirait nettement la marche de la lésion cheminant des membranes profondes vers la papille optique. Il est vrai de dire cependant que bien souvent les lésions de la rétine, de la choroïde et du nerf optique sont contemporaines et qu'il est impossible de déterminer exactement la région du fond de l'œil qui a commencé à être atteinte. Nous verrons par la suite que le nerf optique peut être pris le premier; l'infiltration, l'œdème inflammatoire de la névrite optique, gagnent les membranes (rétine et choroïde voisines), un anneau inflammatoire choroïdien se forme aussi dans ce dernier cas, anneau qui arrive plus tard au stade atrophique; son aspect ophthalmoscopique ne présente absolument aucun caractère qui permette de le distinguer de celui que nous avons décrit plus haut. On a donc tort de prétendre que les lésions du nerf optique, névrites et atrophies optiques, sont toujours secondaires à une inflammation choroïdienne, lorsque l'on constate un cercle d'atrophie choroïdienne, tout autour du disque optique. Il est absolument certain que cet anneau d'atrophie choroïdienne peut aussi bien être la conséquence ou d'une choroïdite péri-papillaire primitive ou d'une inflammation des membranes, secondaire à une névrite optique. Nous pourrions donner la démonstration clinique certaine des faits que nous avançons, nous avons observé plusieurs faits de névrites optiques, ayant atteint primitivement ce nerf, à la suite de la fièvre typhoïde, du froid, de l'érysipèle, etc., névrites accompagnées d'un certain degré d'infiltration du nerf et qui ont laissé après leur guérison des cercles d'atrophie choroïdienne péripapillaire quelquefois discrets, d'autres fois très étendus, rappelant absolument ceux que l'on observe dans les lésions hérédo-syphilitiques que nous étudions. Et il faut, selon nous, être particulièrement réservé dans l'appréciation de l'origine primitive ou secondaire des lésions du nerf optique, surtout dans les cas où la lésion papillaire avec le cercle péripapillaire est la seule que l'on ait relevée dans l'examen de la totalité du champ ophthalmoscopique.

Il faut reconnaître que le doute ne peut exister lorsque la papillite ou la papillo-névrite a succédé à une lésion choroïdienne ou rétinienne hérédo-syphilitique d'origine déjà ancienne ou même congénitale. On trouve alors par l'examen ophthalmoscopique les aspects classiques: a) plaques disséminées d'atrophie choroïdienne, plaques blanches, cicatricielles, ordinairement rondes ou ovales, entourées le plus souvent d'un liséré pigmentaire plus ou moins épais. Ces plaques de volume inégal sont irrégulièrement disséminées dans le fond de l'œil, soit autour du nerf optique, quelquefois au proche voisinage de la papille, dans la région maculaire, ou tout autour d'elle, en la ménageant. D'autres fois le pôle postérieur, les alentours du disque optique et toute la surface rétino-choroïdienne directement visible à l'ophthalmoscope, sont intacts. Les plaques d'atrophie choroïdienne et les amas pigmentaires sont placés dans le voisinage de l'ora serrata; il faut les rechercher pour les découvrir, et ce sont là les seules lésions appréciables, avec une papillite plus ou moins nette; b) d'autres fois la lésion papillaire (inflammatoire ou atrophique) coexiste non plus avec des plaques d'atrophie choroïdienne pigmentaire, qui constituent la manifestation hérédo-syphilitique la plus ordinaire du fond de l'œil, mais avec une véritable rétinite pigmentaire hérédo-syphilitique, caractérisée par des amas pigmentaires, en stries ou en paquets, présentant des prolongements anastomosés les uns avec les autres, et couvrant la rétine d'un quadrillé noir, ensemble qui rappelle un peu la physionomie de la rétinite pigmentaire congénitale (Galezowski, Sauvineau). Les vaisseaux rétiniens sont en outre atrophiés et sclérosés et ils n'affectent pas de rapports spéciaux avec les taches pigmentaires.

Il est à peu près certain que la papillo-névrite et l'atrophie optique peuvent être considérées, sinon comme consécutives, au moins comme contemporaines, dans les cas où les lésions choroïdiennes ou rétiniennes sont aussi étendues et aussi manifestes que dans les faits précédents.

Cet ensemble de considérations sur les lésions du nerf optique (papillaires, neuro-papillaires, atrophiques) ressortent de l'étude des faits personnels de cette catégorie que nous avons observés et aussi de la lecture des très intéressantes observations de certains auteurs tels que Sauvineau, Fournier et Sauvineau, Dubois de Lavigerie, Galezowski, etc. Les intéressantes recherches cliniques d'Antonelli concernent également les faits que nous étudions ici. D'après cette auteur, à côté des faits en quelque sorte grossiers que nous venons de décrire, il existerait, chez la plupart des hérédo-syphilitiques, une série de stigmates ophthalmoscopiques rudimentaires, au nombre desquels la névrite optique serait la plus importante et coexisterait avec des cercles de pigmentation péri-papillaire plus ou moins complets, une teinte ardoisée péri-papillaire et une pigmentation grenue assez spéciale du fond de l'œil.

A côté de ces lésions du nerf optique qui semblent être sous la dépendance assez nette de l'inflammation hérédo-syphilitique des membranes profondes, il faut noter une seconde catégorie de névrites et d'atrophies optiques secondaires à des lésions cérébrales hérédo-syphilitiques, méningites basilaires, gommes cérébrales, etc. Plusieurs observations de ce genre ont été publiées par Carreras Arago, Karthannier, Charcot, Stoeber, Raymond, etc. Nous allons étudier ces différents cas, les analyser et voir à quel moment de leur évolution surviennent les manifestations oculaires.

Les phénomènes cérébraux ouvrent ordinairement la scène ; ce sont des convulsions généralisées se succédant à plusieurs reprises et à intervalles plus ou moins éloignés, accompagnés quelquefois de vomissements. D'autres fois la marche est moins aiguë, de véritables crises épileptiformes se montrent avec miction involontaire, morsure de la langue et perte de connaissance. Ces crises se répètent avec une fréquence variable et pendant plusieurs années, à tel point que l'on peut penser à de l'épilepsie essentielle (Fournier). Les convulsions habituellement généralisées peuvent être rarement localisées et revêtir l'aspect de l'épilepsie Jacksonienne (Charcot). Les céphalées sont fréquentes, elles sont continues, ou passagères, les paroxysmes nocturnes sont habituels. Ordinairement ce sont les hémicranies frontales, plus souvent pariétales, très vives, avec exacerbations, accompagnées quelquefois de vomissements aqueux (Charcot). On peut noter aussi des vertiges. Des troubles paralytiques variés ne tardent pas à se montrer: engourdissement et faiblesse de la main, parésie des membres d'un côté avec diminution de la température locale, hémiplégie avec athétose, etc. On note souvent des paralysies oculaires, de la mydriase et du strabisme paralytiques, des paralysies du moteur oculaire commun et de la sixième paire, du nystagmus, des parésies ou paralysies faciales, des névralgies du trijumeau, le tout uni ou bilatéral. Les nerfs sensoriels sont aussi atteints: l'acoustique et le nerf optique sont les nerfs crâniens le plus ordinairement frappés par le processus méningé de la base. Nous allons étudier ici ce qui survient du côté du nerf optique.

L'aspect de la papille offre dans les différents cas une physionomie à peu près semblable; c'est ou bien une papillite simple, ou plus souvent une neuro-papillite avec infiltration assez marquée de la papille, sans saillie manifeste ou du moins assez accentuée. Les auteurs sont en général peu explicites sur l'aspect ophthalmoscopique de ces névrites optiques d'origine cérébrale, à leur phase initiale. Les observations disent que la vision s'affaiblissait déjà depuis longtemps, mais les examens ophthalmoscopiques ne sont pratiqués qu'à une phase déjà avancée du processus, alors que la papille présente déjà des signes d'atrophie, et sur ce point les descriptions sont à peu près univoques. On parle dans les cas publiés d'atrophie blanche de la papille, suite de névrite, sans plus de renseignements. Quelques auteurs cependant signalent la petitesse des artères, l'augmentation de volume des veines, les contours flous et diffus du disque optique et sa très légère saillie. On a cité un cas (Puech) où la papille avait l'aspect de la papille étranglée des tumeurs cérébrales. Le petit malade qui en était atteint avait des crises épileptiques, on pensa tout de suite à une tumeur cérébrale, on agita très sérieusement la question d'une trépanation qui ne fut heureusement pas faite. L'enfant guérit avec le seul traitement mixte, longtemps prolongé.

Ces papillites, neuro-papillites ou papilles étranglées, symptomatiques de lésions cérébrales hérédo-syphilitiques, peuvent au début n'altérer que très peu la vision, comme cela se voit assez souvent dans d'autres cas analogues. Les malades ont des convulsions, des céphalées, des troubles paralytiques moteurs à siège varié, etc., et ils ne se plaignent que fort peu ou pas du tout de leur vue. Lorsque se montre la phase atrophique, le champ visuel se rétrécit quelquefois d'une façon concentrique (Carreras Arago, Charcot), l'acuité visuelle diminue alors d'une façon souvent considérable. Il est cependant remarquable de voir l'effet du traitement mercuriel ou mixte sur l'amélioration parfois extraordinaire de la vision chez des sujets dont les papilles sont et restent blanc-nacrées, ou très pâles, alors que d'autres malades y voient à peine, ont des papilles rosées ou à peine décolorées. Il faut ajouter cependant que ce dernier aspect constitue la très grande exception, lorsque la vision vient à disparaître.

Il résulte en somme de ce qui précède que, sauf les cas très exceptionnels de papille étranglée, l'aspect ophtalmoscopique des neuro-papillites survenant au cours des localisations cérébro-méningées de la syphilis héréditaire n'offre rien de pathognomonique et qu'il faut en réalité les autres symptômes cérébraux révélateurs déjà mentionnés, pour fixer le diagnostic étiologique.

Il existe un certain nombre de faits très rares, dans lesquels les lésions oculaires et surtout celles du nerf optique coïncident avec des manifestations cliniques du système nerveux médullaire. Ce sont les faits de Raymond et de Dreyer-Dufer.

Dans le premier cas (Raymond), le malade, âgé de 20 ans, hydrocéphale, avait eu depuis sa naissance une série d'accidents hérédo-syphilitiques. Après des céphalées, des vertiges, et surtout des douleurs très vives dans la nuque et les bras survinrent une parésie des mains, accompagnée d'atrophie des éminences thénar et hypothénar, une ataxie légère des membres inférieurs, avec signe de Romberg et perte ou diminution des réflexes rotuliens et achilléens, des paralysies parcellaires des 3e et 6e paires avec secousses nystagmiformes et de l'inégalité pupillaire. Les papilles optiques présentaient une atrophie blanche post-névritique. L'ouïe et le goût étaient affaiblis à gauche.

L'observation de Dreyer-Dufer est encore plus intéressante, car elle constitue un cas de maladie de Friedreich d'origine hérédo-syphilitique. Les principaux traits de cette curieuse observation sont les suivants : ataxie très accentuée des membres inférieurs et supérieurs, avec signe de Romberg, abolition des réflexes tant aux membres supérieurs qu'aux inférieurs, papille optique en voie d'atrophie blanche, avec choriorétinite héréditaire et péri-artérite, parésie des mouvements associés de convergence, nystagmus dans les mouvements extrêmes.

Les observations de Raymond et de Dreyer-Dufer se ressemblent, comme on le voit, par bien des traits communs; ce sont des manifestations oculaires (avec atrophie optique) et médullaires de l'hérédo-syphilis. On doit les rapprocher des cas d'hérédo-syphilis médullaire publiés par Moussous et Ingelrans, et simulant aussi la maladie de Friedreich. L'ensemble des signes cliniques que nous venons de décrire attire forcément l'attention du clinicien sur des lésions originelles certaines de l'axe cérébral ou cérébro-médullaire. Parmi ces lésions, c'est l'inflammation ou la gomme *méningées* que l'on doit ordinairement soupçonner. La méningite hérédo-syphilitique est assez fréquente. On trouvera sur ce sujet des documents intéressants dans la thèse de Stoeber. Quelques autopsies ont pu être pratiquées. La plus démonstrative de toutes est certainement celle de Siemerling; plusieurs nerfs craniens étaient atteints et en particulier le nerf optique qui présentait, à l'examen ophtalmoscopique pratiqué pendant la vie, une atrophie papillaire des plus nettes. Dans d'autres cas (Dowse, Mendel, Barlow, Chiari, Haushalter et Thiry) les lésions cérébro-méningées étaient évidentes, mais le nerf optique était indemne. Voici, d'après l'étude de ces faits, comment se présentent d'habitude les lésions anatomo-pathologiques :

Le cerveau est adhérent particulièrement à la base du crâne. Dans l'observation de Siemerling, la face inférieure toute entière du cerveau adhérait à la base, à l'exception de la partie médiane de la protubérance.

La dure-mère épaissie peut contenir dans son intérieur un nombre souvent considérable de nodosités jaunâtres (gommes) pouvant atteindre le volume d'une noisette. L'arachnoïde épaissie peut présenter 1 millim. d'épaisseur; sa couleur est blanc-verdâtre (Siemerling, Mendel). Le liquide céphalo-rachidien est ordinairement augmenté de quantité; il existe de l'hydrocéphalie dans plusieurs observations (Siemerling, Mendel, Haushalter et Thiry) au point que les ganglions cérébraux sont atrophiés et que les hémisphères cérébraux eux-mêmes sont aplatis. Le paquet nerveux du chiasma est épaissi et confondu en une masse néoplasique, les nerfs optiques noyés dans la méningite gommeuse, et souvent atteints ou d'atrophie ou d'hyperplasie interstitielle de même que la 5e et la 7e paires. Les rares examens microscopiques qui ont été pratiqués (Siemerling, Barlow, Chiari, Haushalter et Thiry) montrent, à côté des lésions inflammatoires banales des méninges, et des productions gommeuses intra-méningées ou situées au pourtour des nerfs craniens, à l'atrophie desquels elles contribuent, des lésions manifestes des artères, endo-périartérite oblitérante des vertébrales, des sylviennes et de leurs branches, de la basilaire, etc..., comme dans la syphilis cérébrale acquise de l'adulte, où les lésions artérielles jouent un rôle des plus importants et des plus constants. L'examen microscopique a encore montré le nerf optique dégénéré à partir du chiasma avec des cylindres-axes détruits, résultat de l'étouffement des faisceaux nerveux par l'hyperplasie interstitielle et les productions méningées voisines (Siemerling).

En somme, la lésion du nerf optique (névrite puis atrophie et peut-être même atrophie sans névrite préalable) semble bien être, ainsi que celle de tous les nerfs 3e, 5e, 6e, 7e ou 8e paires qui peuvent être atteints, sous la dépendance du développement ordinairement lent du processus de méningite gommeuse basilaire. Ce sont encore là des lésions du nerf et de la papille optiques secondaires à de la méningite hérédo-syphilitique, comme celles que nous avons décrites plus haut étaient secondaires à des inflammations hérédo-syphilitiques de la choroïde et de la rétine.

Ces lésions secondaires sont évidemment les plus fréquentes. Les auteurs n'ont pas décrit de formes à proprement parler primitives dans lesquelles la lésion du nerf optique serait la seule manifestation de l'hérédo-syphilis, à l'exclusion de toute inflammation rétino-choroïdienne ou d'une méningite basilaire avérée, concomitante. Nous croyons cependant, d'après l'étude de trois observations personnelles assez démonstratives, que l'on peut décrire cette troisième variété de lésion du nerf optique dans l'hérédo-syphilis; nous ne l'avons observée qu'au stade atrophique. Nous exposerons d'abord nos trois observations, et nous verrons ensuite quels sont les caractères que l'on peut assigner à cette variété d'atrophie optique.

Obs. I

(déjà publiée en thèse Guignon)

Eugène B., 13 ans, habitant Bordeaux, vient me consulter la première fois le 14 janvier 1903.

Antécédents héréditaires. Le père de l'enfant, âgé de 56 ans, est atteint, au dire de la mère du petit malade, d'une affection nerveuse (?) pour laquelle il prend de l'iodure de potassium. Il a des céphalées nocturnes fréquentes, des éblouissements, des vertiges qui ne le font pas tomber, mais simplement tituber. Il a eu du rhumatisme avec phlébite et une fluxion de poitrine. Il n'est pas alcoolique et il a très bonne vue. La mère est âgée de 51 ans et paraît jouir d'une excellente santé. Elle a eu sept grossesses, dont les cinq premières se sont terminées par des fausses couches. Les fœtus naissaient morts et macérés vers le huitième mois. La cinquième grossesse s'est terminée par la naissance d'un garçon actuellement âgé de 20 ans, qui n'a jamais été malade et qui est encore en parfaite santé. La septième grossesse s'est terminée par la naissance du malade qui est l'objet de notre observation. A la suite de l'accouchement, la mère a eu une phlébite. A part cette phlébite, elle n'avoue aucune maladie, elle n'a jamais eu de boutons sur le corps, ni de céphalées, ni de maux de gorge, ni quoi que ce soit enfin qui puisse nous faire penser à la syphilis.

Antécédents personnels. Enfant né à terme, avec forceps; nourri au sein, il n'a marché et parlé qu'à trois ans et demi ; à 14 mois il a eu sur la tête et sur la figure une éruption qui a duré jusqu'à l'âge de 3 ans, constituée par de petits boutons épars. Il n'a pas eu d'éruption ni de rougeur sur les fesses en naissant. Il a eu la rougeole, il y a 5 ans, et une angine, il y a 2 ans. A part cela, il s'est toujours bien porté. Il va à l'école depuis 6 ans, mais il ne paraît pas avoir beaucoup d'aptitude pour le travail intellectuel. Il est d'ailleurs peu développé pour son âge, même physiquement. La nuit, son sommeil est agité par des soubresauts fréquents. Les professeurs se sont aperçus qu'il y voyait mal depuis peu de temps; sa mère elle-même prétend ne s'en être rendu compte que depuis 15 jours.

L'examen corporel de l'enfant ne révèle aucun stigmate.

L'acuité visuelle, pratiquée en janvier 1903, nous montre :

$$\begin{cases} OD : 0° - 2.75 \quad V = \frac{1}{4} \\ OG : 96° - 1 \quad V = \frac{1}{10} \end{cases}$$

le 24 avril 1903 ;

$$V = \frac{1}{4} \text{ O. droit ;} \quad V = \frac{1}{10} \text{ O. gauche.}$$

L'enfant est alors soumis, à l'Hôpital des Enfants assistés, à des piqûres intra-musculaires, fessières, de biiodure d'hydrargyre. Il reçoit ainsi 30 à 35 piqûres et subit 70 séances d'électrisation.

Le 28 sept. 1904, OD, V = O. OG, V = Compte à peine les doigts à 60 centim.

Nous avons pu suivre pas à pas la marche rapidement progressive de la cécité. L'œil droit est en strabisme externe (st. fonctionnel). Il existe de l'inégalité pupillaire, avec pupille droite plus large et immobile. La pupille gauche moins dilatée ne réagit pas du tout à la lumière, même aux excitations lumineuses les plus vives. L'examen ophthalmoscopique me montre une atrophie optique double, avec papille blanc nacré. Les vaisseaux ont conservé leur calibre normal, pas de flou péripapillaire, mais tout autour de la papille une zone d'atrophie choroïdienne, en forme de croissant, plus large et plus marquée à droite. On ne constate rien de plus à l'examen du reste du fond de l'œil. A gauche il n'existe pas de vision périphérique, mais seulement un point de vision centrale très imparfaite. Il y a deux ans environ que la vue de cet enfant baisse, d'une façon progressive. Il grandit beaucoup en ce moment ; il n'a encore jamais souffert de la tête. Pas de troubles moteurs, sensitifs ou réflexes dans les autres parties du corps.

Le 27 avril 1905, le petit malade est complètement aveugle, il ne peut plus se conduire et ses papilles optiques sont dans leur totalité atrophiées et d'une couleur blanc nacré.

OBS. II

(publiée in thèse Guignon)

André M..., âgé de 8 ans, vient me consulter le 18 janvier 1904.

Le père, âgé de 37 ans, a eu la syphilis à 24 ans. Il a pris des pilules mercurielles pendant six mois et de l'iodure de potassium, de temps en temps, pendant quatre ans. Il en prend encore quelquefois. Il s'est marié trois ans et demi après le début de sa syphilis. La femme fait, quelque temps après son mariage, une fausse couche et elle expulse un fœtus de cinq mois vivant, qui meurt presque aussitôt après la naissance. Un deuxième enfant est venu au monde à huit mois et demi et a vécu près d'un mois. Le père ne sait pas nous dire comment est mort ce second enfant, qui était très beau et qui n'a jamais eu de boutons sur le corps. Un troisième enfant (le malade actuel) est venu à terme après trois ans de mariage. Cet enfant a été conçu six ans après le début de la syphilis paternelle. Il était très beau à sa naissance et il n'avait pas de boutons sur le corps. A l'âge d'un mois, il a présenté une éruption sur les fesses et à la plante des pieds, pour laquelle on l'a traité avec de l'iodure de potassium et un peu de mercure (?). Depuis ce moment-là il n'a eu aucun nouvel accident, si ce n'est de l'agitation et peut-être de la fièvre nocturnes, à certains moments. La mère n'a jamais présenté d'accidents syphilitiques.

En juin 1903, la vue de cet enfant faiblissant, on le conduisit à un oculiste qui lui donna, en petite quantité, de l'iodure de potassium et du mercure. Cet enfant n'a jamais eu de convulsions; il présente des dents hutchinsoniennes. Pas de symptômes auriculaires. Il paraît très intelligent.

Examen des yeux. Regard dirigé un peu vers le haut. Œil droit en déviation externe; œil gauche un peu larmoyant, sans ectasie du sac. Les paupières se ferment bien. Les yeux tournent dans tous les sens. Les pupilles, assez fortement dilatées, sont égales. Elles ne réagissent ni à la lumière, ni à l'accommodation, ni à la convergence. L'œil droit ne voit rien. La papille est blanche et atrophiée. Les vaisseaux paraissent avoir leur volume à peu près normal. On décèle deux à trois corps flottants dans le vitré et deux à trois points tout petits de choroïdite périphérique.

L'œil droit est emmétrope. L'œil gauche compte les doigts à 1m. 50, mais il ne lit plus. Le champ visuel est très rétréci. La papille est blanche, atrophiée, mais plus rosée cependant que du côté droit. Depuis quelque temps la vue baisse beaucoup. J'ordonne des piqûres intra-musculaires de biiodure d'hydrargyre (un centigr. par jour).

L'enfant, revu le 31 mai 1904, va un peu mieux. Le nerf optique gauche est plus coloré. L'enfant voit un peu mieux pour se conduire et il peut s'amuser.

Depuis, ce petit malade a été perdu de vue.

Obs. III

(inédite)

Carmen O..., âgée de 9 ans, habitant Arcachon, vient me consulter le 3 mai 1905.

Le père a eu la syphilis deux ans avant son mariage. L'enfant qui est l'objet de notre observation est née un an après le mariage. Après cette première enfant la mère a eu un garçon qui est venu à terme, mais mort et macéré, puis une autre petite fille, âgée actuellement de 5 ans, qui est bien portante et n'a jamais été malade. Il faut noter cependant à son sujet que, depuis l'âge de 3 mois jusqu'à celui de 2 ans, elle a eu la tête très grosse (hydrocéphalie). Il y a deux ans, un quatrième enfant, une petite fille, est née à terme, mais elle est morte à l'âge d'un mois et 1/2, toussant beaucoup, ayant vomi le sang, et n'ayant jamais présenté de boutons sur le corps, ni de convulsions. La mère a eu un cinquième enfant, un petit garçon qui a 2 ans et qui est bien portant. La petite malade actuelle est venue à terme bien constituée, sans asphyxie. A l'âge d'un mois, elle a eu des rougeurs sur les cuisses et les fesses. Sa tête est restée très volumineuse (hydrocéphalie — 56 centim. de tour de tête) depuis l'âge de 2 ou 3 mois jusqu'à celui d'un an 1/2 à deux ans; à cet âge, elle a eu une rougeole légère. Vers 5 ou 6 ans elle aurait eu des croûtes au coin des lèvres et ses dents seraient tombées très rapidement. Sa santé est restée ensuite très bonne, jusqu'à maintenant, et jamais elle n'a eu de maux de gorge, de céphalées, de syncopes, de convulsions. Son intelligence est peut-être moins vive que quand elle était toute petite. C'est depuis cinq à six mois que la mère s'est aperçue que sa fille n'y voyait plus; on la grondait à l'école parce qu'elle rapprochait beaucoup les objets. En cinq à six mois, la vue a considérablement baissé, et l'enfant se conduit actuellement très mal.

L'examen de la vue, pratiqué le 21 mai 1905, nous donne les renseignements suivants :

L'œil gauche, en strabisme externe et un peu supérieur, ne présente aucun trouble paralytique de la mobilité. C'est un strabisme par amblyopie, l'acuité visuelle de cet œil est en effet = 0. L'enfant prétend percevoir très vaguement la lumière avec cet œil. La papille de l'œil gauche est blanc nacré dans sa totalité, sans excavation bien nette. Les veines ont leur volume normal. Les artères sont en général diminuées de volume, quelques-unes sont filiformes. Autour de la papille, très *nettement limitée*, existe un tout petit croissant d'atrophie choroïdienne, rarement pigmenté de ci, de là, en particulier en haut et en bas. La macula et le reste du fond de l'œil sont en très bon état et il n'y a aucune trace de choroïdite.

Du côté *droit*, le nerf optique est presque aussi pâle, un peu gris cependant dans son $1/3$ externe. Les veines ont leur volume normal, les artères sont moins rétrécies; même atrophie choroïdienne péri-papillaire moins marquée cependant. Il existe dans cet œil, autour de la fovea, un aspect un peu spécial : tout autour de la fovea et excentriquement à elle, existe une zone d'atrophie rétino-choroïdienne, au début, formant comme un ruban en cercle, ayant environ une largeur de $1/4$ à $1/3$ de diamètre papillaire, interrompu par places par le passage des vaisseaux rétiniens, aspect qui rappellerait un peu le début de la rétinite albuminurique. (Il n'y a cependant pas d'albumine dans les urines). Le reste du fond de l'œil droit est sain.

Il existe de l'inégalité pupillaire peu prononcée et la pupille droite paraît un peu plus large que la gauche. Les réflexes pupillaires sont nuls à la lumière, à la convergence, à l'accommodation. Pas de réflexe consensuel. Nous avons déjà dit que l'acuité visuelle était = 0 à gauche. Avec l'œil droit, la malade compte les doigts à 50 ou 35 centim., en regardant un peu de côté. Les deux yeux sont emmétropes.

Il n'y a aucun trouble dans la motilité et la sensibilité de la face et des membres. Les réflexes tendineux sont normaux.

Cette petite malade, que nous avons soumise, sans résultat très appréciable, à des injections intra-musculaires de biiodure d'hydrargyre, ne nous a été ramenée qu'une seule fois. Nous avons appris depuis qu'elle était morte cinq à six mois après nous avoir consulté. Il ne nous a pas été possible de savoir de quelle maladie.

Ainsi qu'il est permis de le remarquer par la lecture des faits qui précèdent, la lésion du nerf optique se caractérise par une atrophie papillaire, d'un blanc nacré, avec variations à peine sensibles du volume des vaisseaux. Le disque optique est absolument net, on peut voir quelquefois un peu d'atrophie choroïdienne péri-papillaire, mais les foyers étendus de choroïdite n'existent pas, à peine peut-on découvrir, dans un cas, deux à trois points de choroïdite atrophique dans la région de l'ora serrata. Il n'existe pas non plus de phénomènes cérébraux ou méningés. L'atrophie optique est bien le phénomène unique ou du moins de beaucoup le plus saillant de tout le tableau symptomatique. Nous n'avons pas pu, dans nos observations, en saisir le début et il ne nous est pas possible de dire s'il y a eu névrite franche ou si l'atrophie s'est installée sans inflammation préalable vraiment manifeste du nerf. On peut cependant, et en se fondant sur ce que nous avons dit au début de cet article, penser à la possibilité d'une névrite antécédente, dans les cas où la papille atrophiée, même avec des contours parfaitement tranchés, est entourée d'une légère zone d'atrophie choroïdienne, celle-ci étant évidemment secondaire à la névrite. L'évolution de la lésion nerveuse est *progressive* et, dans l'espace de deux ou trois ans, la vision disparaît complètement, d'abord à un œil, puis, quelque temps après, à l'autre. Quelques caractères importants, relatifs à cette atrophie optique, méritent d'attirer notre attention :

1° Elle survient de 7 à 11 ans après la naissance, l'enfant ayant présenté ou non, au moment où il a vu le jour, des manifestations cutanées hérédo-syphilitiques ou de l'hydrocéphalie. La syphilis des parents est dans tous les cas hors de toute contestation.

L'atrophie optique est donc un accident tardif, absolument analogue comme aspect ophthalmoscopique et comme date d'apparition à l'atrophie optique de la syphilis acquise, se montrant avec ou sans signes concomitants de tabes, huit à douze ans environ après l'accident primitif. C'est en quelque sorte un accident para-syphilitique de la syphilis héréditaire.

2° Ce qui tend à rendre encore plus complète cette ressemblance entre l'atrophie optique de l'hérédo-syphilis et celle de la syphilis acquise, c'est l'évolution progressive dont nous avons parlé plus haut et aussi la résistance au traitement mixte, ordonné quelquefois d'une façon intensive ; c'est encore là, nous le savons, un des caractères des accidents para-syphilitiques de la syphilis acquise. Nous avons trouvé dans la science une observation, publiée par Vignes, de syphilis héréditaire tardive dont la seule manifestation fut une névrite rétrobulbaire du nerf optique, qui fut considérablement améliorée par le traitement mercuriel, ce qui constitue une exception à la règle que nous avons émise.

Cette dernière considération nous autorise à séparer complètement cette lésion du nerf optique de celle qui survient à la suite des inflammations hérédo-syphilitiques méningées ou rétino-choroïdiennes. Autant le traitement mixte peut améliorer ou même guérir la lésion du nerf, névritique ou même partiellement atrophique, dans ces cas secondaires, autant elle reste impuissante dans l'atrophie tardive, évoluant à la façon d'un accident parasyphilitique, sans symptômes voisins, susceptibles de fixer plus vivement l'attention du clinicien. C'est peut-être aussi à l'apparition de ces symptômes voisins, d'ordre cérébro-méningé, par exemple, que l'on doit de découvrir et de traiter plus tôt par une médication énergique et souvent efficace la lésion commençante du nerf optique, qui au contraire évolue sournoisement, progressivement et d'une façon presque latente, lorsque le nerf est seul atteint.

INDEX BIBLIOGRAPHIQUE

Antonelli. — Stigmates ophtalmoscopiques de la syphilis héréditaire, Société française d'ophtalmologie, mai 1897.

Stigmates ophtalmoscopiques de la syphilis héréditaire atavique, Recueil d'ophtalmologie, Paris, 1900.

Barlow. — Specimen of brain from a case of infantile syphilis with disease of the basilar artery. Lancet, London, 1879, et Medic. Times, 1879, p. 125.

Syphilis of brain, Lond., 1869, et Med. Times, 1877, p. 106, et Gaz. med., 1877.

Carreras Arago. — Atrofia incipiente en el nervio optico, principalmente izquierdo, con paresis de las extremidades derechas, antecedentes sifiliticos hereditarios, curacion. Rev. de cien. med., Barcel., 1882.

Charcot. — Un cas de syphilis cérébrale héréditaire tardive. Bulletin médical, Paris, 1881.

Chiari. — Endartérite très prononcée sur le cerveau d'une petite fille avec syphilis héréditaire constatée. Wiener Med. Wochensch., nº 17, 1881.

Dowse. — Note of a case of occipito-basic meningitis syphilitica. Med. Presse and Circ., Lond., 1880.

Dreyer Dufer. — Un cas de maladie de Friedreich et atrophie blanche des nerfs optiques, d'origine hérédo-syphilitique. Arch. d'ophtalm., Paris, 1895.

Fournier (A.). — Syphilis héréditaire tardive, 1886.

Fournier (E.). — Des stigmates dystrophiques de l'hérédo-syphilis. Thèse de Paris, 1898.

Fournier et Sauvineau. — Troubles oculaires d'origine hérédo-syphilitique. Recueil d'ophtalmologie, Paris, 1896 et 1897.

Galezowski. — Syphilis oculaire héréditaire. Annales d'oculistique, 1895.

Haushalter et Thiry. — Etude sur l'hydrocéphalie. Revue de médecine, 1897.

Ingelrans. — L'hérédo-syphilis du système nerveux. Gaz. des Hôpitaux, mai 1904.

Kurth ou Korthauuer. — Syphilis cérébrale héréditaire. Guérison. Revue mensuelle des maladies de l'enfance. Paris, 1888, p. 337.

Mendel. — Cité par A. Fournier dans «Hérédo-syphilis tardive».

Moussous. — Syphilis cérébro-spinale simulant une maladie de Friedreich. Mémoires et Bulletins de la Soc. de Méd. et de Chir. de Bordeaux, 1902, p. 187.

Péchin. — De la valeur de l'examen oculaire pour le diagnostic de certaines manifestations de l'hérédo-syphilis. Arch. d'ophthalm. Paris, 1901.

Quillet. — Contribution à l'étude des paralysies oculaires d'origine hérédo-syphilitique. Thèse de Bordeaux, 1903-1904.

Raymond. — Journal des praticiens, 1904, in thèse Quillet.

Sauvineau. — Lésions du nerf optique dans l'hérédo-syphilis. Recueil d'ophthalmologie, Paris, 1898.

Siemerling. — Contribution à l'étude de la syphilis cérébro-médullaire héréditaire. Arch. für Psychiat. und Nervenkr., Heft 3, B. XX, 1888.

Stoeber. — Des accidents méningitiques de la syphilis héréditaire chez les enfants et en particulier chez les très jeunes. Th. de Paris, 1891.

Vacher. — Un cas de syphilis tertiaire avec accidents oculaires graves. Soc. d'ophthalmologie, Paris, 1898.

Vignes. — Névrite rétro-bulbaire par syphilis héréditaire tardive. Bullet. et Mém. de la Soc. franç. d'ophthalm. Paris, 1894.

DISCUSSION

M. AXENFELD: Pourquoi les cas très intéressants rapportés par M. le dr. Cabannes ne sont-ils pas tabétiques? S'il n'y avait pas de symptômes tabétiques jusqu'ici, ils peuvent suivre, comme l'atrophie progressive du nerf optique peut être un signe précoce aussi dans le tabes infantile, comme on le voit aussi chez des parents hérédo-syphilitiques.

M. GAMA PINTO: (Le texte n'a pas été remis).

M. CABANNES: Les cas que j'ai étudiés concernent des malades manifestement hérédo-syphilitiques. Les atrophies du nerf optique que l'on rencontre dans ces cas peuvent survenir soit comme conséquence de névrites optiques soit comme résultat de méningites basilaires localisées, mais il n'est pas possible, d'après l'aspect ophthalmoscopique de la lésion atrophique de la papille, d'en préciser la véritable pathogénie. On ne peut pas non plus dire si ce sont des cas de tabès incipiens, car l'atrophie optique serait alors le seul signe apparent.

Sur un cas de blépharoplastie par la méthode italienne

Par MM. CABANNES et W. DUBREUILH, Bordeaux.

On a rarement l'occasion de faire des autoplasties par la méthode italienne modifiée. Cette méthode consiste «dans la transplantation sur un ulcère ou sur une cicatrice vicieuse préalablement excisée, en un mot sur une surface d'avivement, d'un lambeau emprunté à une région éloignée du corps et laissé adhérent à cette région par son pédicule, jusqu'à sa parfaite adhésion à la surface qu'il doit recouvrir» (P. Berger).

Cette méthode a eu comme promoteur Tagliacozzi qui n'appliquait le lambeau sur la surface à recouvrir que lorsque celui-ci avait abondamment bourgeonné, ce qui demandait un temps assez long.

Carl Ferdinand Graefe, en 1817, modifie le procédé de Tagliacozzi, en appliquant immédiatement sur la surface d'avivement le lambeau d'emprunt. Il pratiqua ainsi avec succès une réfection du nez et, en raison même de l'importante modification qu'il avait apportée au manuel opératoire de Tagliacozzi, considérablement abrégé de la sorte, sa méthode prit le nom de rhinoplastie par la méthode italienne modifiée ou encore de méthode allemande.

Nous ne ferons pas ici la bibliographie complète de cette question. Il suffira pour la bien connaître de lire avec soin l'important mémoire du professeur Berger (1). Nous nous sommes surtout attachés à l'étude de la blépharoplastie par la méthode italienne modifiée telle qu'elle a été pratiquée en 1879 par le prof. Berger. Ce chirurgien dit à ce sujet, dans le mémoire précité, qu'il a fait par cette méthode quatre opérations de blépharoplasties, dont trois furent limitées à la paupière inférieure. Dans une seule il tenta de reconstituer les deux paupières. Cette dernière opération s'accompagna de mort par intoxication iodoformique. Les trois autres blépharoplasties réussirent. «Deux d'entre elles pratiquées sur de malheureuses femmes dont la totalité des téguments de la face avait été rongée, chez l'une par un lupus, chez l'autre par des ulcérations tertiaires, avaient pour but, non la restauration de la forme, mais la protection et la conservation de l'œil menacé d'une perte complète par la kératite interstitielle causée par une exposition constante à l'air et aux injures extérieures. Dans ces deux cas le lambeau conserva sa vitalité et l'œil fut sauvé. Dans le troisième, la blépharoplastie pratiquée pour une déformation cicatricielle de la paupière inférieure, infructueusement traitée déjà par d'autres chirurgiens, avait pour but la correction d'une difformité choquante; le résultat cherché fut obtenu en très grande partie et à la plus grande satisfaction de la malade».

Quelques autres cas, peu nombreux, de blépharoplastie par la méthode italienne, ont été publiés depuis le mémoire capital et désormais classique du prof. Berger. Nous ne retiendrons

(1) Berger — De l'autoplastie par la méthode italienne modifiée; ses indications, sa technique opératoire, ses résultats. Congrès français de chirurgie, 1880.

parmi ceux-là que la très intéressante observation publiée par le dr. Lagrange (de Bordeaux) dans la *Revue de Chirurgie* du 10 décembre 1905. Voici les points utiles à retenir dans l'étude de ce dernier cas:

1° La blépharoplastie a porté sur les deux paupières, pour la réfection desquelles il a fallu donner au lambeau une forme bifide. Le prof. Berger avait déjà tenté dans un cas une reconstitution analogue des deux paupières.

2° Les paupières ont conservé après l'opération une mobilité parfaite, grâce au soin avec lequel l'opérateur a ménagé l'orbiculaire pendant l'intervention.

3° Le dr. Lagrange a utilisé un appareil plâtré amovo-inamovible, qui a été très bien supporté par son malade, et dont les détails de construction seront retrouvés dans son observation.

Nous citerons maintenant avec quelque développement une nouvelle observation de blépharoplastie par la méthode italienne modifiée, observation qui nous est personnelle. Elle concerne un malade présenté déjà par l'un de nous (dr. Dubreuilh) à la Société de médecine de Bordeaux en 1904 et en 1905.

Il s'agit d'un jeune homme qui a été effroyablement mutilé et défiguré par une syphilis maligne précoce, compliquée probablement d'iodurisme gangréneux. Il était entré dans le service, couvert d'ulcérations profondes qui ont guéri rapidement par la suppression de tout traitement général et par des pansements à l'eau boriquée. Voici la photographie avant toute intervention opératoire et on peut voir que tout le côté gauche de la face et une grande partie du côté droit sont occupés par de la cicatrice profonde, rétractile, et ayant intéressé les muscles peauciers sous-jacents. Il faut noter particulièrement: 1° un ectropion de la paupière supérieure gauche ayant amené le renversement du cartilage tarse et des lésions graves de la cornée; 2° une fistule du canal de Sténon gauche; 3° une destruction complète des ailes du nez surtout à gauche; 4° une large fenêtre s'ouvrant dans la bouche et siégeant sur la joue gauche et la lèvre supérieure dont le côté gauche n'est plus représenté que par un cordon de quelques millimètres d'épaisseur réunissant le milieu de la lèvre supérieure à la commissure gauche; 5° une destruction complète de la lèvre inférieure, une grande nappe cicatricielle étant étalée et tendue depuis la base des gencives inférieures jusqu'au menton; 6° des cicatrices innombrables sur le tronc et les membres.

Tel qu'on le voit maintenant il n'est pas beau, mais il est notablement amélioré par la série d'opérations réparatrices faites sur lui dans le courant de l'année 1905.

L'un de nous (dr. Dubreuilh) a d'abord tenté de refaire une lèvre inférieure par la méthode de Nélaton en prenant sur le cou un pont de peau que l'on a fait passer au devant du menton, par dessus un îlot de peau laissé en place sur le menton et servant de borne d'arrêt. Ce pont de peau ne s'est pas sensiblement rétracté, mais la bande de tissu cicatriciel, large de deux doigts, qui devait remplacer la muqueuse de la lèvre, s'est réduite à un 1/2 centimètre dès qu'elle n'a plus été tendue. D'autre part, il n'a pas été possible de remplacer l'orbiculaire des lèvres détruit, de sorte que la lèvre inférieure nouvelle n'est que de la peau, elle se laisse aller à son poids et les dents restent découvertes. Cependant il y a un progrès sensible, notamment en ce que le malade retient sa salive qui antérieurement s'écoulait constamment hors de sa bouche.

L'un de nous (dr. Dubreuilh) entreprit en mai de fermer la fenêtre buccale ouverte dans la joue gauche. On ne pouvait pas utiliser pour cela la peau de la face ou de la région parotidienne, qui n'était que de la cicatrice. Il a fallu recourir à la méthode italienne. Dans un premier temps la fente a été fermée avec la muqueuse ectropiée qui ourlait le bord de l'ouverture, en la suturant à la bride qui s'étendait de la narine à la commissure ; puis la plaie cruentée résultante fut recouverte par un lambeau pris au bras et resté adhérent par son pédicule. Le pédicule est coupé le neuvième jour et le greffon est resté vivant et adhérent. Il a présenté seulement au bout de quelques semaines une rétraction avec gonflement, une sorte de globulisation qui n'a duré que peu de temps, après quoi il s'est de nouveau étalé et a pris les dimensions actuelles, inférieures à celles du lambeau disséqué sur le bras, mais certainement doubles de celles qu'il a eues à un moment donné.

Le 30 novembre dernier, nous avons tous deux entrepris la réfection de la paupière supérieure gauche. Comme le malade supporte mal le chloroforme et avait failli mourir pendant la précédente opération, on se contenta d'une anesthésie locale assez incomplète. Une incision courbe à 1 centimètre du bord ciliaire permit de rabattre le cartilage tarse renversé et de faire la blépharorraphie. Puis un lambeau est taillé à la face antérieure du bras, tout près du pli du coude, avec un large pédicule disposé de telle sorte que sans torsion il puisse s'appliquer sur la plaie palpébrale. Ce lambeau, taillé très large, est suturé à la plaie palpébrale et le bras est fixé en place par un appareil plâtré. Nous faisons, en outre, deux points de suture unissant le bras à la joue et destinés à mieux fixer le bras et à éviter tout tiraillement sur le lambeau.

Voici quelques détails sur la fixation du bras sur la tête.

Le bras gauche était appliqué par sa face antéro-interne contre la joue gauche, de façon à ce que le lambeau de peau que nous lui avons emprunté pour pratiquer la blépharoplastie ne soit soumis à aucun tiraillement, l'avant-bras en pronation est couché par sa face antérieure sur le vertex qu'il traverse obliquement d'avant en arrière et de gauche à droite, la main restant libre sur le côté droit et postérieur de la tête. Celle-ci est un peu inclinée et tournée du côté du membre supérieur gauche dont les différents segments repliés en flexion l'enveloppent comme dans une anse. L'appareil a pour but de maintenir la tête et le membre supérieur dans cette intime connexion. Il doit donc, en ce qui concerne l'immobilisation de ces parties contiguës, remplir un double but : 1° empêcher le bras et la tête de se séparer l'un de l'autre en maintenant aussi intime que possible leur contact réciproque ; 2° éviter, d'autre part, que le bras ne puisse, tout en conservant ce contact, effectuer des mouvements d'avant en arrière qui provoqueraient des déplacements de la base du lambeau dans le sens antéro-postérieur.

L'appareil plâtré, que nous avons utilisé et sur les détails duquel nous croyons inutile d'insister, a tenu compte de ce double desideratum. Sa confection a été très solide, très durable. Moins léger sans doute et moins élégant que les appareils en cuir moulé dus à des fabricants, mais suffisant malgré tout et pas trop gênant. En avant, une large ouverture avait été ménagée, elle permettait des pansements aisés et fréquents de la région opérée.

Le septième jour, le pédicule est sectionné et les sutures enlevées. La greffe a très bien tenu et aujourd'hui la cicatrisation est parfaite. Le greffon a bien eu une certaine tendance à se cylindriser ; il s'est rétracté et s'est gonflé comme s'il voulait se pédiculiser, mais à en juger par ce qui s'est passé pour la lèvre, où ce phénomène a été peut-être plus marqué encore, il va dans quelques semaines s'aplatir et s'étaler.

Nous comptons laisser les paupières suturées pendant quelques mois encore et alors seulement on pourra juger complètement du résultat et savoir si la paupière artificiellement refaite pourra se fermer et surtout s'ouvrir. Il faut ajouter qu'en dehors des trois opérations importantes qui viennent d'être rapportées, deux tentatives infructueuses ont été faites pour guérir la fistule du canal de Sténon et une autre pour fermer la fenêtre buccale par un lambeau transplanté de la cuisse.

Les fistules du canal de Sténon sont toujours difficiles à guérir. Dans le cas actuel, le conduit salivaire n'est guère qu'un canal creusé dans le tissu de cicatrice juste sous l'épiderme de la joue et séparé de la cavité buccale par 1 cent. 1/2 de tissus durs et rétractés. La tentative de réparation par transplantation de la fenêtre buccale ne pouvait pas réussir à cause de la mobilité des parties et parce que la face profonde du greffon s'infectait par la bouche. Or, une greffe infectée ne prend pas.

L'intérêt de l'observation précédente tient à notre avis aux points suivants :

1° La figure de ce malade a subi deux fois des autoplasties par la méthode italienne, une fois pour la réfection de la lèvre supérieure gauche, une autre fois pour la blépharoplastie, c'est-à-dire que nous avons eu la bonne fortune, pour obtenir ce double résultat favorable, de trouver un malade particulièrement docile.

2° Nous sommes les premiers à avoir sectionné le lambeau (de la blépharoplastie) au 7e jour. Le prof. Berger avait sectionné la base du lambeau au 9e jour, dans un cas d'autoplastie par la méthode italienne. Cette section précoce du lambeau ne lui a rien enlevé ni de sa vitalité ni de son volume ultérieurs. Nous sommes loin des 15 jours à 3 semaines préconisés par les chirurgiens dans les premières autoplasties. Il faut tâcher de faire cette section le plus tôt possible, car l'attitude forcée imposée au malade constitue pour lui un vrai supplice. Pour nous résumer, nous considérons la blépharoplastie par la méthode italienne modifiée comme une méthode d'autoplastie excellente. Mais elle restera une *méthode d'exception*, applicable aux cas où, les téguments péri-orbitaires étant tout à fait détruits et ne pouvant fournir un lambeau autochtone (méthode indienne), on est obligé de s'adresser à une région éloignée. La seule raison qui la rend peu praticable est incontestablement l'attitude forcée et longtemps prolongée que l'on demande au malade. Les appareils les mieux construits ne peuvent malheureusement pas remédier au vrai supplice auquel on condamne le patient pendant plusieurs jours.

Conclusions

1 — La blépharoplastie par la méthode italienne constituera toujours une méthode d'*exception*, applicable aux cas où les téguments péri-orbitaires détruits ou cicatrisés ne peuvent se prêter à une autoplastie par glissement, par renversement ou par transbordement.

2 — Le lambeau sera pris au bras, à sa face interne de préférence, la pointe sera postérieure, la base antérieure, pour permettre une application aisée.

Nous sommes d'avis qu'il faut tailler un lambeau très long, plus d'un tiers en plus de la surface à recouvrir. L'avant-bras étant appliqué sur la tête au moyen d'un appareil plâtré bien fait, il faudra veiller à ce que la base du lambeau *ne soit pas tiraillée*. Nous avons eu, pour cela, l'idée de fixer par des points de suture d'autres régions de la peau du bras avec les téguments de la figure.

3 — La section du lambeau peut être faite beaucoup plus tôt. Dans notre cas personnel, nous l'avons pratiquée au 7° jour après l'intervention. Tagliacozzi et ses imitateurs ne la sectionnaient que beaucoup plus tardivement (de 15 jours à trois semaines après l'opération).

Cette section hâtive diminue considérablement la durée des douleurs tenant à la position du bras sur la tête. Le lambeau semble conserver quand même sa vitalité.

4 — La tarsorraphie est indispensable. On ne devra ouvrir les paupières que de longs mois après l'autoplastie. La rétractilité du lambeau transplanté et des tissus cicatriciels sous-jacents se conserve très longtemps. La tarsorraphie peut seule lutter contre la puissance rétractile précitée.

Discussion

M. Gama Pinto : Tout d'abord une petite *remarque historique*. La soi-disant méthode italienne est originaire de l'Inde. Il y a deux méthodes indiennes : l'ancienne, qui consistait dans la transplantation de lambeaux non pédiculés (greffes) après avoir flagellé l'endroit à l'aide d'un soulier ou d'un morceau de bois, probablement dans le but de provoquer une hyperhémie qui assurât la vitalité de la greffe ; et la méthode indienne moderne, dont on se servait par exemple dans les rhinoplasties, en prenant des lambeaux pédiculés à l'avant-bras et en fixant la main et le bras à la tête à l'aide d'un bandeau.

Maintenant, pour la blépharoplastie, je préfère la greffe totale, c'est-à-dire, de la peau dans toute son épaisseur et quelquefois même avec un peu de tissu cellulaire sous-cutané, ainsi que je l'ai communiqué à la Société allemande d'ophthalmologie, à Heidelberg, au mois d'août dernier. Les greffes sont prises au bras, à la cuisse, ou bien, s'il y a lieu, au prépuce qui fournit une peau fine et douée d'une sécrétion graisseuse, la conservant toujours souple et humide. C'est surtout pour la paupière supérieure que le prépuce donne d'excellents résultats. Je me sers de cette méthode non seulement lorsque les téguments du voisinage sont détruits ou cicatrisés, mais même dans les cas ordinaires où il existe tout autour assez de bonne peau pour une autoplastie par glissement. Les résultats d'une pareille opération sont excellents, à la condition que l'on procède avec une asepsie rigoureuse et que l'on opère *absolument à sec*.

M. Borges de Sousa est d'avis que, quand il existe une grosse perte de substance aux environs de l'œil, ne permettant pas l'exécution d'une blépharoplastie de lambeau pédiculé taillé dans le voisinage, le meilleur procédé consiste à tirer le lambeau entier d'une autre région du corps et, après blépharorraphie préalable, le mettre en place sans appliquer des sutures ou en appliquant le moins possible quand la perte de substance est très grande. Les résultats obtenus par ce procédé sont en général très satisfaisants.

M. Wicherkiewicz: Si l'ectropion n'est pas trop fort, la greffe de Thiersch nous donne ordinairement un effet suffisant. Si au contraire l'ectropion est très fort, la paupière étant détruite dans sa partie totale ou presque totale, ce n'est que le lambeau pédiculé qui nous donne une guérison parfaite. J'ai expérimenté beaucoup avec les lambeaux non pédiculés pris n'importe où, d'après la méthode de Wardworth, mais au bout de quelque temps le lambeau se rétracte de telle façon que l'effet en est nul ou presque nul. C'est la raison pourquoi j'ai abandonné depuis des années cette méthode de blépharoplastie.

M. Cabannes: La blépharoplastie par la méthode italienne constituerait évidemment la méthode idéale, si les malades n'étaient pas soumis, par son application, à une véritable torture.

La méthode des lambeaux pédiculés reste d'ailleurs bien supérieure, *comme résultats éloignés*, à celle des greffes cutanées, greffes totales ou greffes de Thiersch. Dans ce dernier cas, le lambeau se rétracte beaucoup et disparaît souvent presque en totalité.

Die Arbeits-Myopie der Tuchstopferinnen

Par M. E. Cramer, Cottbus.

Seit langen Jahren in einer Mittelstadt ansässig, deren Hauptindustrie die Tuchfabrikation ist, habe ich die Einwirkung der einzelnen Arbeitszweige jener auf die Augen immer mit Interesse verfolgt, und war mir daher seit langem bekannt, dass die Stopferinnen zu einem grossen Prozentsatz myopisch wurden, was ich auch vor längeren Jahren auf eine Umfrage über Gewerbe-Krankheiten an die Gewerbe-Inspektion berichtet habe.

Veranlassung zu der im Nachfolgenden zu schildernden systematischen Untersuchung gab mir der Vortrag von *Grunert* auf der letzten Heidelberger Versammlung («das einzige Mittel zur Bekämpfung der Schulkurzsichtigkeit»), worin er, die sonst vielfach beschuldigten Momente der körperlichen Disposition und Vererbung als weniger wichtig erklärend, die *Jugend* der Kinder als wichtigste Disposition für die Myopie hinstellt, auf Grund deren die Nahearbeit, je früher sie beginnt, je mehr das Auge schwäche, bis am Ende der Entwickelungsreihe pathologischer Folgezustände die Erblindung an Netzhautablösung stehe. Er erklärt daher als das einzige Mittel, um die Schulkurzsichtigkeit zu bekämpfen, neben der Verminderung der Nahearbeit überhaupt die Heraufschiebung des Beginns des Lese- und Schreib-Unterrichts vom Beginn des 6. auf den des 9. Lebensjahrs.

Dass selbst eine noch viel weitere Hinaufschiebung des Beginns anstrengender, mit den Anforderungen der oberen Klassen höherer Lehranstalten wohl zu vergleichender Nahearbeit kein Hindernis ist, das sich bei hyper oder emmetropischen Individuen dieselben Grade von Kurzsichtigkeit entwickeln, wie am Ende der Schullaufbahn, war mir aus der Beobachtung an den Stopferinnen, die mit dem vierzehnten bis fünfzehnten Lebensjahre ihre Tätigkeit beginnen, klar und möchte ich mir erlauben, das Ergebnis meiner Untersuchungen Ihnen vorzutragen, indem ich dabei auch der beherzigenswerten Mahnung *Stillings* folge, die langweilig gewordenen Schuluntersuchungen nun bei Seite zu lassen und unser Interesse andersartigen Arbeitsmyopien zuzuwenden.

Die Tätigkeit der Tuchstopferinnen besteht in der kunstgerechten Ersetzung von Faden die während des Webeprozesses zum Teil ausgesprungen sind und daher im Gewebe eine Strecke lang fehlen. Sie ist nach mehreren Richtungen hinsichtlich der dadurch bedingten Augenanstrengung verschieden. Erstens hinsichtlich des Materials: Das Streichgarn, aus dem die einfacheren Tuchstoffe gewebt werden, hat in der Regel einen wesentlich gröberen Faden und das daraus gewebte Tuch gröbere Maschen, wie das viel feinere Kammgarn, das oft mit Seide verzwirnt ist und die glatten glänzenden Stoffe liefert, bei denen schon ein geringes Fehlen eines Fadens auffallend wirkt. Es ist somit das Stopfen des Kammgarns technisch allgemein eine schwierigere Aufgabe, als das Stopfen der Streichgarnstoffe, wenn auch bei diesen Verhältnisse vorkommen können, die das Stopfen ebenfalls sehr erschweren. Zweitens ist ein wesentlicher Unterschied das sogenannte Roh- und Fertigstopfen. Ersteres findet statt, nachdem das rohe Tuch den Webstuhl verlassen hat. Es wird dazu über eine Rolle, die sogenannte Schau geleitet. Zwischen dieser und einem Fenster steht die Stopferin in einer Entfernung von $^1/_4$ meter und markirt mit Kreide die Stelle, an welcher ein Faden ausgesprungen ist oder sich an der falschen Stelle befindet oder ein zu starker oder zu feiner Faden durch einen richtig starken zu ersetzen ist. Nachdem sie das ganze Stück in dieser Weise durchgemustert hat, zieht sie, auf einem niedrigen Stuhl, vielfach mit übergeschlagenen Beinen sitzend, das viele Meter lange Tuch über den Schoss und sucht die einzelnen Stellen auf. In einer langen Nadel, etwas schmäler als eine gewöhnliche Strumpfstopfnadel, hat sie den Faden, aus dem das Tuch gewebt ist, verbindet ihn mit dem einen abgerissenen Ende und führt nun die Nadel, Masche für Masche aufnehmend, genau in den Weg, den der Faden, ohne auszureissen genommen hätte, bis zu dem andern Ende, mit dem sie den Stopffaden verbindet. Naturgemäss sitzt sie, so unhygienisch wie möglich, gebückt. Bei den Anfängerinnen, denen die Kunst zu lernen schwer fällt, verhält es sich gerade so, wie bei den Anfängern im Lesenlernen — sie suchen die aus mangelhafter Kenntnis ihres Arbeitsobjektes sich ergebenden unsicheren Netzhautbilder durch grosse Annäherung zu verbessern und unterliegen nun alle den Schädigungen des Nahesehens wie jene. Vereinzelt wird auch im Stehen vor der Schau gestopft.

Das Fertigstopfen tritt erst ein, nachdem das rohe Tuch den ganzen Veredelungsprozess durchgemacht hat. Es ist in der Walke durch Behandlung mit Seife unter starkem Druck mehr oder weniger verfilzt und später auf dem Scheerzylinder von allen vorstehenden Fäserchen befreit. Naturgemäss ist nun die Arbeit des Stopfens bei den viel enger gewordenen Maschen und den feiner gewordenen Fäden technisch wohl schwieriger, wird indess von den Beteiligten nicht für so anstrengend für die Augen gehalten, wie das Rohstopfen, weil bei dem Fertigstopfen mehr Zeit auf das *Schauen* der Tuche zu verwenden ist, wie auf das wirkliche Stopfen, da der weitaus grösste Teil der Fehler doch schon im rohen Tuch ausgebessert worden ist. Während in einzelnen Fabriken die Tätigkeit der Roh- und Fertigstopferinnen ganz getrennt ist, stopfen in anderen dieselben Personen stets dasselbe Stück roh und fertig, sodass eine getrennte Bearbeitung der Roh- und Fertigstopferinnen in diesem Aufsatz undurchführbar ist.

Die Beleuchtung spielt für die Arbeiterin beim Stopfen eine grosse Rolle. Bei Tageslicht sitzen sie alle zwischen ihrer Schau und dem Fenster. Auch wenn dabei des Licht von rechts fällt, können sie wegen des beweglichen Tuchs die Hand so halten, dass der Schatten nicht gerade auf die Arbeitsstelle fällt. Die künstliche Beleuchtung ist verschieden. Während in den modern eingerichteten Fabriken meist eine nach oben abgeblendete, leicht bewegliche Glühbirne das Arbeitsgebiet gut beleuchtet, finden sich in den älteren noch vielfach Gasglühlichtflammen, die den Nachteil haben, dass sie durch die von ihnen ausgehende Hitze die von der gebückten Haltung herbeigeführte Hyperaemie noch steigern. Vereinzelt findet das Stopfen auch im Hause der Arbeiterin statt. Aller Wahrscheinlichkeit nach werden die Beleuchtungsverhältnisse dort in der Regel ungünstigere sein als in der Fabrik. Von den später zu besprechenden Untersuchten wird die Arbeit nur in elektrisch beleuchteten Fabriken ausgeführt.

Die Untersuchungen sind folgendermassen angestellt: Es wurden stets die *sämtlichen* Stopferinnen einer Fabrik ohne jede Ausnahme untersucht, um jeden Verdacht, dass etwa augenschwache Individuen ausgesucht wären entgegen zu treten, und die Befunde in Tabellen eingetragen, die folgende Rubriken zählten: Alter, Beginn und Dauer des Stopfens, Angaben über etwaige Erblichkeit, ebensolche über das Sehvermögen am Schlusse der Schulzeit, dann Brechzustand und Sehschärfe, sowie Accomodationsverhältnisse und Augenhintergrundsbefund. Zu den subjektiven Angaben sei folgendes bemerkt: Hinsichtlich der Erblichkeit musste man sich darauf beschränken, danach zu forschen, ob Eltern Fernbrillen getragen hatten und in welchem Alter sie mit Lesebrillen begonnen hatten. Da die Stopferinnen ja zum grossen Teil aus Tuchmacherkreisen stammen, für deren Tätigkeit scharfes Nahesehen erforderlich ist, konnte man, natürlich mit dem Bewusstsein einer nur annähernden Schätzung, wenigstens die Fälle ernsterer Kurzsichtigkeit der Eltern einigermassen feststellen. Zur Frage nach dem Sehen bei Verlassen der Schule und Beginn der Stopftätigkeit musste man sich bei ben Aelteren mit der Beantwortung der Frage begnügen, ob sie von den hinteren Bänken der 60–70 Kinder zählenden grossen Volksschulklassen in der Erdkunde die Einzelheiten der Wandkarte erkannt hätten. Bei den jüngeren lag die Sache günstiger, da seit 5 Jahren mir als Schularzt jedes nicht ganz normal befundene Kind vorgeführt und sein Untersuchungsbefund genau notirt wird. Es liegt mir natürlich fern, die auf diese Weise erzielten Angaben für exakte zu halten. Es werden sicher unter denen, die ihr Sehen beim Schulschluss als sehr gut bezeichneten, noch eine Reihe sein, die bei Beginn des Stopfens schon leicht kurzsichtig waren, aber in Vergleich zu der grossen Anzahl der später mässig kurzsichtig gewordenen, die nun ihr jetziges und ihr früheres Sehen vergleichen konnten, ferner des günstigen Myopieprozentsatzes der Volksschulabiturienten gegenüber gleichaltrigen Gymnasiasten (ich habe unter 100 Volksschülern mit *abnormen* Augen 18 Kurzsichtige und 24 Kurzsichtig-Astigmatische gefunden) können die Fehler nicht sehr ins Gesicht fallen.

Die Untersuchten entstammen 3 Fabriken, die zu den best eingerichtetsten der Stadt gehören. Zum grossen Teil sind sie in denselben Betrieben schon seit langen Jahren tätig, sodass man annehmen darf, dass die Verhältnisse der Untersuchten hinsichtlich der Einwirkung der Nahearbeit die günstigsten sind. Man kann daher wohl die Wahrscheinlichkeit, dass der Zufall bei der hohen Zahl der gefundenen Kurzsichtigen eine Rolle gespielt hat, ablehnen und die Verhältnisse der untersuchten mit denen der nicht untersuchten einigermassen gleich setzen. Ich glaube sogar, dass die Ausdehnung der Untersuchung auf alle Stopferinnen der Stadt noch ungünstigere Zahlen ergeben hätte.

Es sind im Ganzen 100 Stopferinnen untersucht. Von diesen zeigten 69 % ausgesprochene Kurzsichtigkeit, zu der noch in 24 % dieser Fälle Astigmatismus myopicus hinzu trat. (Es sei dazu bemerkt, dass nur Astigmatismus von 0,75 D. an gerechnet wurde). *Reiner* Astigmatismus kam nur 4 mal vor, da solche Patienten eben schneller ganz kurzsichtig werden. Nur 21 % waren emmetropisch und hypermetropisch. Nimmt man die Angehörigen der einzelnen Fabriken zusammen, so entfallen auf zwei der Letzteren genau 71 % Kurzsichtige, während die dritte nur 64,7 % davon hatte.

Die Grade der Kurzsichtigkeit schwankten zwischen 0,75 und 9 D. Ich kenne zwar Stopferinnen mit weit höherer Myopie, aber unter den jetzt untersuchten fand sich keine. Die Zahl der hochgradig myopischen in 14 Jahren, während derer die hiesigen und die in einigen der benachbarten gleichartigen Industriestädte beschäftigten Stopferinnen zum grössten Teil auf mich angewiesen waren, wird 5 oder 6 nicht übersteigen, sodass sie für die Beurteilung des Einflusses der Arbeit nicht in Frage kommen.

Der Einfluss des Lebensalters bezw. der Dauer des Stopfens war ein ganz verschiedenartiger. Eine Tabelle, die die Grade der Kurzsichtigkeit der einzelnen Jahrgänge (vom 15.—51. Jahre) nebeneinanderstellt, zeigt eine ganz unregelmässige Verteilung der ersteren. Eine Siebzehnjährige, angeblich in der Schule noch gut sehend, hatte nach 3 Stopfjahren schon 2,75 D., eine Zwanzigjährige, ebenfalls in der Schule noch normal, nach 5 Jahren eine Myopie von 5 D., eine Einundfünfzigjährige, die allerdings erst später begonnen hatte (24 Stopfjahre), hatte nur 1,75 D. Von den 33-jährigen mit 16-18 Stopfjahren haben zwei 6 D., eine 5 D., eine 5,5 D., und eine, die ebensolange stopfte, nur 0,75 D. u. s. w. Eine *Zunahme* der Kurzsichtigkeit habe ich aus meinen Journalen bis zu 35-jährigen feststellen können.

Ein Einfluss der Stopfarbeit auf die Sehschärfe ist nicht zu verkennen. Abgesehen von den combinirten Astigmatismus-Fällen, die auch bei anderen Berufen oft genug die Sehschärfe beeinträchtigen, sind auch unter den reinen Myopiefällen über 3 D. eine Reihe, in denen die Sehschärfe zwischen 6/15 und 6/18 betrug, ausnahmsweise auch unter den schwächeren Graden ab und zu ein solcher Fall. Niemals trat aber eine Beschränkung der Nahesehschärfe ein. Eine solche würde auch die Stopfarbeit bei den feinen Kammgarnstoffen unmöglich machen.

Die Erblichkeit spielt offenbar, soweit das wirkliche Vorhandensein von ausgesprochener Myopie bei den Ascendenten in Frage kommt, eine sehr geringe Rolle. Es gelang nur dreimal, eine dahin gehende positive Antwort zu erzielen. Dazu kommt noch eine Reihe von Fällen, in denen ein Teil der Eltern erst in vorgerückten Jahren zur Nahebrille gegriffen hatte. Bei den verschiedenartigen Ansprüchen an das Nahesehen und der vielfach vorhandenen Indolenz ist der Schluss, dass es sich bei diesen Leuten um Myopen gehandelt hat, ein zu unsicherer, als dass ich diese Zahlen anführen möchte.

Die Verhältnisse der Accommodation sind folgende: Die myopischen Stopferinnen arbeiten fast ausnahmslos ohne Brille. Es ist dazu zu bemerken, dass die Leute die ganz irrige Anschauung haben, sie würden, wenn sie durch das Tragen einer solchen eine gewisse Augenschwäche zeigten, entlassen oder zurückgesetzt, welche Anschauung mir diese Arbeit auch sehr erschwert hat. Erst diese Untersuchungen haben eine Reihe der höher myopischen dazu veranlasst, sich auch eine Arbeitsbrille verordnen zu lassen. Unter den Myopen fanden sich eine kleine Anzahl, die offenbar eine abnorme Accommodationsanspannung hatten. Indess konnte wegen Störung der Arbeitsfähigkeit das Maass derselben nicht durch Atropin exakt festgestellt werden, weshalb die Zahlen fortbleiben mussten. Jedoch ist aus meiner 14-jährigen Beobachtung Folgendes zu erwähnen: In früheren Jahren habe ich eine verhältnissmässig so grosse Anzahl an abnormer Accommodationsanspannung leidender Stopferinnen unter meinem Krankenmaterial gehabt, dass ich diesen Zustand geradezu als eine Gewerbekrankheit auffassen musste. Allmählich verringerte sich der Zugang solcher Kranken, bis er jetzt bei den Stopferinnen nicht häufiger ist, wie bei anderen jungen Leuten. Es giebt für diese unanfechtbare Tatsache nur *eine* Erklärung — lediglich die ganz wesentliche Verbesserung der Beleuchtungsverhältnisse hat dieses günstige Ergebnis gezeitigt. Die früheren Generationen hatten während eines grossen Teils des Jahres bei flackerndem offenem Gaslicht gearbeitet, das zu der Schädigung, die in der stets wechselnden Beleuchtung des Objektes lag, noch eine gewaltige Steigerung der Hyperämie des Kopfes und damit des Auges fügte, die nach Fick (*Gesundheitspflege des Auges*) als Arbeitshyperämie ein unbedingtes Erfordernis zur Entstehung der Myopie darstellt. Dann kam das schon wesentlich bessere Gasglühlicht, dem jetzt das elektrische Licht folgte das vor dem Gasglühlicht für diese mit dem Kopf dicht an der Lichtquelle arbeitenden Frauen den grossen Vorzug der geringen Wärmeentwickelung und der Abblendung nach oben hat. Ein weiterer Beweis für den Einfluss dieser Neuerung ist das Verhältnis der Kurzsichtigen in den einzelnen Fabriken. Diejenige Fabrik, bei der der Prozentsatz der Kurzsichtigen fast 10 % geringer war, wie in den beiden anderen, hat seit 20 Jahren elektrische Beleuchtung. Dass jener kein Zufall ist, beweist die genaue Uebereinstimmung der Zahlen der beiden anderen Fabriken.

Dass sie schon in der Schule etwas kurzsichtig gewesen seien, haben unter den 100 nur 3 Personen angegeben. Auch unter Berücksichtigung der obigen Bemerkungen zu diesem Kapitel, kann man daher wohl sagen, dass von den 69 Kurzsichtigen die bei weitem meisten erst nach längerer Stopftätigkeit myopisch geworden sind. Es fanden sich im Augenhintergrund bei den vorgeschrittenen Graden temporale Coni, in 2 Fällen circumpapilläre. Centrale myopische Veränderungen waren nicht nachzuweisen.

Aus den eben dargestellten Untersuchungen kann man meines Erachtens folgende Schlüsse ziehen: 1) Die Anstrengung des Stopfens hat dieselbe Ursache, wie die beim Lesenlernen kleiner Kinder. Fick hat in seinem Anteil an dem neuen Gräfe-Sämisch (S. 61) eine sehr einleuchtende Erklärung gegeben: Nur der einzelne Buchstabe fällt, wenn er fixirt wird, immer auf die empfindlichste

Netzhautstelle. Das Kind, dem noch die Kenntnisse des Erwachsenen, die diesem gestatten, das zu Lesende zu überfliegen, fehlen, muss deshalb von Buchstabe zu Buchstabe, sprungweise, sein Auge so bewegen, dass das Bild des neuen Buchstabens wieder auf die fovea fällt. Diese beständigen Augenbewegungen behufs Aenderung der Blickrichtung sind im hohen Grade anstrengend. Die Stopferin muss sie genau so von Masche zu Masche ausführen; nur fehlt ihr die Erleichterung, die später dem Lesenden die Phantasie durch Erraten und rasches Kombiniren der Wortbilder bietet, sodass sie diese Anstrengungen beständigen Wechsels der Blickrichtung, wenn auch durch die Uebung gemindert, ihr ganzes Arbeitsleben hindurch hat. Auch fehlt ihr die Erleichterung, die in dem Farbenunterschied zwischen dem schwarzen Buchstaben und dem weissen Papier liegt. Alle Autoren betonen, dass die Stickerinnen, Näherinnen, die Uhrmacher und sonstige an dauerndes Nahesehen gewöhnte Berufe, mit Ausnahme der ebenfalls an Arbeitsmyopie leidenden Schriftsetzer, frei von letzterer sind, — offenbar, weil ihnen die Anstrengung des Springens von einem Objekt zum anderen erspart bleibt, während die letzt erwähnte Kategorie durch den steten Blickwechsel zwischen Manuskript und Satz mit dem Lesen Lernenden gleichartig ist. Soviel mir aber aus der Praxis bekannt, ist die Prozentzahl der kurzsichtigen Schriftsetzer doch wesentlich kleiner, als die der Stopferinnen.

2) Eine weitere Analogie der Myopie der Stopferinnen mit der Schulmyopie bieten die Ausgänge. Ebenso wenig, wie die uncomplizirte Schulmyopie jemals zu hohen Graden von Kurzsichtigkeit mit ausgedehnter Augenhintergrundsveränderung führt, tut es auch die Stopferinnenmyopie und ist ebenso wie jene ein Beweis, dass die schweren Formen von Kurzsichtigkeit, wie sie sich verhältnismässig mehr in den von jeder dauernden Nahearbeit freibleibenden breiteren Volksschichten, besonders den ländlichen finden, eine wirkliche Krankheit und nicht einen Anpassungszustand darstellen. Es sei hierbei gleich bemerkt, dass der geführte Nachweis, dass bei noch im 14. Lebensjahre Normalen erhebliche Kurzsichtigkeit durch anhaltende Nahearbeit manchmal schon nach 1-2 Jahren erzeugt wird, für die jetzt vielfach eingerichteten Reformgymnasien ein besonders beachtenswerter ist, denn, da in diesem Lebensalter die Trennung in die verschiedenen Zweige erfolgt, ist es ganz natürlich, dass die gebotene Nachholung des früher nicht gelernten Stoffes plötzlich eine erheblich stärkere Belastung mit Nahearbeit bedingt, wie bei der langsamen Steigerung im alten Gymnasium.

3) Ganz besonders scheinen die obigen Beobachtungen geeignet, die Lehre, dass die Arbeitsmyopie nur bei den dazu körperlich in irgend einer Weise disponirten eintritt, zu stützen. Von allen Theorien scheint mir die Stillings, besonders nach den jüngsten ganz unzweideutigen Erläuterungen des Verfassers (*Zeitschrift für Augenheilkunde*, XV, 1), den Anspruch auf Richtigkeit zu haben, da sie allen denen entgegentritt, die den Langbau auf Drucksteigerung zurückführen, indem sie den Nachweis erbringt, dass die Accommodationsanspannung nicht, wie *Fick* meint, eine Druck*steigerung*, sondern im Gegenteil eine *Herabsetzung* bewirkt und nur das «Wachstum unter Muskeldruck» als Ursache nachweist. Dieses geschieht nicht einseitig durch Betonung der anatomischen Verschiedenheiten des Ansatzes des obliquus superior, sondern berücksichtigt alle Muskeln, insonderheit auch die Convergenz. Im Gegensatz zu den Beobachtungen an den Schülern, deren Nahearbeit in, wie ausser der Schule, sowohl intensiv, wie extensiv, ebenso unendlich verschieden ist, wie die äusseren Bedingungen, unter denen diese hinsichtlich Sitz und Beleuchtung stattfindet, ist die Einwirkung der Schädlichkeiten auf alle Stopferinnen genau dieselbe jahraus, jahrein. Wenn unter diesen völlig gleichen Bedingungen bei ganz gleicher Dauer des Stopfens eine so grosse Verschiedenheit in der Entwickelung der Kurzsichtigkeit bei den einzelnen eintritt, bezw. eine solche ausbleibt, so ist die Annahme einer *variablen* Ursache eine zwingende. Die Theorien, die die Ursache in einer verschiedenen Länge des Sehnerven, in der Drucksteigerung, indem Mangel an elastischen Fasern in der Sclera, schliesslich in der reinen Convergenz suchen, sind zum Teil anatomisch widerlegt, z. T. physiologisch unwahrscheinlich, sodass die Einwirkung der Gesamtaugenmuskulatur als wahrscheinlichste Ursache übrig bleibt. Von allen Muskeln ist aber der einzige in seiner anatomischen Anordnung individuell ganz verschiedene der obliquus superior und ist daher die Stilling'sche Annahme, dass die Einwirkung dieses Muskels je nach seinem Verhältnis zu der Bulbusoberfläche das Entscheidende für die Entwickelung der reinen Arbeitsmyopie ist, durchaus überzeugend. Auch die vorhin erwähnte Beobachtung, dass die Arbeitsmyopie noch jenseits der eigentlichen Wachsjahre steigen kann, spricht nicht dagegen. Es handelt sich nach meinen Beobachtungen um Fälle bei jüngeren Personen mit den höchsten Graden der vom Beginn des Stopfens an erworbenen Kurzsichtigkeit, welche also eine Anlage des obliquus haben, die das Breitenwachstum erschwert. Unzweifelhaft muss bei dem vorliegen-

den Wachstum nach hinten solange die Sclera, wie bei den hier in Frage kommenden Personen bis zu 35 Jahr, noch dehnbar ist, eine gewisse Verdünnung derselben eintreten, sodass diese Scleren mit der Zeit auch dem normalen Augendruck noch etwas nachgeben können. Bei älteren Frauen mit schon weniger dehnbarer Lederhaut habe ich eine Zunahme der Arbeitsmyopie niemals feststellen können. Gestützt wird diese Anschauung durch die Anatomie. In der Arbeit von Marschke *(Beiträge zur pathologischen Anatomie und des Hydrophthalmus. Monatsbl. Aug.-Heilkunde*, 1901), finden sich mehrere Fälle von Myopie 3 und 4 D. bei jüngeren Personen, die den obigen Bedingungen nach Alter und Umfang der Myopie genau entsprechen. Diese zeigen gegen Emmetropische eine Verdünnung der Sclera am Aequator und an der fovea um fast die Hälfte. Wenn auch Stilling *(Zeitsch. f. Augenheilk.* XIV, 1) sagt: »die Dicke der Sclera hat also mit der Entwickelung der Myopie, wie sie durch Naharbeit entsteht, nichts zu schaffen«, so scheint mir dies nicht im Widerspruch zu den Marschke'schen Befunden zu stehen, denn die darin gegenüber Emmetropischen nachgewiesene Verdünnung an der fovea (die Stilling'schen Messungen sind am Sehnerveneintritt gemacht) braucht nicht die Ursache der Myopiebildung zu sein, sondern ist meiner Ansicht nach die Folge.

Es ist schade, dass ich die Gelegenheit, systematische Messungen des Orbitalindex vorzunehmen, aus Mangel an Uebung in dieser Methode unterlassen musste.

4) Was nun die Möglichkeit einer hygienischen Einwirkung zur Beschränkung des Eintretens der Kurzsichtigkeit anlangt, so geht schon aus den Angaben über das Verschwinden des Accommodationskrampfs hervor, dass die äussere Hygiene mit der Zeit, ebenso wie bei den Schulpalästen, das ihrige tun wird. Eine Einwirkung auf die Stopferinnen selbst hinsichtlich ihrer Körperhaltung, sowohl wie rechtzeitiger Korrektur, die beide jedenfalls wenigstens auf das Maass der entstehenden Kurzsichtigkeit von Einfluss wäre, halte ich für ganz ausgeschlossen. Die grosse Mehrzahl empfindet ihren Mangel garnicht und ist bei vorschreitendem Lebensalter sogar froh, dass sie keine Arbeitsbrille zu tragen braucht wie die gleichaltrigen Emme- oder Hypermetropen.

Ueber eine ringförmige Trübung an der vorderen Linsenfläche nach Kontusionsverletzung

Par M. A. Vossius, Giessen.

An der Hand von sechs einschlägigen Beobachtungen berichtet der Vortragende über diese bisher von anderer Seite noch nicht beschriebene Folge einer Kontusionsverletzung des Auges ohne Bulbusruptur. Sie stellte sich dar als eine gewöhnlich zuerst nach Erweiterung der Pupille bei der Augenspiegeluntersuchung im durchfallenden Licht mit dem Planspiegel und stärkeren Konvexgläsern auffallende ringförmige dunkle Trübung vor dem roten Augenhintergrundreflexe. Sie lag zentral an der Linsenvorderfläche und hatte einen Durchmesser von ca. 3 Millimetern wie die normal weite Pupille. Nur einmal war der Ring nicht ganz geschlossen; er pflegte gewöhnlich eine gleichmässige Dicke zu haben und dort zu liegen, wo der Pupillenrand der vorderen Linsenkapsel aufliegt. Er glich völlig einem Abklatsch der Pupille in einem Augenschema.

In zwei Fällen hatte er eine bräunliche Farbe wie Sinechieen; er war schon bei seitlicher Beleuchtung mit Loupenvergrösserung sichtbar. In vier Fällen konnte man den unpigmentierten Ring nur mit dem Augenspiegel sehen. In einem der beiden erstgenannten Fälle fand sich innerhalb des Ringes noch eine graue strichförmig begrenzte Kapseltrübung. Bei denjenigen Patienten, bei denen der Ring nur mit dem Augenspiegel erkannt wurde, konnte man mit Hilfe einer starken Konvexlinse nachweisen, dass er aus lauter dunklen Punkten zusammengesetzt wurde.

Innerhalb vier Wochen verschwand dieser Ring vollständig. Dauernde Linsentrübungen blieben nicht zurück. Die Linse war nicht luxiert. Bei den nicht komplizierten Fällen war das Sehvermögen schliesslich normal.

Von Komplikationen wurde regelmässig eine Blutung in die Vorderkammer, einmal ein kleiner Sphinkterriss und einmal eine Chorioidalruptur beobachtet. Die Hornhaut war in zwei Fällen durch die Quetschung getrübt. Erst nach Rückbildung dieser Trübung und nach Resorption der Kammerblutung konnte man die ringförmige Trübung sehen.

Der Vortragende erklärt diese einem Cliché der Pupille gleichende ringförmige Trübung für einen Abklatsch der Pupille an der vorderen Linsenfläche. Entweder wird durch den Druck

Pigment aus den Pigmentzellen des Pupillenrandes ausgequetscht und durch Blutfibrin auf der vorderen Linsenkapsel fixiert. Sehr selten kann man auch bei einer plastischen idiopathischen Iritis nach Atropinmydriasis einen braunen Ring auf der Vorderkapsel sehen. Dieser Ring verschwindet nicht vollständig, während der braune Ring bei den Kontusionsverletzungen immer unsichtbar wurde. Oder es entsteht nur ein unpigmentierter Ring. Durch den Druck der Iris gegen die Kapsel werden an der Stelle des Pupillenrandes ähnlich wie bei den Experimenten *O. Schirmer*'s über die Kontusionsstare nach Druck gegen die vordere Linsenkapsel vorübergehende degenerative Veränderungen des Kapselepithels erzeugt, die einer völligen Regeneration der Epithelzellen weichen und dann mit dem Augenspiegel wieder unsichtbar werden können.

Der Vortragende hat über seine Beobachtungen bereits vor drei Jahren in der Giessener medizinischen Gesellschaft und neuerdings in der Encyklopädie der Augenheilkunde von *O. Schwarz* berichtet; die sechs Fälle werden in der Dissertation von *Keller* beschrieben.

DISCUSSION

M. AXENFELD fragt, ob sich im Bereich der Trübungen Radiärzeichnungen beobachten liessen.

M. VOSSIUS: Die Bäck'sche Arbeit ist mir durchaus bekannt; von einer sternförmigen Trübung habe ich dabei in der Linse nie eine Spur finden können, obwohl ich sehr genau mit starken Convexlinsen untersucht habe. Bei den nicht pigmentierten, nur mit dem Spiegel wahrnehmbaren Ringen war das Bild auffallend ähnlich dem Bilde des Schichtstars bei Untersuchung mit dem Augenspiegel in dem kleinen Jäger'schen Atlas. Ich wäre den Herren Collegen sehr dankbar, wenn sie auf diese Veränderung Acht geben und mir ihre Beobachtungen mitteilen und ihre Ansicht über Bedeutung und Genese der nicht pigmentierten Trübung aussprechen wollten.

SÉANCE DU 23 AVRIL

Présidence: MM. WICHERKIEWICZ et VOSSIUS

Tuberculose oculaire

Par M. EDWARD TREACHER COLLINS, Londres (v. page 29)

Quelques remarques sur la tuberculose oculaire

Par M. GAMA PINTO, Lisbonne.

La lecture de l'excellent rapport de M. Treacher Collins m'a suggéré l'idée de vous montrer quelques cas de tuberculose oculaire à forme anormale et dont le diagnostic n'a pu être établi, pour ainsi dire, qu'*a posteriori ex juvantibus*, et d'insister sur les merveilleux effets du traitement par la tuberculine. Ce serait un petit complément à l'étude, d'ailleurs si bien faite, de M. Collins, puisqu'il ne paraît pas avoir une assez large expérience propre sur ces points et qu'il n'a pas pu prendre en considération les derniers travaux de M. de Hippel sur la thérapeutique des affections tuberculeuses de l'œil.

1) Je vous montre tout d'abord une jeune fille de 21 ans, dont l'un des yeux est devenu phthisique à la suite d'un ulcère perforant de la cornée, et dont l'autre œil est atteint de taies cornéennes ainsi que d'un coloboma de l'iris, suites de kératites pustuleuses répétées. Depuis le commencement de 1901 elle a été plusieurs fois soignée à la Clinique ophthalmologique de Lisbonne de processus phlycténulaires toujours rebelles aux traitements usuels. Les pustules, paraissant en général sur la conjonctive bulbaire, envahissaient rapidement la cornée; elles étaient larges, pâles, d'aspect un peu lardacé, provoquant des phénomènes irritatifs intenses et ne guérissant qu'après des mois d'un traitement varié. Dernière admission à la Clinique le 19 octobre 1905. Le globe injecté; la cornée recouverte de pannus; une large pustule conjonctivale inféro-externe, atteignant profondément la cornée; vision réduite à 1/150 de la normale. L'état général chétif, l'examen des poumons révèle une âpreté de respiration aux deux sommets, ainsi que des phénomènes pleurétiques anciens.

Une injection exploratrice de l'ancienne tuberculine de Koch provoque une réaction fébrile franche. On institue alors un traitement méthodique par la *tuberculine R*; dose initiale de *deux millièmes de milligramme*, augmentée graduellement jusqu'à *un dixième de milligramme* de substance active. On a eu le soin de veiller à ce que les hausses thermiques ne dépassent pas de 0,5 à 1° la température normale et d'attendre toujours la disparition complète de la réaction fébrile avant de tenter une nouvelle injection. La malade est extrêmement sensible à la tuberculine, montrant parfois des hyperthermies assez fortes, de la céphalée, rarement de la diarrhée, mais jamais une réaction inflammatoire à l'œil.

Sous ce traitement l'affection kérato-conjonctivale guérit avec une rapidité étonnante, la cornée s'éclaircit, la vision monte à $^1/_{18}$ et l'état général s'améliore considérablement. On a appliqué en tout 27 injections.

2) Voici encore un petit garçon de 11 ans, représentant un type morbide analogue. Il a souvent souffert d'affections phlycténulaires, conjonctivales et cornéennes; les cornées sont parsemées de taies nombreuses, à droite on voit une adhérence irido-cornéenne ancienne. Depuis un mois il fréquente de nouveau la consultation pour une inflammation intense à l'œil gauche. Le traitement usuel par l'atropine et le bandeau ne parvient pas à apaiser les phénomènes inflammatoires. Admission à la Clinique le 23 octobre 1905.

Le globe est profondément injecté, d'une injection violacée, s'étendant jusqu'à l'équateur; la cornée est le siège d'infiltrations récentes, répandues parmi les cicatrices anciennes, la chambre antérieure très peu profonde; l'iris immobile, la tension intra-oculaire considérablement diminuée et la vision réduite à la perception quantitative de la lumière. L'examen de la poitrine dénonce une inspiration entrecoupée au sommet du poumon droit, ainsi qu'une augmentation de vibrations thoraciques de ce côté. Type scrofuleux très prononcé; un de ses frères succomba à une méningite, un autre à la tuberculose pulmonaire, un naquit mort et un quatrième mourut à la naissance.

La tuberculine ancienne, essayée à titre explorateur, provoqua, de même que chez la malade précédente, une réaction fébrile. L'humeur aqueuse, aspirée à l'aide d'une seringue de Pravaz et injectée dans la chambre antérieure et le corps vitré du lapin (méthode de Gourfein, de Genève), ne produit aucune inflammation ni poussée tuberculeuse à l'iris.

Néanmoins nous essayons une série d'injections de la tuberculine *R*, montant graduellement d'un millième jusqu'à quatre centièmes de milligramme de substance active et prenant soin à ce que les hyperthermies n'aillent pas au delà de 0,5 à 1°. Quelquefois la réaction générale est accompagnée d'une réaction inflammatoire à l'œil malade, s'évanouissant aussi facilement que la fièvre.

L'efficacité de ce traitement a été incontestable, et l'amélioration qui s'est montrée dès les premières applications a fait des progrès continus. Aujourd'hui, au bout de 24 injections, vous voyez l'œil sans presque aucune trace d'inflammation et bien tendu, la chambre antérieure profonde, l'iris fixé par des synéchies, la pupille recouverte d'une couche exsudatrice, la cornée parsemée de nombreuses cicatrices éparses. La vision, qui jadis était réduite à 1/∞, est montée à 3/60. L'état général est florissant.

Un second type peu connu d'affection tuberculeuse de l'œil à marche anormale se montre quelquefois sous la forme d'iritis ou, plutôt, d'uvéite séreuse.

3) Vous voyez devant vous une religieuse de 36 ans, robuste et sans aucune tare organique ni héréditaire. Elle vint pour la première fois à la consultation il y a juste deux ans, se plaignant d'un trouble visuel à l'œil droit qui durait depuis trois mois, ainsi que d'une inflammation, survenue depuis quelques jours. L'œil malade montrait une injection périkératique modérée, des précipités punctiformes sur la membrane de Descemet, en bas; des synéchies postérieures, des flocons du corps vitré et un trouble rétinien sans aucune tache ni hémorrhagie. L'état général excellent, les menstruations régulières, l'urine normale. Nous l'avons soignée successivement par l'iodure de potassium, seul ou associé à l'iodure de mercure, par les inonctions d'onguent napolitain, par les frictions d'une pommade collargolée à 15 % (4 grammes par jour), par les injections intra-musculaires de benzoate de mercure; par les arsenicaux, etc. Tout a été inutile, l'affection oculaire ayant montré souvent des rémissions et des exacerbations irrégulières, nullement en rapport avec les divers traitements employés. Les précipités cornéens augmentèrent prodigieusement, formant, comme vous le voyez, une agglomération épaisse qui monte en forme de triangle de l'angle irien jusqu'au centre de la cornée.

L'œil gauche a été pris le 21 décembre 1904, juste un an après le droit, toutefois avec une moindre intensité.

En juillet et août 1905, on lui a appliqué deux douzaines d'injections intraveineuses de cyanure de mercure à 1 %. Au retour de mes vacances, en octobre, je constate que l'inflammation des deux yeux est un peu plus apaisée, mais je trouve l'iris du côté droit bombé et la tension du globe augmentée.

Une iridectomie pratiquée en haut provoque une exacerbation du processus inflammatoire, d'abord à l'œil opéré (droit), peu après à celui du côté opposé.

C'est alors que nous avons obéi à l'inspiration d'essayer un traitement par la tuberculine. Trois injections exploratrices jusqu'à la dose maximum n'ont été suivies d'aucune réaction locale ou générale. Néanmoins l'emploi de la tuberculine *R* a été couronné d'un succès relatif. Injectée avec précaution et suivant les préceptes signalés tout à l'heure, la tuberculine a amené un apaisement progressif des douleurs et des autres phénomènes inflammatoires.

Au bout de 20 injections, vous voyez l'œil gauche sans aucune trace d'injection; et le droit, le premier atteint, à peine rougi et supportant bien la lumière. On constate aussi un éclaircissement du corps vitré ainsi qu'une amélioration de la vision. Les réactions fébriles se sont maintenues en général entre 0,5 et 0,75°. Une des fois où, à la suite d'une injection de 7 centièmes de milligramme de substance active, la température avait atteint 40°, il se montra une amélioration considérable de tous les symptômes oculaires.

4. Cette fillette de 14 ans fournit un second exemple d'une iritis séro-plastique de nature tuberculeuse probable. Il y a trois ans, elle a souffert d'une inflammation aux deux yeux, et dernièrement une répétition de cette inflammation. A son entrée à la Clinique, le 23 janvier 1906, on constate des deux côtés une injection ciliaire modérée, des précipités pointillés sur la face postérieure de la cornée, une synéchie postérieure totale, la chambre antérieure aplatie, surtout au centre, ce qui rend probable l'existence d'une adhérence irido-cristallinienne en nappe.

L'état général, notamment celui des poumons et des reins, normal.

Un traitement par injection mercurielle n'exerce aucune influence favorable sur l'état des yeux. L'exemple fourni par la malade précédente nous encourage à essayer ici aussi un traitement par la tuberculine *R*, pour laquelle cette fillette montre une tolérance exceptionnelle. Elle a reçu 12 injections, et aujourd'hui vous pouvez constater, messieurs, que les précipités cornéens ont disparu et qu'il n'y a aux deux yeux presque aucune trace d'inflammation. Avant de pratiquer une iridectomie double, nous continuerons ce traitement anti-tuberculeux encore pendant quelque temps.

5. Un troisième exemple de tuberculose localisée à l'œil sous forme d'iritis séreuse est livré par cette institutrice de 30 ans, d'aspect pâle et chétif et présentant un type de poitrinaire assez bien caractérisé. Elle souffre de son œil gauche depuis trois mois; nous l'avons vue pour la première fois il y a quatre semaines. L'œil était alors modérément injecté, la face postérieure de la cornée, dans sa moitié inférieure, recouverte d'exsudats plaquiformes, à gros points aplatis et quelques-uns à forme annulaire. Pupille libre, corps vitré transparent, fond de l'œil normal.

L'examen de l'appareil respiratoire révèle une affection pulmonaire double, aux sommets. Les crachats ne contiennent pourtant pas de bacilles de Koch.

Un médecin spécialiste des maladies pulmonaires l'a soignée depuis un mois par des injections mercurielles et, dernièrement, par les onctions d'onguent napolitain. Sous ce traitement, son état général et local s'est empiré considérablement. Vous voyez à présent presque toute la membrane de Descemet occupée par un réseau d'exsudat en stries ramifiées et anastomosées entre elles, et en points de dimensions variées.

Un traitement anti-tuberculeux serait ici peut-être plus indiqué que la médication mercurielle.

6. Un type de tuberculose irienne assez rare et guérie, ou plutôt améliorée spontanément, se trouve représenté chez cette jeune fille de 22 ans, robuste, sans antécédents personnels ni tare familiale, mais ayant vécu quelques années

en compagnie d'une tante qui *toussait et crachait du sang*. L'œil gauche s'enflamma il y a un an, l'œil droit s'est affaibli dernièrement sans inflammation préalable. Toutefois vous constatez des altérations identiques sur les deux yeux: les pupilles fixées par de nombreuses synéchies et les iris parsemés de petits points grisâtres, ronds, bien enfoncés dans le tissu irien.

Il s'agit ici probablement d'une forme atténuée de tuberculose disséminée de l'iris (1).

7) Pour terminer je vous montre une femme âgée de 31 ans et souffrant de son œil gauche depuis 14 mois, avec des interruptions. Au début, on constatait une épisclérite, localisée en dehors et accompagnée d'infiltrations cornéennes périphériques, les soi-disant scléroses, si fréquentes dans les inflammations de la sclérotique. En vue d'antécédents syphilitiques probables on lui prescrivit un traitement par des inonctions mercurielles. Ces prescriptions ont été suivies très irrégulièrement, et la malade ne reparait à la consultation que dix mois après, le 25 février 1906.

Les symptômes épisclérítiques sont à présent plus prononcés, les scléroses cornéennes plus nombreuses. On institue de nouveau une cure d'inonction mercurielle. Au bout de 21 frictions à 4 grammes, les phénomènes oculaires se sont exacerbés considérablement: au centre de la cornée et dans ses couches profondes on remarque, depuis quelques jours, un trouble épais, floconneux, d'un blanc jaunâtre, recouvrant tout à fait la pupille. Le globe est douloureux au toucher, la tension un peu diminuée, la vision baissée jusqu'à la perception quantitative de la lumière.

Il s'agit ici très probablement d'une poussée tuberculeuse dans les couches profondes de la cornée et intéressant peut-être aussi les couches superficielles de l'iris. Ce qui me semble le plus remarquable dans ce cas clinique, c'est que l'affection débuta par une épisclérite à marche traînante et douée de tous les caractères d'une inflammation sclérale commune.

J'ai observé un cas pareil en 1904 chez une jeune fille de 18 ans, d'ailleurs d'apparence robuste et jouissant de bonne santé. Elle souffrait depuis 5 mois d'une inflammation à l'œil droit qui lui avait réduit la vision à 5/60 de la normale. Une injection violacée avec des épaississements épiscléraux sur divers points du pourtour de la cornée accompagnait une poussée de petites infiltrations cornéennes, profondes, grisâtres, périphériques. L'iris se montrait un peu terne et fixé par des synéchies.

Un traitement local par des compresses chaudes et l'atropine, accompagné d'un traitement général d'abord par les arsénicaux, puis par les frictions mercurielles, a été inefficace. Seule une série de 20 injections de tuberculine *R* est parvenue à apaiser les phénomènes inflammatoires, à produire un éclaircissement partiel de la cornée et à faire monter la vision à 6/30.

Ces cas cliniques me suggèrent les conclusions suivantes:

1) La tuberculose oculaire peut quelquefois revêtir la forme d'une conjonctivite ou d'une kératite pustuleuse, envahissant plus tard les parties profondes du globe.

---

(1) Après le Congrès, un traitement régulier par la tuberculine a produit la disparition complète des nodules iriens, ce qui confirme notre supposition par rapport à leur nature tuberculeuse.

2) Elle peut se présenter aussi sous la forme d'une uvéite séreuse ou séro-plastique, représentant une forme diffuse d'invasion tuberculeuse, bacillaire ou peut-être même toxique.

3) Aux formes connues d'episclérite rhumatismale, goutteuse et syphilitique, il faut ajouter une forme tuberculeuse.

4) Il y a des formes de tuberculose atténuée de l'œil, pouvant s'apaiser spontanément.

5) Un foyer tuberculeux à l'œil n'est pas toujours suffisant à produire une réaction fébrile à la suite des injections exploratrices de l'ancienne tuberculine de Koch. C'est pourquoi l'absence d'une pareille réaction ne peut pas servir de critérium pour décider de la nature tuberculeuse d'une affection oculaire.

6) Le traitement par la tuberculine *R* est, au moins pour les affections oculaires, le plus efficace de tous les traitements antituberculeux, connus jusqu'à présent.

DISCUSSION

M. AXENFELD: Auch die leiseste Andeutung einer Nekrose in einem mikroskopisch sichtbaren Tuberkel ist beweisend für die tuberkulöse Natur. Es ist das wichtig zu betonen, weil die anderen diagnostischen Hilfsmittel so oft im Stiche lassen.

Die beste Methode zum Nachweis von Tuberkelbacillen ist nach unserer Erfahrung die *Borrel*'sche Methode (Vorfärbung mit Haematoxylin).

Für die Frage der Frequenz der tuberkulösen Iritis und besonders wieweit die chronische Iritis tuberkulös ist, ist die Untersuchung mit der binocularen Zeiss'schen Loupe von grösster Bedeutung. Dann findet man auch im Verlauf solcher Fälle zeitweise kleine Knötchen, die mit blossem Auge unsichtbar sind. Für die ganze Frage der intraocularen endogenen Tuberkulose, ihrer Heilbarkeit, ihrer klinischen Bilder, sind von grösster Bedeutung die vom Referenten nicht erwähnten experimentellen Untersuchungen von *Stock* (Klinische Monatsblätter für Augenheilkunde, 1907-1908). *Stock* hat alle Grade von Chorioiditis disseminata mit Spontanheilung durch Injection virulenter Bacillen in die Vena jugularis hervorrufen können; Scleritis, Episcleritis, sclerosierende Keratitis, deren mikroskopische und klinische Bilder ich Ihnen hier zeige, sind hervorgerufen.

Wie schnell und vollständig multiple endogene Tuberkulose der Bulbi ausheilen kann, zeigt Ihnen diese Serie von Aquarellen, über die ich später noch ausführlich publicieren will.

M. WALTER JESSOP: First as to the methods of diagnosis of tuberculosis the histological is not always certain; the tubercle bacilli are frequently not to be found by any method and the giant cells, tuberculous reticulum, etc., are found in non tuberculous cases. As I said fifteen years ago the only sure test is the injection of tuberculous material into an animal.

I have convinced myself so far that intra-ocular tuberculosis is never primary.

Choroidal tuberculosis must be divided into the miliary and solitary or chronic forms.

1. *Miliary:* I have examined the notes of 211 cases of acute general miliary tuberculosis at St. Bartholomew's Hospital and in 48 cases, in which the eyes were examined post-mortem, tubercle of choroid was found 15 times (31.25 %). I think however notable the percentage is about 50 and 25 % for those examined by the ophthalmoscope.

In 15 cases of tubercle of choroid, 11 had tubercular meningitis, and I am sure it is very rare to find miliary choroiditis without tubercular meningitis.

Prognosis. I have never seen a patient recover after miliary choroiditis.

2. *Chronic tubercle:* Diagnosis from intra-ocular malignant disease of choroid or retina is only by combination of symptoms. In tubercle there are some external signs of inflammation, tumor tending to diminution, no tendency to pigmentation, generally signs of surgical tuberculosis and reaction tuberculin T. R. From syphilitic masses the absence of vitreous opacities and little tendency to pigmentation.

Prognosis. In my 2 cases good recovery of vision and slight ophthalmoscopic changes. An important point is whether in chronic pulmonary phthisis there are often signs of chronic choroidal change: in 166 cases I found no such changes.

Treatment: I should always use Tuberculin T. R., and only excise a completely lost eye if sclerotic is sound.

M. SATTLER: Prof. S. machte einige Bemerkungen über die Form der Iritis, die, auf tuberkulöser Basis beruhend, ohne deutliche Tuberkelknötchen einhergeht und wies darauf hin, dass einige von Gama Pinto vorgestellte Fälle dies besser demonstrierten als Worte es ausdrücken. S. machte aufmerksam auf die kleinen umschriebenen Atrophien der Iris, welche nach der unter den Augen des Beobachters vor sich gehenden Rückbildung der Tuberkelknötchen zurückbleiben. S. führte auch nach seiner Erfahrung die bisweilen ganz überraschend günstigen Erfolge der Behandlung mit T. R. Recidiven sind nicht ausgeschlossen, weichen aber einer erneuten Serie von Injektionen. Er konstatierte aber in einigen Fällen auch eine bereits über 2 Jahre anhaltende Heilung. S. erwähnt auch die günstigen Erfolge der Tuberkulinbehandlung bei schweren Formen von Episkleritis tuberkulösen Ursprungs.

M. CRAMER: Ich kann auf Grund meiner Erfahrungen mich dem günstigen Urtheil über das Tuberkulin R. nur anschliessen, möchte aber nicht unterlassen einer anderen Methode zu gedenken, die den Vorzug völliger Ungefährlichkeit und geringer Schmerzhaftigkeit hat. Es ist die Anwendung von subconjunctivalen Einspritzungen des Hetols (Landerer), die ich in 5 % Lösungen angewendet habe. Der einzige Nachtheil besteht bei nur seltenen Fällen in eintretender Verwachsung zwischen Binde und Lederhaut, die dann durch Schmerzhaftigkeit die Weiteranwendung verhindert.

Ich habe in einer Reihe schwerster Fälle ganz sicher festgestellter sekundärer diffuser Tuberkulose (doppelseitige Erblindung in Folge Ausfüllung der Vorderkammer mit Exsudat, Sclerokeratitis mit schwerster Glaskörpertrübung, Kerat. parenchymatosa, lupusähnlicher Bindehauterkrankung) nach lange fortgesetzter Einspritzung (bis zu ½ Jahre) dauernde Heilung eintreten sehen.

M. VOSSIUS: Im Anschluss an die Mitteilungen des Herrn Collegen Cramer möchte ich nicht unterlassen zu bemerken, dass in meiner Klinik von den subconjunctivalen Injektionen von Hetol in Fällen von parenchymatöser Keratitis, in Iritis serosa mit Beschlagen an der Descemet'schen Membran, von Chorioiditis disseminata mit gutem Erfolg Gebrauch gemacht wird. Ich kann das Mittel empfehlen und unterlasse wegen der Kürze der Zeit Einzelheiten mitzuteilen. Ich kann aber nicht umhin, noch auf einen Fall von Iritis tuberculosa bei einem jungen Mann mit hereditärer Belastung und starken Drüsenschwellungen am Halse kurz hinzuweisen, bei dem ich nach v. Hippel's Vorschriften die Tuberkulininjektionen ohne jeden Erfolg, ohne allgemeine und lokale Reaktion behandelt habe. Hier trat Besserung mit jeder operativen Beseitigung der geschwollenen Halsdrüsenpakete und schliesslich völlige Heilung ein, wie ich durch nachträgliche Revision nach längerer Zeit festgestellt habe. Das Sehvermögen war ein gutes geblieben.

M. E. FRANKE hat seit Koch's Mitteilung über die Anwendung des Tuberkulins dasselbe bei entsprechenden Fällen angewendet und auch früher bei vorsichtiger Anwendung desselben gute Erfolge gesehen. In letzter Zeit hat er stets Tuberkulin R. angewendet und hält dasselbe auch für ein diagnostisch wertvolles Mittel. Fälle, bei welchen die Allgemeinuntersuchung keinen Anhalt für Tuberkulose gibt, bei denen aber auf Injektionen geringer Dosen T. R. Fieber eintritt, dürfen als tuberkulöse angesehen werden, auch wenn nicht stets lokale Reaktion vorhanden ist. Therapeutisch hat Fr. die besten Erfolge bei Iritis tuberculosa gesehen, nie dagegen Erfolge bei conglobierten Tuberkeln der Aderhaut. Vielleicht hängt das zusammen mit der opsonic power des Blutes. Man wird in Zukunft auf diese bei der Behandlung zu achten haben, und wird eine Prüfung derselben vielleicht auch für die Prognose der Behandlung von Wichtigkeit sein. So käme man z. B. auch bei der Behandlung der parenchymatösen Keratitis auf tuberkulöser Basis mit dem Tuberkulin nach seinen Erfahrungen nur bis zu einem gewissen Punkte und dann nicht weiter. Gleiches könne man bei Iritis tuberculosa auch sehen. Man müsse wohl annehmen, dass der Körper in diesen Fällen nicht mehr im Stande sei, die nötigen Antikörper zu bilden.

M. UHTHOFF erwähnt einen Fall von spontan geheilter Solitärtuberkulose der Chorioidea und weist auf die Recidive hin, die nach Tuberkulinbehandlung vorkommen können und in mehreren Fällen von ihm beobachtet wurden.

M. WICHERKIEWICZ: Meine Herren, Da unsere Zeit schon sehr vorgerückt, so werde ich Sie nicht lange aufhalten, möchte jedoch auch meinerseits einige Worte zu dem Thema hinzufügen.

Zunächst muss ich Herrn Collegen Cramer vollkommen beistimmen was die Wirkung von Hetoleinspritzungen anbetrifft. Ich verwende sie seit Jahren gegen tuberkulöse Prozesse des Auges und kann nur die Wirkung dieses Mittels unterstreichen. So habe ich vor etwa 4 Jahren ein 10 jähriges Mädchen mit Tuberkulose der Hornhaut und Iris beider Augen in Behandlung genommen, bei dem man schon Enucleation des schlimmeren oder gar beider Augen hat vornehmen wollen. Neben allgemeiner Behandlung waren es hauptsächlich subconjunctivale Hetoleinspritzungen, welche lokal ausserordentlich günstig das Uebel beeinflusst haben, so dass Patientin immerhin etwa $^1/_3$ normaler Sehschärfe behalten hat. Herr Müller aus Wiesbaden hat in verschiedenen Phasen das Augenübel gesehen und nach meinen Anweisungen ausgezeichnete plastische Darstellung des Prozesses in Glasaugen ausgeführt. Ich könnte verschiedene andere günstige Fälle der Hetolwirkung noch anführen, da aber die Zeit es nicht gestattet, so mag ich noch auf einen höchst seltenen Umstand hier aufmerksam machen.

Einige Wochen vor meiner Abreise nach Lissabon wurde mir ein Kind mit einem ziemlich umfangreichen solitären Tuberkulom der Iris zur Operation gebracht, das anderwärts in Vorschlag gebracht worden war. Nach genauer Untersuchung habe ich der ängstlichen Mutter in Aussicht gestellt, durch Behandlung, eventuell durch Iridectomie das Auge noch zu retten.

Kaum habe ich die Behandlung in Angriff genommen, als das Kind vom Scharlachfieber, welches vorher in meiner Klinik sich gezeigt hatte, heimgesucht wurde.

Nachdem nun das Kind nach etwa 4 Wochen aus der Kinderklinik mir wieder zugeführt wurde, habe ich das Tuberkulom um fast $^1/_3$ seines Umfanges vermindert gefunden. Aus diesem einzigen Falle irgend welche weitgehende Schlüsse zu ziehen, liegt mir fern, immerhin wäre es wohl denkbar dass die Scharlachtoxine auf die Tuberkelbacillen einen deletären Einfluss ausgeübt haben mögen. Ich werde den Fall weiter zu verfolgen Gelegenheit haben und nicht verfehlen seinerzeit darüber zu berichten.

M. Hillemanns berichtet kurz über einen auffallenden Heilerfolg in einem verzweifelten Falle von schwerster beiderseitigen Augentuberkulose bei einem blühenden jungen Mädchen, der jahrelang mit Misserfolg von verschiedenen Augenärzten behandelt worden war. Unter T. R.-Behandlung nach der v. Hippel'schen Vorschrift hob sich die stark gesunkene Tension, die Iris- und Kammerfalzknötchen schwanden, der Glaskörper hellte sich wesentlich auf, sodass Vis. $^5/_{15}$ resultierte. Heilung jetzt $^3/_4$ Jahr. Diagnose war vorher durch Alttuberkulin(i) gesichert. Bei geordneten häuslichen Verhältnissen ist eine monatelange klinische Behandlung nicht nötig, sogar für das körperliche und psychische Allgemeinbefinden eher schädlich.

M. Treacher Collins : He thought the cases Professor Gama Pinto had shown demonstrated to us what he had already said, how much more frequent tubercular affections of the eye were than was formerly believed to be the case.

He had been greatly interested in the drawings shown by dr. Axenfeld; he thought the exogenous production of tubercle in the rabbit might throw some light on the appearance of tubercle of the choroid seen ophthalmoscopically and how they might be differentiated from those of syphilis.

In reply to Mr. Jessop he did not attach much value to diminution of tension as a diagnostic symptom between conglomerate masses of tubercle in the choroid and glioma of the retina, because they found that in some cases of the latter the eyeball become shrunken. Vitreous opacities he thought also might be met with in tubercle of the choroid if the disease extended to the retina and produced a retinitis. He doubted if the appearances described by prof. Sattler as seen in the iris after absorption of tubercular nodules were typical of the results of tubercle, he thought the same appearances were seen after absorption of syphilitic nodules.

M. Gama Pinto: Herrn Treacher Collins gegenüber möchte ich bemerken, dass Riesenzellen in käsiger Masse eingebettet nicht allein im Tuberkel, sondern auch in Gummiknötchen und sogar im entarteten Sarkomgewebe vorkommen, so dass diese Vergesellschaftung von Riesenzellen und Verkäsung nicht als etwas absolut charakteristisches für den Tuberkel gelten kann.

Bezüglich der Spitalbehandlung der mit Augentuberkulose behafteten Kranken will ich hervorheben, dass, wenigstens bei uns in Lissabon, eine solche gerechtfertigt ist. Die Leute leben hier in elenden Verhältnissen und können sich zu Hause nicht ordentlich pflegen und ernähren. In meiner Klinik dagegen finden sie grosse, helle, luftige Räume, einen geräumigen, sonnigen Garten und eine vorzügliche Verpflegung. Den wenigen Kranken, die ich Ihnen soeben vorführte, werden Sie es wohl auch angesehen haben, dass ihnen die Spitalklausur nicht gerade schlecht bekommen ist.

M. VOSSIUS (président) dankt Herrn Treacher Collins im Namen der Sektion für die interessante Diskussion, die er durch seinen hervorragenden Vortrag angeregt hat, und Herrn Collegen da Gama Pinto für die grosse Mühe, der er sich mit der Vorführung und Demonstration des interessanten und grossen Krankenmaterials unterzogen hat.

Die Linsenform des ruhenden und accommodirten Affenauges demonstriert an Modellen nach photographischen Aufnahmen der in Accommodationsruhe (Atropin) und Accommodation (Eserin) fixierten Bulbi

Par M. von PFLUGK, Dresde.

Diese 8 Linsenmodelle je 2 auf einem Stativ stellen schematisch die 4 von mir zuerst am Affen- und Taubenauge fixierten Typen der Linsenformen dar. Da ich schon in meiner Schrift «Ueber die Akkommodation des Auges der Taube nebst Bemerkungen über die Akkommodation des Affen (Macacus cynomolgus) und des Menschen», Wiesbaden 1906, J. F. Bergmann, die Technik ausführlich beschrieben habe, kann ich hier auf diese meine Arbeit verweisen. Durch die Gefrierung mit flüssiger Kohlensäure — den von mir verwendeten Apparat von Jung in Heidelberg dessen Gefrierkammer nach meiner Angabe gebaut ist, sehen Sie hier — war es mir möglich die Bulbi einer Reihe von Affen und Tauben zu fixieren. Sie sehen hier die vergrösserten Originalaufnahmen (ohne *jede* Correktur). Die vier oberen Bilder zeigen die Schnitte durch die Bulbi der Tauben; die vier unteren Bilder sind die vergrösserten Originalaufnahmen der Macacusaugen, die unteren Modelle bezeichnen schematisch die Linsenformen derselben — die oberen Modelle zeigen die Taubenlinsen schematisch. Wie Sie sehen, geht aus den Abbildungen und den nach denselben angefertigten Modellen der Parallelismus der einzelnen Typen der beiden so völlig verschiedenen Tiergattungen in auffallendster Weise hervor.

Nr. I stellt den Augapfel dar welcher mit Atropin (1 %) vor der Enucleation beschickt war. (Bei der Taube wurde zur Erzielung der Lähmung der Akkommodationsmuskeln Curare + Atropin verwendet).

Nr. II stellt den Augapfel dar welcher ohne irgendwelche medikamentöse Vorbehandlung den Macacen vorsichtig enucliert worden ist. (Bei den Tauben wurde der Kopf um den Bulbus herum abgetragen).

Nr. III zeigt das Eserin-Affenauge (bei der Taube wurde Krampf der Binnenmuskulatur durch Strophantin erzeugt).

Nr. IV zeigt die Grundform der Linse.

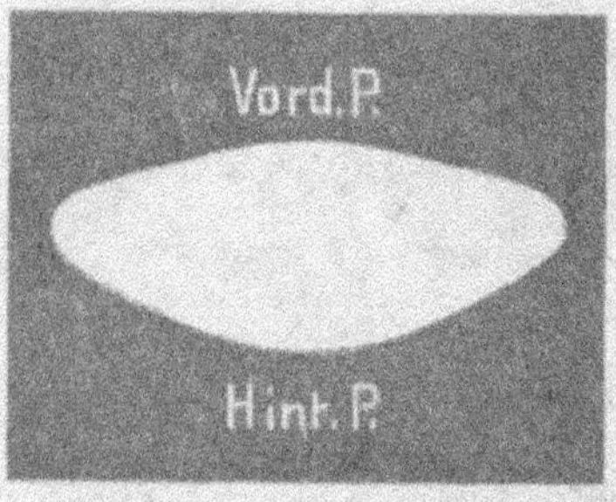

Affenlinse — Atropin

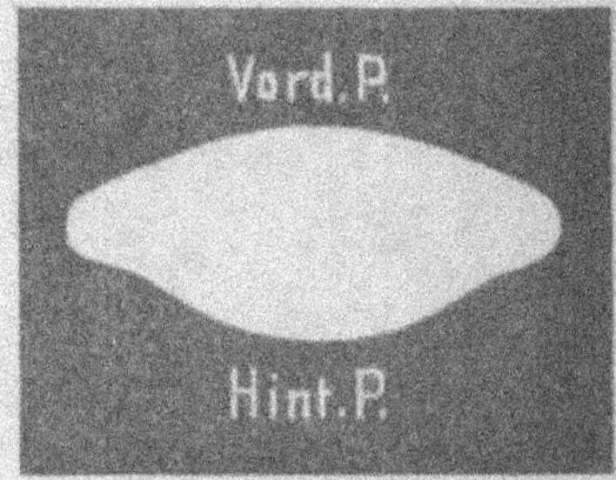

Affenlinse — Eserin

Diese Linse ist durch Durchschneidung aller seitlichen Verbindungen von der Glaskörperseite her mit der Scheere in ½ mm Entfernung vom Linsenäquator isoliert und kann so ihre Grundform annehmen.

Wenn Sie die ersten 3 Modellstöcke und die Bilder I. II. & III. ansehen, so beobachten Sie dass mit ansteigender Akkommodation die Wölbung am vorderen Linsenpol zunimmt, die Aequatorgegend sich verbreitert und der von Grossmann zuerst geschilderte und abgebildete Lenticonus posterior sich entwickelt.

Die Form der von mir durch Kohlensäure fixierten eserinisierten Affenlinse Typus III. zeigt:

a) Zunahme der Wölbung am vorderen Pol (Helmholtz u. a.);

b) Abflachung nach dem Aequator zu (Tscherning, Grossmann);

c) Verbreiterung der Aequatorgegend (Robertson, Becker, Hjort, u. a.);

d) Wölbungszunahme der Hinterfläche und Bildung des Lenticonus posterior mit Abflachung nach dem Aequator zu (Grossmann);

e) Bildung einer ringförmigen nach dem Linseninneren eingebogenen Zone an der Basis des Lenticonus posterior (eigene Beobachtung);

f) Abnahme des äquatorialen und Zunahme des anterio-posterioren Durchmessers.

Da Typus IV nun der von mir dargestellten Linsenformen

des Maculus «die Grundform» im allgemeinen den in der Literatur niedergelegten Beobachtungen der Ruheform entspricht, so folgt: *dass mit steigender Akkommodation die Linse von der von Helmholtz für die akkommodierte Linse postulierten Kugelform sich entfernt.*

DISCUSSION

M. OSTWALT: Les résultats des recherches de M. de Pflugk nous paraissent posséder une très grande valeur, parce que les préparations obtenues par lui d'après une méthode toute nouvelle (il n'a pas décrit aujourd'hui son ingénieux appareil qui permet une congélation plus rapide de l'œil qu'il ne faut pour que les fibres musculaires cessent de vivre) semblent prouver à l'évidence que le processus de l'accommodation n'est pas dû à un changement de forme du cristallin par relâchement de la zonule et à l'effet de l'élasticité de la lentille.

Il paraît d'ailleurs plus conforme aux exigences téléologiques que l'accommodation ne dépende pas d'un facteur aussi variable que l'élasticité du cristallin.

Les phénomènes de l'accommodation partielle compensatrice de l'astigmatisme s'expliquent aussi beaucoup mieux par la théorie de M. de Pflugk qui corrobore en somme ce que M. Schön, de Leipzig, avait déjà soutenu.

M. TREACHER COLLINS said he had met the same appearance of the lens as that shown as produced by the action of eserine in eyes which had been excised on account of Buphthalmos. In Buphthalmos owing to the enlargement of the globe in the ciliary region there was considerable traction on the sides of the lens through the suspensory ligament, just as there was on stimulation of the ciliary muscle with eserine. Instead of only being a temporary state as from eserine, it remained as a permanent condition in Buphthalmos and so was found even after the eye had been hardened in preservative fluids.

M. FRIEDRICH MEYER: Ich wollte nur den Collegen von Pflugk fragen, wie er den Ruhezustand der Linse dargestellt hat, und ob da nicht Manipulationen vorgenommen worden sind, die die Form der Linse beeinträchtigen können.

M. VON PFLUGK hat mit Freude gehört, dass Herr Ostwalt angibt, dass die von v. Pflugk dargestellte accommodirte Linsenform nicht mit der Helmholtz'schen Theorie erklärt werden kann. Nach der vom Redner vertretenen Accommodationstheorie von Prof. Schoen in Leipzig, hat es keine Schwierigkeiten Linsenastigmatismus oder Ausgleichung von Hornhaut astigmatismus durch partielle Ciliarmuskelkontraktionen zu erklären.

Betreffs der Anfrage des Herrn Meyer stellt Redner nochmals ausdrücklich fest, dass die von ihm dargestellte Ruheform die Linse in ihrem eigenen Milieu zeigt, Kammerwasser vorn, Glaskörper hinten, ohne dass sie mit Luft in Berührung gekommen ist.

Présentation du thermoaérophore

Par M. F. OSTWALT, Paris.

Le thermaérophore a été décrit par O. pour la première fois en 1904 in Annales d'Oculistique, T. CXXXIII, p. 197 et suiv.

C'est un petit appareil qui permet d'appliquer à l'œil, à

l'oreille et à d'autres régions circonscrites du corps, des bains locaux d'air sec surchauffé [1]. On peut atteindre des températures allant jusqu'à 150, 170, voire 180 degrés. Le malade réglant lui-même, à l'aide d'une soufflerie actionnée par lui, l'arrivée de l'air chaud, la limite de la tolérance n'est jamais dépassée.

L'appareil présenté au Congrès marche à l'électricité. Le modèle primitif se chauffait au gaz.

Les effets curatifs de cette méthode de traitement sont excellents dans bien des affections inflammatoires chroniques des paupières et du globe oculaire.

Discussion

M. Corrêa de Barros: La communication, que M. le dr. Ostwalt vient de présenter sur l'application et sur les résultats qu'il en a obtenus de son thermaérophore, a fait naître dans mon esprit le désir de vous présenter, moi aussi, les résultats que j'ai obtenus de l'emploi de l'air sec, comprimé et surchauffé, dans le traitement des maladies oculaires, surtout dans le trachome. Il y a environ cinq ou six ans, quand j'ai débuté à Porto, je me suis vu tout d'un coup embarrassé par une assez grande quantité de trachomateux qui sont venus me demander soulagement à leurs souffrances. Après avoir successivement employé tous les traitements classiques avec des résultats, en général, pas trop encourageants, j'en ai essayé d'autres que j'ai mis rapidement de côté. J'ai eu jusque l'idée de mettre au service de la thérapeutique la loi bien connue de biologie générale, qui nous apprend que la vie est incompatible avec les hautes températures. A vouloir rendre concrète ma pensée, une grosse difficulté est survenue, puisqu'il devenait très difficile d'éviter que la chaleur parvint à ne pas tuer les éléments sains, en même temps qu'il devait tuer les éléments pathologiques. Après de longues élucubrations et tâtonnements, j'ai abouti à accepter que le procédé le plus sûr d'arriver au maximum d'effet destructif sur les éléments pathologiques avec le minimum de rélexe sur les tissus sains, c'était d'appliquer l'air comme véhicule de la chaleur, puisqu'il dégage très rapidement sa chaleur et peut être dirigé en jet, sous pression et surchauffé sur les points que l'on veut traiter. Pour cela j'ai fait faire un appareil qui permet d'obtenir un courant continu d'air sec sous pression, ce qui lui donne un grand pouvoir de pénétration, et chauffé jusqu'à 150° ou 170°. Il est aussi disposé de façon à ce que l'on puisse brusquement faire monter ou descendre la pression ou la température de l'air qu'il rend, même pendant la durée du traitement de chaque malade. Une fois mon appareil construit, j'ai commencé à m'en servir sur tous les trachomateux qui étaient à la clinique et qui, à ce moment, étaient 26, et à faire journalièrement pendant 3 à 4 minutes des applications sur la conjonctive palpébrale, suivies de rapides excursions sur la conjonctive oculaire. Les résultats immédiats ont été très encourageants, mais au bout de 5 à 6 jours, tandis qu'une petite partie des malades continuaient à éprouver des améliorations, la plus grande partie retournait à son état antérieur sans que j'aie pu savoir quelle en était la raison. Après cette première expérience, d'autres ont été faites et les résultats ont été toujours

[1] L'appareil est fabriqué par Dumet, Paris — 170 Faubourg St. Honoré.

semblables. S'il y avait de grandes améliorations et quelques guérisons, la plus grande partie des malades n'éprouvaient aucun soulagement durable. Pour apprendre la cause de ces insuccès j'ai procédé à un examen très complet de l'état actuel des malades et j'ai pris des renseignements sur les traitements qu'ils avaient déjà subis et je suis arrivé à la conclusion que les malades qui guérissaient étaient ceux qui avaient des lésions superficielles, pas très étendues et encore récentes. Ceux dont les lésions avaient déjà atteint les tissus profonds et étaient répandues sur la conjonctive oculaire, avec ou sans altérations kératiques, n'étaient pas guéris, car il n'était pas possible d'atteindre les éléments morbides. J'ai procédé alors à de nouvelles expériences où j'ai fait précéder les applications de la chaleur de scarifications conjonctivales, et les résultats ont été beaucoup meilleurs; mais, malgré tout, on n'aboutissait pas à une guérison complète, car il n'était pas possible de porter les applications à tous les points.

J'ai fait d'autres expériences dont je ne vous rends pas compte à cause du manque de temps, mais je suis sûr que le traitement par ce moyen n'est pratique que pour les cas dont je vous ai déjà parlé.

M. Ostwalt: Je suis heureux d'apprendre que M. Corrêa de Barros a obtenu des effets encourageants par la douche d'air chaud; je tiens seulement à faire remarquer que mon appareil permet de donner des *bains locaux* d'air chaud, qui sont bien mieux supportés que la douche, celle-ci dirigeant directement contre le globe un jet d'air très chaud.

Notes on a new method of taking visual fields

Par M. J. H. Tomlinson, Londres.

In using a bi-refracting Iceland-spar prism for investigating tobacco amblyopia, the idea occurred to me that the principle of a double image might be utilized for perimetry in general. I had a right-angled glass prism ground having an angle of about 30° at the base. The upper part was ground parallel to the base forming a wedge with a parallel portion, thus:

An object looked at through the parallel portion is seen direct, but a second image is seen through the prismatic portion. The separation of the two images is dependent upon (1) the angle of the prism, (2) the distance of the prism from the object. Thus, when the prism is placed directly on the object, the two images coalesce. When the prism is raised, the second image moves outwards to a maximum distance limited by the angle of total reflection of the glass used. This prism, then, is mounted in a tube capable of being raised and also of being turned round its axis. A disc carrying a diagram, is geared to the tube so that it is turned through exactly the same angle as the tube. A pricker is connected to the gearing which raises the tube in such a way that it moves radially over the diagram in proportion to the distance that the tube is raised. Thus, at any moment, the pricker is in a position corresponding to the position of the second image on the retina. In searching for scotomata, the radial or the circumferencial method may be employed, preferably the latter. The prism is first raised a certain distance, and the tube turned so that the refracted image sweeps through a cercle, while the direct image remains stationary. The prism is then again raised and the process repeated, and so on.

There are two objections which may be raised to this form of instrument, (1) the prism gives dispersion when working with white light and the image is somewhat distorted, (2) it can only be used up to an angle of about 40° at the most.

I have therefore a modified form, in which a reflector is used to give the second image. I have designed an instrument in which a movable mirror gives a second image from 0° to 75°, which is sufficient, in my opinion, for practical purposes. The same method however may be employed to reach 90°. I have a modification in which a series of fixed mirrors are arranged in a cone so that multiple images are seen of the same object at different angles round the periphery of the retina. By means of shutters, all but one of these extra images may be cut off, and by turning the instrument, the particular image seen is made to follow a circular path over the retina.

I think this instrument may be of use (1) for making a rapid nvestigation of limited fields, by using all the mirrors at once and asking the patient how many he sees, (2) for careful investigation of areas of impaired sensitiveness as a substitute for Bjerrem's method, by using each mirror in succession and rotating the instrument. A diagram is carried and a disc geared with the main tube of the instrument, and a pricker which can be moved as a graduated arm to correspond with any given mirror serves to indicate any blind area.

Unification de l'annotation de l'acuité visuelle

M. Jessop: As the Committee appointed to send us a report on acuity of vision tests has not send such report, this meeting refers the subject to the Committee of the Ophthalmological Congress to meet at Naples.

M. Gama Pinto: Ich denke, dass eine so wichtige Frage nicht vor zweine

Congressen, die eigentlich nichts miteinander zu tun haben — dem Internationalen medicinischen Congress und dem Internationalen ophthalmologischen Congress — verhandelt werden darf, und schlage vor, die in Paris ernannte Kommission aufzuheben, damit die Entscheidung der Frage dem nächsten Neapeler Ophthalmologencongresse überlassen bleibt. Herr Kollege Landolt, der diesem Gegenstand ja ein grosses Interesse entgegenbringt, äusserte sich mir gegenüber brieflich in demselben Sinne.

M. Vossius: Im Namen der Herren Collegen Jessop und Landolt, der mich in Paris damit beauftragt hat, stelle ich den Antrag, dass sich unsere Sektion dahin ausspricht, dass die in Paris gewählte Kommission ihren Auftrag hinsichtlich der Festsetzung einheitlicher Normen für die centrale Sehschärfe für erledigt erklärt und dass wir die Angelegenheit der in Luzern gewählten Kommission allein zur Erledigung übertragen. Der Antrag wird einstimmig angenommen.

M. E. Landolt (Note lue en son nom par M. Vossius): Aux pages 90-91 de son livre sur la physiologie de la lecture, M. Javal formule des propositions pour une détermination et notation de l'acuité visuelle qui, suivant lui, résulteraient de correspondances échangées entre lui et ses collègues de la commission nommée en 1900 par la section d'ophthalmologie du Congrès international des sciences médicales. Membre de cette commission, j'ai le regret, mais aussi le devoir de protester contre cette affirmation.

C'est d'abord au mois de mars 1906 seulement que M. Javal a demandé mon opinion sur ces pages qui ont paru en 1905. Ensuite, je suis loin d'être d'accord avec ses propositions, comme le prouvent toutes mes publications sur ce sujet.

J'ai d'ailleurs de très fortes raisons de croire que la majorité, sinon tous les collègues de la commission mentionnée, pensent comme moi à ce sujet.

RÉSOLUTION

La section prend à l'unanimité la résolution de transférer la question de l'unification de l'annotation de l'acuité visuelle, à la commission choisie au dernier Congrès international d'Ophthalmologie, tenu à Lucerne en 1904.

SÉANCE DU 24 AVRIL

Président : M. Friedrich Meyer

Nouvelles recherches sur l'emploi de la pyoctanine dans la thérapeutique oculaire

Par M. Bolesl. Wicherkiewicz, Cracovie.

A l'époque où la chimie moderne nous donne des produits toujours nouveaux dont la valeur est tantôt justement appréciée, tantôt exagérée, on peut dire qu'un remède a fait victorieusement ses preuves, quand il garde invariablement depuis des années la place qui lui a été assignée dans la thérapeutique.

Nous pourrions dire la même chose de la pyoctanine dont les qualités ont été déjà traitées par nous dans le journal *Postep Okulist* (1903, N° 8). Elle occupe toujours encore une des premières places parmi les remèdes dont on a recommandé l'usage contre les divers processus suppuratifs de l'œil. Nous avons indiqué dans l'article cité l'efficacité d'une combinaison de la pyoctanine avec la dionine, en démontrant que, beaucoup mieux que la pyoctanine seule, quoique très bactéricide, ou que la dionine seule, l'usage simultané de ces deux substances nous aide à combattre les plus dangereuses suppurations oculaires. Ici nous ajouterons que la solution de pyoctanine [illegible] % recommandée primitivement peut être avantageusement remplacée, d'après nos expériences ultérieures, par les solutions plus fortes, [illegible] % et même 1 %. Comme notre premier article sur la pyoctanine publié dans *Postep Okul.* n'est connu que de confrères polonais, d'autant plus que les analyses dans la presse étrangère sont parfois trop laconiques (par exemple dans *Jahresbericht* de Nagel, 1903), nous jugeons à propos de citer ici les points principaux de cette étude.

Les botanistes savent depuis longtemps que divers microbes, bactéries, bacilles et cocci subissent la destruction (sont tués) aussitôt que leur protoplasme s'imbibe d'une couleur d'aniline quelconque. Les recherches de Stilling et Wortmann ont démontré, paraît-il, que ce sont surtout les couleurs d'aniline violettes qui ont le pouvoir de prévenir l'infection ou bien d'arrêter ses progrès. Les solutions de bleu de méthylène 1 % teignent la conjonctive, la sclérotique et même, dit-on, l'iris. Seulement la cornée, dont la couche épithéliale est intacte, ne prend aucune coloration. A côté du bleu de méthylène, autrement appelé *pyoctaninum cæruleum* (chlorure de pentaméthyl-p.-rosaniline) c'est encore le chlorure d'imidotétramétyl-p.-amidodiphenylmétan, appelé couramment *pyoctaninum aureum* ou tout simplement auramine qui possède aussi les propriétés curatives, mais son emploi est encore moins répandu que celui de la pyoctanine bleue.

La fâcheuse coloration des doigts de l'opérateur est sans doute la cause que la pyoctanine n'a rallié que peu d'adhérents, tant parmi les oculistes que parmi les chirurgiens, otologues, etc. On a donc tâché de décolorer la pyoctanine, mais l'expérience a démontré bientôt que c'est précisément de la coloration des tissus que dépend son efficacité et que le degré de son pouvoir antiseptique augmente en relation directe avec l'intensité de cette coloration. Stilling lui-même a prouvé que la force bactéricide des diverses couleurs d'aniline diminue en allant de l'extrémité bleue du spectre vers son extrémité rouge. On voit ici la concordance complète avec la valeur thérapeutique des rayons lumineux qui diminue successivement, elle aussi, en allant du bleu vers le rouge.

Il est évident qu'il faut, afin que la pyoctanine, comme toute autre couleur d'aniline, puisse exercer son action, qu'elle reste un bon instant en contact intime avec le tissu infecté. Stilling a songé qu'on pourrait rehausser l'activité thérapeutique de la pyoctanine en employant les solutions plus concentrées ou même la poudre colorante. Nous avons commencé, il y a déjà 15 ans, l'application de la pyoctanine selon les prescriptions de Stilling, mais les inconvénients de l'emploi de cette matière salissante et plus encore son efficacité insuffisante et parfois presque nulle nous ont tellement désenchanté que nous l'avons bientôt abandonnée. Cette insuffisance de l'action antiseptique nous semblait dépendre de ce que le remède n'attaquait que les couches toutes superficielles laissant intactes les parties plus profondes.

Dernièrement Stilling a fait publier par son chef de clinique, le docteur Weill, de nouveaux résultats obtenus par l'usage de la pyoctanine, dont il vante les précieuses qualités surtout dans les cas des épithéliomes chez les malades refusant toute intervention chirurgicale. Il se peut que Stilling, emporté par ses propres idées, attribue à l'action des couleurs d'aniline une valeur trop exagérée, il se peut qu'il voie des effets encourageants là où les autres expérimentateurs, peut-être pas assez persévérants, ne les voient point, — mais il serait toutefois injuste de disqualifier d'une façon arbitraire un remède auquel son premier propagateur reste toujours si fidèle.

Du reste, nous avons vu aussi l'influence salutaire de la pyoctanine dans les processus purulents, mais en même temps nous avons constaté que son action n'est que toute superficielle. Il suffirait de trouver moyen d'approfondir cette action pour que la pyoctanine devienne un remède vraiment utile dans la thérapeutique, surtout oculaire. Il nous semblait que la dionine réunit des qualités nécessaires pour remplir cette tâche.

Sur les malades de notre clinique, nous avons constaté l'action bienfaisante de la dionine dans diverses affections inflammatoires des yeux. Il est évident que la dionine agit ici en provoquant une infiltration lymphatique intense, ce qui améliore la nutrition des tissus et facilite en outre, par la relaxation consécutive des veines, l'exportation de produits inflammatoires. C'est la théorie qui laissait prévoir tout cela d'avance et l'observation clinique en apportait les preuves. Mais l'expérience a fourni des résultats encore plus concluants.

Le docteur Lamewski, qui était alors notre assistant, a démontré expérimentalement au laboratoire de notre clinique que les parcelles de l'encre de Chine introduites dans le corps vitré pénétraient en quantité beaucoup plus considérable, *cæteris paribus*, dans le corps ciliaire, l'iris et le canal de Schlemm, de l'œil saupoudré de la dionine en substance que de l'autre non dioniné. L'espace de Fontana et la membrane de Descemet étaient aussi farcies de pigment noir qui se trouvait en plus dans les gaines du nerf optique et le long des nerfs sclérotticaux.

Il ressort de cette expérience que la dionine augmente énormément la quantité de la lymphe, qui s'accumule, non seulement dans les vaisseaux lymphatiques de la conjonctive, ce qui détermine son boursoufflement bien connu, mais aussi dans les espaces lymphatiques du globe de l'œil. Et ceci justement facilite une élimination plus prompte des produits morbides charriés par le courant de la lymphe vers les voies de reflux.

D'autre part, Batulin a relaté, devant la Société d'ophthalmologie de St. Pétersbourg, ses recherches d'après lesquelles la diffusion vers la chambre antérieure augmente sous l'influence de la dionine dans la proportion 1 : 3 ½. La considération de ces données expérimentales nous a suggéré l'idée d'employer dans les processus infectieux de l'œil la dionine simultanément avec un antiseptique quelconque. Une substance antiseptique et en même temps colorante se prêtait le mieux à ce but à cause d'un contrôle plus facile des observations. C'est ainsi que nous sommes revenus à la pyoctanine discréditée depuis des années.

Nos prévisions se sont effectivement réalisées et en outre l'usage combiné de ces deux remèdes nous a donné des résultats beaucoup supérieurs à ceux que nous avons vus après tous les autres procédés recommandés contre les procès suppuratifs de l'œil.

Le mode d'application est le suivant: Après un lavage du globe de l'œil et du sac conjonctival au moyen de la solution physiologique de sel, soude chlorique, ou de l'eau boriquée, on redresse la tête du malade en arrière et en écartant fortement les paupières, avec les doigts ou au moyen d'un blépharostate, on fait tomber goutte à goutte une solution de pyoctanine 1:500, fraîchement préparée. De cette façon, avec un peu d'habileté, on peut tenir tout le segment antérieur du globe plongé pendant 1-3 minutes dans la solution de pyoctanine sans salir ses doigts ni les joues du malade. Du reste, pour mieux protéger les parties environnantes on peut apposer des morceaux d'ouate contre les angles de l'œil traité. Après avoir absorbé au moyen du coton hydrophile le liquide superflu, on se rend aisément compte de l'étendue des lésions cornéennes, car la pyoctanine ne pénètre que là où la couche épithéliale est lésée ou bien fait complètement défaut. Ceci fait, on instille la dionine dont la solution doit être au cours du traitement de plus en plus concentrée à cause de l'accoutumance bien connue. Quand les solutions fortes ne provoquent plus de réaction, on finit par introduire la dionine pulvérisée.

Dans les cas d'ulcère de la cornée à hypopyon on constate que tous les symptômes objectifs inflammatoires diminuent rapidement: l'œdème et la tuméfaction de la conjonctive s'amendent visiblement, mais surtout l'ulcération arrête sa marche et se débarrasse de ses parties infiltrées, l'hypopyon disparaît ou au moins diminue notablement. La pupille se dilate, l'iris moins hyperémiée se dégonfle et son relief devient plus net.

Nous appliquons ainsi la pyoctanine avec la dionine (traitement PD), si les circonstances le permettent, même deux fois par jour, et bientôt l'ulcère s'exfolie et commence à se cicatriser, l'hypopyon disparaît, le malade recouvre la vue.

Ceci fait, on peut recommencer le traitement classique pour assurer la cicatrisation la plus favorable de l'ulcère et même renvoyer déjà le malade dans son pays avec les prescriptions nécessaires.

La pyoctanine dans la solution ci-dessus mentionnée ne cause presque aucune douleur et n'entraîne aucune complication désagréable. La coloration atteint non seulement les couches superficielles, mais aussi, grâce à l'action propulsatrice de la dionine, pénètre plus profondément. C'est ainsi que la membrane de Descemet et même l'iris montrent une coloration bleuâtre, du moins aux endroits où l'épithélium a subi une altération pathologique. Cette coloration disparaît relativement vite, et du moment où la réaction causée par la dionine s'est calmée il n'en reste plus généralement aucune trace. Quand la dionine même en poudre a cessé de provoquer la réaction, il faut interrompre le traitement PD pour y revenir, si le cas l'exige, au bout de 4 à 6 jours. Il est encore à noter que nous avons rencontré des malades qui ne réagissaient point à la dionine même pulvérisée. D'autre part, nous avons vu chez d'autres sujets, après l'instillation de quelques gouttes, survenir un œdème considérable, qui ne se bornait pas aux paupières, mais envahissait parfois tout le visage et persistait pendant quelques jours. Il fallait donc dans ces cas abandonner ce précieux adjuvant, ici à cause de son action trop alarmante, là à cause de son insuffisance.

Les recherches bactériologiques des cas traités établissaient la présence tantôt du staphylocoque (aureus et albus), tantôt des streptocoques ou des pneumocoques et diplocoques. Je ne me souviens pas d'un cas d'une destruction complète de la cornée au cours de ce traitement et on sait que c'est une issue malheureusement assez fréquente des ulcères serpigineux et blennorrhagiques. Nous n'avons pas non plus à déplorer des cas de panophthalmie, en faisant, bien entendu, l'abstraction de cas où les malades se sont présentés trop tard et dans un état trop grave. Nous avons aussi traité par cette méthode des ulcérations gonorrhéiques de la cornée où le protargol a échoué et ici encore une fois s'est manifestée la supériorité du traitement PD.

Non moins efficace fut ce traitement dans les cas d'infection profonde post-traumatique de l'œil, parfois d'une gravité extrême. La dionine seule, malgré ses propriétés très précieuses, ne suffit pas du tout et ce n'est que cette combinaison de deux remèdes qui nous donne une méthode thérapeutique jusqu'à présent sans égale dans les processus infectieux de la cornée et même des parties plus profondes de l'œil.

En présence d'un accueil plutôt froid que rencontre toujours encore dans le monde oculistique le remède lancé par Stilling, peut-être avec trop d'enthousiasme, et en présence d'une efficacité trop fallacieuse du sérum de Rohmer dont nous avons aussi fait l'usage dans plusieurs cas, nous croyons remplir notre devoir en insistant encore une fois sur les propriétés curatives et bactéricides de la pyoctanine, qui est un antiseptique de choix dans la thérapie oculaire, et que, malgré son application un peu désagréable, nous ne cesserons de recommander, du moins jusqu'à l'apparition d'un remède encore plus puissant.

Il nous reste encore à appeler votre attention, messieurs, sur l'utilité indiscutable de la pyoctanine dans certains états infectieux d'ordre différent, soit du globe de l'œil, soit de ses annexes. Ce sont surtout les abcès et les empyèmes qui sont justiciables du traitement pyoctanique. Walscher (*Klinischer Beitrag zur Beurteilung des Pyoktanins, Ther. Monatshefte*, 1891) a recommandé la pyoctanine contre la dacryocystite, mais il semble que sa proposition n'était point suivie, probablement parce qu'ici il est très difficile d'éviter les fâcheuses souillures du visage du malade et des mains du médecin. C'est pourquoi nous avons aussi hésité d'abord à employer dans ces cas la pyoctanine, mais en présence des affections graves s'inspirant du principe: «Salut du malade, devoir suprême», nous avons recouru pourtant à ce remède et d'excellents résultats nous ont largement dédommagé de l'ennui causé par la souillure inévitable et si difficilement délébile de nos mains.

Nous nous abstiendrons de citer les observations de dacryocystite banale. Il suffira de mentionner que, si le protargol ou l'argentamine ne rendaient aucun service appréciable, nous nous trouvions toujours bien de leur substituer la pyoctanine.

En présence d'empyème du sac lacrymal sans complications, nous pratiquons d'abord une irrigation préalable de la cavité du sac au moyen d'eau boriquée, ensuite nous injectons la solution de pyoctanine $^1/_3$ à $^1/_2$ % et enfin nous appliquons un bandage comprimant la région du sac. S'il y a une fistule lacrymale, nous pratiquons le lavage du sac et l'injection de pyoctanine à travers celle-ci. Dans les cas invétérés, où le pertuis de la fistule est rempli de granulations (bourgeons charnus), il faut avant l'injection procéder au curettage. En cas de péricystite avec œdème pâteux et douloureux, nous appliquons après toutes ces manipulations un pansement trempé d'alcool (Salzwedel). Si l'irrigation boriquée n'amène pas assez vite l'écoulement d'un liquide clair, nous injectons dans le sac et dans ses recoins le perhydrol jusqu'au moment où les bulles d'air cessent de surgir. Ce traitement guérit les affections du sac lacrymal dans un espace de temps relativement court et nous avons plusieurs fois mené à bonne fin sans opération des cas où l'extirpation du sac était déjà décidée.

Nous vous épargnerons le récit des nombreuses observations des affections banales pour aborder la discussion de formes graves et parfois extrêmement rebelles où les effets de la pyoctaninisation ont été sans contredit éclatants. Il s'agit des empyèmes des cavités voisines de l'œil. Nous eûmes maintes fois l'occasion dans ces derniers temps de traiter avec la pyoctanine les cas de diverses sinusites suppuratives ou catarrhales. Les résultats ont fait ressortir l'utilité de la pyoctanine d'une manière irréfutable, ce qui nous a décidé à les publier dès maintenant, malgré leur nombre encore restreint, désirant encourager les confrères à poursuivre nos expériences.

Nous citerons ici brièvement quelques cas intéressants, soit à cause d'un effet frappant du traitement, soit à cause d'autres particularités :

CASUISTIQUE

(abrégé)

I. Szik. Tekla, servante. Depuis des années, larmoiement et écoulement de pus du côté gauche. Traitée à plusieurs reprises. 11.X.1905. Diagnostic : Ulcère de la région lacrymale, fistule, dacryocystite chronique de l'œil gauche. La supposition d'un caractère tuberculeux de l'ulcération fut écartée après des examens bactériologiques et histologiques. Curettage, iodoforme, pommade à l'iothion, injections de sublimé, etc., sans résultat. Du moment où nous avons commencé des injections de pyoctanine, amélioration rapide ; au bout de 14 jours, guérison complète.

II. F. Isaac. Depuis quelques années, tumeur lacrymale gauche. 16.I.1906. Diagnostic : Dacryocystite pyocatarrhale, polype du sac lacrymal gauche. Excision de la tumeur polypeuse. Pyoctaninisation. Bandage compressif. En 10 jours, la suppuration du sac lacrymal fut définitivement supprimée.

Nous avons traité plusieurs cas analogues où la guérison était également rapide et complète. Ces heureux effets de la pyoctaninisation a eu la répercussion visible sur la fréquence des extirpations du sac lacrymal que nous eûmes dans ces derniers temps plus rarement à exécuter.

Les cas suivants concernent des suppurations ayant leur point de départ dans l'orbite ou dans une des cavités périorbitaires :

III. Schl. Isaac. 50 ans, marchand. 18.X.1905. Fistule dans la partie supéro-interne de la paupière supérieure droite. Écoulement purulent, fétide. La sonde pénètre dans le sinus frontal. Le liquide injecté passe dans la cavité nasale. Céphalée intense, insomnie. La cornée presque en totalité infiltrée et ulcérée. L'hypopyon occupe 2/3 de la chambre antérieure.

L'infection de la cornée s'arrêta sous l'influence du traitement PD et du pansement Salzwedel, mais la sinusite frontale, malgré les lavages répétés au lysol, malgré les injections d'argentamine 10 %, du protargol 5-10 % et du perhydrol, n'a subi aucune modification. Alors nous décidâmes de recourir à la pyoctanine 1/2 %. Ceci fait, les maux de tête insupportables se calmèrent aussitôt. La sécrétion purulente fétide tarissait chaque jour davantage. Deux mois après le commencement des injections de pyoctanine, la fistule fut fermée et cicatrisée.

Le cas suivant est peut-être unique dans son genre, car ici un mucocèle frontal guérit sous l'influence de la pyoctaninisation sans autre intervention chirurgicale que quelques piqûres de l'aiguille de Pravaz. Nous relatons cette observation intéressante en abrégé, car vous aurez, messieurs, l'occasion d'en trouver le détail ailleurs, dans un article spécial que nous préparons.

IV. Kolodziej Catherine, 30 ans. 30.XI. 1905. A la suite d'un traumatisme qui causa sans doute une occlusion de l'orifice qui joint le sinus frontal à la cavité nasale, s'est développé un mucocèle frontal typique formant une grosse tumeur élastique contenant un liquide visqueux, gluant, de couleur jaune brun, stérile. Le globe de l'œil droit déplacé en dehors et en bas et en surplus fortement aplati dans son segment supérieur. La tension diminuée — 2, la vue fortement abaissée à cause du décollement de la rétine au niveau de l'aplatissement ci-dessus mentionné.

Nous avons plusieurs fois vidé la poche de ce mucocèle au moyen de la seringue de Pravaz en injectant ensuite tantôt la teinture d'iode, tantôt une solution alcoolique de ichthyol, mais la tumeur regagnait chaque fois sa grandeur et son élasticité primitives. Enfin, 18.XII.1905, nous avons injecté 1/3 centimètre cube d'une solution ¼ % de pyoctanine. Ensuite pansement compressif. Dès ce moment, *la tumeur ne s'est plus reformée, le mucocèle disparut d'un coup et définitivement* et aujourd'hui la région de l'œil droit ne laisse même pas deviner l'affection dont elle était le siège. Vous pouvez le juger, vous-mêmes, d'après cette photographie. Ajoutons que le globe de l'œil a repris sa forme normale et que nous avons eu la surprise de constater la disparition complète du décollement de la rétine, ce qui a rendu à l'œil droit l'acuité visuelle = 5/10 (auparavant : 2/60).

V. — *J. G.*, 11 ans. 22.III.1906. Débuts de l'affection, il y a sept mois. Ectropion cicatriciel de la paupière supérieure à la suite d'une fistule due à une périostite orbitaire. Le trajet fistuleux conduit jusqu'à la cavité rétrobulbaire atteinte d'un phlegmon déterminant une exophthalmie remarquable. Opération plastique de l'ectropion d'après Thiersch. L'effet est très satisfaisant, mais la fistule reparaît bientôt. Quelques injections de pyoctanine amènent la cicatrisation de la fistule et réduisent complètement l'exophthalmie.

Enfin, un cas curieux d'un abcès orbitaire très grave d'origine grippale. Le traitement de ce cas n'est pas encore terminé, mais l'action de la pyoctanine s'est montrée ici tellement bienfaisante que nous avons bon droit d'espérer l'issue heureuse.

VI. — *Alfred F.*, juriste. 20.II.1906. A la suite d'une forte grippe, le malade voit sa paupière supérieure droite se tuméfier, en même temps l'œil droit montre une protrusion s'accentuant de plus en plus. Sécrétion nasale abondante, surtout du côté droit, mêlée de sang. La fièvre atteint 40,6°. Incision profonde au-dessous de l'arc sourcilier. La sécrétion purulente fétide sent mauvais et contient des bacilles de Pfeiffer, en outre de staphylocoques et streptocoques. Les rhinologues consultés proposent l'opération d'après Kilian, qui est pourtant remise à huitaine, car le malade ne donne pas pour le moment son consentement. Cependant le traitement institué par nous consistant en lavages soigneux de l'empyème, injections de pyoctanine, drainage, pansement Salzwedel, irrigations de la cavité nasale au lysol, enfin chinine et aspirine, a pour effet le dégonflement de la paupière et des conjonctives, la diminution notable de l'exophthalmie, la libération des mouvements de l'œil. Le fond de la plaie se remplit de granulations, la sécrétion insignifiante ne dégage plus aucune mauvaise odeur. Tout cela laisse prévoir qu'on obtiendra la guérison sans recourir à des opérations nouvelles.

Ajoutons que, tant dans ce dernier cas que dans d'autres cas de suppuration de l'orbite, des sinus et du sac lacrymal, l'injection de pyoctanine fut toujours précédée d'irrigation préalable au perhydrol, prolongée jusqu'à l'écoulement d'un liquide clair. Le perhydrol agissait ici, non seulement comme antiseptique, mais surtout comme agent mécanique, déblayant les cavités et leurs diverticules et chassant au dehors leur contenu purulent. Il nous offre en surplus l'indice sûr, s'il y a encore ou non du pus dans la poche d'empyème, car aussi longtemps qu'il reste dedans un peu d'éléments cellulaires du pus la solution injectée revient sous forme de mousse.

Voilà les observations les plus probantes où la pyoctanine nous a rendu de très réels services. Nous l'avons employée encore dans diverses autres affections oculaires, mais les résultats obtenus n'étaient pas toujours très encourageants ou bien nos observations ne sont pas encore assez nombreuses ni assez documentées pour nous permettre de formuler des conclusions fermes.

Nous avons dit déjà dans notre premier travail que c'est non seulement les ulcérations de la cornée, mais non moins les infections profondes de l'œil qui se laissent efficacement combattre par la pyoctanisation.

Les affections conjonctivales se prêtent moins en général à ce traitement, mais parfois nous avons ici obtenu de même des résultats favorables. Ainsi chez un arthritique, dans une conjonctivite très rebelle, traitée par les divers oculistes de l'Europe centrale, où toutes les médications locales et toutes les drogues restèrent sans effet, le lavage du sac conjonctival avec une solution faible de pyoctanine a apporté immédiatement un tel soulagement que le malade lui-même réclamait ensuite l'instillation de «gouttes bleues», qui seules sont efficaces pour ses yeux.

Pour apprécier la valeur thérapeutique de la pyoctanine dans le trachome aigu, nous avons choisi les cas où l'intensité des symptômes des deux côtés était à peu près égale et en traitant un œil d'après les méthodes classiques (frottements au sublimé, massage, nitrate d'argent) nous pratiquâmes sur l'autre œil les instillations ou les injections sous-conjonctivales de pyoctanine. Or, l'observation des effets obtenus sur chaque œil a établi l'infériorité de la pyoctanisation en comparaison avec d'autres méthodes employées par nous jusqu'à présent. La pyoctanine nous a donné des résultats positifs dans quelques cas de kystes des bords palpébraux. Après avoir aspiré à l'aide d'une aiguille très fine le liquide contenu dans le kyste, nous avons injecté, sans retirer l'aiguille, au moyen de la même seringue de Pravaz, une goutte de pyoctanine

1,2 %. Cette petite intervention tout à fait inoffensive détruisait définitivement les disgracieux kystes sans laisser la moindre cicatrice.

Pour se rendre compte de la force antimicrobienne de la pyoctanine, il aurait fallu faire des recherches bactériologiques exactes qui n'ont pas eu lieu toujours.

Nous avons déjà dit plus haut que la pyoctanine a manifesté ses qualités salutaires là où se trouvaient les staphylocoques, les streptocoques et les pneumocoques. Dans l'observation n° 6, on a constaté aussi la présence de bacilles de la grippe. L'examen bactériologique, dans le cas n° IV, a été fait, mais on n'a rien trouvé. C'est précisément ici que nous avons espéré obtenir un résultat positif. Christmas, dans le cas cité par Berger (*Rapport entre les maladies des yeux et celles du nez et des cavités voisines*, Communic. faite à la Société de médecine pratique de Paris, 1891, 31 déc.), a trouvé des streptocoques. D'après Kuhnt (1) les résultats négatifs ne sont pas rares. On sait aussi que le contenu gluant et visqueux des mucocèles est le plus souvent stérile. Et pourtant c'est dans ce cas que la pyoctanine a surpassé de beaucoup tous les autres moyens précédemment employés et permis d'obtenir une guérison complète des désordres anatomiques qui généralement ne se laissent réparer que par une intervention sanglante. Il nous semble que, aussi bien dans les cas de mucocèle que dans les cas cités de kystes marginaux des paupières, la pyoctanine empêche la reproduction des excrétions pathologiques en modifiant l'endoépithelium des cavités cystiques.

Les observations plus haut relatées sont tellement concluantes (surtout le cas n° IV), qu'il serait superflu de revenir encore sur la supériorité du traitement pyoctanique et il est aisé de prévoir que la chirurgie pourrait aussi tirer profit de nos constatations, par exemple dans les cas d'empyème de la plèvre, d'autant plus que la pyoctanine n'étant point toxique peut être employée sans inconvénient et sans danger, dans la quantité voulue.

Il est étonnant qu'on a signalé une action nocive du bleu de méthylène sur la conjonctive. Voici les constatations de Kuwahara publiées dans *Archiv f. Augenheilk.*, XLIX, p. 157 (*Experimentelle und klinische Beiträge über die Einwirkung der Anilinfarben auf das Auge*). D'après cet auteur, le bleu de méthylène est pour l'œil du la-

(1) *Ueber Entzünd. u. Erkrank. der Stirnhöhlen*, Wiesbaden, p. 36.

pu particulièrement nuisible. Dans ses expériences, la conjonctive s'enflammait et même se nécrosait, les paupières étaient aussi atteintes, les couches superficielles de la cornée s'épaississaient. L'auteur a vu en outre survenir des ulcérations, iridocyclite, même la panophthalmie, à la suite de l'application de ce produit. Selon notre avis, il faudrait se demander si c'est le remède ou plutôt la manière de son application qui a provoqué des suites aussi graves ?

Quant à la pyoctanine nous l'avons employée contre les affections conjonctivales en l'injectant en quantité assez grande sous la conjonctive et nous avons déjà déclaré plus haut que, si nous ne continuons plus cette série de nos expériences, ce n'est à cause d'une influence nocive, que nous n'avons du reste jamais remarquée, mais uniquement parce que ces injections sont assez douloureuses et restent le plus souvent sans un résultat thérapeutique appréciable.

Qu'il nous soit permis, en finissant cet exposé de nos expériences faites sans parti pris, d'exprimer l'espoir que la pyoctanine, dont l'emploi est certainement peu agréable, sera pourtant adoptée par les nombreux confrères, grâce à ses qualités précieuses que nous avons tâché de démontrer.

DISCUSSION

M. XAVIER DA COSTA : Il emploie surtout la solution de pyoctanine dans le traitement des ulcères de la cornée des trachomateux. On sait combien ces ulcères sont souvent profonds, douloureux et rebelles aux traitements. D'ailleurs, dans ces cas, le pansement occlusif permanent de l'œil a l'inconvénient de faire augmenter le pannus; souvent un pannus petit ou moyen s'aggrave considérablement par ce moyen.

L'orateur se trouve très bien de badigeonner méthodiquement la surface de ces ulcères avec un petit pinceau ou une *toute* petite boule de coton emmanchée *ad hoc*, trempée dans la solution de pyoctanine à 1 $^0/_0$. Il fait précéder ces badigeonnages par la cocaïnisation, et au besoin par un raclage du fond de l'ulcère avec l'aiguille-curette de Gallardo.

L'application de la pyoctanine de cette façon amende les douleurs et la photophobie, et paraît abréger considérablement la durée de la réparation des ulcères.

M. CABANNES : En ce qui concerne la thérapeutique des dacryocystites chroniques, je crois que le traitement par les injections de solutions de pyoctanine dans le sac enflammé ne peut pas donner, dans la généralité des cas, de guérisons radicales et définitives. Cette méthode des injections modificatrices, méthode absolument conservatrice, n'empêche pas l'intervention chirurgicale; l'extirpation ou la destruction du sac au thermocautère deviennent un jour nécessaires. Je donne la préférence, d'après mon expérience personnelle, à la destruction du sac lacrymal au thermocautère.

M. WICHERKIEWICZ : Il est bien entendu que je ne pense jamais à employer la pyoctanine dans les dacryocystites aiguës. C'est toujours là le traitement antiphlogistique qui est de choix.

Je ne nie pas qu'on puisse, avec le galvano-cautère ou par d'autres manières, détruire le sac lacrymal dans un état morbide ou encore supprimer le mal par l'extirpation du sac, mais tenant compte de la chirurgie conservatrice je tâche toujours d'abord de sauver ce qui est à sauver, et j'y parviens justement par la pyoctanine.

Un cas de strabisme convergent traumatique

Par M. NEVES DA ROCHA, Rio de Janeiro.

Les observations de contracture des muscles extrinsèques de l'œil et particulièrement du droit interne, chez les hystériques, sont connues : Manz, Ulrich, Borel, Landesberg, de Lapersonne et Parinaud en ont publié. Borel a réussi, chez des hystéro-épileptiques, à provoquer du strabisme convergent par la suggestion. Enfin, dans un cas d'hystéro-traumatisme consécutif à un accident de chemin de fer, Borel a relevé du strabisme convergent.

J'ai observé un strabisme convergent survenu brusquement chez une jeune fille ne présentant aucun symptôme d'hystérie, à la suite du choc sur l'œil gauche d'une boule de caoutchouc. Je vis cette jeune fille le 15 décembre 1903. Elle avait été frappée six jours auparavant. Je constatai un strabisme convergent de 15° de l'œil gauche. Cet œil était injecté. Cornée plissée sous le bandeau, chambre antérieure d'une profondeur normale, pupille plus étroite de 1 millimètre que l'autre. Pa. V = 5/60. M 3 D, V = 5/15. Les mouvements de l'œil gauche étaient conservés dans tous les sens. La malade ne disait ne loucher que depuis l'accident. J'instillai de l'atropine et quand la pupille fut dilatée, la myopie était réduite à deux dioptries.

Le 20 décembre 1903, l'œil était pâle, la pupille dilatée, V = 5/60, Hm. 1,5 D, V = 5/5.

Le strabisme était toujours de 15°. La diplopie homonyme gênait beaucoup la patiente.

J'appliquai devant l'œil gauche un prisme de 14° à base temporale, en même temps que le verre convexe, et la jeune fille réussit à fusionner les images, puis un prisme de 12°, 10°, 8°, etc. jusque 2°, et la vision simple se maintint. Dès que j'enlevais le prisme de 2°, l'œil se reportait en dedans et la diplopie réapparaissait. Pourtant au stéréoscope il y avait fusion des images.

La jeune fille apprit à redresser l'œil gauche, et quand elle n'y réussissait pas, un prisme de 3° l'y aidait.

27 décembre, O. G. V = 5/12, Hm. — 1 D, V = 5/5. P. p. avec + 1 D 15 cent. Le strabisme disparaît quand les yeux sont dans la position primaire, mais dès qu'ils sont tournés vers la droite, la diplopie homonyme se reproduit.

12 février. — La vue est normale avec + 0,75 D. Quand l'œil gauche est muni de ce verre, il n'y a plus de diplopie. La différence entre les deux pupilles diminue, elle n'est plus que de 1/2 millimètre.

Le 18 avril, les pupilles étaient égales.

Le 26 avril, la jeune fille avait abandonné son verre convexe.

Remarques. — Chez cette jeune fille qui ne présente d'ailleurs aucun symptôme d'hystérie, la contusion a produit des phénomènes de contracture du côté de l'œil lésé: myosis, myopie, strabisme convergent. Le myosis aurait pu être attribué, au début, à l'irritation de l'œil, mais il se maintenait encore, quoique à un faible degré, plusieurs mois après l'accident. Il doit donc être rapporté à une contracture du sphincter pupillaire. La myopie est due à un spasme du muscle ciliaire, puisque l'atropine l'a fait disparaître. Quant au strabisme, je dois l'attribuer à une contracture du muscle droit interne, et non à une parésie de l'externe. En effet, il n'existait ni plaie ni douleur au niveau de ce dernier muscle, les mouvements du globe étaient conservés, enfin le traitement par les prismes d'angles progressivement décroissants a produit rapidement le relâchement du spasme. Je ferai remarquer, d'une façon accessoire, que je n'ai pas relevé d'hypotonie ni d'approfondissement de la chambre antérieure, comme on les observe dans certains cas de contusion du globe oculaire. Il y a des ophthalmologistes qui pensent que ces deux symptômes coïncident avec l'hypermétropie transitoire et la mydriase. Or, ici nous observons du myosis et de la myopie.

Ce cas corrobore donc les vues que j'avais sur ces phénomènes qui accompagnent la contusion du globe de l'œil.

Enseignement des aveugles et des sujets à vue anormale

Par M. A. Mascaró, Lisbonne.

L'instruction de l'aveugle doit être gratuite et obligatoire dans tous les pays civilisés.

Le seul moyen d'instruire l'aveugle convenablement consiste à le compléter; cet état de perfection, on l'obtient en éduquant en commun aveugles et voyants. Leur prêter la vue qu'on ne peut leur donner est sans doute le meilleur moyen d'arracher l'aveugle à l'isolement où il se trouve dans la société. La co-éducation d'aveugles et voyants donne les meilleurs résultats dans la pratique, en évitant la création d'écoles spéciales exclusivement pour les aveugles. Les élèves doivent être admis à fréquenter les classes de leurs frères possédant la vue, afin de ne pas se sentir privés des tendresses et des conforts de la famille; ainsi pourront exister partout des écoles pour aveugles et leur enseignement ne restera pas réduit ni concentré exclusivement dans les grandes villes.

L'exploration, par la sentimentalité, du malheur des aveugles, doit être réprimée, en évitant que des pseudo-typhlophiles cultivent les souffrances de cette catégorie.

Les aveugles doivent jouir dans la société des mêmes droits que les individus voyants; leur admission aux écoles et ateliers de voyants est naturellement indiquée comme moyen satisfaisant pour l'obtention des droits conséquents.

L'instruction des élèves aveugles doit être réglée au moyen de méthodes également intelligibles pour aveugles et voyants afin de faciliter leur co-éducation; les autres élèves anormaux doivent aussi assister aux classes en commun avec les aveugles et voyants, afin que leurs défauts soient compensés par la communauté de leur présence. La méthode Mascaró à l'usage des aveugles et intelligible pour aveugles et voyants est le seul moyen auxiliaire dans cette entreprise, vu que tous les élèves, normaux et anormaux, peuvent suivre ses cours, en se servant des mêmes livres imprimés, ainsi qu'il a déjà été prouvé, d'une façon satisfaisante, en Portugal. Depuis 1889, la méthode Mascaró a été employée avec succès dans les écoles de Portugal et, non seulement elle a été citée favorablement, mais elle a obtenu les plus hautes récompenses dans tous les congrès et expositions auxquels elle a concouru. A Paris, en 1900, le docteur A. Mascaró a obtenu au Palais des Congrès, durant l'époque de l'exposition universelle, une votation de 300 typhlophiles déterminant que l'écriture Braille devait être imprimée à encre noire, si elle devait mériter le nom d'impression, vu que jusqu'à présent ce qu'on a obtenu par la méthode de Braille c'est un simple travail de «repoussage». Cette impression à encre noire est l'écriture selon la méthode Mascaró, accessible au tact de l'aveugle par le relief de ses points et à la vue du voyant par les traits imprimés qui lient ces points. Un typhlophile anglais, lorsqu'il eut connaissance de la méthode Mascaró, exprima par la phrase suivante, écrite de sa propre main dans un feuillet Braille, son opinion au sujet de cette invention: *This simple and ingenious invention does great credit to dr. Mascaró, of Lisbon. J. Cunningham, Paisley (England).*

L'écriture par la méthode Mascaró se fonde sur les six points en relief établis par la méthode Braille, avec, en plus, des traits imprimés qui lient ces points entre eux et qui permettent aux voyants la lecture de l'écriture des aveugles.

La musicographie, dont l'âme est aussi celle de la musicographie Braille «visible», peut avantageusement substituer, dans les écoles des voyants, le solfège tonique et possède tous les avantages de la musicographie Braille, laquelle est accessible exclusivement aux aveugles, au préjudice de ceux qui s'obstinent à vouloir la déchiffrer par la vue.

L'exposition présente est accompagnée de spécimens de l'écriture Mascaró et de la musicographie Mascaró, afin qu'on puisse mieux apprécier les avantages énumérés.

Au haut critérium de la Section du Congrès ici réunie est réservée la critique des idées exposées qu'on peut considérer comme étant plus en harmonie avec les aspirations actuelles des individus aveugles en leur qualité de personnes libres.

Il conviendrait que les discussions ou observations que ce sujet pût soulever, de même que les considérations que je viens d'exposer, fussent insérées dans le compte rendu de cette Section.

Mort de M. Mascaró

Lorsque M. le dr. Mascaró faisait sa communication, il s'est affaissé subitement, frappé par une apoplexie.

La séance a été interrompue par ce regrettable incident et, après sa réouverture, M. le président prononce quelques mots de condoléance auxquels s'associent tous les assistants, faisant des vœux pour le rétablissement de notre confrère.

Malheureusement, M. Mascaró n'a pu se relever du coup qui l'a frappé. 24 heures après il était mort.

Le Comité exécutif du Congrès accompagne ses confrères de la XI Section dans leur douleur pour ce tragique événement.

Quelques mots à L'appui des avantages qu'offre la suture de la cornée dans l'opération de la cataracte

Par M. SUAREZ DE MENDOZA, Paris.

Extraire tout le cristallin opacifié sans perdre une goutte d'humeur vitrée, obtenir une cicatrisation régulière sans enclavement irien ni capsulaire, une pupille nette et sans la moindre opacité en conservant l'iris mobile et libre de toute synéchie, tel est l'idéal du succès dans l'opération de la cataracte. C'est le succès sans restriction, le succès qui n'a rien à redouter de l'avenir. Or, un tel idéal est loin d'être toujours atteint. Nous savons tous que les plus brillantes statistiques, celles même où l'on accuse cent pour cent de succès, si elles étaient soumises à un criblage scrupuleux, seraient franchement divisables en deux séries : — une première que j'appellerai volontiers des *succès vrais*, comprenant les yeux qui, après guérison de l'acte opératoire, sont restés dans le *statu que ante*, sauf, bien entendu, l'absence du cristallin ; — et une autre série, où le malade, tout en voyant très clair, tout en lisant le N° 1 de l'échelle optométrique, nous quitte porteur d'un enclavement, d'un pincement ou d'un accolement irien, d'une soudure pupillaire, d'une grosse perte de vitré. Chez un tel malade l'irido-choroïdite suppurative, le glaucome, le décollement de la rétine viendront un jour réduire à néant en quelques heures les brillants succès trop vite enregistrés. A côté des succès vrais, ce sont là des *succès impurs*, car ils nous donnent la perspective menaçante des *insuccès tardifs*.

Ainsi donc, les insuccès tardifs dans l'opération de la cataracte peuvent dépendre des trois facteurs suivants :

1° Les enclavements, pincements et accolements de l'iris ;

2° L'atrésie pupillaire ;

3° La perte de corps vitré.

De ces écueils nous essayons bien de nous garder en recourant à notre arsenal thérapeutique, mais les moyens que nous employons pour nous garantir d'un danger nous exposent assez fréquemment à un autre danger. C'est ainsi que l'ésérine, en contractant fortement la pupille, a beaucoup diminué le tant pour cent d'enclavements, mais, par contre, sous l'influence de cette contraction, la moindre poussée d'iritis peut amener une soudure de la pupille, avec toutes ses conséquences. De même, si l'atropine peut utilement empêcher l'atrésie pupillaire, elle prédispose aux enclavements. Nous tournons donc là dans un cercle vicieux. Enfin, pour éviter ou limiter au moins la perte de corps vitré, nous n'avions jusqu'ici aucun moyen efficace ; en général, lorsque semblable accident survient, l'opération est arrêtée et l'œil est livré aux soins de la bonne nature qui arrange souvent tant bien que mal les choses.

Il y a dix-sept ans, le 23 avril 1889, j'ai communiqué à l'Académie de médecine un procédé qui me semblait devoir mettre l'opérateur à l'abri de ces difficultés, grosses de conséquences graves. Ce procédé était la *suture de la cornée*, et la caractéristique de ma méthode était de placer un point de suture central que j'ai appelé «point de sûreté», avant d'ouvrir la chambre antérieure.

Ma première communication à l'Académie et à la Société d'ophtalmologie n'eut pas grand écho, d'abord parce qu'on change difficilement les habitudes acquises, peut-être ensuite parce que les oculistes qui pouvaient désirer en faire l'essai attendaient les conclusions des éminents confrères, chargés du rapport. Peu à peu, ma méthode a pris droit de cité et aujourd'hui elle compte ses adeptes et ses détracteurs. Des détracteurs, les uns ont, de parti-pris, rejeté ma méthode avant même de la connaître. Avec ceux-là, inutile de discuter. Les autres, voulant faire du nouveau, ont modifié ma technique et les échecs qu'ils ont rencontrés sont imputables, non pas à mon procédé, mais à leur manuel opératoire défectueux. Quant aux oculistes qui ont adopté ma méthode, Kalt, de Paris, Lacombe, de Gand, etc., etc., telle ou très légèrement modifiée, ils n'ont eu qu'à se louer des résultats obtenus.

Comme j'estime que le *modus faciendi* est une condition essentielle du succès, je désire de nouveau appeler l'attention sur les différents temps opératoires de mon procédé, temps qui se résument ainsi :

1° Je n'incise d'abord la cornée qu'aux deux tiers ou, mieux encore, aux trois quarts de son épaisseur, parallèlement à la membrane de Descemet, mais non jusqu'à la chambre antérieure;

2° Les fils à suture, au lieu de traverser la cornée de part en part, ne descendent qu'à cette profondeur. Ils sont ensuite retirés du fond de la plaie et provisoirement relevés en anse;

3° Tous ces préparatifs sont faits avant la ponction proprement dite, et ainsi la cornée possède encore sa tension et sa résistance normales;

4° La ponction pratiquée ensuite aux deux tiers, en hauteur, du diamètre vertical de la cornée, est terminée de façon à ce qu'elle se continue exactement avec l'incision superficielle préparée pour la suture, et achève ainsi, à ce niveau, la section complète de la membrane;

5° Enfin, la suture, préparée comme il a été dit, avant l'ouverture de la chambre antérieure, n'est définitivement close qu'après l'extraction complète du cristallin cataracté, et termine ainsi l'opération.

A l'heure actuelle, j'ai appliqué mon procédé dans 215 cas et j'ai obtenu 215 succès immédiats. De ceux là, deux seulement sont devenus insuccès tardifs, l'un à cause d'une irido-choroïdite consécutive à une hémorrhagie intra-oculaire survenue au septième jour à la suite d'un coup, l'autre à la suite d'une hémorrhagie expulsive du corps vitré survenue 7 heures après l'opération.

Les observations détaillées de ces 215 succès seront publiées ailleurs, et je ne désire vous communiquer que cinq d'entre elles, où l'utilité, voire même la nécessité de la suture, est démontrée d'une façon typique, et desquelles découle un grand enseignement.

I. La première de ces observations est celle d'une bonne sœur de l'Espérance, âgée de quatre-vingts ans, dont les facultés cérébrales étaient sensiblement diminuées. Elle avait perdu la vision de l'œil droit et, quoique celle de l'œil gauche fût relativement conservée, la peur de devenir aveugle la tourmentait au point qu'elle était devenue réellement obsédée. Surmontant la répugnance que m'inspirait une opération à faire chez une malade sur la volonté de laquelle on ne pouvait compter, je me décidai à supprimer la cause de l'obsession en lui enlevant le cristallin cataracté.

L'opération marcha sans encombre et les suites furent des plus heureuses, bien que la malade soulevât dès les premiers jours, à chaque instant, le bandage pour contrôler la vision de l'œil opéré.

II. La deuxième observation concerne une dame âgée de quatre-vingt-douze ans, habitant Dives (Calvados), précédemment opérée de l'œil droit par un confrère de Paris. L'opération fut, paraît-il, très bien conduite, mais la malade, très turbulente, ouvrit intempestivement l'œil et la plaie et compromit le résultat définitif.

Engagé par mon cher maître et ami le professeur Duplay, qui se trouvait en même temps que moi à Houlgate, à opérer l'autre œil et fort de la garantie que m'offrait la suture de la cornée, je me décidai à intervenir, acceptant la condition expresse de la malade de la laisser passer les premiers jours hors du lit dans un fauteuil.

L'opération marcha sans la moindre anicroche et, malgré la turbulence de Mme X..., la guérison fut obtenue dans le délai habituel. Depuis, la malade jouit toujours d'une parfaite vision.

III. La troisième observation est celle d'une malade dont le sort me touchait plus particulièrement : c'était ma mère, atteinte de myopie forte et de liquéfaction du corps vitré ; les cristallins commencèrent à se cataracter il y a douze ans. La crainte de voir sortir à flots les corps vitrés pendant l'opération, comme cela arrive quelquefois dans ce cas aux meilleurs opérateurs, me fit retarder l'intervention jusqu'au jour où mon expérience et, partant, ma confiance en la suture, furent suffisamment grandes.

La marche de l'opération fut normale jusqu'à la sortie du cristallin. La lentille enlevée, je procédai comme d'habitude à la toilette de la chambre antérieure qui, sans grande peine, fut débarrassée des couches corticales restantes. La pupille cependant ne devint pas nette, occupée qu'elle était par une plaque capsulaire d'apparence calcaire. L'enlever c'était courir au-devant de l'irruption du corps vitré liquéfié ; la laisser m'exposait à avoir une soudure de la pupille avec ses conséquences désastreuses, à moins de faire une iridectomie que, dans l'espèce, j'appréhendais aussi, car ma malade avait par moments de fortes contractions des muscles de la face qui devenaient d'une violence extrême à la moindre irritation des régions animées par les trijumeaux.

Fort de la garantie que m'offrait la suture, je me décidai à enlever la plaque capsulaire. Alors, après avoir bien serré le fil, réduisant ainsi de moitié l'étendue de la fente cornéenne, je passai par la moitié externe de la section la pince d'Abadie et, du premier coup j'enlevai la lamelle calcaire, perdant à peine une goutte du corps vitré. La pupille devint noire ; la malade compta nettement les doigts... et je humai à pleins poumons l'air qui commençait à me manquer.

IV. La quatrième observation est celle de M. de C..., un de mes premiers clients en Anjou, aujourd'hui un de mes bons amis.

Ce malade, d'une bonne santé habituelle, quoique arthritique, vint me consulter il y a 20 ans pour un léger trouble de la vision à droite.

Je constatai alors une décoloration presque complète de la pupille, mais comme l'acuité visuelle était presque normale, j'engageai le malade à ne rien faire, estimant que l'état de sa pupille était congénital, et je le priai de prendre l'avis d'un autre confrère.

Mon cher maître et ami le dr. Galezowski consulté, ratifia mon opinion et mon malade ne s'occupa plus de son œil que pour me faire constater de loin en loin la persistance du statu quo.

Ayant suivi M. de C... pendant 20 ans je n'ai rien constaté d'anormal chez lui, si ce n'est une certaine irritabilité de caractère qui supportait mal la contradiction.

Il y a 4 ans, la cataracte survint dans l'œil droit et celle-ci étant devenue complète le malade vint à Paris le 16 novembre dernier pour se faire opérer.

L'état général étant très bon, l'analyse ne déclarant ni glucose ni albumine, je pratiquai l'opération le 18 novembre à 10 heures du matin. L'extraction marcha sans encombre, le nettoyage de la chambre antérieure, de même; une plaquette capsulaire très adhérente obstruant le champ pupillaire fut facilement enlevée, le fil de suture fut serré et je quittai le malade très satisfait et de lui et de moi.

Tout se passa bien jusqu'à la 7e heure où le malade, après un acte d'impatience, fut pris d'une forte douleur dans l'œil, qui l'obligea à me faire mander de suite.

A mon arrivée, je trouvai tout le pansement imprégné de sang et une fois celui-ci enlevé je constatai que le corps vitré était tout entier sur le pansement et que le globe oculaire était occupé par un immense caillot.

La toilette de l'œil se faisant bien grâce à la suture et espérant que celle-ci put être une barrière à l'infection, je m'abstins de proposer l'énucléation et j'employai pour tout traitement les lotions antiseptiques et un pansement compressif.

La résorption du caillot se fit sans l'ombre de réaction inflammatoire et partant sans douleur, et trois semaines après le malade put regagner l'Anjou où il garda jusqu'à complète atrophie du globe le pansement occlusif.

V. La cinquième observation a trait à un enfant âgé de 9 ans et atteint de cataracte congénitale avec noyau central très large.

La cécité presque complète où on avait laissé l'enfant depuis sa naissance avait beaucoup gêné son développement cérébral et on était arrivé dans son entourage à croire que le pauvre petit était né non seulement aveugle mais dépourvu de jugement.

Ayant à demi convaincu la mère de l'utilité d'une intervention, celle-ci accepta, mais à la condition expresse que son séjour à Paris ne dépasserait pas dix jours, car, disait-elle, il valait mieux laisser encore l'enfant, qui n'était pas bon à grand chose, dans le même état que de manquer la réussite.

Sentant que la moindre hésitation de ma part allait condamner le pauvre hère à la cécité perpétuelle, je me décidai, bien que l'état d'indocilité sauvage du petit malade ne laissât pas de me donner d'inquiétude, à faire l'extraction à petits lambeaux sans discission préalable.

J'ai opéré les deux yeux avec 48 heures d'intervalle. Grâce à la suture de la cornée, l'enfant pu rester levé et sans bandeau dès le lendemain de chaque intervention et la guérison complète fut obtenue dans le délai demandé.

Le petit malade put, à la satisfaction générale, s'embarquer avec sa famille le dixième jour et aujourd'hui son instruction se fait assez bien et son développement cérébral est devenu presque normal.

Si nous reprenons chacune de ces observations, nous voyons dans la première, celle concernant la sœur de l'Espérance, une malade hantée par l'idée de la cécité et relevant à chaque instant son pansement. Sans la suture, l'insuccès aurait été certain, car l'ouverture répétée de l'œil aurait amené celle de la plaie, et partant l'enclavement irien.

Dans la deuxième observation (Mlle X..., de Dives, âgée de quatre-vingt-douze ans), la malade très indocile a perdu déjà un œil qui, opératoirement, avait été, à ce qu'il paraît, bien réussi. Très entière de caractère, elle n'accepte pas le séjour au lit, et veut pouvoir lever le pansement pour contrôler les résultats acquis. Sans la suture, la hernie de l'iris serait fatalement survenue.

Dans l'observation III, ma mère, myope de 14 dioptries, a de la liquéfaction du corps vitré. Des contractions spasmodiques de l'orbiculaire aggravent le pronostic. Sans la suture, ces deux facteurs devaient presque contre-indiquer l'opération, et, au cas où celle-ci fût entreprise, il aurait été impossible de la mener à bien; car, lorsque le cristallin fut enlevé et que le champ pupillaire se trouva obstrué par une capsule opaque, je ne sache pas qu'aucun opérateur, même le plus hardi, eût osé, dans un œil atteint de myopie extrême et avec un corps vitré liquéfié, arracher la capsule. Cette omission dictée par la prudence aurait été pour la malade la source d'un insuccès. Grâce à la suture, il nous fut permis de conseiller l'opération, et, grâce à la suture, grâce au fil de sûreté qui réduisit la large plaie à une plaie d'iridectomie, il nous fut permis de la bien finir.

Finalement la 4e observation, où M. de C., après une opération bien conduite et parfaitement réussie, eut, 7 heures après celle-ci, la complication la plus redoutable, la plus fatale, la moins facile à prévoir, l'hémorrhagie expulsive du corps vitré. Dans ces cas, habituellement l'énucléation s'impose pour éviter aux malades les inconvénients, les douleurs, les dangers même de longues suppurations du globe. Eh bien, encore là, grâce à la suture de la cornée, la guérison fut obtenue sans énucléation et la résorption du caillot se fit lentement sans réaction inflammatoire et partant sans souffrances; ce qui, vu l'âge avancé du malade, fut considéré par lui et son entourage comme un bonheur relatif.

Causes et répartition de la cécité en Espagne

M. XAVIER DA COSTA lit la lettre suivante de M. le dr. *Márquez*, de Madrid:

Monsieur le Président,

Je vous prie de communiquer aux membres distingués de la Section d'Ophtalmologie que la Commission nommée à l'occasion du dernier Congrès (Madrid 1903) pour l'étude des «Causes et répartition de la cécité en Espagne», composée de MM. les drs. Menacho (de Barcelone), Reina et Márquez (de Madrid), n'ayant pu encore remplir sa tâche par des circonstances étrangères à la volonté des membres de la commission, le soussigné, au nom de la même, annonce que nous avons déjà fait la classification des *lésions* et des *maladies* qui produisent la cécité et que bientôt on répartira à tous les médecins de l'Espagne afin de faire le plus tôt possible la statistique et de la présenter au prochain Congrès. Merci de votre amabilité et veuillez, messieurs, recevoir mes salutations les plus distinguées. Madrid, 16-IV-1906. — (sig.) *Dr. M. Márquez.*

CLÔTURE

M. F. MEYER (président): Messieurs: Nous sommes arrivés au terme de nos travaux. Je vous remercie bien vivement de toute votre coopération et de l'indulgence que vous tous avez eue envers le Comité d'organisation de la section. Je veux seulement vous rappeler une fois de plus notre invitation amicale pour le dîner de demain, à 8 heures et ½ du soir, et j'espère que vous y serez tous pour que nous puissions vous serrer la main pour la dernière fois. Je vous remercie d'avance. Au revoir.

MM. JESSOP, FARINA, SUAREZ DE MENDOZA remercient le bureau au nom des oculistes leurs compatriotes et de tous les congressistes présents; ils adressent leurs hommages et félicitations au Comité d'organisation du XVe Congrès, et à MM. le président et secrétaires de la XIe Section.

M. Suarez de Mendoza dit que, étant espagnol par naissance et français par adoption, il voudrait cueillir les fleurs de ces deux pays pour les offrir aux membres du Bureau et les verser sur leurs têtes.

Tous les membres applaudissent.

TABLE DES MATIÈRES

Première partie — Rapports officiels

Deuxième partie — Comptes rendus des séances

XV Congrès International de Médecine

Lisbonne — 19-26 Avril 1906

Section XI

Ophtalmologie

1.er FASCICULE

LISBONNE
IMPRIMERIE ADOLPHO DE MENDONÇA
1907

www.ingramcontent.com/pod-product-compliance
Lightning Source LLC
LaVergne TN
LVHW021934060726
842528LV00001B/177

* 9 7 8 2 3 2 9 2 4 4 3 9 6 *